U0294675

晶型药物

第 2 版

主编　吕　扬　杜冠华

编者（按姓氏笔画排序）：

吕　扬　中国医学科学院药物研究所
吕丽娟　天津农学院
邢　逞　中国医学科学院药物研究所
杜立达　香港中文大学医学院
杜冠华　中国医学科学院药物研究所
杨世颖　中国医学科学院药物研究所
杨德智　中国医学科学院药物研究所
应　剑　中国粮食集团健康研究院
宋俊科　中国医学科学院药物研究所
张羽男　佳木斯大学药学院
张　丽　中国医学科学院药物研究所
张海禄　中国科学院苏州纳米技术与纳米仿生研究所
陈嘉媚　天津理工大学化学化工学院
周政政　南方医科大学公共卫生学院
胡秀荣　浙江大学化学系
郭　放　辽宁大学化学院
龚宁波　中国医学科学院药物研究所
鲁统部　天津理工大学材料科学与工程学院
强桂芬　中国医学科学院药物研究所
蔡　挺　中国药科大学药学院

人民卫生出版社

图书在版编目（CIP）数据

晶型药物 / 吕扬，杜冠华主编 . —2 版 . —北京：
人民卫生出版社，2019

ISBN 978-7-117-28034-1

Ⅰ.①晶… Ⅱ.①吕… ②杜… Ⅲ.①晶体 – 药物 –
研究 Ⅳ.①R944.2

中国版本图书馆 CIP 数据核字（2019）第 023211 号

人卫智网	**www.ipmph.com**	医学教育、学术、考试、健康， 购书智慧智能综合服务平台
人卫官网	**www.pmph.com**	人卫官方资讯发布平台

晶 型 药 物
第 2 版

主　　编：吕　扬　杜冠华
出版发行：人民卫生出版社（中继线 010-59780011）
地　　址：北京市朝阳区潘家园南里 19 号
邮　　编：100021
E - mail：pmph @ pmph.com
购书热线：010-59787592　010-59787584　010-65264830
印　　刷：三河市宏达印刷有限公司（胜利）
经　　销：新华书店
开　　本：787 × 1092　1/16　印张：28
字　　数：699 千字
版　　次：2009 年 10 月第 1 版　2019 年 4 月第 2 版
　　　　　2019 年 4 月第 2 版第 1 次印刷（总第 2 次印刷）
标准书号：ISBN 978-7-117-28034-1
定　　价：99.00 元

打击盗版举报电话: 010-59787491　E-mail: WQ @ pmph.com
（凡属印装质量问题请与本社市场营销中心联系退换）

序（第2版）

十年前，我们开始讨论仿制药的质量问题，探讨影响化学药物质量的因素和技术，我国第一部关于药物晶型的学术专著《晶型药物》应运而出。从那时起，新药研发、仿制药开发、技术审评、药品管理，甚至药物应用等各方面都开始重视药物的晶型问题。《晶型药物》一书推动了我国晶型药物的研究进程，传播了晶型药物研究的知识，在化学药物研发和生产中发挥了积极作用。

经过10年的实践和探索，药学研究人员对晶型药物的认识逐渐深入，积累了大量实践经验和研究资料，取得了重大进展，晶型药物的科学基础和技术方法都有了长足进步。特别是我国仿制药一致性评价的规划，极大促进了对晶型药物研究，一批药物通过晶型的研究实现了仿制药质量与原研产品的一致，达到了相同的治疗效果，使我国医药研发和生产技术水平有了巨大进步。在此基础上，《晶型药物》一书的作者更新了专著的内容，增补了新的知识，使这本专著的内容更加丰富，更加实用。

新药研发是人类追求健康的必然选择，研发疗效更显著、使用更安全的理想药物是人类的永恒追求。当前，我国正处于药物研发和生产从仿制向创制转变的关键时期，对新技术、新方法、新理论的需求日益迫切，《晶型药物》（第2版）的出版一定能够在我国新药研发中发挥积极的支撑作用。

科学是无止境的，晶型药物的研究也无止境，发现更好的晶型，研发和生产出更好的药物，将有益于人民健康，有益于提高医疗水平，对于建设健康中国具有重要的意义。希望《晶型药物》（第2版）的出版为我国医药科学进步和医药产业的跨越式发展做出新的贡献。

特为序。

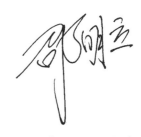

2019 年 1 月于北京

序(第1版)

　　物质的晶型是物质存在状态的形式,药物作为治疗疾病的物质,必然会存在不同的晶型。物质的晶型可以影响物质的理化性质,而对于药物而言,这种理化性质的变化也就必然影响药物的作用。因此,从药物质量监管的角度看,药物晶型必然是药物研究、检测和监管的重要内容,也是药物质量控制的重要内容。

　　在我国,对药物晶型的研究起步较晚,在 20 世纪七、八十年代,我国仿制了大批在国外已经上市的化学药物,这些药物在化学结构、纯度、制剂、质量标准方面均达到了几乎与国外品种一致的水平,但是,临床应用结果与进口产品仍存在明显差异,甚至同一种药物不同厂家生产或同一厂家生产的不同批号药物间也存在临床疗效的显著差异。研究证明,这种临床疗效差异多数是由不同晶型的药物原料而导致。如果通过晶型的研究提高这些药物的临床疗效,将是一件有益于公众用药安全有效的工作。

　　实际上,药物晶型直接关系到药物的作用和用药安全,无论对于创新药物研究还是仿制药物的研究,都具有重要意义。但是,长期以来,我们对于药物晶型的认识还不足,对药物晶型状态还缺乏必要的控制。《晶型药物》全面介绍了晶型药物的概念、基础理论、基本方法、国内外研究现状和发展趋势,是我国第一部药物晶型研究方面的专著。该书的出版,将有利于提高我们对晶型药物的认识,提高药物的研发、生产、监控和使用的水平,促进药物的科学、合理、安全应用。对于保障人民群众用药安全有效具有重要意义。

桑国卫

2009 年 8 月于北京

前　言(第2版)

　　《晶型药物》第1版出版时,晶型药物的概念还没有形成,药物晶型的研究也少为人知,虽有人了解药物晶型的存在,也简单认为与药物质量没有直接关系。尽管在当时中国医药企业已经有了利用晶型的特性仿制有效药物并取得知识产权保护的先例,但是晶型药物研究依然没有得到重视。正是这种现状提醒了我们,促使我们编著了第1版《晶型药物》。

　　《晶型药物》出版以来,中国医药领域对药物晶型的认识有了长足进步,有力促进了药物晶型的研究。中国晶体学会药物晶型研究专业委员会成立,标志着学科的进步;国家科技重大专项"重大新药创制"关键技术"药物晶型关键技术"课题实施,在新药研发中发挥了重要作用;针对药物晶型的专利审查方法也在修订,药物晶型专利与日俱增,药物晶型的知识产权保护受到广泛重视;新药注册加强了对药物晶型研究结果的关注,尤其是在仿制药物研究中,进一步关注了药物晶型状态;《中华人民共和国药典》(2015年版)收录了药物晶型研究技术指导原则,为企业提供了参考的依据。晶型药物研究逐渐在我国医药产业发展中发挥出积极的作用。

　　基于《晶型药物》的内容和药物研发的实际需求,我们在国内围绕晶型药物研发的相关理论和技术问题,召开了六届"全国晶型药物研发技术学术研讨会",参会人数不断增加,晶型药物成为药学领域的研究热点之一。近年来,围绕晶型药物的基础研究也在不断加强,大批科研人员通过积极探索,发现了一批新的药物晶型,创造了多种技术方法,在药物晶型的形成理论、检测方法、技术工艺等方面都有了明显的进展。

　　共晶现象是晶型研究的重要内容,在药物研发中具有独特的优势。近年来,通过共晶技术研发的新药已有上市,进一步促进了药物共晶的研究,发现了新型的药物。共无定型复合物(Co-amorphous)在药物研发中应用逐渐增多,成为新的研究热点。

　　在第1版的前言中,我们首先介绍了晶型药物(polymorphic drugs)的概念,解释了晶型药物的研究内容,阐释了药物多晶型(drug polymorphism)中不同晶型的物质状态和形成原因,特别介绍了药物多晶型对药物质量的影响。正是这些基本的概念,在化学药物晶型研究方面发挥了一定的指导作用,一批仿制药物也通过晶型研究达到了与原研药一致的标准,同时提高了成药性,推动了研发的进程;相关仿制药物的产权纠纷也在科学证据支撑下得到解决。晶型药物的概念和技术在实际工作中得到了广泛的应用并取得了突出成效。特别值得提及的是,开展晶型药物研究的科研团队以其创新技术和突出成效,获得"2016年度国家科技进步二等奖"。

然而,我们需要认识到,晶型药物的研究才刚刚起步,很多技术我们还没有掌握,需要我们进一步解决。提高药物晶型研究的技术水平和理论水平,是我们面临的重要任务。

从2012年国家就提出进行仿制药物的质量标准一致性评价,到2016年进一步提出开展仿制药物的"质量与疗效一致性评价",这说明我们国家药物存在质量和疗效不一致的现象,这种不一致的现象已经严重影响了药物发挥治疗疾病的作用。尽管我们竭尽全力推动药物质量一致性评价的工作,但药物质量不一致的原因却很少有人认真思考。如果我们认识了药物质量不一致的原因,再进行一致性评价就会水到渠成。

要解决实际问题,就不能停留在概念的层面,药物质量一致性评价更是如此。我们希望通过科学研究,进一步认识药物质量不一致的原因,通过更多思维碰撞,研究其中的技术问题,达到一致性评价的预期目标。研究结果表明,在药物质量不一致的影响因素中,药物活性成分在制剂中的晶型状态是重要的影响因素,晶型药物的研究面临艰巨的任务。

面对目前开展的药物质量一致性评价,我们必然还会思考另外的问题,这就是我们的仿制药达不到原研药水平,那么,我们在研发的创新药物是否已经达到了最佳的质量呢?或者说我们的原研药是否具有最高水平呢?我们的原研药物将来是否能够在别人仿制的时候有需要深入研究的内涵呢?这不仅是关系到创新药物质量的问题,更是药物研究体系整体水平的体现。

《晶型药物》第1版至今已经应用了10年时间,一些新的技术不断出现,新的方法不断更新,新的药物研发成功,研究人员对晶型药物研究相关资料的需求也更加迫切。为了进一步促进我国生物医药产业的发展,提高药物晶型研究的技术水平,我们根据晶型药物研究的需要和进展,在第一版的基础上进行了修订和补充,期望能够为读者提供更多新的晶型药物的相关信息。

《晶型药物》第2版虽然对近年来药物晶型研究的进展进行了总结,但由于研究内容十分复杂,除了药物原料(active pharmaceutical ingredient,API)的晶型问题需要解决,制剂的晶型问题也需要研究。尽管近年来药物晶型研究的技术和理论均有显著的进步,但仍然有大量的科学问题还没有认识,在研究和生产过程中还有许多技术问题需要攻克。因此,药物的晶型研究依然是艰巨而重要的任务。

《晶型药物》第2版的编撰首先得到北京协和医学院研究生教材出版专项的支持,推动了第2版《晶型药物》修订。由衷感谢人民卫生出版社对本书第2版的出版给予的大力支持;同时,我们还要感谢在本书修订和编写过程中付出辛勤劳动的作者,是他们的丰富经验和研究成果使本书的内容更加丰富。在本书即将付梓之际,我们要特别感谢在《晶型药物》应用过程中提出宝贵意见和建议的专家学者,他们无私的建议使《晶型药物》一书得以修订和提高。经过本次修订,书中依然会存在缺点错误和不足之处,我们恳请广大读者、医药工作者和药物研发、生产、管理界的专家学者对本书提出宝贵意见和建议。

杜冠华　吕　扬

2018年9月于北京先农坛

前　言(第1版)

晶型药物(polymorphic drugs)是指药效成分以特定晶型状态存在的固体药物,尤其是固体化学药物。对于每一种化学药物而言,都具有特定的存在形式,严格的讲,这些药物都是以特定的晶型物质状态存在的。但是,由于一些药物只有一种存在状态,或仅仅被发现了一种存在状态,或其虽有多种晶型物质存在状态,但其不同晶型物质之间在吸收与药效方面并没有明显的临床作用差异,或毒副作用间不存在差异性,这些药物一般不需要对其晶型物质进行鉴定和加以晶型质量控制要求。当然,确定一种药物是否存在不同晶型现象及不同晶型药物间是否具有同样的药效强度,也需要对其进行晶型物质的系统性研究工作。

药物晶型(drug polymorphism)是指药物存在有两种或两种以上的不同晶型物质状态。对于固体化学药物,由于其分子的排列形式及对称规律不同,同一种药物可以形成多种不同的晶型固体物质状态,这种同一物质的不同晶型固体状态通常被称之为"多晶型现象"(Polymorphism)或"同质异晶现象"。由于药物的不同晶型物质可以严重影响一些药物的临床治疗效果、药物的毒副作用、药品质量等,所以研究固体化学药物的晶型及其与临床疗效之间的关系就成为药物研发过程中不可忽视的重要研究内容之一。

对于药物晶型的研究,与药物研究历史相比,起步时间晚,研究时间短。随着人类科学技术的进步,各种研究方法的不断发展,人们逐渐认识到了药物的晶型状态与药物的临床疗效相关,由于药物质量标准和质量控制目的是要保障药品的最佳临床治疗效果,所以对固体化学药物的晶型状态控制和晶型质量标准研究亦引起国内外科学家们的广泛关注。

由于人类对晶型药物的认识较晚,晶型研究的专业与技术条件要求相对较高,因而晶型药物的研究还没有受到应有的重视。近年来,国际先进的药物研发机构和大型制药企业都对晶型药物研究投入了巨大的人力和财力,使许多研发的创新药物产品在晶型质量上得到了充分的保证。

我国对晶型药物认识是从仿制药物的研究中开始的。在20世纪七八十年代,我国仿制了大批在国外已经上市的化学药物,并在化学结构和纯度、制剂形式和质量标准方面均达到了几乎与国外品种一致的水平。但是,临床应用结果显示,一些国产仿制药物与国外生产的同一种药物在临床疗效作用中存在明显差异,甚至同一种药物在同一个标准条件下,由不同厂家生产或同一厂家生产的不同批号药物间也存在有显著的临床疗效作用差异。经过认真分析和大量的科学研究工作证明,造成这些药物临床疗效作用差异,多数是由于使用了不同晶型的药物原料而导致。

目前，我国对创新药物研究给予了极大重视，为了提高创新药物的研发质量，晶型研究也成为不可或缺的重要研究内容之一。通过晶型研究，可以有效提高晶型药物的质量标准和产品控制水平，保证药物的临床疗效，而且可以更好地发挥药物的临床治疗效果。在我国"重大新药创制"科技重大专项"十一五"计划中，将"药物晶型研究技术"列为化学药物研究关键技术，表明我国对晶型药物的科学实质和技术含量有了一定的认识。

为了使更多的医药工作者和药物研发人员掌握晶型药物的基本知识和研究技术，我们组织在晶型药物研究领域一线工作的研究人员和研究生，通过总结长期的实际工作经验，综合国内外晶型药物研究的资料，编著了这本《晶型药物》，希望能够对我国的新药研究发挥积极的技术保障作用，使我国的晶型药物研究达到国际先进水平。

在本书即将付梓之际，我们感谢在本书编写过程中付出辛勤劳动的同事们，感谢提供资料的原作者，特别感谢中国医学科学院药物研究所国家药物及代谢产物分析中心和国家药物筛选中心的全体同仁在晶型药物研究过程中为本书积累的大量资料，还要感谢人民卫生出版社为本书的出版给予的大力支持。编写《晶型药物》一书是一次新的尝试，肯定存在缺点错误和不足之处，我们恳请广大读者、医药工作者和药物研发、生产、管理界的专家学者对本书提出宝贵意见，共同为提高我国晶型药物研发和生产水平做出贡献。

杜冠华　吕　扬

2009 年 5 月于北京

目　　录

第一章　概论·· 1

第一节　现代化学药物发展历程 ····························· 2

　　一、有效物质 ·· 3

　　二、单体化合物 ··· 4

　　三、高纯度化合物 ·· 4

　　四、手性药物 ·· 4

　　五、晶型药物 ·· 5

第二节　晶型药物的研究意义 ································ 5

　　一、化学药物原料存在多晶型现象 ··················· 6

　　二、药物晶型关系到固体药物制剂质量 ·············· 6

　　三、中药及生物技术药物的晶型问题 ················· 6

第三节　晶型药物的研究内容 ································ 7

第四节　药物晶型 ··· 7

第五节　优势药物晶型 ·· 8

　　一、晶型的稳定性 ·· 8

　　二、不同晶型物质对药物生物利用度的影响 ········· 8

　　三、优势药物晶型的选择需要观察药物的有效性和安全性 ··· 8

第六节　晶型药物的临床疗效 ································ 8

　　一、同一药物不同产品的差异 ·························· 9

　　二、相同化学药品产生临床作用差异的原因 ········· 9

　　三、影响药物临床疗效的主要原因 ··················· 10

第七节　化学固体药物的存在状态 ························· 10

　　一、化学固体物质的不同存在状态 ··················· 10

　　二、多晶型现象是影响药品质量的关键因素 ········· 10

　　三、提高化学固体药物临床疗效的措施 ·············· 11

第八节　晶型药物的基本特征 ······························ 11

　　一、药物与晶型药物 ······································ 11

二、晶型药物的物质组成 ·· 11

三、晶型药物的一般特征 ·· 11

第九节　晶型药物研究现状 ·· 12

一、国内外晶型物质研究概况 ·· 12

二、国内外晶型药物研究概况 ·· 12

第二章　固体化学药物的多晶型现象 ····································· 15

第一节　化学物质的固体状态 ·· 15

一、固体化学物质存在的状态 ·· 15

二、固体化学物质中的晶型 ·· 16

第二节　物质晶体基本特点 ·· 17

一、晶体组成 ·· 17

二、对称与对称元素 ·· 19

三、晶体中的两类对称操作 ·· 24

四、晶体中对称规律 ·· 24

第三节　固体化学药物的晶型分类 ······································ 26

一、影响化学药物产生多晶型的主要原因 ······························ 26

二、分子周期排列规律变化产生的多晶型现象 ·························· 28

三、药物与溶剂分子作用产生的多晶型现象 ···························· 30

四、药物分子成盐产生的多晶型现象 ·································· 31

五、与金属离子形式配合物产生的多晶型现象 ·························· 32

第三章　药物晶型常见空间群 ·· 35

第一节　空间群推导符号 ·· 35

第二节　常见晶型药物的空间群对称变换 ································ 37

一、三斜晶系 ·· 37

二、单斜晶系 ·· 38

三、正交晶系 ·· 44

第三节　晶型药物空间群对称变换实例 ·································· 48

一、三斜晶系实例 ·· 48

二、单斜晶系实例 ·· 49

三、正交晶系实例 ·· 50

第四章　晶型药物中常见的晶型种类 ···································· 52

第一节　分子排列与多晶型 ·· 52

一、有序排列类多晶型 ·· 52

二、无序排列与多晶型 ·· 53

三、应用实例 ·· 54

第二节　分子结构与多晶型 ·· 60

一、药物分子构型与多晶型 ·· 60

二、药物分子构象与多晶型 ……………………………………………… 61

三、药物手性与多晶型 …………………………………………………… 62

四、应用实例 ……………………………………………………………… 63

第三节　溶剂与多晶型 ……………………………………………………… 71

一、溶剂合物 ……………………………………………………………… 72

二、水合物 ………………………………………………………………… 73

三、应用实例 ……………………………………………………………… 74

第五章　固体药物无定型状态 ……………………………………………… 88

第一节　固体物质无定型状态的本质 ……………………………………… 88

一、晶态物质的结晶颗粒的物理转型 …………………………………… 88

二、晶态物质由局部晶格缺陷或畸变而最终形成非晶状态 …………… 89

三、物质的晶型状态和无定型状态共同存在条件下的转化 …………… 89

第二节　无定型多态现象 …………………………………………………… 90

一、与化合物构型或构象相关 …………………………………………… 91

二、与化学物质的组成成分相关 ………………………………………… 91

三、与化学物质分子间作用力相关 ……………………………………… 91

第三节　无定型状态药物研发 ……………………………………………… 91

一、无定型状态药物的特点 ……………………………………………… 91

二、药物无定型状态稳定性的控制 ……………………………………… 92

三、固体无定型状态药物的生物学特性 ………………………………… 93

第四节　无定型物质的稳定性 ……………………………………………… 94

一、无定型物质的稳定性 ………………………………………………… 95

二、无定型状态药物在固相中的稳定性 ………………………………… 95

三、无定型状态药物在溶液中的稳定性 ………………………………… 95

第五节　无定型固体物质对药物吸收的影响 ……………………………… 95

第六节　药物无定型与药物作用 …………………………………………… 96

第七节　无定型状态药物的制备工艺 ……………………………………… 97

一、液相方法 ……………………………………………………………… 97

二、固相方法 ……………………………………………………………… 98

三、其他方法 ……………………………………………………………… 99

第八节　无定型状态药物的表征 …………………………………………… 99

一、偏光显微技术 ………………………………………………………… 99

二、X射线衍射技术 ……………………………………………………… 100

三、热分析技术 …………………………………………………………… 100

四、振动光谱学技术 ……………………………………………………… 101

五、固态核磁共振技术 …………………………………………………… 102

六、介电弛豫方法 ………………………………………………………… 102

第九节　无定型药物的发展 ………………………………………………… 102

第六章 优势药物晶型 ····································· 106

第一节 优势药物晶型的认识 ····························· 106

第二节 优势药物晶型的基本条件 ······················· 108

第三节 优势药物晶型的生物学特点 ····················· 109

一、优势药物晶型的体内过程 ························· 109

二、优势药物晶型的药效学和毒理学 ··················· 109

三、优势药物晶型的生物学评价方法 ··················· 110

第四节 优势药物晶型的物质特点 ······················· 110

一、优势药物晶型的基本物质特点 ····················· 110

二、药物共晶 ····································· 110

三、晶型物质的稳定性 ······························· 111

四、优势药物晶型的质量标准 ························· 111

第五节 优势药物晶型的研究和应用 ····················· 112

一、晶型物质的制备方法 ····························· 112

二、药物晶型识别和控制 ····························· 112

三、优势药物晶型原料与固体药物制剂 ················· 113

四、我国药物晶型研究的应用 ························· 114

第七章 晶型药物的应用研究 ····························· 117

第一节 临床常用的晶型药物 ··························· 117

第二节 晶型药物与机体吸收 ··························· 118

一、无定型态物质影响药物吸收 ······················· 118

二、晶态物质影响药物吸收 ··························· 118

第三节 临床应用晶型药物举例 ························· 121

一、法莫替丁晶型药物的药效学比较 ··················· 122

二、那格列奈晶型药物的药效学比较 ··················· 123

三、阿德福韦酯新晶型的临床研究 ····················· 124

四、尼群地平晶型药物与吸收 ························· 124

五、盐酸曲马多 - 塞来昔布共晶药物与吸收 ··············· 127

第四节 药物晶型稳定性与生物利用度 ··················· 129

一、固体药物晶型的稳定性 ··························· 129

二、临床应用的药物需具备一定的晶型稳定性 ··········· 129

三、控制固体药物晶型状态是保证药物质量稳定的基本要求 ··· 130

第五节 晶型药物与溶解度 ····························· 130

第六节 临床应用药物对晶型的要求 ····················· 131

一、物质的稳定性 ································· 131

二、机体吸收 ····································· 132

三、发挥作用时间 ································· 132

四、药物作用 ····································· 132

五、毒副作用 ····································· 132

第八章　晶型药物的制备……………………………………………………………… 136
　第一节　晶型固体化学药物的筛选方法 ……………………………………………… 136
　　一、前言 ……………………………………………………………………………… 136
　　二、影响药物晶型产生的因素 ……………………………………………………… 137
　　三、多晶型药物筛选研究技术路线 ………………………………………………… 139
　　四、药物的多晶型物质预测 ………………………………………………………… 141
　　五、小结 ……………………………………………………………………………… 142
　第二节　晶型药物制备方法与技术 …………………………………………………… 142
　　一、前言 ……………………………………………………………………………… 143
　　二、晶型药物的常用制备方法 ……………………………………………………… 143
　　三、小结 ……………………………………………………………………………… 147
　第三节　晶型药物的晶型控制技术 …………………………………………………… 147
　　一、前言 ……………………………………………………………………………… 147
　　二、药物晶型的转化过程 …………………………………………………………… 147
　　三、小结 ……………………………………………………………………………… 152

第九章　药物共晶技术………………………………………………………………… 155
　第一节　概述 …………………………………………………………………………… 155
　　一、药物共晶的发展历史 …………………………………………………………… 155
　　二、药物共晶、共晶多晶型、共晶水合物及离子共晶 …………………………… 156
　第二节　药物共晶的设计策略 ………………………………………………………… 156
　　一、超分子化学、晶体工程和分子间的相互作用力 ……………………………… 156
　　二、超分子合成子和药物共晶的设计 ……………………………………………… 159
　　三、CCF 的选择和高通量筛选 ……………………………………………………… 161
　　四、共晶中的多晶型 ………………………………………………………………… 162
　第三节　药物共晶的制备与表征 ……………………………………………………… 162
　　一、药物共晶的制备方法 …………………………………………………………… 162
　　二、药物共晶形成的分析策略 ……………………………………………………… 165
　第四节　药物共晶的性质研究 ………………………………………………………… 168
　　一、稳定性 …………………………………………………………………………… 169
　　二、溶解性 …………………………………………………………………………… 170
　　三、渗透性 …………………………………………………………………………… 173
　　四、生物利用度和药代动力学性质 ………………………………………………… 173
　　五、熔点 ……………………………………………………………………………… 174
　　六、可加工性 ………………………………………………………………………… 175
　　七、生物活性 ………………………………………………………………………… 176
　第五节　国内外共晶药物研究现状 …………………………………………………… 177
　　一、国内外共晶药物的研究情况 …………………………………………………… 177
　　二、共晶药物的专利保护 …………………………………………………………… 178
　　三、欧美管理机构对药物共晶的管理 ……………………………………………… 180

　　四、上市及临床研究阶段的共晶药物实例 ……………………………… 183
　第六节　结语 …………………………………………………………… 185

第十章　药物机械化学 ………………………………………………………… 194
　第一节　机械化学 ……………………………………………………… 194
　第二节　药物多晶型机械化学合成和互变 ……………………………… 195
　第三节　药物共晶、成盐的机械化学合成 ……………………………… 195
　　一、药物共晶的机械化学筛选 ……………………………………… 197
　　二、原位反应监测药物共晶反应进程 ……………………………… 199
　　三、不同化学计量比药物共晶的机械化学控制 …………………… 199
　　四、机械化学控制的药物共晶竞争和置换 ………………………… 199
　第四节　活性药物成分自身的机械化学合成研究 ……………………… 200

第十一章　晶型药物的表征及评价方法 …………………………………… 208
　第一节　晶型药物常用的检测分析方法 ………………………………… 208
　　一、显微技术 ………………………………………………………… 208
　　二、X射线衍射技术 ………………………………………………… 209
　　三、红外光谱技术 …………………………………………………… 212
　　四、热分析技术 ……………………………………………………… 213
　　五、拉曼光谱法 ……………………………………………………… 215
　　六、固态核磁共振技术 ……………………………………………… 216
　　七、其他新技术与新方法 …………………………………………… 217
　　八、小结 ……………………………………………………………… 217
　第二节　晶型药物的活性评价 …………………………………………… 218
　　一、前言 ……………………………………………………………… 218
　　二、影响晶型药物活性的因素 ……………………………………… 218
　　三、小结 ……………………………………………………………… 219
　第三节　晶型药物的毒副作用 …………………………………………… 220
　　一、前言 ……………………………………………………………… 220
　　二、晶型物质引起毒副作用 ………………………………………… 220
　　三、小结 ……………………………………………………………… 221
　第四节　晶型药物的稳定性研究 ………………………………………… 221

第十二章　药物工业结晶及在线监控技术 ………………………………… 224
　第一节　药物工业结晶 ………………………………………………… 224
　第二节　在线监控技术 ………………………………………………… 226
　　一、红外光谱 ………………………………………………………… 226
　　二、拉曼光谱 ………………………………………………………… 227
　　三、粉末X射线衍射技术 …………………………………………… 229
　　四、热载台偏光显微镜 ……………………………………………… 229

五、太赫兹光谱 ･･････････････････････････････････ 230

六、在线粒度监测技术 FBRM 和粒子成像技术 PVM ･･････････････ 231

第十三章　晶型药物的生物利用度 ･･････････････････････････ 238
第一节　药物的生物利用度 ･･･････････････････････････ 238
一、药物的生物利用度 ･･･････････････････････････ 238
二、药物的绝对生物利用度 ･･･････････････････････ 239
三、药物的相对生物利用度 ･･･････････････････････ 240
四、药物晶型对生物利用度的影响 ･･･････････････････ 241
第二节　晶型药物与给药途径 ････････････････････････ 242
一、晶型药物的给药途径 ･･･････････････････････ 242
二、肠内给药 ･･･････････････････････････････ 243
三、肠外注射 ･･･････････････････････････････ 244
四、黏膜给药 ･･･････････････････････････････ 244
五、经皮给药 ･･･････････････････････････････ 245
第三节　药物体内过程基本概念 ･･･････････････････････ 245
一、药物的体内过程 ･･･････････････････････････ 245
二、药物的吸收 ･･･････････････････････････････ 246
三、药物的分布 ･･･････････････････････････････ 247
第四节　影响晶型药物吸收的因素 ･････････････････････ 249
一、胃肠道生理因素 ･･･････････････････････････ 249
二、药物的理化性质及制剂因素 ･･･････････････････ 250
三、影响晶型药物吸收的主要因素 ･･･････････････････ 252
四、晶型影响药物吸收的案例 ･･･････････････････ 256
第五节　晶型药物的生物等效性 ･･･････････････････････ 259
一、药物生物等效性 ･･･････････････････････････ 259
二、晶型药物生物等效性 ･･･････････････････････ 259
第六节　晶型药物的生物学研究 ･･･････････････････････ 260
一、生物利用度和生物等效性评价方法 ･･･････････････ 260
二、物理化学方法用于生物学性质预测 ･･･････････････ 261
三、细胞和组织学方法 ･･･････････････････････････ 262
四、动物器官在体灌流 ･･･････････････････････････ 263
五、整体动物模型 ･････････････････････････････ 264
六、晶型药物生物学研究的意义 ･･･････････････････ 265

第十四章　晶型药物的固体制剂 ･･････････････････････････ 270
第一节　药物制剂中的晶型问题 ･･･････････････････････ 270
一、概述 ･･･････････････････････････････････ 270
二、制剂对晶型药物的影响 ･･･････････････････････ 271
三、晶型药物制剂研究的重要意义 ･･･････････････････ 272

四、小结 ·· 272
第二节　晶型药物的常用制剂剂型 ·· 273
一、概述 ·· 273
二、药物剂型种类 ··· 273
三、晶型药物的剂型选择 ·· 275
四、小结 ·· 275
第三节　晶型药物制剂中常用辅料 ·· 275
一、概述 ·· 276
二、常用辅料种类 ··· 276
三、辅料作用 ·· 279
四、小结 ·· 280
第四节　制剂制备工艺对晶型药物影响 ·································· 280
一、制粒影响 ·· 280
二、压片影响 ·· 280
三、干燥影响 ·· 280
第五节　晶型药物固体制剂及常用辅料稳定性研究 ··············· 281
一、晶型药物固体制剂的稳定性研究 ····································· 281
二、对 13 种常用辅料的稳定性研究 ······································· 282

第十五章　晶型药物的质量控制 ·· 294
第一节　晶型药物质量标准与质量控制 ·································· 294
一、临床疗效是药物质量评价核心指标 ································· 295
二、药物质量标准中常见问题 ··· 295
三、提高我国药物质量的措施 ··· 298
第二节　药物晶型的选取原则 ·· 298
一、晶型药物选取的原则 ·· 298
二、晶型药物选取的方法 ·· 302
三、晶型药物研究中的关键技术问题 ····································· 302
第三节　晶型药物质量控制的意义及技术方法 ······················· 303
一、晶型药物原料质量控制意义 ·· 303
二、晶型药物原料质量控制方法 ·· 303
三、晶型药物制剂质量控制意义 ·· 306
四、晶型药物制剂质量控制方法 ·· 307

第十六章　晶型药物的产权保护及专利申请 ······························· 310
第一节　晶型药物的专利保护 ·· 311
一、化学药物的晶型保护 ·· 311
二、化学药物的晶型制备方法保护 ··· 312
三、化学药物的晶型检测技术保护 ··· 313
四、化学药物的晶型活性评价保护 ··· 315

五、化学药物晶型制剂类型保护 ·············· 316

六、化学药物新治疗用途的保护 ·············· 316

七、临床应用药物晶型相关专利 ·············· 316

第二节 晶型固体化学药物的专利保护实例 ·············· 340

一、抗溃疡药物—雷尼替丁专利 ·············· 340

二、治疗阿尔茨海默病药物—盐酸多奈哌齐 ·············· 342

三、新手性药物—左沙丁胺醇 ·············· 349

四、抗艾滋病药物—利托那韦 ·············· 352

五、抗癌药物—替莫唑胺 ·············· 354

六、抗菌药物—头孢地尼 ·············· 357

七、降脂药物——阿托伐他汀钙 ·············· 364

第三节 晶型专利常见的关注焦点 ·············· 366

一、新颖性 ·············· 366

二、创造性 ·············· 368

三、公开充分 ·············· 369

四、小结 ·············· 370

第十七章 药典收载的晶型药物 ·············· 373

第一节 《中国药典》晶型药物管理状况 ·············· 373

一、我国晶型药物管理历程 ·············· 373

二、《中国药典》收载的晶型药物品种 ·············· 374

三、晶型药物的质量控制方法 ·············· 379

四、小结 ·············· 380

第二节 《美国药典》晶型药物管理状况 ·············· 380

一、美国晶型药物管理历程 ·············· 380

二、《美国药典》收载的晶型药物品种 ·············· 380

三、晶型药物的检测分析技术及方法 ·············· 388

四、晶型药物的质量控制方法 ·············· 391

五、小结 ·············· 392

第三节 《欧洲药典》晶型药物管理状况 ·············· 392

一、《欧洲药典》晶型药物管理历程 ·············· 392

二、《欧洲药典》收载的晶型药物品种 ·············· 392

三、《欧洲药典》晶型药物的质量控制方法 ·············· 398

四、小结 ·············· 400

第四节 《日本药典》晶型药物管理状况 ·············· 401

一、《日本药典》晶型药物管理历程 ·············· 401

二、《日本药典》收载的晶型药物品种 ·············· 401

三、《日本药典》晶型药物的质量控制方法 ·············· 406

四、小结 ·············· 408

第五节 各国药典收载晶型药物的比较分析 ·············· 408

一、各国药典的药物品种分析 ··· 408
二、药典中收载的检测分析技术及质量控制方法 ··················· 410
第六节 结语 ·· 412

第十八章 晶型药物的管理 ··· 414
第一节 晶型药物管理的重要性 ··· 414
第二节 欧美晶型药物研究和管理现状 ··································· 415
一、欧美管理机构对晶型药物的认识 ··································· 415
二、FDA 对申报新药的分类办法及资料要求 ····················· 416
三、美国 FDA 对医药生产企业的指导性意见 ····················· 416
四、小结 ··· 422
第三节 我国晶型药物研究和管理现状 ··································· 422
一、我国晶型药物的研究现状 ·· 422
二、我国晶型药物的管理概况 ·· 423
三、我国晶型药物研究发展方向 ··· 425
四、小结 ··· 427

后记 ·· 430

第一章

概　论

　　晶型药物（polymorphic drugs）是指具有多种晶型状态的化学药物原料，经过系统研究选择具有优良药用特性的晶型物质状态，由优势药物晶型制成的药物，尤其是固体化学药物。

　　自然界中的固体化学物质，都是特定的物质分子以特定的形式堆积而成的。由于分子结构的构型、构象、分子排列、分子作用力、共晶物质等各种因素影响，同一种物质的分子，可以存在两种或两种以上的分子排列形式，形成不同的物质存在状态，这种相同物质分子以不同形式存在而形成固体物质多种状态的现象被称为"固体化学物质的多晶型现象"，也被称为"同质异晶现象"。

　　物质的多晶型现象是物质存在的自然现象，在不同的条件下或在不同的物质加工或制备过程中，物质可以表现为不同的晶型状态。药物作为特定的化学物质，同一药物存在多种晶型状态也是一种自然现象。一般来讲，因固体状态药物中化学成分的存在形式有多种，从而形成药物的多晶型现象。但是人类对自然界物质存在状态的认识具有局限性，自然界中的许多物质存在状态尚未被人类发现，特别是药物存在的不同晶型状态，也还没有被人们充分认识。

　　由于有机化学药物或无机化学药物均属于化学物质范畴，所以这些药物必然符合自然界的一般规律，即存在固体化学药物的多晶型现象。由于固体化学药物的不同晶型状态可以引起药物自身的各种理化性质改变，而这种理化性质的不同又可以导致药物在体内发挥防治疾病作用的差异，也就可以引起药物的质量改变。因此，对固体化学药物进行系统的晶型状态研究就显得十分重要。

　　在过去的几十年中，我国的化学药物主要是以仿制国外化学药物为主。在这些仿制药的原研国家，约有 70% 以上的化学药物是以固体口服制剂形式应用的，这是因为固体口服制剂剂型具有较好的普适性与便捷性特点，给药方式易于被各个年龄阶段的患者接受。这种固体药物剂型决定了对晶型状态的要求。

　　随着大量的国际药品进入中国市场，人们逐渐发现了一个普遍而又奇怪的现象，即国产药物与进口药物除了在价格这一人为的指标上具有差异外，在临床疗效上亦存在明显差异性。对于多数药物而言，即使其化合物的结构、纯度、手性等方面是完全一致的，在药物的质量标准和含量方面也没有很大差别，但医生和病人对药物疗效的差异却都有直接的感受。那么，国产药的疗效的确不如进口药吗？这不只是认识上的问题，肯定存在着科学的原因。

不仅仿制药物与进口药相比常表现出疗效的波动和差异,即使同一种药物,不同制药企业的产品也存在临床疗效的较大差异性,甚至在同一企业,不同时间不同批次生产的药品,也会存在临床疗效的差异性。

那么,导致药物疗效存在差异的原因是什么呢?我国化学药品的质量究竟存在什么问题?是什么因素影响药品在临床疗效上的差异呢?这不仅成为仿制药物研究的重要科学问题之一,更是我国创新药物研究的重要科学问题之一。

研究发现,造成国产药物与进口药物、不同企业生产的同种药物、同一企业的不同生产批号药物临床疗效差异的原因,多数是来自于固体化学药物的晶型物质状态的变化。发达国家在药物研究、生产和管理方面,对晶型药物的晶型种类及晶型纯度有严格的质量控制标准和质量控制方法,而我国对晶型药物尚缺乏必要的认识,更缺乏质量控制要求,因而导致了国产药物与进口药物产品的质量差异和药物质量的波动。

当然,药物作为保证人类身体健康、防治疾病的特殊物质,保证其稳定的临床疗效,是药物研究者、生产者、管理者以及所有相关人员的重要责任,研究和探索控制药物治疗效果的药物质量标准,深入认识药物的科学规律,是我们面临的重要科学问题。

第一节　现代化学药物发展历程

固体药物的存在状态是药物研究中的一项重要内容。近年来,随着我国对创新药物研究的关注,对药物研究的要求也不断提高。在药物作用物质基础的研究过程中,对药物物质的研究也发生了显著的变化,经历了由基本物质到单体化合物的研究历程。

从关注药物发挥作用的基础物质开始,通过对有效成分的研究,认识了药物作用的基本物质,由此促进了现代药物的研究;在有效物质研究的基础上,人们开始追求更高的药物活性成分纯度,实现了现代药物化学的快速发展;随着对药物化学物质的纯化技术和研究的深入,研究热点逐渐转向对药物分子结构、立体构象、立体构型的全面研究,通过对物质立体结构的研究,发现了手性药物的作用特点和规律,将化学药物研究提高到一个新水平;随着人类对化学药物研究进程的推进,科学家们发现无论是高纯度的药物还是手性药物,尽管其纯度已经达到了几乎可以让人们满意的程度,但化学药物的作用仍然存在明显的波动,尤其是在固体口服药物中更是如此。为了解决这一问题,药学科研工作者对药物中微量杂质成分、组成药物固体制剂的各种辅料和溶剂等进行了一系列的研究工作,探讨药物制备方法对提高药物疗效稳定性的影响,这种研究极大地促进了药物制剂学科的发展。

尽管如此,人们发现在临床上药物仍然存在一定的质量和疗效不稳定的现象,而且这一现象在同一国产和进口药物中十分普遍;此外,不同制药企业生产的同一药物间、同一制药企业的不同批号药品间的质量和临床疗效存在差异的现象也非常普遍。这引起了我国和世界药学家们的关注,通过在物质层面上对化学药物的研究发现,影响药物产品质量的重要因素是固体化学药物存在多晶型现象。科学家们通过生物学和化学试验证明,化学药物的不同晶型状态可以造成生物体吸收的几倍甚至数十倍以上的作用差异。同时不同晶型物质状态的稳定性亦不相同,从而认识到化学药物研究必须包含固体物质状态研究的内容。目前,对化学药物晶型研究,已使化学固体药物研究达到了新的认识高度和研究水平。现代化学药物基本物质研究过程可以分为如下阶段(图1-1):

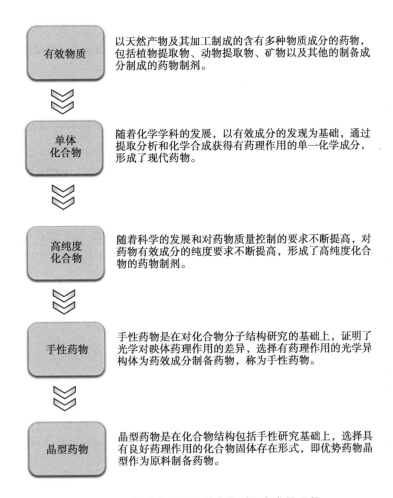

图 1-1　现代化学药物基本物质研究发展历程

一、有效物质

在此介绍的有效物质是指用于治疗疾病的天然产物粗品,是制备药物的混合成分,如植物部位的粉末、煎煮的汤液以及提取物等。这不仅在中国传统医疗中是主要的、广泛的一种用药形式,全世界各民族也同样经历了使用天然产物的医疗过程,即使没有完整医药学体系的民族,也在大量使用天然产物作为治疗疾病的药物。

中药是我国的医学瑰宝,凝聚了我国人民五千年的智慧与经验。在远古时期,我们的祖先在采集食物时发现有些植物可以治疗疾病和缓解病痛,通过长期的实践,逐渐总结出了一些可作为药材使用的植物,对植物的根、茎、叶、花和果实进行研究并找到了治疗疾病的最佳部位(有效部位)。例如:黄柏以树皮入药,黄芩以根入药,三七和人参以根茎入药,麻黄以草质茎入药,五味子和栀子以果实入药,罗布麻以叶入药,金银花以花入药等。随着中药基本用药理论的逐步完善,中药的炮制方式也更加系统全面,建立了多种不同的炮制方法。中药经过炮制,不仅可以减少杂质成分、增加疗效或降低毒性,还可以矫味矫臭便于服用,利于贮存方便调剂,故而炮制品用药逐渐取代了药材有效部位直接用药。

这种传统的用药方式,实际上是使用其中存在的有效成分发挥治疗疾病的作用。人们对药物研究的深入,对其中的有效成分有了愈来愈深刻的认识,逐渐从这些天然产物中发现和找到了发挥药效作用的物质基础,如喹宁、吗啡、强心苷、麻黄碱等,就是人类较早证明的活性物质。

二、单体化合物

科技水平的不断进步,促进了药物从混合组分物质向单体物质发展。十八至十九世纪,随着西方化学工业的发展,人们开始尝试从单味草药中提取、纯化其中的主要活性物质,使药物研究开始向着单体化合物的方向发展。

在从天然产物中获得单体化合物的同时,研究人员开始尝试用化学合成的方法来获得大量廉价的单体化合物,阿司匹林(aspirin)就是这一时期的代表药物。十九世纪末,欧洲化学家从柳树中提取得到了单一的有效化学成分水杨酸,德国拜尔化学制药公司的研究人员霍夫曼(Felix Hoffmann)等用化学方法合成了“乙酰水杨酸”,命名为阿司匹林,并用它成功地治疗了风湿性关节炎,成为临床上应用了一个多世纪的药物。

与阿司匹林类似,目前临床上广泛应用的多数药物都来自于植物,均经过了提取、纯化、合成步骤,实现了临床应用药物从“植物药物”到“组分药物”再到“单体药物”的发展过程。例如,具有平喘作用的麻黄与高纯度单体化学成分麻黄碱、具有良好止痛作用的中药延胡与高纯度单体化学成分延胡索乙素等。

三、高纯度化合物

随着化学药物在临床的广泛应用,提高化学药物产品质量就成为重要研究课题。药物纯度是反映药物产品质量的重要指标,提高药物纯度意味着要减少样品中的杂质成分,这也是确保用药安全的重要措施。

在现代化学药物研究中经历了高纯度药物的发展阶段,从不同时期各国的药典记载中,就可以明显反映出来。例如,对《中国药典》1977 年版与 2015 年版收载的相同药物品种进行纯度含量标准比较,就可以看出我国在药物纯度标准方面的变化。二羟丙茶碱的纯度由1977 年版《中国药典》中记载的 96.0% 提高到了 2015 年版《中国药典》中的 98.0%;甲氨蝶呤由 85.0% 提高到了 98.0%;尼可刹米由 98.0% 提高到了 98.5%;氢溴酸山莨菪碱由 98.0% 提高到了 98.5%;盐酸可卡因由 98.0% 提高到了 99.0% 等。

此外,化学药物纯度含量标准的提高不仅仅体现在其纯度数值上,更重要的是表现在使用的各种检测分析仪器、检测分析方法的灵敏度与精密度的提高。例如,《美国药典》第 16版中规定的定量纯度检查分析方法大多采用经典滴定法或非水滴定法,也有用紫外分光光度法或显色后进行比色测定分析,偶尔采用液相色谱法;而如今各国药典中的定量纯度检测方法多数采用了专属性与精密度较高的高效液相色谱法进行药品纯度含量分析。所以,单体药物经历了从“单体药物粗品”到“单体药物纯品”的发展过程。

四、手性药物

近年来手性药物的发展方兴未艾,科学研究发现手性药物对映体化合物在临床应用时可显示不同的药理活性与不同的毒副作用,所以手性药物需要分别提供其左旋体和右旋体的研究资料,包括活性和毒性评价结果。

1962 年发生的“反应停”(沙利度胺)事件造成了世界各地一万余例“海豹胎”,是医药学史上的一次重大灾难,也给人类利用手性药物带来了深刻的启发。直到二十世纪末期,研究发现造成这一灾难性事件的罪魁祸首是来自于沙利度胺化学药物结构中的手性基团。沙利度胺药物分子的两个对映体均具有相似的镇静作用,但两者的毒副作用不同,其中 $S(-)$ 构型药品及其代谢产物具有明显的胚胎毒性和致畸作用。这一重要发现让人类深刻地认识到手性药物的对映体物质可能会导致不同的生物活性与毒副作用,继而在全世界范围内掀起了手性药物研究的高潮,手性药物在化学药物中所占的比例与市场份额也逐年增加。

天然或半合成药物多数都有手性基团,目前常用的 1200 余种药物至少一半含有一个手性中心,其中 90% 为外消旋体。手性药物按照其对映体的活性差异可以分为四类:第一类是活性相同,强度差异,比如非选择性 β_1 与 β_2 肾上腺素受体阻滞剂普萘洛尔,S- 型的活性是 R- 构型的 100 倍以上;香豆素类抗凝剂华法林,S- 构型的抗凝作用是 R- 构型的 5倍。第二类是活性相反,如巴比妥类药物的对映体对中枢神经系统具有相反的作用;1- 甲基 -5-苯基 -5- 丙基巴比妥酸对映体的 R 构型有镇静、催眠活性;S 构型会引起惊厥而发挥相反的作用。第三类是一种对映体有治疗作用,另一种对映体有副作用或毒性,如 L- 多巴用于震颤麻痹帕金森氏症,对轻、中度病情者效果较好;其对映体 D- 多巴则具有严重的副作用。第四类是对映体的活性不同,用于不同的适应证,如右丙氧芬是一种弱阿片类止痛药,止痛效果弱于吗啡,与可待因接近,临床常与对乙酰氨基酚组成复方制剂,广泛用于治疗慢性或复发性中度疼痛性疾病;左丙氧芬是非成瘾性中枢镇咳药,其作用约为可待因的 1/5,无镇痛和抑制呼吸作用。

手性药物是化学药物研究过程中一个重要的进步,提高了药物的疗效,减少了不良反应,提高了药品质量。药物的手性研究包括手性药物的制备已经成为化学药物研究的重要内容。

五、晶型药物

晶型药物是化学固体药物中普遍存在的药物形式。化学药物研究在达到了高纯度与手性控制之后,仍然存在着相同纯度与相同手性药品质量和临床疗效的不稳定现象。药学家通过大量的科学试验发现,当药物在化学纯度与手性确定时,由于固体物质存在的晶型状态差异,仍可造成药物的多种性质改变。

药物存在多晶型现象,所以应在药物研发早期增加对多晶型物质筛查研究、晶型稳定性研究、晶型物质生物活性评价研究等,为优势药物的晶型物质选择提供科学依据和药品质量保障。随着国内外对于晶型药物的广泛关注与深入研究,晶型药物研究时代正在来临。

晶型药物研究时代将使现代化学药物研制水平与药品质量全面提升。高纯度化学物质、特定手性成分、优势晶型物质,将制备出产品质量稳定、临床疗效作用一致的药品。虽然,晶型固体药物存在有多种晶型物质状态,但无定型态作为其中一种特例,在生物学中具有临床作用优势,使其在药物研究中备受重视。

第二节　晶型药物的研究意义

晶型药物是指药物活性成分的化合物分子以不同的排列方式形成的不同的晶型状态,

而这些不同的晶型状态在药物的药理作用方面存在明显的差异。选择最佳晶型制备药物成为晶型药物的重要研究内容。

一、化学药物原料存在多晶型现象

对于化学药物原料,可以存在有两种或两种以上的固体物质状态,也就是存在不同的晶型状态,我们将其称为多晶型现象,化合物的多晶型现象主要表现在以固体形式存在的药物中。当然,在物质存在的状态中,其他形式也可能有多晶型现象出现,如液晶,但在药物领域仍以固体状态为主。

化学药物的主要给药途径通常是以固体制剂形式通过口服给药,所以多数的化学药物都存在晶型问题。研究药物的多晶型现象,是保证药物质量的重要内容,也是保证化学药质量的重要环节。这类具有多晶型现象,且晶型状态又能够影响其药理作用的药物都属于晶型药物。

对于目前应用和研发的化学药物,几乎所有的固体药物都存在有多种晶型状态。因此,晶型药物是化学药物研究中的一个非常普遍的问题。

二、药物晶型关系到固体药物制剂质量

固体药物制剂,包括片剂、胶囊剂、散剂等任何形式的制剂,都是药物的活性成分和辅料混合后制成的可以给患者使用的制剂。这些药物制剂作为临床直接应用的形式,虽然与多种辅料混合,并经过了复杂的制备过程,但主要活性成分在其中仍然具有特定的存在状态,这种存在状态决定了该药物的晶型状态,也是影响药物疗效的根本原因。由于在制剂中药物晶型不同,在患者体内就会存在吸收、分布的显著差异,这种差异必然影响到药物的疗效,也就影响到了药物的质量。

药物制剂中活性成分的晶型状态,是晶型药物研究的核心内容,也是难度最大的内容。通过对药物制剂中药物晶型的研究,可以有效控制药品的质量,保证临床疗效。

三、中药及生物技术药物的晶型问题

一般来讲,晶型药物主要是小分子化学药物,而对于我们通常所说的中药和生物技术药物,同样也存在着晶型问题,只是由于存在的状态复杂或应用的特殊性,人们忽视了对这些药物的晶型研究。

中药实际上主要是多种小分子混合的天然药物,由于是多种成分组成的混合物,其晶型表现就更为复杂,对药物作用的影响也就缺少认识。但是,在临床上也可以发现,同样的药物不同的制剂形式疗效会有一定差异,产生这种差异的原因多数是药物的存在状态,因此也会受到晶型的影响。对固体制剂的中药,也应该进行晶型的研究,以达到治疗效果和质量标准。

对于生物技术药物,严格的讲是生物药物,主要是指一些生物大分子的药物,这些药物以固体形式存在,同样具有不同的晶型状态。例如,常见的肽类药物谷胱甘肽,就有三水合物、六水合物、八水合物等多种不同的晶型。另一方面,生物大分子药物多数采用溶液形式注射给药,其晶型状态的影响也就不太显著了。对于多数固体状态的生物药物,关注其晶型的状态也是实现质量有效控制的重要途径。而对于液体状态的药物,也有必要给予关注。

第三节　晶型药物的研究内容

晶型药物研究主要包含两个方面的内容。一是药物的晶型状态,即药物在固体形式下存在的分子排列形式和物质状态;二是药物晶型对药物疗效的影响,也就是研究不同晶型的药理作用差异,选择可以作为药物使用的固体存在状态,也就是选择优势药物晶型。

虽然一种化学药物可以有多种晶型,但并非所有的晶型固体形式都可以药用,我们将那些能够作为药用的晶型定义为药物晶型,其中成药性最佳的晶型又称为优势药物晶型。

晶型药物,应有确定的固体物质存在状态,即有确定的晶型种类。对药物制剂而言,可以由一种晶型的物质组成,也可以是同一物质的多种晶型组成,这主要是由物质存在的特点和自身性质决定的。

对于具有多种晶型状态的固体物质,并不是所有的晶型都适合药用,如果各种晶型之间的药理作用差异很大,那么有不同晶型或不同晶型比例制成的药物疗效一定会存在差异。因此,晶型药物研究就是要揭示药物的晶型种类、晶型对临床疗效的影响和控制晶型药物质量的方法,最终找到临床疗效佳、稳定性好、晶型质量可控的最佳药用晶型物质,即被我们称之为药用的优势药物晶型。

第四节　药　物　晶　型

晶型是药物存在的固体物质状态,晶型包括晶态与无定型态(亦称非晶态)。一种化学药物可有多种不同的晶型状态,药物晶型研究就是对药物基础物质状态的研究,只有对化学药物晶型状态有了比较全面的认识,才可能寻找到更适合治疗疾病的药物晶型固体物质。药物晶型可以影响药物的理化性质,这也是直接影响药物在临床上发挥治疗疾病作用的原因。因此,药物晶型研究是药物物质基础研究的重要组成部分。

药物晶型研究主要包括以下内容:

1. 药物的晶型物质存在状态　药物的晶型状态是在特定环境下形成的,改变形成的条件或环境,物质的晶型就有可能发生变化。掌握药物晶型形成的规律,对于控制药物质量,实现合理生产条件具有重要意义。

2. 药物不同晶型的形式差异　晶型的形式是由物质的分子排列和堆积方式决定的,研究分子排列和堆积方式,对控制晶型状态,保证药物质量的稳定具有重要的指导意义。

3. 晶型对药物理化性质的影响　药物晶型对药物的理化性质的影响最常见的是对溶解速率的影响,但并不排除不同晶型的理化性质会有多方面的变化。

4. 晶型对药物制剂质量的影响　药物质量控制的核心是药物的疗效,由于晶型的变化会影响药物疗效,因此,控制药物制剂中的药物晶型状态是保证药物质量的重要内容。

5. 晶型对生物利用度的影响　药物晶型影响疗效最直接的表现是在人体内的生物利用度变化,对于生物利用度而言,既与药物的溶解状态有关,也与晶型自身状态有关,其机制是目前尚未完全认识的内容。

6. 晶型对药物临床有效性的影响　一般认为,药物晶型影响临床疗效的主要原因是生物利用度的变化,但由于药物晶型有时也影响药物的分子状态,对特殊的药物也可能直接影响药物的疗效。

7. 晶型对药物安全性的影响 药物晶型的改变会影响药物的吸收模式,包括血药浓度的变化和机体局部药物的分布,这种药物在体内含量和浓度变化的过程也会影响到靶器官的功能状态,影响药物应用的安全性。

第五节 优势药物晶型

药用优势药物晶型是指对于具有多种形式物质状态的晶型药物而言,具备晶型物质相对稳定、能够发挥最好的防治疾病作用、毒副作用较低的晶型物质状态。研究药用优势药物晶型,就是在多晶型药物研究中选择优势药物晶型的过程,药用的优势药物晶型研究主要内容包括三个方面。

一、晶型的稳定性

晶型药物的物质状态不同,其晶型稳定性亦可存在较大差异,作为药物晶型物质必须具备一定的稳定性,这是保证药品质量的最基本要求。药物晶型稳定性一方面是指晶型自身的稳定性,即在不同环境条件下能够保持晶型物质状态的稳定;此外,由于药品都是以剂型形式存在,也应保证药物制剂中的优势药物晶型和各种药用辅料物质在临床应用过程中的稳定。所以,只有符合药物稳定性要求的晶型物质才有可能成为一个理想的优势药物晶型。

二、不同晶型物质对药物生物利用度的影响

同一药物的不同晶型状态会影响药物在机体内的吸收过程,由于晶型引起的吸收差异性可达数倍乃至数十倍,由此引起的吸收变化会直接影响到药物发挥治疗作用。因此,机体内的吸收性质是优势药物晶型选择的关键条件。

但是,生物利用度的提高并不能作为药用晶型优劣筛选的唯一依据。对于不同药物而言,生物利用度提高可能会产生更好的药理作用,但也可能会产生更多的不良反应。而导致这种差异的原因是来自于每种药物的自身性质和在生物体内分布的特点。这是在药物晶型选择中必须要考虑的重要因素。

三、优势药物晶型的选择需要观察药物的有效性和安全性

药物晶型不仅影响药物的吸收,同时还会影响药物在体内的作用和产生的不良反应。对于在体内分布不均一的药物,在生物利用度提高的情况下,会导致个别靶器官浓度过高而产生毒性。同样,对于靶器官药物浓度的提高会产生更好的疾病治疗作用。因此,在对优势药物晶型进行评价的过程中必须对药物的有效性、安全性进行全面的考察和研究。

第六节 晶型药物的临床疗效

尽管药物的不同晶型并不影响药物的化学结构和组成,其主要的化学性质也可以没有明显影响,但是,这并不意味着不同晶型药物就完全相同。事实上,同一种药物由于晶型不同,其不仅物理性质会有所不同,生物活性也存在明显差异。有些药物的不同晶型不仅生物活性差异非常显著,而且干扰药物的临床应用。

一、同一药物不同产品的差异

为探索和揭示引起国产药品与进口药品间、不同制药企业的药品间、同一企业的不同生产批号药品间的临床疗效与质量差异问题,我们进行了深入调查研究。就最为常用的固体药物剂型而言,同一药物不同产品相比,特别是国产仿制药与进口药相比,往往会发生以下情况:

1. 疗效一致的药品 两者临床疗效完全相同。这类药品突出的表现是药品的质量相同,固体剂型规格完全一致,虽然进口与国产药品两者的价格差别较大,但事实上在药品临床疗效中不存在差异。在我国生产的仿制药中,这类药物也有很多,有些通过一致性评价的药物就属于这类。

2. 符合标准的药品之间的差异 一些国产仿制药使用的质量控制标准与国外进口药品标准非常接近甚至是一致的,但是,在临床应用中却屡屡发现国产与进口药品以及不同厂家的药品间疗效存在很大的差异性,通常国产药品的临床疗效明显低于进口药品。

3. 药品临床疗效不稳定的现象 国内不同企业生产的同一药品或同一企业的不同药品批次间在临床使用中常常被发现有治疗作用不稳定的现象,即国产药品的临床疗效稳定性明显低于进口药品。

药品临床药效不稳定现象在我国临床用药中屡次出现,这就造成了一种现象:即使有大量国产药与国外产品的质量和临床疗效相同或接近,但仍然给我国人民留下了国产化学药品质量不如进口药品质量的总体印象。那么,进口药品的质量标准一定是最好的吗? 实际上,进口药品所制定或采用的产品质量标准也不一定就是最高标准。但是,鉴于目前我国在化学药品质量控制标准中尚缺少进口药品部分有效质量指标控制要求,因此,即使是质量标准一般的进口药品,二者间亦存在质量差异。

二、相同化学药品产生临床作用差异的原因

无论是进口药品与仿制药品间、国产各企业药品间,还是不同批次药品间,在药品使用的化学物质上都不存在差异,它们均为同一种化学物质并拥有相同或相近的化学纯度。例如:尼群地平片剂,在化学物质的分子立体结构、样品化学纯度、药品使用剂量等方面,进口与仿制的国产药品间均无差异性。但是,就是这种“看似完全相同的化学物质”被制成片剂后,在临床上使用时却出现了明显的疗效差异。那么临床疗效的差异是否主要受药品固体制剂的影响?

经过大量研究显示,存在这种固体药品间治疗效果差异的原因复杂,既有辅料种类和处方的问题,也有工艺过程的影响,也有存放条件的影响。辅料的种类和处方影响比较明显,由于这些辅料与药物的活性物质相互作用,而影响药物的疗效,是比较常见的现象。辅料处方的影响也非常显著,特别是多种辅料的固体制剂,辅料与药物之间的相互作用更为复杂,可以影响疗效。工艺对疗效的影响也非常显著,工艺不同会影响制剂的质量,必然也会影响到药物的疗效。因此,固体药物制剂的疗效影响因素复杂,但在制剂中药物以及辅料的晶型状态是最为重要的影响因素,也是易于被忽视的问题。

药物晶型在药物制剂中的存在特点是药物制剂过程中需要特别注意的问题,也是晶型药物研究重要内容,本书将在有关章节对其进行详细讨论。

三、影响药物临床疗效的主要原因

当然,固体药物制剂的关键技术是解决药品生物吸收的性质,以更好地发挥和改善药物临床疗效。近年来我国在固体药物制剂技术研究方面投入了大量的科研经费用于药品制剂的关键技术研发,取得了重大的突破和发展。虽然,目前我们在制剂的某些关键技术与国际水平存在一定差距,但在一般固体药物制剂的技术方面差距并不大。所以,造成进口药品与国产药品临床疗效差异的原因并不是固体药物制剂本身的影响。

我国已有的制剂研究表明,通过药物制剂并不能完全解决药品的临床疗效问题。但是,为什么制剂技术可以改善药品的吸收性质呢?在制剂技术中改变了药品的什么性质呢?制剂技术并没有改变化学药品的结构、化学纯度、药品剂量,而仅仅是改变了药品原料的固体物质状态。因此,影响固体制剂临床疗效的药物主要因素是药物在制剂中存在的状态,也就是药物以及辅料在制剂中存在的晶型状态,正是这种晶型状态,直接影响着药物的临床治疗效果。

第七节 化学固体药物的存在状态

一、化学固体物质的不同存在状态

自然界中的物质一般表现为三种状态:固态物质、液态物质与气态物质。固体物质则是由化学物质堆积组成。一种化学物质可以存在有多种堆积方式,如:①离子、原子、分子全部有序的排列与堆积;②离子、原子、分子部分有序与部分无序的排列与堆积;③离子、原子、分子全部无序的排列与堆积等。而一种化学固体物质的全部有序排列与堆积、部分有序排列与堆积、全部无序排列与堆积又可以有一种或多种形式存在,这就形成了化学固体物质的不同存在状态。

二、多晶型现象是影响药品质量的关键因素

已有大量研究结果证明,一种化学物质的不同排列与堆积方式可以完全改变固体物质自身的各种物理或化学性质。例如:我们大家非常熟悉的"金刚石"与"石墨"就是一种化学成分的不同固体物质存在状态,它们的化学成分均是由一种元素"碳"组成,但由于分子排列与堆积方式不同,造成其物理性质的天壤之别,我们将"金刚石"与"石墨"称作为"碳"化合物的"多晶型现象"或"同质异晶"。目前,金刚石是世界上最硬的固体物质,而石墨却是世界上最软的固体物质之一,其固体物质在价值上也存在巨大的差异性。

通过上述实例,我们理解作为药品的固体物质可以由于分子排列规律与堆积规律变化而影响药物临床疗效作用。事实上,一种化学固体药物的不同晶型在临床上使用时可以产生几倍甚至数十倍的疗效差异,例如:无味氯霉素[1]。无味氯霉素水溶性极低,在体内受胃肠内的酯酶水解,释出氯霉素而发挥疗效。研究表明,影响生物活性的主要因素是晶型。A型在水中的溶解速度小且难为肠中酯酶所水解,称"非活性型";B型在水中溶出速度比A型快得多,且易为肠中酯酶水解而被吸收,血浓度几乎为A型的7倍;C型易变为A型,其溶出速度介于A、B之间,血浓度不高,一般称非活性型。同时,不同晶型药品在药物的安全性及产品稳定性上亦可能存在一定的差异。所以,固体药物的多晶型现象是影响药品产生临床

疗效差异的关键因素。而制剂技术，正是为了优化和改变原料药的固体存在形式，即寻找一种临床疗效最佳的化学固体药物存在形式，在制剂研究中值得引起重视。控制药物制剂的晶型状态，就可以控制药物的临床治疗效果，达到控制药品质量的最终目的。

三、提高化学固体药物临床疗效的措施

我们已经知道了化学固体药物存在有"多晶型现象"，而不同晶型化学药物的临床疗效可以存在较大差异，一些固体制剂的研究也是围绕改变固体药物原料的物质存在状态，寻找到可以改变药物吸收活性的固体物质存在状态。

那么，我们应该从解决固体药物原料物质基础问题入手，彻底解决药品的临床疗效问题。如果我们控制了化学药物的原料固体物质存在状态和产品质量，就可以解决我国药品临床疗效的稳定性问题。但是，目前我国药品质量控制标准尚未涉及相关研究，这正是进口药品与国产药品质量控制标准差异所在，今后有待加强此方面工作。

某种固体化学药物可能会存在多晶型现象，不同晶型固体化学药物又可能引起药物在临床疗效上的差异。如何开展固体化学药物的多晶型研究？如何揭示固体化学晶型药物的晶型种类？如何评价固体化学晶型药物的临床疗效？如何评价固体化学晶型药物的稳定性与用药安全性？如何进行固体化学晶型药物产品的质量控制？这些已经成为固体化学晶型药物研究中的热点。对化学药物的多晶型研究涉及药物化学、药理学、药效学、药动学、药物晶体学、药物分析学等多学科交叉内容。

第八节　晶型药物的基本特征

在我们日常使用的化学药品中包含了各种各样的分子骨架类型，如甾体、生物碱、萜类、香豆素、黄酮、大环内酯等，这些不同骨架类型的药物分子均可能产生多晶型现象。所以，我们说多晶型状态在化学固体药品中为一种普遍现象。

一、药物与晶型药物

晶型药物存在于固体化学药物中，而这种固体化学药物并不仅仅局限于口服固体药物（片剂、胶囊、颗粒剂等），还应该包括各种固体注射制剂类型（粉针剂等）。所以，对于晶型药物的研究范围应涵盖所有最终以固体形式作为药品产品形式的各类药物品种。

其实，晶型药物现象不仅仅存在于固体化学药物中，在我国传统中药的各种固体药品制剂中同样存在；此外，在蛋白及多肽等生物药品中亦存在有晶型药物现象。但在本书中，我们仅限于化学药物的晶型问题开展相关讨论。

二、晶型药物的物质组成

晶型药物可以由一种或多种物质组成，可以是手性或非手性化学物质，化学药物的分子构象可以发生变化，可以存在各种不同的分子内与分子间作用力，例如：氢键、盐键（离子键）、配位键、范德华力等。

三、晶型药物的一般特征

每种化学物质均存在不同的理化性质。当我们研究的化学药物对象具有以下情况时，

需要注意该药物可能存在多晶型问题。

1. 药物分子对于各种常用有机溶剂溶解度较差时。一般情况下,溶解度较差的化合物易于形成不同的晶型,具有多晶型现象。

2. 药物分子骨架柔性较大而易于形成多构象时。药物分子构象的变化对药物分子排列堆积形式会产生影响,自然也就会对药物的晶型状态产生影响,导致多晶型现象。

3. 药物分子存在长侧链柔性较大的取代基时。具有柔性的长侧链易于影响分子之间的相互作用力,而引起分子相互间位置变化,导致多种晶型的出现。

4. 药物分子骨架构象稳定且含有较小或较少的极性基团时。极性基团是形成分子间力的重要因素,当分子缺少极性基团时,相互间排列形式易于发生变化,必然产生多晶型现象。此外,易于产生药物多晶型现象的分子结构特点还有很多,需要在实际工作中不断积累和认识。

5. 药物分子中不存在手性碳原子或存在多个手性碳原子时。

6. 药物是以盐类或配位形成药物基本组成单元时。

7. 药物样品易吸湿时。

第九节 晶型药物研究现状

一、国内外晶型物质研究概况

固体化学物质的"多晶型现象"是 1832 年俄国科学家乌勒(F. Wöhler)等人在研究苯甲酰胺化合物时首次发现[2]。从此,人类开始认识到一种化合物可以存在多种固体物质状态,且不同固体物质状态又可以显示出不同的物理性质或化学性质[3]。

多晶型现象首先被应用于无机材料科学研究中,人们希望研究无机化合物固体的各种物理性质,寻找和发现具有新理化性质功能的材料。通过对"同质异晶"[4]等无机晶体研究,科学家发现了一些由于分子排列规律变化造成相同固体化学物质在不同晶型上所具有的光学、磁学性质变化。同时,也发现了相同物质的不同晶型可以引起固体物质在熔点、硬度、密度等物理参数的变化现象,从而全面改变了固体物质本身的各种物理特征。目前,在材料科学研究中利用固体物质的"多晶型"现象研究制备光学特性材料(例如:红外、紫外等不同光源的超长或超短波)、半导体信号传导材料等已经成为国际上科学研究的热点问题。

国际晶体学会是由研究物质晶体的科学家组成的学术组织,中国晶体学会是其重要成员,中国晶体学研究在多个领域取得重要进展,尤其在材料科学中,近年来得到迅速发展。

二、国内外晶型药物研究概况

国际上对晶型化学药物临床作用研究始于 20 世纪 50 年代,从 80 年代已开始对个别药物采取了"药用晶型"的产品质量控制。目前,国际各大制药企业均非常重视化学药物的多晶型研究,企业投入巨资和人力对其开发的新药进行晶型研究,目的是要全面掌握药物的晶型状态,为选择优势药物晶型用于产品的研发提供科学依据。同时,利用晶型数据可以形成在药物结构知识产品保护后的二次物质保护,有效地延长企业对药物拥有的利润寿命周期[5]。

我国对晶型药物的研究起步较晚。20世纪90年代中期,我国首次发现了进口尼莫地平固体药品的临床疗效是国产仿制固体药品的3倍以上。为揭示造成尼莫地平产品临床疗效差异的原因,相关部门对进口与国产数十家的尼莫地平固体制剂进行了从成分到结构的系统分析研究,通过多种分析方法比较,发现了造成进口尼莫地平片剂与我国生产的尼莫地平片剂临床疗效差异的真正原因,是两者采用了不同晶型固体物质。通过对两种不同晶型物质的进一步生物学研究证实了两者可以引起药物在临床疗效上的生理活性差异,从而揭示了国产与进口尼莫地平的产品质量差异。

对晶型药物的全面重视已近十余年。2009年我国第一本介绍晶型药物的专著《晶型药物》(第1版)出版,推动了医药领域对药物晶型的研究,提高了对晶型药物的认识。特别是国家科技管理部门准确把握药物研究的特点和规律,对药物晶型研究给予重视,药品管理部门对药物晶型管理的重视,使药物晶型研究在我国受到广泛的重视,有效推动了药物晶型的研究,提高了药物的质量。经过十多年的努力,晶型药物研究取得了显著进展,不仅提升了新药研发水平,提高了仿制药的质量,更重要的是产生了一大批新的知识产权,为社会提供了一批优质药物。

目前临床应用的固体化学药物中,多晶型现象是非常普遍的。多数制药企业,尤其是大型跨国制药企业,更是将药物晶型的控制作为企业的核心技术、药品质量的内控指标,只有少量药品的质量控制公开了晶型的控制指标[6-8]。

在《美国药典》(40版)中收载的1700余种化学药物品种,以固体形式给药的品种约占总数的75%,其中规定了晶型检查的品种约占总数的4%[9]。《欧洲药典》(9.0版)中收载1500余种化学药物品种,以固体形式给药的品种约占总数的80%,其中规定了晶型检查的品种约占总数的10%[10]。在《中国药典》(2015年版)中收载了2603个化学药物品种,固体形式给药的品种约占总数的70%,其中规定晶型检查的品种仅有2个(甲苯咪唑、棕榈氯霉素),占总数的0.3%[11]。而目前已经发现了《中国药典》(2015年版)中收载的药物品种多存在晶型问题,并可以影响临床疗效。例如:血管紧张素转移酶抑制降血压药物——卡托普利,钙通道阻滞降血压药物——尼群地平、尼莫地平,抗惊厥与镇痛药物——卡马西平等。这表明我国与世界上发达国家之间在固体化学药物晶型质量控制水平上存在较大的差距。

需要特别介绍的是《中国药典》(2015年版)四部的通则中增加了"药品晶型研究及晶型质量控制指导原则"[11],填补了我国药典中关于晶型研究和质量控制的空白,必将对我国药物晶型研究起到积极的推动作用,使我国的晶型药物研究得到更快的发展。

(吕 扬 杜冠华)

参考文献

1. Chemburkar SR,Bauer J,Deming K,et al. Dealing with the impact of ritonavir polymorphs on the late stages of bulk drug process development. Org Process Res Dev,2000,4(5):41-46.
2. 张修元,刘伟. 研磨过程多晶型的转变. 山东医药工业,2001,20(1):20-25.
3. Threlfall TL. Analysis of organic polymorphs. Analyst(Cambridge,U.K.),1995,120(10):2435-2440.
4. 张涛,赵先英. 药物研究和生产过程中的多晶型现象. 中国新药与临床杂志,2003,22(10):615-618.
5. Nicholas B.,Roger D. Polymorphs take shape. Chem.Br,1999,35(3):44-48.

6. 杜冠华,吕扬. 化学药物晶型关键技术体系的建立与应用. 药学进展,2017,41(2):89-91.

7. 杜冠华,吕扬. 仿制药一致性评价相关药物晶型的问题分析. 医药导报,2017,36(6):593-596.

8. 杜冠华,吕扬. 药品质量的影响因素——化学固体药物的晶型研究[J]. 药学研究,2017,36(6):311-314.

9. United States Pharmacopoeia 40,National formulary 35. The United States Pharmacopeial Convention,2016.

10. European Pharmacopoeia,9.0 Edition,2017.

11. 国家药典委员会. 中华人民共和国药典(2015年版). 二部. 北京:中国医药科技出版社,2015.

第二章

固体化学药物的多晶型现象

自然界中的化学物质绝大多数是以固体物质形式存在,固体物质由于离子、原子、分子的排列与堆积方式不同,其形成所需要的能量亦不同。当离子、原子、分子按一定的周期有序规律排列堆积时,形成的固体物质需要的能量较少,且分子构象也处于低能或较低能量状态;当离子、原子、分子呈杂乱无章形式排列堆积时,形成的固体物质需要较高的能量,无序分子能量状态高于有序分子能量状态。

第一节　化学物质的固体状态

化学固体物质可分为三种状态:全局有序状态——晶态固体物质,全局无序状态——无定型态固体物质,部分有序与部分无序状态——晶态与无定型态固体物质,也称为共晶态物质。一种物质若呈晶态,则该物质一定是固体;但是,固体物质并不一定是晶态物质。

一、固体化学物质存在的状态

(一)晶态物质(晶体)

离子、原子或分子是按照一种确定的方式在三维空间作严格周期性排列,并具有间隔一定距离周期重复出现的规律,这样形成的固体物质被称为单晶体(crystal)物质,简称为晶体或晶态物质,晶态物质是固体物质存在的形式之一[1]。人类生存离不开晶态化学固体物质,例如:食盐、糖、味精等调味品。

(二)无定型态物质(非晶态)

离子、原子或分子在固体物质内部呈现杂乱无章地分布状态,即离子、原子、分子间不具有周期性排列规律,这样形成的固体物质被称为无定型态物质(amorphous material)或称非晶态物质[1]。事实上,无定型态物质是固体物质存在的另外一种形式。人类生活用品中有许多的无定型态固体物质,例如:玻璃、陶瓷、松香等。

由于晶态物质呈全局有序的固体状态,即在固体物质内部的离子、原子或分子在三维空间排列具有严格的周期性特征;而无定型态物质呈全局无序固体状态,即在固体物质内部的离子、原子或分子没有在三维空间排列的周期性特征;由晶态和非晶态共同组成的固体物质状态,则是在固体物质内部的离子、原子或分子在三维空间排列时处于有序与无序间的一种中间过渡的固体物质状态,即在固体物质内部的一部分离子、原子或分子呈现周期有序规律,另外一部分离子、原子或分子则呈现周期无序规律特征。

(三) 共晶态(晶态与无定型态)物质

如果固体物质中存在一部分离子、原子或分子是按照一种确定的方式在三维空间作严格周期性排列,而另一部分离子、原子或分子呈现杂乱无章地分布状态,我们将这样形成的固体物质称为晶态与无定型态形成的共晶态固体物质。由于共晶态固体物质是晶态与无定型态两者之间的过渡状态,所以在该种固体物质状态下存在有多种不同形式,即:以晶态有序为主而形成的固体物质、以无定型态无序为主而形成的固体物质、晶态与无定型态各半而形成的固体物质等多种不同形式。

(四) 准晶体物质

准晶体,亦称为"准晶"或"拟晶",是一种介于晶体和非晶体之间的固体结构。在准晶的原子排列中,其结构是排列有序的,这一点和晶体相似;但是准晶不具备平移对称性,这一点又和晶体不同。1982 年,以色列科学家谢赫特曼用电子显微镜测定了他自己合成的一块铝锰合金的衍射图像,发现是一个正十边形的对称结构——对寻常晶体来说这是一个不可能的对称性,因为从数学上很容易证明你不可能用正十边形(或者简化到正五边形)去周期性地铺满平面。谢赫特曼认为这是一种全新的晶体,它的特点就是只具有准周期性,也就是"准晶"。众所周知,五次对称性和周期性是不能共存的,因此,准晶的发现一开始并未获得科学界的认可。直到 1987 年终于有人研究出来足够大的准晶体,用 X 射线拍摄了更好的图像,科学家中的"主流"才接受了准晶的发现。准晶体的发现,是 20 世纪 80 年代晶体学研究中的一次突破。瑞典皇家科学院 2011 年 10 月 5 日宣布,将 2011 年诺贝尔化学奖授予以色列科学家达尼埃尔·谢赫特曼,以表彰他发现了"准晶"这一突出贡献。准晶的发现从根本上改变了以往化学家对物体的构想。

二、固体化学物质中的晶型

(一) 晶型

晶型(crystal forms)是用来描述固体化学物质存在状态,由一组参量组成。当其中某种或某几种参量发生变化时,引起了固体化学物质存在有两种或两种以上的不同物质存在状态,这种现象被称之为固体化学物质的多晶型现象(polymorphism),或称之为同质异晶现象[2]。影响固体化学物质产生多晶型现象的参量主要包括:

1. 固体物质的化学成分(单一成分,混合成分及含量,结晶水成分及含量,结晶溶剂成分及含量);
2. 固体物质的分子结构(构型,构象);
3. 固体物质的晶胞(晶系,晶胞参数,对称元素);
4. 固体物质分子排列规律的周期性(全局有序状态,部分有序状态,全局无序状态);
5. 固体物质分子内与分子间的作用力(氢键、盐键、配位键、π 键)等。

事实上,晶型是描述微观世界中晶体内部的离子、原子或分子组成、对称性质与周期性排列规律的多种参量集合体。由于晶型变化可以改变固体化学物质的多种物理性质或化学性质,例如:改变固体化学物质的硬度、熔点值、溶解性质、溶出速度等,从而导致了固体化学药物在临床治疗作用中的差异、毒副作用与安全性差异、产品质量与稳定性差异等。

（二）晶型物质的形状

晶型物质通常有块状、片状、柱状、针状、粉末等不同外形（图 2-1）。相同晶型物质可以表现为相同或不同的固体物质形态；而不同晶型物质又可表现为不同或相同的固体物质形态。所以，仅仅肉眼观察或显微镜观察固体物质的外形是无法判断晶型物质状态的，需要借助现代分析仪器技术实现对晶型物质的种类鉴定。

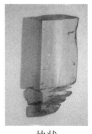 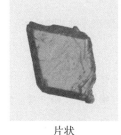 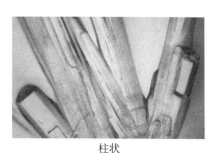

块状　　　　　　　　片状　　　　　　　　　　　　柱状

图 2-1　不同晶体外形图

第二节　物质晶体基本特点

自然界中的绝大多数化学物质是以固态形式存在，而在固体物质中又有 70% 以上是以晶态（晶体）形式存在，因为形成晶态固体物质比形成无定型态固体物质需要的能量要小很多。所以，晶体是自然界中的一种低能的固体物质存在状态。晶体的低能是来自于分子自身的优势构象和分子间的有序对称性周期排列规律。晶体是自然界中具有最多种类的对称性物质。

一、晶体组成

晶体自身的外形和晶体内部的结构都具有对称与周期性质[1]。所以，在晶体中具有对称性质。

（一）晶胞与晶体

1. 晶胞（crystal cell）　是晶体的最小重复单位，可用一个平行六面体表示，它由三个轴 a、b、c（单位：Å）和三个夹角 α、β、γ（单位：°）组成。

2. 晶体（crystal）　我们眼睛能够观察到的晶体是由成百上千万个晶胞在三维空间有序排列堆积而成的（图 2-2）。

（二）点阵及点阵结构

晶体的基本特征是具有三维空间周期排列性质，所以在晶体中我们引入三维空间"点阵"概念。

1. 点阵　点阵（lattice）是一组无限延伸的点，每个相邻点间具有周期性质。当用一向量来描述点阵中的任意两个相邻点时，若将向量平行移动，则当向量一端落在点阵中某一点时，向量的另一端必然落在点阵中的另一相邻点上，即在点阵中的每一个点都应该具有相同周围环境。分布于同一直线的点阵称为直线点阵，分布于同一平面的点阵称为平面点阵，分布于三维空间的点阵称为空间点阵。

晶胞是晶体空间点阵的基本向量单位，即晶胞的三个晶轴长 (a, b, c) 决定了晶体点阵中

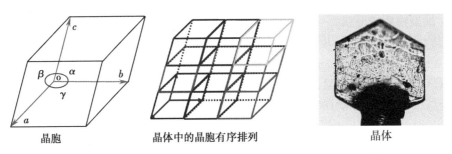

晶胞　　　晶体中的晶胞有序排列　　　晶体

图 2-2　晶胞及晶体中的晶胞有序排列和晶体示意图

的三个向量周期值,而晶胞的三个夹角(α,β,γ)则决定了晶体点阵中的三个向量方向。我们将晶体中的每个晶胞用点阵表示其三维周期性,图 2-3 给出了一个晶胞 a 轴与 b 轴的二维点阵示意图与一个晶胞堆积的示意图。

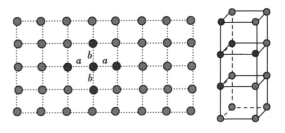

图 2-3　晶体点阵结构及晶胞堆积示意图

晶体是由化学成分按特定的组合与周期排列方式形成的,所以,晶胞在形成时除含有点阵特征外,还应该包含化学物质存在。故此,我们引入一个新的概念"点阵结构"来描述在每一个点阵周期中的化学物质信息。

2. 点阵结构　点阵结构(structural motif)指每一个点所代表的分子、原子或离子的具体内容,又称为晶体的结构基元,一个晶体结构应该是由两部分组成:点阵和点阵结构。图 2-4 给出了晶体结构及其点阵和点阵结构的示意图。

（三）晶癖

自然界中的各种物质都存在自身的优势晶体外部形状,如:块状、片状、柱状、针状等不同结晶形状,为更好的描述不同固体化学物质的优势结晶外形特征,在晶体学中引入了"晶

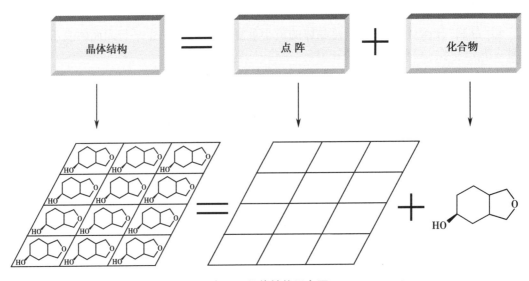

图 2-4　晶体结构示意图

癖"的概念。

晶癖(crystal habits)是用于描述结晶多面体的外形。当某种化学物质在常规的外界条件下,自发形成生长过程中表现出的某种特有的优势几何结晶习性,被称之为晶癖[3-5]。由于晶癖仅仅是反映了晶体外部宏观形状差异,所以对于晶癖分析非常简单,采用普通光学显微镜即可达到准确判别目的。

"晶癖"不等于"晶型"。许多人对晶体学基本概念不清楚,造成两者常常被混淆使用。事实上,在自然界中存在的"晶癖不同而晶型相同",或"晶癖相同而晶型不同"的固体物质比比皆是。

二、对称与对称元素

所有的晶体都是对称的,晶体的对称类型受格子构造的严格限制。

(一) 对称

当物体由两个或两个以上的等同组分组成时,通过一定的对称操作后,各等同组分间仅调换了各自位置,而整个物体仍能完全恢复原状,我们称这样的等同组分为对称(symmetry)。

世界上没有一种物质存在晶体中如此多的对称。对称普遍存在于我们日常生活中,通过观察可以发现在周围许多物质中存在对称。例如:等边三角形、四方形、六方形等物质比比皆是,我们可以将其分割成不同的等份,被分割的组分大小与形状完全相等,图 2-5 给出 3种不同形状物体的对称组分分割示意图。

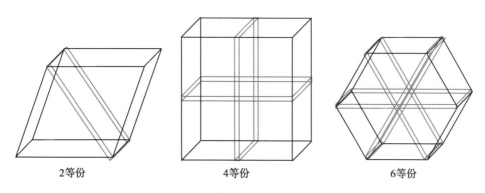

2等份　　　　4等份　　　　6等份

图 2-5　3 种不同形状物体的对称组分分割示意图

(二) 对称元素

对称操作时所依据的是几何元素。在对称操作过程中,那些始终不改变或不动的"点"、"线"、"面"等几何元素被称为"对称元素(symmetric element)",图 2-6 给出了晶体对称元素示意图。每个对称物体都应有一组相应的对称元素。

晶体中的对称元素包括:特征对称元素、宏观对称元素、微观对称元素[1]。

(三) 特征对称元素

晶体的特征对称元素(unique symmetric

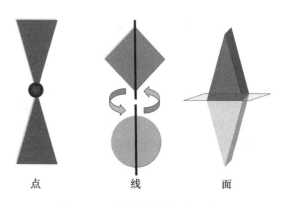

点　　　　线　　　　面

图 2-6　三种晶体对称元素示意图

element)是平移,用字母 T 表示。由于晶体中的分子具有周期性对称排列规律,所以,平移是晶体自身最基本的对称元素。平移对称元素种类包括:整轴平移(P)、面心平移[C(A,B),F]、体心平移(I)。

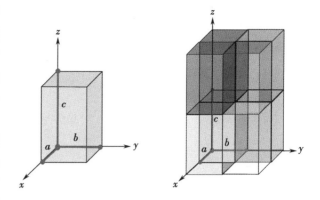

图 2-7　晶胞的 P 整轴平移示意图

1. 整轴平移 P　含有三个轴的整平移矢量,即分别沿着 x 轴方向做 a(Å)轴长度的周期平移、沿着 y 轴方向做 b(Å)轴长度的周期平移、沿着 z 轴方向做 c(Å)轴长度的周期平移(图 2-7)。P 平移对称元素存在于所有晶体中。

2. 面心平移 C　含一个沿 $(a+b)/2$ 平移矢量,A:含一个沿 $(b+c)/2$ 平移矢量,B:含一个沿 $(a+c)/2$ 平移矢量。

3. 面心平移 F　含三个平移矢量,即沿着 $(a+b)/2$、$(b+c)/2$ 与 $(a+c)/2$ 的矢量。

4. 体心平移 I　含一个沿 $(a+b+c)/2$ 平移矢量。

晶胞的非整轴半移示意图见图 2-8。

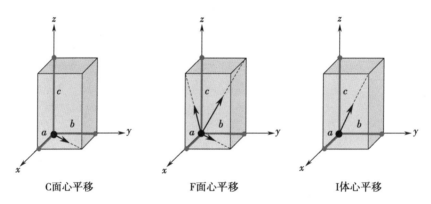

C面心平移　　　　F面心平移　　　　I体心平移

图 2-8　晶胞的非整轴平移示意图

(四) 宏观对称元素

晶体的宏观对称元素(macroscopic symmetric element)共有四种,分别为对称中心,用字母 $\bar{1}$ 表示;对称面,用字母 m 表示;对称轴,用字母 N 表示;反轴,用字母 $\bar{N}$ 表示。

1. 对称中心　假如有一个几何点,通过该点做任意直线,在直线上距离该点等距离的两端可以找到性质完全相同的两个对称等效点,该几何点就是对称中心(inversion center)。

对称中心操作前后的两个分子互为对映体。若晶体中仅存在有对称中心宏观对称元素,则该晶体样品为消旋体,即在晶体中存在有两种手性分子,样品分子无绝对构型问题。假设对称中心操作前的分子坐标为 (x,y,z),则经过对称中心元素操作后的分子坐标为 $(\bar{x},\bar{y},\bar{z})$(图 2-9)。

2. 对称面　假设在对称图形下有一个几何对称平面,以对称图形中任意一点为初始点向该平面作垂线并向平面的另一个方向延伸等距离,此端点与初始点的性质完全相同,那么,这个几何平面将对称图形分为完全相同的两个独立部分,这个几何平面称为对称面 (symmetric plane)。对称面是晶体中的一个虚拟平面,它使得处于该面相反两侧的两部分图形互呈对映相等关系(图2-10)。

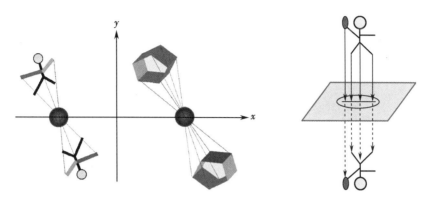

图 2-9 对称中心示意图　　　　　图 2-10 对称面示意图

对称面操作前后的两个分子互为对映体。若晶体中仅存在有对称面宏观对称元素,则该晶体样品为消旋体,即在晶体中存在有两种手性分子,样品分子无绝对构型问题。

晶体中对称面的操作可分别垂直于晶胞的三个轴方向,假设对称面操作前的分子坐标为(x, y, z),则经过垂直于 a 轴对称面操作后的分子坐标为$(\bar{x}, y, z)$,经过垂直于 b 轴对称面操作后的分子坐标为$(x, \bar{y}, z)$,经过垂直于 z 轴对称面操作后的分子坐标为$(x, y, \bar{z})$。

3. 对称轴　对称轴(symmetric axis)是围绕轴旋转的对称操作。假如有一条几何直线通过对称图形,以图形中任意点作为初始点,围绕此直线旋转一个角度(基转角)之后,与另一点重合,此点与起始点的性质完全相同,而且上述操作经过 n 次之后,此点回复到初始点位置,这样的直线称为 n 次旋转对称轴,简称 n 次旋转轴(图2-11)。

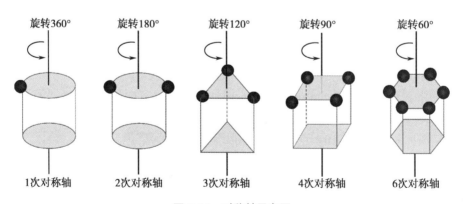

图 2-11 对称轴示意图

晶体中的对称轴由于受到空间点阵规律制约,所以只包括有 1 次对称轴(1 次操作,旋转 360°,不独立)、2 次对称轴(2 次操作,每次旋转 180°)、3 次对称轴(3 次操作,每次旋转 120°)、4 次对称轴(4 次操作,每次旋转 90°)、6 次对称轴(6 次操作,每次旋转 60°)、5 次对称轴和高于 6 次的对称轴均不存在。

对称轴操作前后的两个分子互为叠合相等。若晶体中仅存在有对称轴这一宏观对称元素,则该晶体样品具有旋光性,即在晶体中存在有一种 R 型或 S 型的手性分子,样品分子存在绝对构型问题。

4. 反轴　反轴(rotainversion axis)对称操作包括了两个对称元素的操作步骤,第一步是对称轴的操作,第二步是对称中心的操作。

由于 1 次反轴为对称中心,操作 2 次反轴为对称面,两者均不独立。所以,在晶体的反轴操作中只包含有 3 次反轴(3 次对称轴 + 对称中心操作)、4 次反轴(4 次对称轴 + 对称中心操作)、6 次反轴(6 次对称轴 + 对称中心操作)对称操作(图 2-12)。

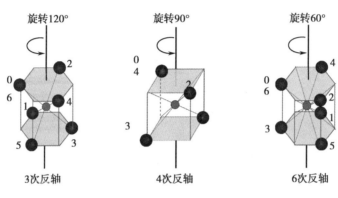

图 2-12　反轴示意图

3 次反轴,$\bar{3}$:先做 3 次对称轴的 120° 旋转,再做对称中心的倒反,经 3 次操作后返回到初始点位置的操作。

4 次反轴,$\bar{4}$:先做 4 次对称轴的 90° 旋转,再做对称中心的倒反,经 4 次操作后返回到初始点位置的操作。

6 次反轴,$\bar{6}$:先做 6 次对称轴的 60° 旋转,再做对称中心的倒反,经 6 次操作后返回到初始点位置的操作。

反轴操作前后的分子互为对映体。若晶体中存在有反轴这一宏观对称元素,则该晶体样品应为消旋体,即在晶体中存在有两种手性分子,样品分子无绝对构型问题。

(五)微观对称元素

晶体的微观对称元素(microcosmic symmetric element)共有两种,分别为:滑移面,用字母 m_t 表示;螺旋轴,用字母 N_t 表示。

1. 滑移面(glide plane)　对称操作包括了两个对称元素的操作步骤:第一步是对称面的操作,第二步是沿平行于对称面方向的平移向量操作(图 2-13)。晶体中存在有 5 种滑移面,其区别在于对称面的垂直方向和滑移分量的变换:

(1) a 滑移面:对称面垂直于 b 轴方向(标准型)或垂直于 c 轴方向(非标准型),滑移向量为 $a/2$,即沿 a 轴方向存在有 1/2 的滑移向量。

(2) b 滑移面:对称面垂直于 c 轴方向(标

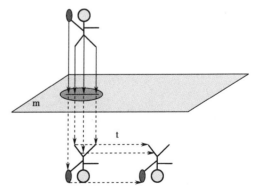

图 2-13　滑移面示意图

准型)或垂直于 a 轴方向(非标准型),滑移向量为 $b/2$,即沿 b 轴方向存在有 1/2 的滑移向量。

(3) c 滑移面:对称面垂直于 b 轴方向(标准型)或垂直于 a 轴方向(非标准型),滑移向量为 $c/2$,即沿 c 轴方向存在有 1/2 的滑移向量。

(4) n 滑移面:滑移向量为 $(a+b)/2$ 或 $(a+c)/2$ 或 $(b+c)/2$,即沿 $(a+b)$,$(a+c)$,$(b+c)$ 的 3 个面对角线方向存在有 1/2 的滑移向量。

(5) d 滑移面:滑移向量为 $(a+b)/4$ 或 $(a+c)/4$ 或 $(b+c)/4$,即沿 $(a+b)$,$(a+c)$,$(b+c)$ 的 3 个面对角线方向存在有 1/4 的滑移向量。

滑移面操作前后的两个分子互为对映体。若晶体中仅存在滑移面的微观对称元素时,则该晶体样品为消旋体,即在晶体中存在有两种手性分子,样品分子无绝对构型问题。

2. 螺旋轴(screw axis) 对称操作包括了两个对称元素的操作步骤:第一步是对称轴的操作,第二步是沿对称轴方向的平移向量操作(图 2-14)。晶体中存在有 11 种螺旋轴,其区别在于对称轴的旋转角度和平移向量的变换:

(1) 2_1 螺旋轴:旋转 $180°$,沿 a,b,c 某一轴方向做轴长的 1/2 平移向量;

(2) 3_1 螺旋轴:旋转 $120°$,沿 a,b,c 某一轴方向做轴长的 1/3 平移向量;

(3) 3_2 螺旋轴:旋转 $120°$,沿 a,b,c 某一轴方向做轴长的 2/3 平移向量;

(4) 4_1 螺旋轴:旋转 $90°$,沿 a,b,c 某一轴方向做轴长的 1/4 平移向量;

(5) 4_2 螺旋轴:旋转 $90°$,沿 a,b,c 某一轴方向做轴长的 2/4 平移向量;

(6) 4_3 螺旋轴:旋转 $90°$,沿 a,b,c 某一轴方向做轴长的 3/4 平移向量;

(7) 6_1 螺旋轴:旋转 $60°$,沿 a,b,c 某一轴方向做轴长的 1/6 平移向量;

(8) 6_2 螺旋轴:旋转 $60°$,沿 a,b,c 某一轴方向做轴长的 2/6 平移向量;

(9) 6_3 螺旋轴:旋转 $60°$,沿 a,b,c 某一轴方向做轴长的 3/6 平移向量;

(10) 6_4 螺旋轴:旋转 $60°$,沿 a,b,c 某一轴方向做轴长的 4/6 平移向量;

(11) 6_5 螺旋轴:旋转 $60°$,沿 a,b,c 某一轴方向做轴长的 5/6 平移向量。

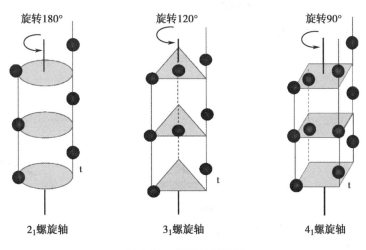

图 2-14 螺旋轴示意图

螺旋轴操作前后的两个分子互为叠合相等。若晶体中仅存在有螺旋轴的微观对称元素时,则该晶体样品具有旋光性,即在晶体中存在有一种 R 型或 S 型的手性分子,样品分子存在绝对构型问题。

三、晶体中的两类对称操作

(一)第一类对称操作

指对称操作前后能够使物体各相同部分重合复原的操作,由第一类对称操作所联系的图形为叠合相等。其对称元素包括特征对称元素——平移,宏观对称元素——对称轴,微观对称元素——螺旋轴三种。由于第一类对称操作的分子属叠合相等,故晶体样品中的分子结构有构型问题。若化学药物样品属该类型,则样品中仅有一种手性分子存在,即 R 型或 S 型。

(二)第二类对称操作

指对称操作前后能够使物体各相同部分镜面复原的操作,由第二类对称操作所联系的图形为对映相等,其对称元素包括宏观对称元素——对称中心、对称面、反轴,微观对称元素——滑移面四种。由于第二类对称操作的分子属对映相等,故晶体样品中的分子结构无构型问题。若化学药物样品属该类型,则样品中有两种手性分子存在,比例为 $1:1$,即 R 型或 S 型分子各有一半。

晶态下的固体化学药物样品中,天然化学药物分子多数属第一类对称操作,样品中的分子存在手性问题;而合成化学药物分子多数属第二类对称操作,样品中的分子不存在手性问题。

四、晶体中对称规律[1-6]

(一)晶系

晶体中晶胞类型有七种,被称之为七个晶系(crystal system):①三斜晶系(triclinic);②单斜晶系(monoclinic);③正交晶系(orthorhombic);④三方晶系(trigonal);⑤四方晶系(tetragonal);⑥六方晶系(hexagonal);⑦立方晶系(cubic)。其中,三斜晶系、单斜晶系、正交晶系属低级晶系;三方晶系、四方晶系、六方晶系属中级晶系;立方晶系属高级晶系。七种晶系均具有其对应的特征对称元素,具体参数见表 2-1。晶胞参数的特征是各个晶系的宏观表现,是区分七个不同晶系的必要条件但不是充分的条件,只有特征对称元素是区分晶系的关键所在。比如,单斜晶系中也可能存在 β 角等于 90° 的情况。

表 2-1 七种晶系的晶胞参数

晶系		晶胞参数
低级	三斜	$a \neq b \neq c$(Å) $\quad \alpha \neq \beta \neq \gamma \neq 90$(°)
	单斜	$a \neq b \neq c$(Å) $\quad \alpha = \gamma = 90$(°) $\quad \beta \neq 90$(°)
	正交	$a \neq b \neq c$(Å) $\quad \alpha = \beta = \gamma = 90$(°)
中级	三方	$a = b = c$(Å) $\quad \alpha = \beta = \gamma \neq 90$(°)
	四方	$a = b \neq c$(Å) $\quad \alpha = \beta = \gamma = 90$(°)
	六方	$a = b \neq c$(Å) $\quad \alpha = \gamma = 90$(°) $\quad \beta = 120$(°)
高级	立方	$a = b = c$(Å) $\quad \alpha = \beta = \gamma = 90$(°)

在化学药物的晶态固体物质中,大约 95% 以上样品的晶系是属于三斜晶系、单斜晶系及正交晶系的低级晶系中。

（二）平移群

平移是晶体中的特征对称元素,它的组合将形成十四种平移群(translation group)。平移群表现了晶体内部的分子间周期分布特征与规律。十四种平移群分布于七个晶系中,其符号用大写字母表示。

在固体有机化学药物中,沿晶胞三个轴(a,b,c)方向,以轴长的整数倍做平移矢量存在于每一颗晶体中,即特征对称元素P平移在晶体中出现的几率为100%。但是非整平移现象,则在固体有机化学药物中出现的几率较低,约占药物总数的5%以下。十四种平移群在七个晶系中的分布情况如表2-2所示。

表2-2　十四种平移群在七个晶系中的分布情况

晶系		平移群	数量
低级	三斜	P,I,F	3
	单斜	P,C	2
	正交	P	1
中级	三方	P	1
	四方	P,C,I,F	4
	六方	P,C	2
高级	立方	P	1

点阵结构和其对应的平移群存在着如下对应关系:从点阵结构中的任意一点指向点阵结构中每一点的向量都在平移群中,同样,以点阵结构中的任意一点为起点时,平移群中的每一个向量都指向点阵结构的一个点。

（三）点群

点群(point groups)是描述晶体宏观对称性质的参量,它由晶体中的对称中心、对称面、对称轴与反轴等四种宏观对称元素组合而形成,在晶体中的四种宏观对称元素共有三十二种组合方式,被称之为三十二种点群。

每颗晶体均为具有一定尺寸与外形的固体物质,三十二种点群反映了晶体的宏观外形对称性质,即点群可用于表征结晶多面体外形的宏观特征与对称规律。在三十二种点群中,有十一种属于第一类对称操作,为叠合相等,故晶体样品存在有手性问题;有二十一种属于第二类对称操作,为对映相等,故晶体样品不存在手性问题。表2-3给出了三十二种平移群在七个晶系中的分布情况。

（四）劳埃群

X射线晶体学处理倒易点阵的对称性,倒易点阵可以简单直观描述为衍射图像中的相应的衍射点。在倒易点阵的对称性中,几何晶体学中的七个晶系和基本对称元素都保持不变,在不考虑反常散射的情况下,晶体衍射对称性均较原晶体的几何晶体学多一个对称中心,这样几何晶体学中的32点群便变成了X射线晶体学中的11个劳埃群(Laue groups)。

（五）空间群

空间群(space groups)是由晶体特征对称元素、宏观对称元素及微观对称元素的三类对称元素组合而成,在晶体中的三大类对称元素共有二百三十种组合方式,即形成了二百三十种空间群。空间群反映了晶体的全部微观对称元素结构特征。

表 2-3　三十二种平移群在七个晶系中的分布情况

晶系		三十二种点群		对称元素
		第一类操作(11 种)	第二类操作(21 种)	
低级	三斜	1	$\bar{1}$	
	单斜	2	m,2/m	$b(a,c)$
	正交	222	mm2,mmm	a,b,c
中级	三方	3	$\bar{3}$	$c,a,a+b$
		32	3m,$\bar{3}$m	
	四方	4	$\bar{4}$,4/m	$a+b+c$
		422	$\bar{4}$2m,4mm,4/mmm	
	六方	6	$\bar{6}$,6/m	$c,a,a+b$
		622	$\bar{6}$m2,6mm,6/mmm	
高级	立方	23	m3	$a,a+b,a+b+c$
		432	$\bar{4}$3m,m3m	

空间群的表示方法:大写字母表示特征对称元素,数字或小写字母表示宏观对称元素或微观对称元素。

空间群的第一位代表特征对称元素,也称 Bravias 格子类型:平移[P、C(A,B)、F、I]。

空间群的第二位及以后代表宏观或微观对称元素:其宏观对称元素可能是对称中心($\bar{I}$)、对称面(m)、对称轴(1、2、3、4、6)、反轴($\bar{3}$、$\bar{4}$、$\bar{6}$);其微观对称元素可能是滑移面(a、b、c、n、d)、螺旋轴(2_1、3_1、3_2、4_1、4_2、4_3、6_1、6_2、6_3、6_4、6_5)。

不是所有的空间群都能通过系统消光规律的辨识来唯一确定,通过衍射实验只能把 230 个空间群分成 120 个不同的衍射群。

晶体物质中虽然存在有二百三十种空间群,但在化学药物晶体中我们能够经常遇见的空间群数量仅有十余种。

(六) 不对称单元

晶胞中存在对称元素,因此整个晶胞中的对象不一定完全独立,我们将晶胞中最基本的独立单元称为不对称单元(asymmetric unit)。不对称单元中的所有对象可以通过晶胞所具有的对称元素的操作得到晶胞中所包含的全部对象。一个晶胞可以有多种不同形状的不对称单元,但它们的体积是相同的,都等于晶胞体积除以等效点数(multiplicity)。晶体结构中,能通过其空间群的对称要素的变换作用相互重复而联系在一起的一组几何点。它代表了晶体结构中具有相同性质和环境的一组空间位置的中心点,是同种离子或原子在晶体结构中占有的可能位置。一个等效点系在单位晶胞中的点的数目称为该点系的等效点数。各等效点的具体空间位置,由它们各自在单位晶胞中的坐标值来表示。

第三节　固体化学药物的晶型分类

一、影响化学药物产生多晶型的主要原因

固体化学药物中存在多晶型现象,影响药物产生多晶型现象的主要因素可来自于各种

理化条件参数变化,主要如下:

1. 相同化学药物,在相同的重结晶溶剂条件下,由于结晶时的温度参数变化而产生不同的晶型固体物质;

2. 相同化学药物,在相同的重结晶溶剂条件下,由于结晶时的压力参数变化而产生不同的晶型固体物质;

3. 相同化学药物,在相同的重结晶溶剂与温度条件下,由于晶体生长时间参数变化而产生不同的晶型固体物质;

4. 相同化学药物,在相同的重结晶溶剂与温度条件下,由于晶体生长溶剂参数变化而产生不同的晶型固体物质;

5. 相同化学药物,在不同的重结晶溶剂条件下,由于晶体中所含有的结晶溶剂种类与数量参数变化而产生不同的晶型固体物质;

6. 相同化学药物,在不同的重结晶溶剂条件下,由于晶体中所含有的结晶水数量与位置参数变化而产生不同的晶型固体物质;

7. 相同化学药物,在不同的重结晶溶剂条件下,由于晶体中所含有药物分子立体手性参数变化而产生不同的晶型固体物质;

8. 相同化学药物,在不同重结晶溶剂条件下,由于晶体中所含有药物分子自身构象参数变化而产生不同的晶型固体物质;

9. 相同化学药物,在与各种有机酸或无机酸成盐时,由于晶体中所含盐种类不同、成盐数量与盐键等参数变化而产生不同的晶型固体物质;

10. 相同化学药物,在与不同金属元素络合时,由于晶体中所含有的金属元素种类不同、金属络合配位键数量不同等参数变化而产生不同的晶型固体物质等。

由于可以影响固体化学药物发生多晶型现象的因素较多,我们将在固体化学药物中已经发现的各种多晶型现象归纳分为五大类型,下面将进行详细介绍。

(一) 构象变化

化学药物是一类具有多样性结构特征的物质,既有稳定性较高的刚性骨架分子,又有稳定性较差的柔性骨架分子,而每一种分子骨架又可由于取代基团种类不同或链接方式变化而演变成不同的化学物质。由于化学药物结构自身的多样性质,导致自然界中同一种化学药物因存在多种构象而产生固体化学药物的多晶型现象[7-12]。

药物分子骨架发生构象变化:柔性分子骨架可产生不同异构体现象,如大环内酯类化学药物。

药物分子二面角间发生构象变化:分子中两个不相邻环的二面角值发生变化,如联苯类化学药物。

药物分子侧链取代基发生构象变化:单键长侧链旋转产生侧链取向变化,如替丁类药物。

药物分子结构构象变化产生的多晶型现象见图 2-15。

(二) 构型变化

现代药学研究发现,手性化学药物分子的对映体结构(R 型与 S 型),由于分子的手性碳原子不同,在生物体内与受体靶分子相互作用时,可产生完全不同的生物活性。一种手性分子可以表现出较好的药物临床疗效,而另外一种手性分子则没有类似的临床生物活性,甚至可能具有较大的毒副作用。通过对药物分子结构的手性研究,有可能增强化学药物的临床

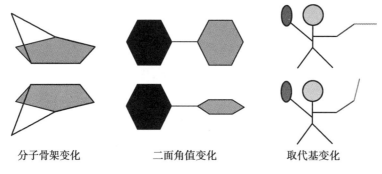

分子骨架变化　　　　　　二面角值变化　　　　　　取代基变化

图 2-15　药物分子结构构象变化产生的多晶型现象示意图

活性,改善或减少药物自身的毒副作用。所以,手性药物已经成为国际创新药物研究的重点与热点。

目前,国际与国内临床上正在使用的化学药物多属于非手性类药物,即当药物分子存在手性碳原子时,则药物原料样品中的 R 型与 S 型手性分子比例约为 1:1,样品旋光度趋近于"0"。这是因为:①受手性药物拆分技术发展制约;②手性拆分将增大药物制备工艺的难度;③手性拆分将增加药物成本造价。自然界中手性化学药物,由于其所含有的手性碳原子种类与比例的变化而可以产生固体化学药物的多晶型现象。

药物样品分子呈不同手性状态:当某种化学药物原料以非手性对映体存在时,选择适宜的重结晶技术工艺,可实现对不同构象手性药物的拆分,获得不同手性的晶型固体物质存在状态,即在药物晶体样品中仅含有 R 构型或 S 构型中的一种手性分子。

药物样品分子呈对映体状态:某种化学药物原料以非手性对映体存在时,选择适宜的重结晶技术工艺,可分别获得两种手性分子(R 构型与 S 构型)以 1:1 或其他不同比例存在形式的晶型固体物质存在状态。

二、分子周期排列规律变化产生的多晶型现象

一种化学药物在分子排列过程中可存在有多种组合方式,例如:分子排列完全有序状态、分子排列完全无序状态、分子排列从有序状态逐步过渡到无序状态等多种过程状态,这些状态均属固体物质的多晶型现象。所以,固体化学物质的多晶型现象不仅发生在分子呈周期规律排列变化的晶体(晶态物质)样品中,在非晶体(非晶态物质)样品中同样亦存在有固体化学物质的多晶型现象[7,8]。

(一) 全局有序

全局有序是晶态固体物质分子特有的结构状态。全局有序是指晶体中的全部分子,不论对称元素如何操作变化,晶胞中的每个分子均具有自身的周期排列重复规律(图 2-16)。分子排列规律变化可来自于晶体内部的对称元素种类变化、空间群种类变化、晶胞参数变化等。

空间群不同:晶体中的特征对称元素、宏观对称元素与微观对称元素可形成不同组合,产生了 230 种空间群。一种固体化学药物由于受到多种因素影响,可存在于分属空间群不同的晶型样品中。例如:某种药物存在于正交晶系的 P2₁2₁2₁ 空间群和三斜晶系的 P1 空间群的两种晶型固体物质,在不同晶型的晶体中包含了不同种类的对称元素与对称操作,每个分子具有不同的对称变换与分子排列规律。

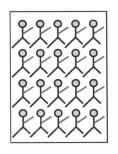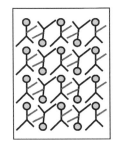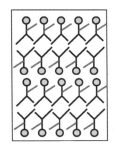

图 2-16　分子有序排列周期变化示意图

晶胞参数不同：晶胞是由一平行六面体组成，晶胞参数是由三个轴(a,b,c)与三个轴夹角(α,β,γ)6 个参数构成。晶体内分子周期性排列是依据晶胞平行六面体的大小与方向规律堆积而成。晶胞参数不同将使晶体内部的分子排列周期规律发生变化，产生了不同晶型的固体物质状态。

（二）部分有序与部分无序

真正全局有序的晶态物质应该是一种呈理想状态的固体物质状态。事实上，在自然界中的绝大多数固体物质是呈现部分有序与部分无序状态的。部分有序与部分无序状态也有一个逐步过渡变化过程，我们按照过渡进程将其分为三类状态，即：整体有序与局部无序状态(图2-17)、部分有序与部分无序状态、整体无序与局部有序状态(图2-18)。

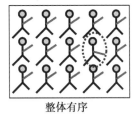

整体有序　　　　　　局部无序

图 2-17　整体有序与局部无序示意图

整体有序与局部无序状态：是指固体物质中的多数分子具有周期性排列规律，而极少数分子不具备周期性的排列规律特征。该状态下的极少数分子亦可分为不同的情况，例如：①分子中的部分原子由于自身立体构象发生变化，造成原子在晶体中的排列不具有周期规律性；②少数

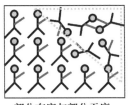

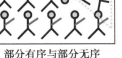

部分有序与部分无序　　　整体无序与局部有序

图 2-18　部分有序与部分无序、整体无序与局部有序示意图

分子由于各种因素未能按照规律进行周期性排列；③晶体中含有的微量或少量结晶溶剂或结晶水呈现分子位置无序状态等。通常我们说的晶态物质多属于此类固体物质状态。整体有序与局部无序状态示意图见图 2-17。

部分有序与部分无序状态：是指固体物质中具有周期性排列的有序分子与没有周期排列规律的无序分子各占 50% 左右的状态。

整体无序与局部有序状态：是指固体物质中的多数分子没有周期性排列规律，而极少数分子具备周期性的排列规律特征。

（三）全局无序

全局无序：是指固体物质样品中的全部分子均不具备周期性排列规律，此时我们称该固体化学物质呈全局无序状态，又称为无定型物质或非晶态物质(图 2-19)。

由于晶型固体化学物质的不同状态变化是呈现一种连续动态过程,即从分子排列的全局有序到全局无序,在连续动态变化过程中形成的每一种固体物质均属于该化学固体物质的不同晶型状态。当然,分子的全局无序排列亦属于其固体物质不同晶型种类的特例状态。分子的无序状态也

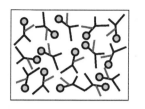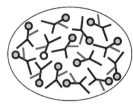

图 2-19　全局无序示意图

可呈现多种形式,即每种化学药物的非晶态物质亦可存在有一种或一种以上的不同晶型固体物质状态。

三、药物与溶剂分子作用产生的多晶型现象

每种化学药物分子由于其组成原子种类变化、分子立体结构与构象变化、取代基分布变化等使得每种药物分子具有一定的电负性分布特征,当在某种适合溶剂条件下进行重结晶时,药物分子与溶剂分子产生相互作用力,形成了与之结合的不同种类与不同数量的溶剂化固体物质状态。因溶剂化而形成的固体化学物质状态变化是我们见到最多的一种多晶型现象[7,8,13,14]。

溶剂化的固体物质状态不仅存在于晶态物质,亦存在于非晶态物质。所以,由于不同种类与不同数量的溶剂介入,造成了晶态与非晶态下的固体物质有多种存在状态,即产生了化学药物溶剂化的多晶型现象。

(一) 药物与水分子作用

一些化学药物在形成固体物质状态时,由于分子中的某个极性原子易与水分子中的氧原子形成氢键,使形成的固体物质中除含有化学药物分子外,尚可含有数量不等的水分子而造成固体物质的多晶型现象(图 2-20)。水分子在与药物分子作用时,可呈现两种结合方式,即结晶水与缔合水。水分子结合方式主要取决于药物分子的排列规律变化。

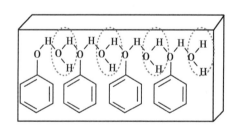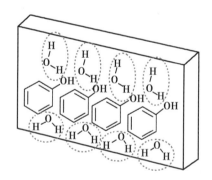

图 2-20　结晶水含量变化形成的不同晶型溶剂化固体物质示意图

1. 结晶水　当药物分子呈现整体有序周期排列时,水分子一般是以结晶水方式介入到药物的固体样品中。药物分子在有序排列状态下,可与水分子形成一种稳定的结晶方式,水分子可有序或无序的分布于药物分子排列而形成的晶格缝隙之间,两者形成不同的氢键作用。

2. 缔合水　当药物分子呈现整体无序周期排列时,水分子一般则是以缔合水方式介入到药物的固体样品中。药物分子在无序排列状态下,可与水分子通过氢键形成一种相对

稳定缔合方式。

其实,结晶水或缔合水均是通过水分子与药物分子产生相互作用的结果。已知一种化学药物可与不同数量的水分子形成共晶物质,由于固体物质中所含水的数量不同,而产生了多种晶型固体物质。例如:头孢类化学药物经常可以与 0.5 个水分子、1 个水分子、1.5 个水分子、2 个水分子、3 个水分子或更多的水分子形成多达十种以上的晶型物质状态[15-18]。

需要说明,缔合水不同于吸附水。缔合水与药物分子间产生了相互作用力可长期存在,其结合牢固而不易被除掉;吸附水与药物分子间不存在作用力关系,易于被去除。

(二)药物与溶剂分子作用

有机溶剂是药物纯化的重要介质,利用溶液法,通过重结晶技术实现对药物物质的纯化是工业上普遍应用的一种方法。每种药物对于不同的有机溶剂具有不同的溶解性质,而每种溶剂对于药物的重结晶效果亦不相同,通过选择适宜的溶剂类型可达到有效的药物物质纯化目的。

能够引起溶剂化药物(药物分子按照一定的排列方式所形成的晶胞中含有一种或多种溶剂分子称为溶剂化药物)的固体物质状态发生变化的变量参数较多,例如:通过改变温度、湿度、压力、时间、制备工艺等物理条件,或通过改变化学溶剂的种类、用量、使用方法等,均可以使一种化学药物产生溶剂化的多种晶型现象。

1. 溶剂种类变化　由不同种类的溶剂介入可形成不同类型的溶剂化固体物质。在一种化学药物的溶剂化固体物质中,当溶剂种类改变时就产生了药物的不同晶型固体物质(图2-21)。化学药物的溶剂化固体物质中含有溶剂种类可以是单一的,也可同时含有两种或两种以上的类型,其含有溶剂种类的变化可产生不同晶型固体物质。

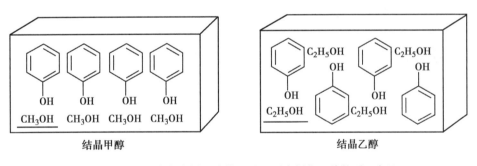

图 2-21　不同种类溶剂形成的不同晶型溶剂化固体物质示意图

2. 溶剂数量变化　由相同种类的不同数量溶剂介入可形成不同类型的溶剂化固体物质。在一种化学药物的溶剂化固体物质中,当溶剂含量改变时就产生了药物的不同晶型固体物质。

四、药物分子成盐产生的多晶型现象

许多固体化学物质在水或各种有机溶剂中存在不溶解或不易溶解的自然现象。化学药物作为一种用于临床疾病治疗的特殊固体物质,必须具备良好的溶解性质。成盐是增加和改善固体化学药物溶解性质的一种国际通用方法,但成盐可以形成药物的多晶型现象。

与不同酸性物质成盐:当化学药物自身呈碱性时,可分别与不同的有机或无机酸成盐,这就使一种化学药物存在多种晶型的盐类固体物质形式。化学药物中经常使用与之成盐的酸类物质包括：盐酸、酒石酸、草酸、枸橼酸、抗坏血酸、水杨酸、苹果酸、苯甲酸、甲磺酸、富马酸、马来酸、咖啡酸等（图 2-22）。

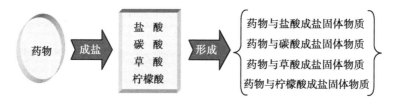

图 2-22　药物与不同酸性物质成盐形成的多晶型固体物质示意图

成盐分子间比例不同：当化学药物与某种酸类物质成盐时，由于药物分子与酸类物质间成盐比例变化，就产生了一种盐类化学药物的多晶型固体物质形式。例如：某种化学药物在不同的实验条件下与盐酸进行成盐反应时，分别形成了 1∶1、2∶1、1∶2 等比例的多晶型固体物质状态（图 2-23）。

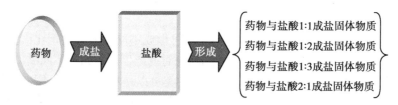

图 2-23　药物与成盐分子间的比例变化形成的多晶型固体物质示意图

五、与金属离子形式配合物产生的多晶型现象

有一类药物是利用与不同种类金属离子或与不同价位的金属离子形成配合物而形成的固体化学药物，在该类药物中存在多晶型现象，产生该现象的原因包括：①由于每种金属原子存在不同的离子价位状态，造成药物分子与一种金属原子形成多种配位形式的多晶型固体物质状态；②一种化学药物与两种或两种以上不同种类金属离子形成配合物时所产生的固体物质的多种晶型存在状态。

1. 金属离子价位变化　一种金属元素存在两种或两种以上的离子价位，当其与药物分子相互作用而形成络合物时，就可产生不同配位数目的多晶型络合物固体物质（图 2-24）。例如：钙元素是人体中的一种重要元素，很多疾病均是由于人体中的钙元素缺乏引起，补钙是人类从婴儿到老年人的一生需求。各种类的补钙药物很多，由于游离钙元素不利于人体吸收，所以利用不同氨基酸与钙离子形成配位的螯合物类补钙药物是目前国际补钙药物的潮流。由于钙元素有 6 价、7 价、8 价等离子价位[7]，可与氨基酸通过配位键形成多种晶型的络合物（或称螯合物）固体物质状态。

2. 配位金属种类变化　一种化学药物可与不同种类金属物质通过配位键形式形成多种晶型的金属络合（或称螯合）的固体物质（图 2-25）。而金属元素的改变，可以改变或不改变化学药物原有晶态下的晶胞参数值。例如：氨基酸分别与钙、铁、镁、锌等不同种类的金属形式配位键的络合固体物质是我们常用药物中的各种金属补益剂。

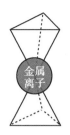 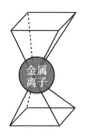 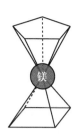

图 2-24　金属离子配位键不同示意图　　　　图 2-25　金属离子种类不同示意图

事实上,影响晶型药物产生多晶型现象的因素十分复杂,而每种化学药物自身的结构特征及理化性质差异,使其多晶型现象千差万别,目前被我们人类真正认识的晶型种类还不够多,加之受学科背景限制,造成了在不同教科书中对晶型药物的解释存在较大的差异性。特别是对非晶态固体物质是否属于晶型物质,非晶态固体物质的种类与存在状态、检测分析技术与特征图谱数据表征等错误认识和论述比比皆是。此外,在很多发表的著作与研究论文中错误的将"晶型"与"晶癖"混为一谈。

（吕　扬　杜冠华）

参考文献

1. 吕扬,郑启泰.中草药现代研究(仪器分析卷).北京医科大学/协和医科大学联合出版社,1998.366-388.
2. 冒莉,郑启泰,吕扬.固体药物多晶型的研究进展.天然产物研究与开发,2005,17(3);371-374.
3. Y.-H. Kiang,Chia-Yi Yang,Richard J. et al. Crystal structure,crystal morphology,and surface properties of an investigational drug. International Journal of Pharmaceutics,2009,368(1-2):76-82.
4. Jianxin Chen,Jiangkang Wang,Ying Zhang,et al. Crystal growth,structure and morphology of hydrocortisone methanol solvate. Journal of Crystal Growth,2004,265(1-2);266-270.
5. L. A. Smith,A. Duncan,G. B. Thomson,et al. Crystallisation of sodium dodecyl sulphate from aqueous solution; phase identification,crystal morphology,surface chemistry and kinetic interface roughening. Journal of Crystal Growth,2004,263(1-4);480-485.
6. Norman F. M. Henry,Kathleen Lonsdale. International Tables for X-ray Crystallography. England;The Kynoch Press,1969. 58-260.
7. H. G. Brittain. Polymorphism in Pharmaceutical Solids. Marcel Dekker,1999,364-386.
8. R. Hilfier. Polymorphism in the Pharmaceutical Industry. Wiley-VCH. 2006;21-259.
9. 任国宾,王静康,徐昭.同质多晶现象.中国抗生素杂志,2005,30(1);32.
10. 陈永康,韩朝阳.X射线衍射法对药物西咪替丁的分析.上海计量测试.2008,2;23.
11. A. Nangia. Conformational Polymorphism in Organic Crystals. Acc. Chem. Res.,2008,41(5);595.
12. J. Bernstein,A. T. Hagler. Conformational polymorphism. The influence of crystal structure on molecular conformation. J. Am. Chem. Soc.,1978,100(3);673.
13. Lian Y,Susan M,Gregory A. Physical characterization of polymorphic drugs; anintegrated characterization strategy. *PSTT*,1998,1(3);119-204.
14. Brittain HG. Spectral Methods for the Characterization of Polymorphs and Solvates. J Pharm Sci,1997,86(4);405-411.
15. Pikal M.J.,Dellerman K.M.. Stability testing of pharmaceuticals by high-sensitivity isothermal calorimetry at 25℃;Cephalosporins in the solid and aqueous solution states. Int J Pharm,1989,50(17);233-238.

16. Sebhatu T, Angberg M, Ahlneck C. Assessment of the degree of disorder in crystalline solids by isothermal microcalorimetry . Int J Pharm, 1994, 104 (6); 135-142.

17. Kariyone K, Harada H, Kurita M, et al. Cefazolin, a new semisynthetic cephalosporin antibiotic. I Synthesis and chemical properties of cefazolin. J Antibiot, 1970, 23 (9); 131-139.

18. Mimura H, Gato K, Kitamura S, et al. Effect of water content on the solid-state stability in two isomorphic clathrates of cephalosporin; cefazolin sodium pentahydrate (alpha form) and FK041 hydrate. Chem Pharm Bull, 2002, 50 (6); 766-772.

第三章

药物晶型常见空间群

化学药物晶型的常见空间群通常落于低级的三斜晶系（triclinic）、单斜晶系（monoclinic）与正交晶系（Orthorhombic）中，其比例约占晶态样品总量的 95% 以上。三斜晶系包括 P1、P$\bar{1}$ 种空间群；单斜晶系中空间群主要包括 P2、P2$_1$、C2、Pm、Pb、Cc、P2$_1$/c 等；正交晶系中空间群主要包括 P2$_1$2$_1$2、P2$_1$2$_1$2$_1$、Pbca 等。低级晶系的点群等相关信息如表 3-1 所示。

表 3-1　低级晶系的点群等相关信息

晶系	点群符号	劳厄群衍射型	衍射空间等效点系
三斜	1, $\bar{1}$	$\bar{1}$	h k l, $\bar{h}$ $\bar{k}$ $\bar{l}$
单斜	2, m, 2/m	2/m	h k l, $\bar{h}$ k l, h $\bar{k}$ $\bar{l}$, $\bar{h}$ $\bar{k}$ $\bar{l}$
正交	222, mm2, mmm	mmm	h k l, $\bar{h}$ k l, h $\bar{k}$ l, h k $\bar{l}$, $\bar{h}$ $\bar{k}$ l, $\bar{h}$ k $\bar{l}$, h $\bar{k}$ $\bar{l}$, $\bar{h}$ $\bar{k}$ $\bar{l}$

第一节　空间群推导符号

为更好地理解晶态下分子的有序排列、对称元素变换及不同空间群中的分子对称变换规律，表 3-2 列出了在化学药物中常见的空间群推导符号[1]。

表 3-2　化学药物中常见的空间群推导符号

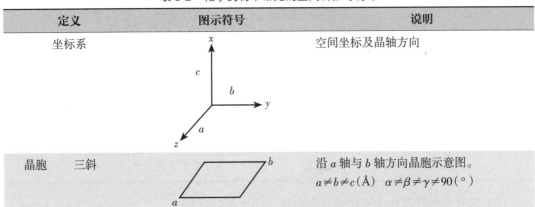

定义	图示符号	说明
坐标系		空间坐标及晶轴方向
晶胞　三斜		沿 a 轴与 b 轴方向晶胞示意图。$a \neq b \neq c$（Å）　$\alpha \neq \beta \neq \gamma \neq 90$（°）

续表

定义		图示符号	说明
晶胞	单斜		沿 a 轴与 b 轴方向晶胞示意图。 $a \neq b \neq c$（Å）　$\alpha = \gamma = 90$（°）　$\beta \neq 90$（°）
	正交		沿 a 轴与 b 轴方向晶胞示意图。 $a \neq b \neq c$（Å）　$\alpha = \beta = \gamma = 90$（°）
对称元素	分子 1		设其为 R 型的手性分子
	分子 2		则其为 S 型的手性分子
	对称中心		倒反中心
	2 次对称轴		平行于 b 轴、a 轴的 2 次对称轴 垂直于 c 轴的 2 次对称轴
	对称面		平行于 b 轴、a 轴的对称面 垂直于 c 轴的对称面
	螺旋轴		平行于 b 轴、a 轴的螺旋轴 垂直于 c 轴的螺旋轴
	a 滑移面		垂直于 b 轴的 a 滑移面 垂直于 c 轴的 a 滑移面
	b 滑移面		垂直于 a 轴的 b 滑移面 垂直于 c 轴的 b 滑移面
	c 滑移面		垂直于 a 轴的 c 滑移面 垂直于 b 轴的 c 滑移面
	n 滑移面		垂直于 a 轴的 n 滑移面 垂直于 b 轴的 n 滑移面 垂直于 c 轴的 n 滑移面
符号		$+$	表示在平面的上方
		$-$	表示在平面的下方

以上符号在各种晶体学或物理化学资料中经常可以看到。

第二节　常见晶型药物的空间群对称变换

为了解和认识晶体中的分子间对称变换规律,我们给出了在化学药物中常见的 12 个空间群的对称变换过程,以加深对晶体中分子间对称操作规律的认识。

一、三斜晶系

三斜晶系是几种晶系中对称程度最低级的晶系。无任何特征对称元素。晶胞类型为:轴长 $a \neq b \neq c$,轴角 $\alpha \neq \beta \neq \gamma \neq 90°$。

(一)空间群 P1

空间群 P1 的相关对称信息见表 3-3,空间群 P1 对称操作见图 3-1。

表 3-3　空间群 P1 的相关对称信息

空间群 P1 的相关对称信息	
空间群	P1
序号	1(230 种空间群序号)
点群	1
晶系	三斜
晶胞参数	$a \neq b \neq c(\text{Å})$,$\alpha \neq \beta \neq \gamma \neq 90(°)$
晶胞内分子数	1
对称元素	P 平移,1 次对称轴
构型问题	有,晶体中存在 1 种手性分子
坐标变换	(x, y, z)

空间群 P1 属低级晶系中的三斜晶系,1 个晶胞中仅存在 1 个分子。在晶体中各个分子间将沿着三个轴方向 (x, y, z) 做晶胞轴长的 P 整平移,其中沿着 x 轴方向的平移周期为 a 轴轴长,沿着 y 轴方向的平移周期为 b 轴轴长,沿着 z 轴方向的平移周期为 c 轴轴长。

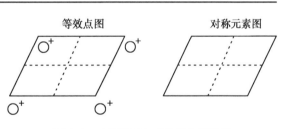

等效点图　　　　对称元素图

图 3-1　空间群 P1 对称操作示意图

当晶体的空间群为 P1 时,则分子间关系属第一类对称操作,分子间操作为叠合相等,在晶体样品中仅存在 1 种手性分子,故该晶体样品存在手性分子的绝对构型问题。

(二)空间群 P1̄

空间群 P1̄ 的相关对称信息见表 3-4,空间群 P1̄ 对称操作见图 3-2。

空间群 P1̄ 属低级晶系中的三斜晶系,1 个晶胞中存在有 2 个分子。在晶体中除包含有各个分子间将以沿着三个轴方向 (x, y, z) 做晶胞轴长的 P 整平移外(沿着 x 轴方向的平移周期为 a 轴轴长,沿着 y 轴方向的平移周期为 b 轴轴长,沿着 z 轴方向的平移周期为 c 轴轴长),在晶胞内还包含 9 个对称中心。

表 3-4　空间群 P$\bar{1}$ 的相关对称信息

空间群 P$\bar{1}$ 的相关对称信息	
空间群	P$\bar{1}$
序号	2
点群	1
晶系	三斜
晶胞参数	$a \neq b \neq c(\text{Å}), \alpha \neq \beta \neq \gamma \neq 90(°)$
晶胞内分子数	2
对称元素	P 平移 对称中心 $\bar{1}$(9 个)
构型问题	无,晶体中存在 2 种手性分子,其比例为 1 : 1
坐标变换	$(x, y, z), (\bar{x}, \bar{y}, \bar{z})$

当晶体的空间群为 P$\bar{1}$ 时,分子间关系属第二类对称操作,分子间操作为对映相等,在晶体样品中存在有 2 种手性分子,其比例为 1 : 1,故该晶体样品不存在绝对构型问题。

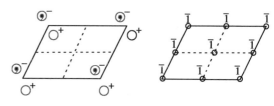

图 3-2　空间群 P$\bar{1}$ 对称操作示意图

二、单斜晶系

单斜晶系属低级晶族。特征对称元素是二重对称轴或对称面。晶胞类型为:轴长 $a \neq b \neq c$,轴角 $\alpha = \gamma = 90° \neq \beta$。是自然界中最常见的晶系例如石膏。

(一)空间群 P2

空间群 P2 的相关对称信息见表 3-5,空间群 P2 对称操作见图 3-3。

表 3-5　空间群 P2 的相关对称信息

空间群 P2 的相关对称信息	
空间群	P2(P121)
序号	3
点群	2
晶系	单斜
晶胞参数	$a \neq b \neq c(\text{Å})$ $\alpha = \gamma = 90(°), \beta \neq 90(°)$
晶胞内分子数	2
对称元素	P 平移 沿 b 轴方向 2 次对称轴(3 个)
构型问题	有,晶体中存在 1 种手性分子
坐标变换	$(x, y, z), (\bar{x}, y, \bar{z})$

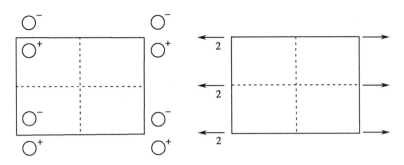

图 3-3 空间群 P2 对称操作示意图

空间群 P2 属低级晶系中的单斜晶系,1 个晶胞中存在 2 个分子。晶体中除包含有各个分子间将以沿着三个轴方向 (x,y,z) 做晶胞轴长的 P 整平移外(沿着 x 轴方向的平移周期为 a 轴轴长,沿着 y 轴方向的平移周期为 b 轴轴长,沿着 z 轴方向的平移周期为 c 轴轴长),在晶胞内还包含 3 个沿着 b 轴方向的 2 次对称轴存在。

当晶体的空间群为 P2 时,分子间关系属第一类对称操作,分子间操作为叠合相等,在晶体样品中仅存在 1 种手性分子,故该晶体样品存在手性分子的绝对构型问题。

（二）空间群 P2₁

空间群 $P2_1$ 的相关对称信息见表 3-6,空间群 $P2_1$ 对称操作见图 3-4。

表 3-6 空间群 $P2_1$ 的相关对称信息

空间群 $P2_1$ 的相关对称信息	
空间群	$P2_1(P12_11)$
序号	4
点群	2
晶系	单斜
晶胞参数	$a \neq b \neq c$ (Å)
	$\alpha = \gamma = 90(°), \beta \neq 90(°)$
晶胞内分子数	2
对称元素	P 平移
	沿 b 轴方向 2_1 螺旋轴(3 个)
构型问题	有,晶体中存在 1 种手性分子
坐标变换	$(x,y,z), (\bar{x},1/2+y,\bar{z})$

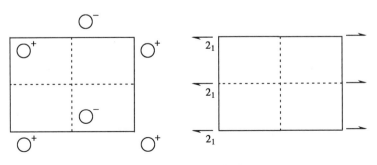

图 3-4 空间群 $P2_1$ 对称操作示意图

空间群 $P2_1$ 属低级晶系中的单斜晶系，1 个晶胞中存在有 2 个分子。晶体中除包含有各个分子间将以沿着三个轴方向 (x,y,z) 做晶胞轴长的 P 整平移外（沿着 x 轴方向的平移周期为 a 轴轴长，沿着 y 轴方向的平移周期为 b 轴轴长，沿着 z 轴方向的平移周期为 c 轴轴长），在晶胞内还包含 3 个沿着 b 轴方向的 2_1 螺旋轴存在。

由于对称操作中存在 2_1 螺旋轴，在晶体内部存在非整平移现象，即分子在沿着 b 轴方向旋转 180° 时，还存在一个沿 b 轴方向的 b/2 平移矢量，造成当衍射指标为 $0\,k\,0$ 时，存在 $k=2n+1$ 的系统消光规律。

当晶体的空间群为 $P2_1$ 时，分子间关系属第一类对称操作，分子间操作为叠合相等，在晶体样品中仅存在 1 种手性分子，故该晶体样品存在手性分子的绝对构型问题。

（三）空间群 C2

空间群 C2 的相关对称信息见表 3-7，空间群 C2 对称操作见图 3-5。

表 3-7　空间群 C2 的相关对称信息

空间群 C2 的相关对称信息	
空间群	C2（C121）
序号	5
点群	2
晶系	单斜
晶胞参数	$a\neq b\neq c$（Å）
	$\alpha=\gamma=90$（°），$\beta\neq90$（°）
晶胞内分子数	4
对称元素；	P 平移，C 面心平移
	沿 b 轴方向 2 次对称轴（3 个）
	沿 b 轴方向 2_1 螺旋轴（2 个）
构型问题	有，晶体中存在 1 种手性分子
坐标变换	(x,y,z)，$(\bar{x},y,\bar{z})$
	$(1/2+x,1/2+y,z)$，$(1/2-x,1/2+y,\bar{z})$

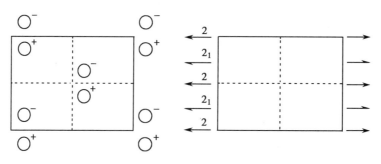

图 3-5　空间群 C2 对称操作示意图

空间群 C2 属低级晶系中的单斜晶系，1 个晶胞中存在有 4 个分子。晶体中除包含有各个分子间将以沿着三个轴方向 (x,y,z) 做晶胞轴长的 P 整平移外（沿着 x 轴方向的平移周期为 a 轴轴长，沿着 y 轴方向的平移周期为 b 轴轴长，沿着 z 轴方向的平移周期为 c 轴轴长），还存在1个沿着$(a+b)/2$的C非整平移矢量,同时在晶胞内还包含有3个沿着b轴方向的2次对称轴和2个沿着b轴方向的2_1螺旋轴存在。

由于特征平移对称元素C沿着$(a+b)/2$存在非整平移矢量,造成当衍射指标为$h\,k\,l$时,存在$h+k=2n+1$的系统消光规律;由于对称操作中存在2_1螺旋轴,在晶体内部存在非整平移现象,即分子在沿着b轴方向旋转180°时,还存在一个沿b轴方向的b/2平移矢量,造成当衍射指标为$0\,k\,0$时,存在$k=2n+1$的系统消光规律。

当晶体的空间群为C2时,分子间关系属第一类对称操作,分子间操作为叠合相等,在晶体样品中仅存在1种手性分子,故该晶体样品存在手性分子的绝对构型问题。

(四)空间群 Pm

空间群 Pm 的相关对称信息见表3-8,空间群 Pm 对称操作见图3-6。

表3-8 空间群 Pm 的相关对称信息

空间群 Pm 的相关对称信息	
空间群	Pm(P1m1)
序号	6
点群	m
晶系	单斜
晶胞参数	$a\neq b\neq c$(Å) $\alpha=\gamma=90$(°),$\beta\neq 90$(°)
晶胞内分子数	2
对称元素	P 平移 垂直于b轴的对称面(3个)
构型问题	无,晶体中存在2种手性分子,其比例为1:1
坐标变换	(x,y,z),$(x,\bar{y},z)$

空间群 Pm 属低级晶系中的单斜晶系,1个晶胞中存在有2个分子。晶体中除包含有各个分子间将以沿着三个轴方向(x,y,z)做晶胞轴长的 P 整平移外(沿着x轴方向的平移周期为a轴轴长,沿着y轴方向的平移周期为b轴轴长,沿着z轴方向的平移周期为c轴轴长),在晶胞内还包含3个垂直于b轴方向的对称面存在。

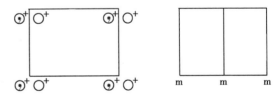

图3-6 空间群 Pm 对称操作示意图

当晶体的空间群为 Pm 时,则分子间关系属第二类对称操作,分子间操作为对映相等,在晶体样品中存在2种手性分子,故该晶体样品不存在手性分子的绝对构型问题。

(五)空间群 Pb

空间群 Pb 的相关对称信息见表3-9,空间群 Pb 对称操作见图3-7。

表 3-9　空间群 Pb 的相关对称信息

空间群 Pb 的相关对称信息	
空间群	Pb（P11b）
序号	7
点群	m
晶系	单斜
晶胞参数	$a \neq b \neq c$（Å） $\alpha = \beta = 90$（°），$\gamma \neq 90$（°）
晶胞内分子数	2
对称元素	P 平移 垂直于 c 轴的 b 滑移面（1 个）
构型问题	无，晶体中存在 2 种手性分子，其比例为 1∶1
坐标变换	(x, y, z)，$(x, 1/2+y, \bar{z})$

空间群 Pb 属低级晶系中的单斜晶系，1 个晶胞中存在 2 个分子。晶体中除包含有各个分子间将以沿着三个轴方向 (x, y, z) 做晶胞轴长的 P 整平移外（沿着 x 轴方向的平移周期为 a 轴轴长，沿着 y 轴方向的平移周期为 b 轴轴长，沿着 z 轴方向的平移周期为 c 轴轴长），在晶胞内还包含 1 个垂直于 c 轴方向的 b 滑移面存在。

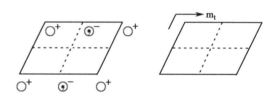

图 3-7　空间群 Pb 对称操作示意图

由于存在垂直于 c 轴方向的 b 滑移面，在晶体内部存在沿 b 轴方向的 b/2 非整平移矢量，造成当衍射指标为 $h k 0$ 时，存在 $k = 2n+1$ 的系统消光规律。

当晶体的空间群为 Pb 时，则分子间关系属第二类对称操作，分子间操作为对映相等，在晶体样品中存在 2 种手性分子，故该晶体样品不存在手性分子的绝对构型问题。

（六）空间群 Cc

空间群 Cc 的相关对称信息见表 3-10，空间群 Cc 对称操作见图 3-8。

表 3-10　空间群 Cc 的相关对称信息

空间群 Cc 的相关对称信息	
空间群	Cc（C1c1）
序号	9
点群	2
晶系	单斜
晶胞参数	$a \neq b \neq c$（Å） $\alpha = \gamma = 90$（°），$\beta \neq 90$（°）
晶胞内分子数	4

续表

空间群 Cc 的相关对称信息	
对称元素	P 平移
	C 面心平移
	垂直于 b 轴方向的 c 滑移面（3 个）
	垂直于 b 轴方向的 n 滑移面（2 个）
构型问题	无，晶体中存在 2 种手性分子，其比例为 1∶1
坐标变换	(x,y,z)，$(\bar{x},y,\bar{z})$
	$(1/2+x,1/2+y,z)$，$(1/2-x,1/2+y,1/2+z)$

空间群 Cc 属低级晶系中的单斜晶系，1 个晶胞中存在有 4 个分子。晶体中除包含有各个分子间将以沿着三个轴方向 (x,y,z) 做晶胞轴长的 P 整平移外（沿着 x 轴方向的平移周期为 a 轴轴长，沿着 y 轴方向的平移周期为 b 轴轴长，沿着 z 轴方向的平移周期为 c 轴轴长），还存在 1 个沿着 $(a+b)/2$ 的 C 非整平移矢量，同时在晶胞

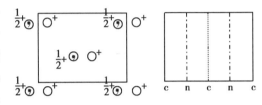

图 3-8　空间群 Cc 对称操作示意图

内还包含有 3 个垂直于 b 轴方向的 c 滑移面、2 个垂直于 b 轴方向的 n 滑移面存在。

由于特征平移对称元素 C 沿着 $(a+b)/2$ 存在非整平移矢量，造成当衍射指标为 $h\,k\,l$ 时，存在 $h+k=2n+1$ 的系统消光规律；由于垂直于 b 轴方向的 c 滑移面，造成当衍射指标为 $h\,0\,l$ 时，存在 $l=2n+1$ 的系统消光规律；由于垂直于 b 轴方向的 n 滑移面，造成当衍射指标为 $h\,0\,l$ 时，存在 $h+l=2n+1$ 的系统消光规律。

当晶体的空间群为 Cc 时，则分子间关系属第二类对称操作，分子间操作为对映相等，在晶体样品中存在 2 种手性分子，故该晶体样品不存在手性分子的绝对构型问题。

（七）空间群 P2₁/c

空间群 $P2_1/c$ 的相关对称信息见表 3-11，空间群 $P2_1/c$ 对称操作见图 3-9。

表 3-11　空间群 $P2_1/c$ 的相关对称信息

空间群 P2₁/c 的相关对称信息	
空间群	$P2_1/c$（$P12_1/c1$）
序　号	14
点　群	2/m
晶　系	单斜
晶胞参数	$a\neq b\neq c$（Å）
	$\alpha=\gamma=90（°）,\beta\neq90（°）$
晶胞内分子数	4
对称元素	P 平移
	对称中心 $\bar{1}$（9 个）
	沿 b 轴方向 2_1 螺旋轴（3 个）
	垂直于 b 轴的 c 滑移面（2 个）

续表

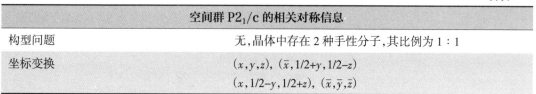

空间群 P2₁/c 的相关对称信息	
构型问题	无,晶体中存在 2 种手性分子,其比例为 1∶1
坐标变换	(x,y,z), $(\bar{x},1/2+y,1/2-z)$
	$(x,1/2-y,1/2+z)$, $(\bar{x},\bar{y},\bar{z})$

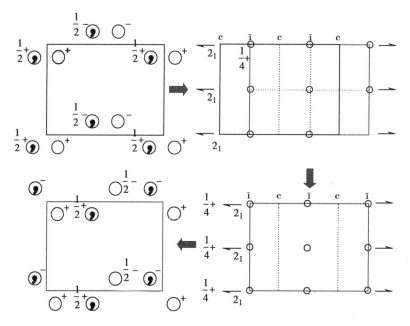

图 3-9　空间群 P2₁/c 对称操作示意图

空间群 P2₁/c 属低级晶系中的单斜晶系,1 个晶胞中存在 4 个分子。晶体中除包含有各个分子间将以沿着三个轴方向(x,y,z)做晶胞轴长的 P 整平移外(沿着 x 轴方向的平移周期为 a 轴轴长,沿着 y 轴方向的平移周期为 b 轴轴长,沿着 z 轴方向的平移周期为 c 轴轴长),在晶胞内还包含 9 个对称中心、3 个平行于 b 轴方向且与坐标原点间隔 1/4 距离的 2₁ 螺旋轴、2 个与垂直于 b 轴方向的 c 滑移面存在。

由于对称操作中存在 2₁ 螺旋轴,在晶体内部存在有非整平移现象,即分子在沿着 b 轴方向旋转 180°时,还存在有一个沿 b 轴方向的 b/2 平移矢量,造成当衍射指标为 $0\,k\,0$ 时,存在 $k=2n+1$ 的系统消光规律;由于存在垂直于 b 轴方向的 c 滑移面,造成当衍射指标为 $h\,0\,l$ 时,存在 $l=2n+1$ 的系统消光规律。

当晶体的空间群为 P2₁/c 时,分子间关系属第二类对称操作,分子间操作为对映相等,在晶体样品中存在 2 种手性分子,故该晶体样品不存在手性分子的绝对构型问题。

三、正交晶系

正交晶系又称斜方晶系。属低极晶族。不含轴次高于 2 的高次轴而在三个互相垂直的方向具有二重轴或二重反轴(即镜面)特征对称元素的晶体归属于正交晶系。正交晶系的特征对称性决定了它的三个晶轴基向量长度不等、取向相互直交,其晶胞参数具有 $a\neq b\neq c$、$\alpha=\beta=\gamma=90°$ 的特征。例如正交硫。

(一) 空间群 P2₁2₁2

空间群 $P2_12_12$ 的相关对称信息见表 3-12,空间群 $P2_12_12$ 对称操作见图 3-10。

表 3-12 空间群 $P2_12_12$ 的相关对称信息

空间群 $P2_12_12$ 的相关对称信息	
空间群	$P2_12_12$($P2_12_12$)
序号	18
点群	222
晶系	正交
晶胞参数	$a \neq b \neq c$(Å),$\alpha = \beta = \gamma = 90$(°)
晶胞内分子数	4
对称元素	P 平移
	沿 a 轴方向 2_1 螺旋轴(2个)
	沿 b 轴方向 2_1 螺旋轴(2个)
	沿 c 轴方向 2 次对称轴(9个)
构型问题	有,晶体中存在 1 种手性分子
坐标变换	(x,y,z),$(1/2+x,1/2-y,\bar{z})$
	$(1/2-x,1/2+y,\bar{z})$,$(\bar{x},\bar{y},z)$

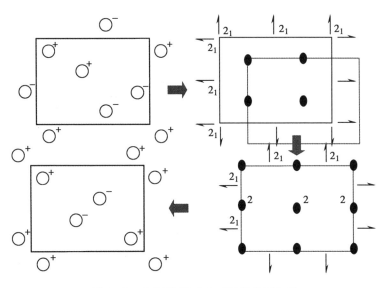

图 3-10 空间群 $P2_12_12$ 对称操作示意图

空间群 $P2_12_12$ 属低级晶系中的正交晶系,1 个晶胞中存在 4 个分子。晶体中除包含有各个分子间将以沿着三个轴方向(x,y,z)做晶胞轴长的 P 整平移外(沿着 x 轴方向的平移周期为 a 轴轴长,沿着 y 轴方向的平移周期为 b 轴轴长,沿着 z 轴方向的平移周期为 c 轴轴长),在晶胞内还包含 9 个沿着 c 轴方向的 2 次对称轴、2 个平行于 a 轴方向的 2_1 螺旋轴、2 个平行于 b 轴方向的 2_1 螺旋轴存在。

由于对称操作中存在平行于 a 轴方向的 2_1 螺旋轴,造成当衍射指标为 $h\,0\,0$ 时,存在

$h=2n+1$ 的系统消光规律;由于存在平行于 b 轴方向的 2_1 螺旋轴,造成当衍射指标为 $0k0$ 时,存在 $k=2n+1$ 的系统消光规律。

当晶体的空间群为 P2₁2₁2 时,则分子间关系属第一类对称操作,分子间操作为叠合相等,在晶体样品中仅存在 1 种手性分子,故该晶体样品存在手性分子的绝对构型问题。

(二)空间群 P2₁2₁2₁

空间群 P2₁2₁2₁ 的相关对称信息见表 3-13,空间群 P2₁2₁2₁ 对称操作见图 3-11。

表 3-13 空间群 P2₁2₁2₁ 的相关对称信息

空间群 P2₁2₁2₁ 的相关对称信息	
空间群	P2₁2₁2₁
序号	19
点群	222
晶系	正交
晶胞参数	$a \neq b \neq c$(Å), $\alpha=\beta=\gamma=90$(°)
晶胞内分子数	4
对称元素	P 平移
	沿 a 轴方向 2_1 螺旋轴(2 个)
	沿 b 轴方向 2_1 螺旋轴(3 个)
	沿 c 轴方向 2 次对称轴(6 个)
构型问题	有,晶体中存在 1 种手性分子
坐标变换	(x,y,z), $(1/2-x,\bar{y},1/2+z)$
	$(1/2+x,1/2-y,\bar{z})$, $(\bar{x},1/2+y,1/2-z)$

空间群 P2₁2₁2₁ 属低级中的正交晶系,1 个晶胞中存在有 4 个分子。晶体中除包含有各

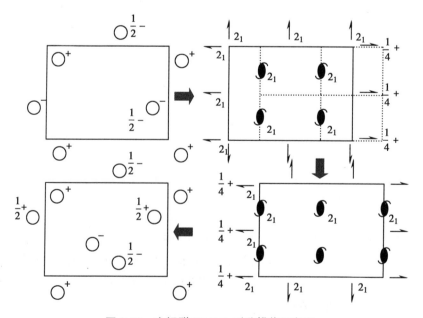

图 3-11 空间群 P2₁2₁2₁ 对称操作示意图

个分子间将以沿着三个轴方向(x,y,z)做晶胞轴长的 P 整平移外(沿着 x 轴方向的平移周期为 a 轴轴长,沿着 y 轴方向的平移周期为 b 轴轴长,沿着 z 轴方向的平移周期为 c 轴轴长),在晶胞内还包含 2 个平行于 a 轴方向的 2_1 螺旋轴、3 个平行于 b 轴方向且与 a 轴间隔 1/4 距离的 2_1 螺旋轴、6 个平行于 c 轴方向且与 a 轴和 b 轴均间隔 1/4 距离的 2_1 螺旋轴存在。

由于对称操作中存在平行于 a 轴方向的 2_1 螺旋轴,造成当衍射指标为 $h\,0\,0$ 时,存在 $h=2n+1$ 的系统消光规律;由于存在平行于 b 轴方向的 2_1 螺旋轴,造成当衍射指标为 $0\,k\,0$ 时,存在 $k=2n+1$ 的系统消光规律;由于存在平行于 c 轴方向的 2_1 螺旋轴,造成当衍射指标为 $0\,0\,1$ 时,存在 $l=2n+1$ 的系统消光规律。

当晶体的空间群为 $P2_12_12_1$ 时,则分子间关系属第一类对称操作,分子间操作为叠合相等,在晶体样品中仅存在 1 种手性分子,故该晶体样品存在手性分子的绝对构型问题。

(三) 空间群 Pbca

空间群 Pbca 的相关对称信息见表 3-14,空间群 Pbca 对称操作见图 3-12。

表 3-14 空间群 Pbca 的相关对称信息

空间群 Pbca 的相关对称信息	
空间群	Pbca($P2_1/b2_1/c2_1/a$)
序号	61
点群	mmm
晶系	正交
晶胞参数	$a \neq b \neq c$(Å),$\alpha=\beta=\gamma=90$(°)
晶胞内分子数	8
对称元素	P 平移
	对称中心(9 个)
	沿 a 轴方面的 2_1 螺旋轴(2 个)
	沿 b 轴方面的 2_1 螺旋轴(3 个)
	沿 c 轴方面的 2_1 螺旋轴(6 个)
	垂直于 a 轴的 b 滑移面(1 个)
	垂直于 b 轴的 c 滑移面(2 个)
	垂直于 c 轴的 a 滑移面(2 个)
构型问题	无,晶体中存在 2 种手性分子,其比例为 1:1
坐标变换	(x,y,z), ($1/2+x,y,1/2-z$)
	($x,1/2-y,1/2+z$), ($1/2+x,1/2-y,\bar{z}$)
	($1/2-x,1/2+y,z$), ($1/2-x,\bar{y},1/2+z$)
	($\bar{x},1/2+y,1/2-z$), ($\bar{x},\bar{y},\bar{z}$)

空间群 Pbca 属低级晶系中的正交晶系,1 个晶胞中存在 8 个分子。晶体中除包含有各个分子间将以沿着三个轴方向(x,y,z)做晶胞轴长的 P 整平移外(沿着 x 轴方向的平移周期为 a 轴轴长,沿着 y 轴方向的平移周期为 b 轴轴长,沿着 z 轴方向的平移周期为 c 轴轴长),在晶胞内还包含有 9 个对称中心、2 个平行于 a 轴方向的 2_1 螺旋轴、3 个平行于 b 轴方向且与 a 轴间隔 1/4 距离的 2_1 螺旋轴、6 个平行于 c 轴方向且与 a 轴和 b 轴均间隔 1/4 距离的 2_1 螺旋轴、2 个与垂直于 a 轴方向的 b 滑移面、2 个与垂直于 b 轴方向的 c 滑移面、1 个与垂直

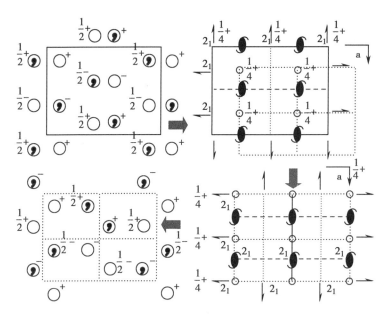

图 3-12　空间群 Pbca 对称操作示意图

于 c 轴方向且与圆点间隔 1/4 距离的 a 滑移面存在。

　　由于对称操作中存在平行于 a 轴方向的 2_1 螺旋轴，造成当衍射指标为 $h\,0\,0$ 时，存在 $h=2n+1$ 的系统消光规律；由于存在平行于 b 轴方向的 2_1 螺旋轴，造成当衍射指标为 $0\,k\,0$ 时，存在 $k=2n+1$ 的系统消光规律；由于存在平行于 c 轴方向的 2_1 螺旋轴，造成当衍射指标为 $0\,0\,l$ 时，存在 $l=2n+1$ 的系统消光规律。

　　由于存在垂直于 a 轴方向的 b 滑移面，造成当衍射指标为 $0\,k\,l$ 时，存在 $k=2n+1$ 的系统消光规律；由于存在垂直于 b 轴方向的 c 滑移面，造成当衍射指标为 $h\,0\,l$ 时，存在 $l=2n+1$ 的系统消光规律；由于存在垂直于 c 轴方向的 a 滑移面，造成当衍射指标为 $h\,k\,0$ 时，存在 $h=2n+1$ 的系统消光规律。

　　当晶体的空间群为 Pbca 时，分子间关系属第二类对称操作，分子间操作为对映相等，在晶体样品中存在 2 种手性分子，故该晶体样品不存在手性分子的绝对构型问题。

第三节　晶型药物空间群对称变换实例

　　在第二节中，我们给出了常见的 12 种晶型药物的空间群对称变换，其中用"○"代表某个分子。事实上，晶型药物分子均由一定的骨架和不同种类及数量的原子组成，每个分子有自身特定的空间立体结构特征，包括分子的几何外形和理化性质等。为了更好地理解晶型药物空间群对称变换，我们用实例来表征真实分子的对称变换过程。实例图中将给出在不同空间群作用下的分子间对称变换规律，同时也给出分子中每个原子间的对称变换关系。利用分子晶胞堆积图可以揭示晶态下分子的排列规律和在三维状态下的不同分子间对称变换关系。

一、三斜晶系实例

例 1：空间群：P$\bar{1}$

空间群序号：NO. 2

晶胞参数:$a \neq b \neq c$(Å),$\alpha \neq \beta \neq \gamma \neq 90$(°)

晶胞内分子数:$Z=2$

绝对构型:晶胞内存在 2 种手性分子,样品不存在绝对构型问题。

图 3-13a 给出了空间群 P$\bar{1}$ 中对称元素 $\bar{1}$ 的位置,2 个独立分子在晶胞中占有的位置,以及分子沿对称中心 $\bar{1}$ 操作前后的对称变换规律;图 3-13b 给出了沿晶胞 a 轴方向的投影图,晶胞堆积图揭示了晶态下分子沿 a 轴、b 轴、c 轴在三维空间做周期性排列规律,以及各分子沿三维方向的对称变换关系。

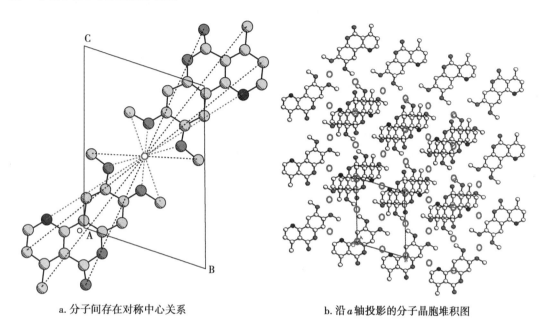

a. 分子间存在对称中心关系   b. 沿 a 轴投影的分子晶胞堆积图

图 3-13　空间群 P$\bar{1}$ 对称操作示意图

二、单斜晶系实例

例 2:空间群:P2_1

空间群序号:NO.4

晶胞参数:$a \neq b \neq c$(Å),$\alpha = \gamma = 90$,$\beta \neq 90$(°)

晶胞内分子数:$Z=2$

绝对构型:晶胞内存在 1 种手性分子,样品存在绝对构型问题。

图 3-14a 给出了空间群 P2_1 中 3 个沿着 b 轴方向的 2_1 螺旋轴位置,2 个独立分子在晶胞中占有的位置,以及分子沿着 b 轴方向的 2_1 螺旋轴操作前后的对称变换规律;图 3-14b 给出了沿晶胞 c 轴方向的投影图,晶胞堆积图揭示了晶态下分子沿 a 轴、b 轴、c 轴在三维空间做周期性排列规律,以及各分子沿三维方向的对称变换关系。

例 3:空间群:P2_1/c

空间群序号:NO.14

晶胞参数:$a \neq b \neq c$,$\beta \neq 90°$

晶胞内分子数:$Z=4$

绝对构型:晶胞内存在 2 种手性分子,样品不存在绝对构型问题。

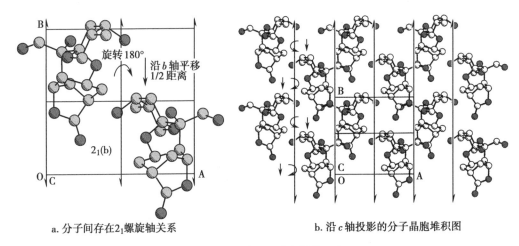

图 3-14　空间群 P2₁ 对称操作示意图

图 3-15a 给出了空间群 P2₁/c 中 9 个对称中心 $\bar{1}$、2 个沿着 b 轴方向的 2₁ 螺旋轴位置、2 个垂直于 b 轴的 c 滑移面位置,4 个独立分子在晶胞中占有的位置,以及分子沿对称中心 $\bar{1}$、沿着 b 轴方向的 2₁ 螺旋轴、垂直于 b 轴方向的 c 滑移面操作前后的对称变换规律;图 3-15b 给出了沿晶胞 a 轴方向的投影图,晶胞堆积图揭示了晶态下分子沿 a 轴、b 轴、c 轴在三维空间做周期性排列规律,以及各分子沿三维方向的对称变换关系。

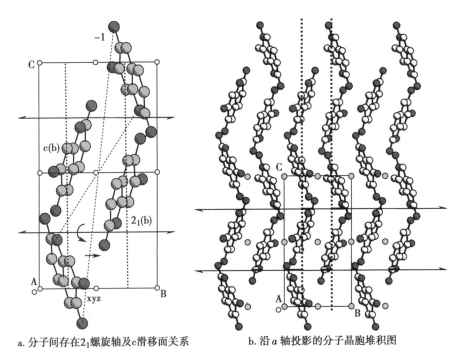

图 3-15　空间群 P2₁/c 对称操作示意图

三、正交晶系实例

例 4:空间群:P2₁2₁2

空间群序号:NO. 18

晶胞参数：$a \neq b \neq c$

晶胞内分子数：Z=4

绝对构型：晶胞内存在 1 种手性分子，样品存在绝对构型问题。

图 3-16a 给出了空间群 $P2_12_12$ 中 9 个 2 次对称轴、2 个沿着 a 轴方向的 2_1 螺旋轴、2 个沿着 b 轴方向的 2_1 螺旋轴，4 个独立分子在晶胞中占有的位置，以及分子沿着 a 轴方向的 2_1 螺旋轴、沿着 b 轴方向的 2_1 螺旋轴、沿着 c 轴方向的 2 次对称轴操作前后的对称变换规律；图 3-16b 给出了沿晶胞 c 轴方向的投影图，晶胞堆积图揭示了晶态下分子沿 a 轴、b 轴、c 轴在三维空间做周期性排列规律，以及各分子沿三维方向的对称变换关系。

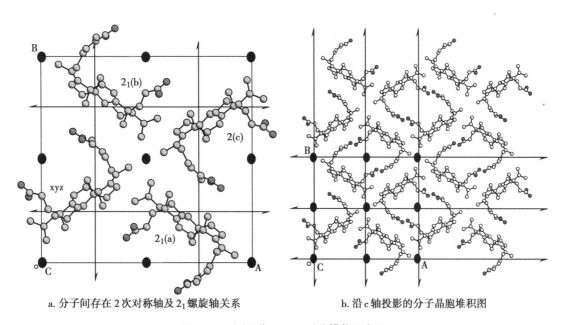

a. 分子间存在 2 次对称轴及 2_1 螺旋轴关系　　　b. 沿 c 轴投影的分子晶胞堆积图

图 3-16　空间群 $P2_12_12$ 对称操作示意图

（吕　扬）

参考文献

1. Norman F. M. Henry, Kathleen Lonsdale. International Tables for X-ray Crystallography. England：The kynoch Press，1969.

第四章

晶型药物中常见的晶型种类

在多晶型现象刚刚开始被人类发现的时候,多晶型的定义强调的是同一分子在晶格中的不同填充方式,即分子排列规律变化。随着人们对化学药物结构认识的深入与定量三维分子结构分析技术的发展,药物晶型的种类已不仅仅局限于分子在晶体中的不同排列方式,而是逐步扩大到药物分子构型引起的多晶型、分子构象变化引起的多晶型、药物与溶剂或结晶水形成的多晶型甚至是药物的盐型共晶等。

本章从物质的基本构造出发,以"物质 = 结构单元 + 排列方式"这一公式为主线,分析公式中组成物质的两个基本元素。我们将药物多晶型分为三大类,即药物分子排列与晶型(有序到无序状态)、药物分子结构与晶型(构型与构象,手性与非手性)、药物与溶剂或结晶水晶型。

第一节　分子排列与多晶型

自然界中的任何物质都是由原子、分子或离子组成,由这些组成物质的原子、分子、离子形成物质的结构单元。无数的结构单元按照一定的方式排列堆积在一起构成了宏观可见的各种物质,即"物质 = 结构单元 + 排列方式"。药物中分子排列形成的多晶型现象,即指相同的结构单元(药物分子)按照不同的排列方式排列而形成的多种固体物质状态。

药物分子排列形成的多晶型又可以分为两大类,即各种有序方式排列类多晶型和无序方式排列类多晶型。有序排列类是指原子、离子或分子是按照一种确定的方式在三维空间做严格的周期性规律排列;无序排列类则是指原子、离子或分子在空间的部分或全局分布不具有严格的周期规律。有序排列类多晶型即指晶态物质的不同晶型,无序排列类多晶型则称为非晶态或无定型物质。化学药物分子的有序排列与无序排列并不是绝对的,从有序到无序的过程也不是一蹴而就的,这两者之间存在着无数的中间态过程,这些中间状态的本质即是无序的程度不同[1-3]。按照无序的程度不同,我们可以进一步将无序排列类的多晶型细分为如图 4-1 所示。

一、有序排列类多晶型

有序排列类多晶型是指由于药物分子的有序排列规律不同而形成的多晶型现象。分子

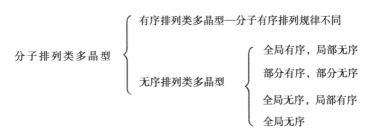

图 4-1　分子排列类多晶型的分类示意图

的有序排列规律包含两个方面的含义,即晶胞的周期性排列规律与晶胞内分子的对称性规律变化。

众所周知,组成晶体的基本单位是晶胞。晶胞沿着三维空间 x、y、z 轴重复出现并无限延伸的结果就形成了晶胞的堆积,即晶胞做周期性堆积,形成了晶体的长程有序(long-range order)[3] 的排列。那么,在晶胞中的分子又是如何存在、如何排列呢? 这就要追溯到晶体的另一个基本性质——对称性。本书在第二章中已经对晶体的对称性进行了详尽的描述。事实上晶体的对称性表现为其组成分子间的对称操作,即晶格中的每个分子都可以由某一个分子经过不同的对称操作产生。晶体中存在的七种对称元素可以分为特征对称元素(平移)、宏观对称元素(对称轴、对称面、对称中心、反轴)和微观对称元素(滑移面、螺旋轴)。平移受到宏观对称元素的约束,组合形成 14 种平移群,它表现了晶体的周期分布特征;宏观对称元素组合产生 32 种点群,表现晶体外形(结晶多面体)的对称规律;由全部对称元素组合而成的 230 种空间群反映了晶体微观结构(即原子或分子的分布)的对称规律[1]。总之,空间群不同反映晶胞内分子的对称变换不同,晶胞参数不同反映结构单元的周期排列不同,两者共同构成分子的排列规律。由此可见,药物分子排列类多晶型可能发生在空间群相同的晶体内,也可能发生在空间群不同的晶体内。

化合物分子不同的排列规律必然伴随着不同的分子间相互作用。在有机药物中,分子作用力是维系其分子稳定排列的关键。分子作用力包括分子内氢键作用力、分子间氢键作用力、分子间盐键作用力、π-π 堆积以及范德华力等。不同晶型的分子按照不同规律在三维空间中有序排列,由于药物分子的相对位置不同,导致了分子间相互作用的基团差异,分子间相互作用的强度也就不同。不同的分子作用力又反过来维系了该分子不同排列规律下的稳定性。

分子在三维空间的排列方式与晶体的许多物理性质相关。分子以较紧凑的方式排列,晶体密度较高;分子以较疏松的方式排列,晶体的密度则较低。分子排列越紧密,分子间的相互作用越强。一般认为分子紧密排列是较有效的排列方式,这样形成的晶体能量较低,固体晶型物质则相对稳定。

二、无序排列与多晶型

无序排列是与有序排列相对的一种分子排列状态,在这样的物质中,分子排列没有特定规律,而是自由、随机、无规则的排列。通常我们把这种分子无序排列形成的物质状态称为无定型态(amorphous),或称为非晶态(non-crystalline state)。非晶态是晶型固体物质存在的一种特殊形式。从理论角度,任何一种化学固体物质都存在这种状态。

分子的无序与有序排列并不是非你即我的两种独立状态,从完全有序到完全无序有一个逐渐演变的过程。这一过程并不难理解,完美的晶体是晶胞沿三维空间做无限的、周期性的有规则排列,也可称其为长程有序[3],许多长程有序的晶体集合在一起构成宏观可见的、具有一定大小和外形的晶态物质。但自然界中不存在绝对完美的事物,固体物质中的分子排列亦是如此。当晶体中分子的有序排列夹杂了少数分子或原子、离子的无序排列时,便造成了晶体有序的缺陷;当处于无序的分子或原子越来越多,无序分子所占比例越来越大时,晶态物质则逐渐地向着非晶态物质转变;当这种转变继续发展到物质中每个分子都具有随机取向而自由地排列,则物质完全失去了晶态物质有序排列的基本特征,转变为完全的非晶态或无定型态。由此可见,晶态物质到非晶态物质之间的转变存在一个从"量变到质变"的过程,而这一过程中必然经过很多的中间阶段,即"全局有序→部分有序与部分无序→全局无序"的过渡过程。在自然界中,完全的无序与完全的有序都是很难达到的,我们通常涉及的非晶态也不一定是百分之百的无序,其中可能存在着局部或部分有序(short-range order)。在这里我们需要引出一个概念,即结晶度。结晶度就是结晶部分的重量或体积对全体重量或体积的百分数,是用来表征物质结晶程度的物理量。结晶度的大小可以反映物质内部分子排列的无序程度,它也可以作为不同的非晶态(无定型)之间的特征量值。在药物的多晶型研究与晶型药物的开发中,结晶度不同的非晶态(无定型)物质同样具有重要的研究意义与研究价值。

由于固体物质内部的分子无序排列,使得非晶态固体物质与晶态固体物质相比,通常呈现以下的物理化学及生物学特征:①较低的熔点;②较低的密度;③ 较高的能量;④较差的稳定性;⑤较大的溶出速率;⑥较快的生物吸收速率;⑦ 较大的生物利用度。这些特征凸显了非晶态物质的优势生物活性,同时也暴露了非晶态物质稳定性不足的缺陷。但这并不意味着所有非晶态固体物质都是不稳定的,在我们研究的药物中,很多药物在非晶态下十分稳定,那么非晶态物质的吸收优势与较好的生物利用度便成为固体化学药物开发的首选状态之一。特别是对于那些溶出速度慢、在体内难以吸收的药物,为提高药物疗效,开发其非晶态物质是解决问题的有效方法。利用非晶态晶型在溶出速率、生物吸收、生物利用度等方面的优势,可以缩短药物达到最大吸收所用的时间 T_{max},也可以增加药物在生物体内的最大吸收浓度 C_{max},许多固体药物制剂优化的目标也是将晶态药物转化为非晶态药物而达到促进吸收、提高药效的目的。所以,当开发急症药物或针对晶态药物的溶出速率慢、需要降低其 T_{max} 或增加 C_{max} 等情况时,其稳定的非晶态晶型则比晶态晶型更具有开发价值和临床应用意义[4-6]。

在药物研发和工业生产过程中有许多因素可以诱导晶型原料药产生转晶现象,例如干燥、脱溶剂过程、研磨、高压、环境高湿、赋形剂的加入等。同时,科研人员也常常利用这些因素,通过研磨、脱溶剂化、反溶剂沉淀、快速结晶、冷喷雾等技术方法来破坏物质内部分子的有序排列,从而形成无定型物质。非晶态(无定型)作为一种特殊的固体物质存在状态,在多晶型药物的研究中有着重要的研究意义与开发价值。

三、应用实例

为使读者能够深刻理解分子排列对药物晶型的影响,我们编写了应用实例内容,以帮助大家通过真实实例认识药物分子排列规律差异对晶型的影响。

分子排列规律变化是药物产生多晶型现象的主要因素之一,应属晶型常见类型。表 4-1 仅给出了 14 种存在分子排列规律变化的多晶型药物代表实例。

表 4-1　存在分子排列规律变化的多晶型实例

No.	化合物或药物名称	晶型情况		参考文献
1	麦芽酚 （maltol）	晶Ⅰ型：Pca2₁；晶Ⅱ型：P2₁/c	空 间 群 不 同	7
2	乙基麦芽酚 （ethyl maltol）	晶Ⅰ型：P2₁/n；晶Ⅱ型：R3̄； 晶Ⅲ型：P1̄		8
3	卡马西平 （carbamazepine）	晶Ⅰ型：P1̄；晶Ⅱ型：R3̄； 晶Ⅲ型：P2₁/c；晶Ⅳ型：C2/c		9
4	磺胺甲嘧啶 （sulfamerazine）	晶Ⅰ型：Pn2₁a；晶Ⅱ型：Pbca		10,11
5	泼尼松龙 （prednisolone）	晶Ⅰ型：P2₁；晶Ⅱ型：P2₁2₁2₁		12
6	拉帕醇 （lapachol）	晶Ⅰ型：P1̄；晶Ⅱ型：P2₁/c		13
7	呋喃妥因 （nitrofurantoin）	晶Ⅰ型：P1̄；晶Ⅱ型：P2₁/n		14
8	碘代苯胺苦味酸盐 （iodoanilinium picrate）	晶Ⅰ型：P2₁/n；晶Ⅱ型：P1̄		15
9	吲哚美辛 （indomethacin）	晶α型：P2₁；晶γ型：P1̄		16
10	4-stryrlcoumarin	晶Ⅰ型：P1̄；晶Ⅱ型：P2₁/c		17
11	FK664	晶Ⅰ型：P2₁/c；晶Ⅱ型：P2₁/c	空 间 群 相 同	18
12	对硝基苯酚 （p-nitrophenol）	晶α型：P2₁/c；晶β型：P2₁/c		19
13	氯氮䓬 （chlordiazepoxide）	晶Ⅰ型：P1̄；晶Ⅱ型：P1̄		20
14	磺胺噻唑 （sulfathiazole）	晶Ⅰ型：P2₁/c；晶Ⅱ型：P2₁/c		21

我国从 20 世纪 70 年代才开始关注药物分子的多晶型现象，中国医学科学院药物研究所的吕扬教授研究小组是我国较早系统开展晶型药物规律研究的课题组，近年来与杜冠华教授合作，将晶型规律与药物临床作用有机地结合，在生物学视角更好地从吸收、分布、代谢等多层面研究了晶型药物从分子结构到在生物体内作用机制的变化规律，经过多年合作研究，积累了丰富的例证。本节选取吡罗昔康、吡拉西坦及头孢呋辛酯作为例子详细解析分子排列引起多晶型的变化规律。

（一）吡罗昔康

1. 简介　吡罗昔康（piroxicam）为《中国药典》2015 年版二部收载的品种（第 469 页），分子式为 $C_{15}H_{13}N_3O_4S_1$，分子量为 331.35，系统化学命名为 2- 甲基 -4- 羟基 -N-(2- 吡啶基)-2H-1,2- 苯并噻嗪 -3- 甲酰胺 -1,1- 二氧化物，为解热镇痛非甾体抗炎药[22]。

2. 晶型分析　人们很早就发现了吡罗昔康药物有多晶型现象，至今已发现了四种晶型（晶Ⅰ～晶Ⅳ）物质[23,24]，其中三种为空间排列规律不同的固体晶型物质，另一种则为一水合物。在三种分子排列规律变化的晶型中,晶Ⅰ型与晶Ⅱ型属相同空间群,在本实例中我们仅对吡罗昔康晶Ⅰ型与晶Ⅱ型进行分子排列规律的分析比较。通过单晶 X 射线衍射数据获得两者的晶体学参数,见表 4-2。

表 4-2 吡罗昔康晶Ⅰ型与晶Ⅱ型的晶体学参数比较

晶体学参数		晶Ⅰ型	晶Ⅱ型
molecular formula		$C_{15}H_{13}N_3O_4S_1$	$C_{15}H_{13}N_3O_4S_1$
crystal system		monoclinic	monoclinic
space group		$P2_1/c$	$P2_1/c$
unit cell	a(Å)	7.139	17.582
	b(Å)	15.168	11.907
	c(Å)	13.976	6.960
	α(°)	90.00	90.00
	β(°)	97.35	97.06
	γ(°)	90.00	90.00
volume(Å³)		1500.9	1446.0
Z		4	4
Dc(g/cm³)		1.466	1.523
hydrogen bond		$N_2\cdots N_1$:2.735Å $O_4\cdots O_3$:2.567Å	$N_2\cdots N_1$:2.743Å $O_4\cdots O_3$:2.567Å
solvate		No	No
melt point(°C)		198~200	196~199

计算吡罗昔康晶Ⅰ型、晶Ⅱ型分子的构象基本一致,其中 A 环与 C 环均为平面结构,B 环为半椅式结构,A/B 环间二面角值约为 13.1°,B/C 环间二面角值约为 19.0°。图 4-2 与图 4-3 分别给出了吡罗昔康的分子相对构型和立体结构投影图。

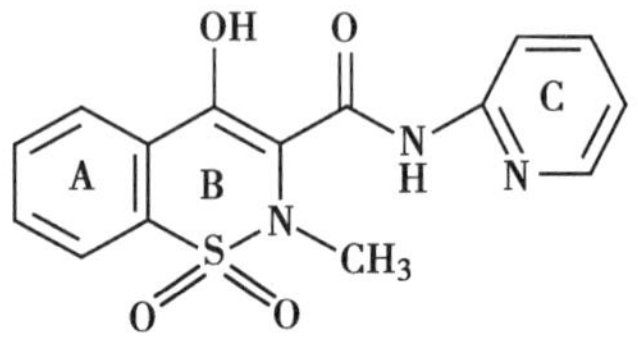

图 4-2 吡罗昔康分子相对构型图

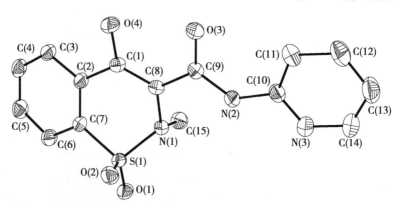

图 4-3 吡罗昔康分子立体结构投影图

分析吡罗昔康晶Ⅰ型与晶Ⅱ型两种晶型样品,两者同属单斜晶系下的 P2₁/c 空间群,但组成晶体的最小重复单位的晶胞尺寸与分子的排列规律完全不同。从图 4-4 与图 4-5 给出的两种晶型沿 b 方向的晶胞堆积投影图可以看出,晶Ⅰ型分子呈交错排列方式,而晶Ⅱ型分子则沿 c 轴形成明显的层状排列方式。此外,吡罗昔康晶Ⅰ型与晶Ⅱ型具有相同的分子间氢键联系和相似的熔点值。

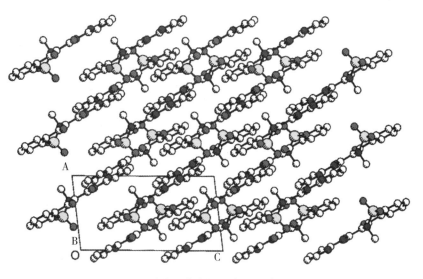

图 4-4　晶Ⅰ型吡罗昔康沿 b 方向晶胞堆积投影图

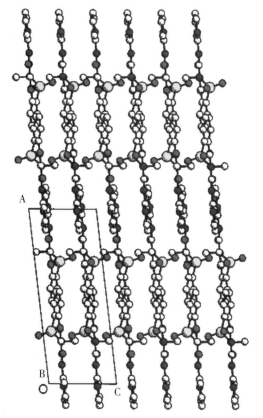

图 4-5　晶Ⅱ型吡罗昔康沿 b 方向晶胞堆积投影图

(二)吡拉西坦

1. 简介　吡拉西坦(piracetam)为《中国药典》2015 年版二部收载的品种(第 466 页),分子式为 $C_6H_{10}N_2O_2$,分子量为 142.16,系统化学命名为 2- 氧代 -1- 吡咯烷基乙酰胺,为脑代谢改善药[22]。

2. 晶型分析　根据文献报道,吡拉西坦共有四种晶型,分别为晶Ⅰ型、晶Ⅱ型、晶Ⅲ型、晶Ⅳ型。其中晶Ⅰ型和晶Ⅳ型需在超低温和超高压条件下获得[25]。在常温下使用不同溶剂系统重结晶,分别得到适合单晶衍射实验的晶Ⅱ型与晶Ⅲ型晶体,利用单晶 X 射线衍射分析获得了两者的晶体学参数,见表 4-3。比较两者的晶体学参数可知,它们属于不同空间群的分子排列类多晶型[26]。

表 4-3　吡拉西坦晶Ⅱ型与晶Ⅲ型的晶体学参数比较

晶体学参数		晶Ⅱ型	晶Ⅲ型
molecular formula		$C_6H_{10}N_2O_2$	$C_6H_{10}N_2O_2$
crystal system		triclinic	monoclinic
space group		$P\bar{1}$	$P2_1/n$
unit cell	a(Å)	6.395(1)	6.507(1)
	b(Å)	6.608(1)	6.419(1)
	c(Å)	8.547(1)	16.400(1)
	α(°)	79.82(1)	90.00
	β(°)	77.61(1)	92.22(2)
	γ(°)	88.91(1)	90.00
volume(Å³)		347.1(2)	684.5(2)
Z		2	4
Dc(g/cm³)		1.360	1.281
hydrogen bond		$N_2 \cdots O_2$(-x+1,$\bar{y}$,-z+1):2.939Å	$N_2 \cdots O_2$(-x+1,-y+1,$\bar{z}$):2.938Å
solvate		No	No
melt point(°C)		152~153	152~153

吡拉西坦晶Ⅱ型与晶Ⅲ型分子的构象相似,其分子相对构型图和分子立体结构投影图如图 4-6、图 4-7 所示。两种晶型中的吡咯酮环均呈信封式构象,C_6-C_5-N_1-C_1 的扭角值分别为 92.3° 和 92.8°,N_2-C_6-C_5-N_1 的扭角值分别为 155.1° 和 159.3°。图 4-8 与图 4-9 分别给出了吡拉西坦两种晶型的分子排列图。

吡拉西坦两种晶型属不同晶系的不同空间群,除晶胞参数不同外,晶胞体积和晶胞内分子数亦不同,同时分子间的氢键连接方法也不一样。比较吡罗昔康相同空间群形成的多晶型与吡拉西坦不同空间群形成的多晶型可以看出,不同空间群形成的分子排列规律差异远大于相同空间群的变化。

(三)头孢呋辛酯

1. 简介　头孢呋辛酯(cefuroxime axetil)为《中国药典》2015 年版二部收载的品种(第 263 页),分子式为 $C_{20}H_{22}N_4O_{10}S$,分子量为 510.48,系统化学命名为(6R,7R)-7-[2- 呋喃基(甲

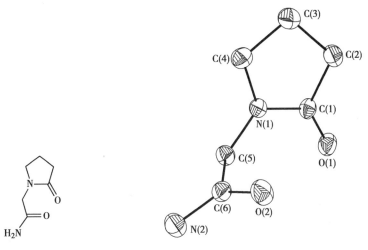

图 4-6　吡拉西坦分子相对构型图　　　图 4-7　吡拉西坦分子立体结构投影图

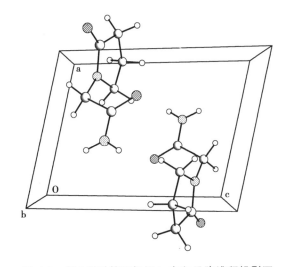

图 4-8　晶Ⅱ型吡拉西坦沿 b 方向晶胞堆积投影图

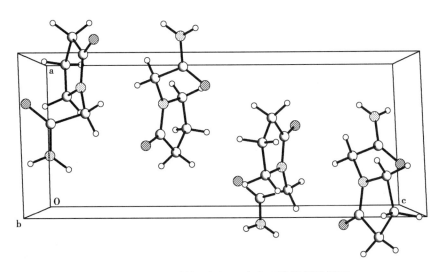

图 4-9　晶Ⅲ型吡拉西坦沿 b 方向晶胞堆积投影图

氧亚氨基)乙酰氨基]-3- 氨基甲酰氧甲基 -8- 氧代 -5- 硫杂 -1- 氮杂双环[4.2.0]辛 -2- 烯 -2-
羧酸,(1RS)-1- 乙酰氧基乙酯,为 β 内酰胺类抗生素[22]。

2. 晶型分析　头孢呋辛酯是一种前药,它口服经胃肠道吸收后,在酯酶作用下迅速水
解为头孢呋辛而发挥抗菌作用。研究发现头孢呋辛酯存在晶态与非晶态两种晶型,但头孢
呋辛酯晶态晶型的水溶性很差,在胃肠道中的溶解速率和溶出速率很低,直接影响了其在人
体内的生物利用度;非晶态晶型却可以显著提高头孢呋辛酯的溶解速率和溶出速率,具有明
显的药效学优势。鉴于此,无定型态被确定为头孢呋辛酯的药用晶型。这是利用无定型晶
型的优势生物学特征改善药物吸收的典型例证。《美国药典》对于头孢呋辛酯有明确的晶型
质量控制要求,头孢呋辛酯原料药需要注明是晶态晶型还是非晶态晶型,并必须检测原料药
的结晶度;头孢呋辛酯片剂中需要指出其所含的原料药是晶态晶型还是非晶态晶型,若为晶
态与非晶态的混合物,需注明两者含量比例[27]。

第二节　分子结构与多晶型

药物分子结构由分子骨架和取代基组成。分子骨架与取代基的稳定性,以及分子中的
碳原子手性等均可引起药物分子结构变化而导致药物产生多晶型现象。本节所讨论的分子
结构与多晶型则是指由于物质分子结构上的变化所产生的多晶型问题。我们用“物质 = 结
构单元 + 排列方式”这个等式来解释多晶型现象,则分子排列与多晶型产生的源头是排列
方式,而分子结构与多晶型的产生则应该追溯到结构单元的变化。按照一般化合物分子结
构可能发生的变化可以将分子结构与多晶型分为三种主要情况:①源自分子的不同构型问
题,例如几何异构体、互变异构体等;②源自分子的不同构象问题;③源自外消旋体和手性结
构问题。

一、药物分子构型与多晶型

药物分子构型(configuration)多晶型是指由于几何异构体(geometric isomers)或互变异
构体(tautomers)等构型问题而引起分子的多晶型现象。

几何异构体是指因双键或环状结构使碳原子的单键不能自由旋转而引起的异构体,又
称顺反异构体。几何异构体可以用顺式或反式命名,即双键碳原子上的两个氢原子在同侧
者称为顺式异构体,不在同侧者称为反式异构体。异构体也可以用 Z-E 命名规则来命名,即
将双键碳原子上的四个取代基按“序列规则”排序,若较大的两个基团处于双键的同侧,则
为“Z”型,反之则为“E”型[28]。

互变异构现象是指分子中某一原子可以在分子内两个位置迅速移动而发生一种可逆的
异构化作用,最常见的互变异构体是酮式与烯醇式互变,是由氢原子在分子的氧原子和碳原
子上迅速转移而引起的[29]。在溶液中,互变异构体之间的相互转化最终达到一个平衡;但
在晶体中,分子仿佛被“冷冻”了而不能自由的相互转化,从而就出现了含有不同构型的多
晶型固体物质。1968 年 Schulenberg 等人就报道了化合物 A 的互变异构多晶型,虽然没有
直接测定出两种晶型的晶体结构,但是他们用 NMR 技术和加入三乙胺测定混合物成分的实
验方法证实了两种互变异构多晶型固体物质的存在[30],图 4-10 给出了化合物 A 的互变结
构图。另外,在巴比妥酸的衍生物和含氮杂环的乙酰胺衍生物中也经常出现这种互变异构
体的多晶型现象[31]。

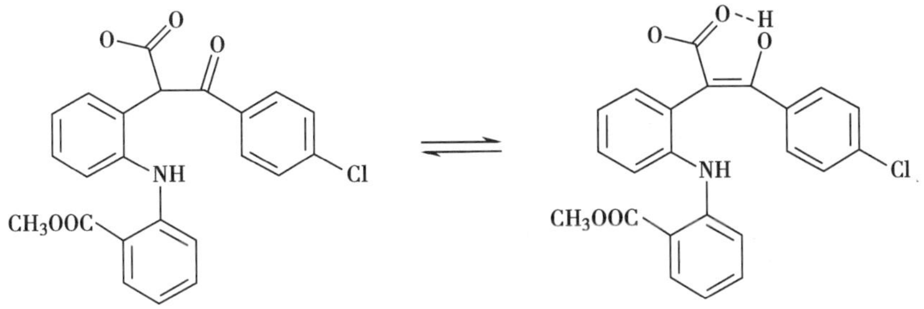

图 4-10　化合物 A 的互变异构图

二、药物分子构象与多晶型

构象（conformation）是指一个分子围绕碳 - 碳单键旋转而产生的分子中原子在空间的不同的排列方式[29]。分子构象变化引起的多晶型现象是多晶型中最常见和最主要的一类，尤其是对于柔性较大的有机分子而言。在构象多晶型中，分子作用力扮演着极为重要和关键的角色。由于单键旋转，使分子可能存在有多种能量相近的构象，而不同构象的分子可产生不同的分子作用力（包括分子内和分子间相互作用），不同的分子作用力又反过来维系晶态下不同构象的相对稳定存在。分子构象与分子作用力两者相互作用、相互影响，形成了相互依存的关系。

柔性较大的分子更倾向于产生多晶型现象，这一说法是有理论依据的[32]：

1. 单键的旋转能量一般为 4~13kJ/mol，受限旋转的能量一般为 33kJ/mol；
2. O-H···O、N-H···O、O-H···N 等较强氢键的能量一般为 17~63kJ/mol；
3. C-H···O、C-H···N、N-H···π 等弱氢键的能量一般为 4~17kJ/mol；
4. 范德华力更弱的分子相互作用其能量一般为 2~4kJ/mol。

由以上给出的不同键能可知，分子内单键旋转所需能量与分子相互作用所需能量均落在同一范围内 2~42kJ/mol，这就为具有多构象的柔性分子产生多晶型现象提供了理论可行性。

究竟什么样的分子柔性比较大呢？从化合物结构的角度出发，分子中含有的单键越多，分子中部分原子围绕单键旋转从而呈现不同构象的可能性就越大。常见的柔性较大的分子包括侧链取代基较长或含有多个不饱和环的化合物等。侧链取代基越长的分子则柔性越大，这点很容易理解，尤其是靠近主体骨架的位置若以单键连接，则分子产生多种构象的可能性就很大。不同构象形成的固体物质状态能产生多晶型现象，例如西咪替丁、普罗布考等多晶型药物均存在长侧链。另一类重要的柔性较大的分子即含有一个或多个不饱和环的化合物。环的构象往往是立体化学中的讨论的焦点，常见的四元环存在平面式和折叠式；五元环有信封式和半椅式，六元环存在椅式、半椅式、船式和扭船式，七元环也存在船式和椅式等[28,33]，详见图 4-11 至图 4-14 所示。此外，环与环之间更是有顺式稠合、反式稠合之分，环以不同的构象存在或者环以不同的方式稠合时，导致了不同的分子相互作用，进而形成不同的晶型固体物质，如螺内酯等。

三、药物手性与多晶型

手性药物（chiral drug）是指分子结构中存在手性中心（chiral center）的药物，手性中心的

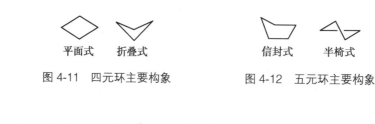

平面式　　折叠式　　　　　　信封式　　半椅式

图 4-11　四元环主要构象　　　　图 4-12　五元环主要构象

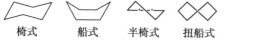

椅式　　船式　　半椅式　　扭船式　　　　椅式　　船式

图 4-13　六元环主要构象　　　　图 4-14　七元环主要构象

存在使一对分子形成互为实物与镜像的对映异构体。对映异构体分子分别被命名为 R 型（或右旋）与 S 型（或左旋）及外消旋体。手性分子并不能简单的理解为不含有手性碳原子，它还不存在分子手性因素，如平面对称因素（σ）、中心对称因素（i）、更迭旋转轴对称因素（S_n）[28]。当化合物分子中含有 n 个手性因素时，理论上讲对映异构体的个数为 2^n 个，需要强调的是，这里的 n 不是单纯指手性碳原子的个数[34]。例如大家熟悉的酒石酸分子中含有两个相同的手性碳原子，但实际它只有两个对映异构体结构，这是因为按照每一手性碳原子有两种对映异构体，表面上存在四个（两对）对映异构体，如图 4-15 所示，但事实上Ⅳ在沿平面旋转 180° 后可以与Ⅲ重合，即Ⅲ和Ⅳ为内消旋体[28]。

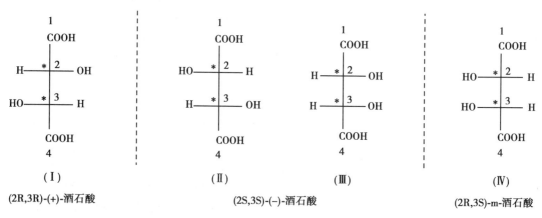

（Ⅰ）　　　　　　（Ⅱ）　　　　　　（Ⅲ）　　　　　　（Ⅳ）

(2R,3R)-(+)-酒石酸　　　　　(2S,3S)-(−)-酒石酸　　　　　(2R,3S)-m-酒石酸

图 4-15　酒石酸的对映异构体

对映异构体和外消旋体中所涉及的手性也表现在它们的晶体结构中。单一的对映异构体样品中只含有一种手性分子，其晶态下样品的空间群必然不能含有对称中心、对称面、滑移面和反轴四种对称操作，即手性药物样品仅能存在于 230 个空间群中的 66 个第一类空间群（对称元素为叠合相等操作）中；外消旋体样品中含有等量的两种手性（R 和 S）分子，即这些非手性药物样品可存在于 230 个空间群中的 164 个第二类空间群中，也可以以双分子等形式结晶在第一类空间群中，但通常情况下，外消旋体更倾向存在于有倒反对称元素的空间群中。自然界中，固体物质的对映体和外消旋体结晶状态的空间群也有一定选择性，Jacques 等人的研究统计发现 70%~90% 的对映异构体化合物晶态下样品落于 P2₁2₁2₁ 或 P2₁ 空间群中；在 164 个非手性空间群中，60%~80% 的外消旋体化合物晶态下样品落于 P2₁/c、C2/c 或

P$\bar{1}$ 空间群中[34]。

目前,临床应用的手性药物中,除天然产物与半合成药物外,尚含有人工合成的手性药物,它们主要以外消旋体状态作为药用晶型,约占全部合成手性药物的 87% 以上。但越来越多的研究结果表明,药物的外消旋体样品与单一的手性对映体样品在药理作用方面存在的较大的活性差异。例如 β 肾上腺素受体阻断药普萘洛尔(propranolol)的 L 型异构体的药物活性比 D 型异构体大 100 倍;左旋多巴通过肠内壁的吸收速度比右旋多巴迅速的多;左旋体美沙酮是强效镇痛剂,而右旋体则无镇痛作用。与药物活性作用相比,消旋体晶型物质与单一对映体晶型物质间的毒副作用差异更值得关注。例如反应停,又名沙利度胺,是 1953 年西德一家制药公司研发的治疗早孕期呕吐的药物,1956 年进入临床并在市场试销,但在它上市的六年内其致畸的毒副作用导致了世界各地 1 万余例海豹胎的出生,成为二十世纪最大的药物导致先天畸形的灾难性事件。直到近年才有研究结果揭示:沙利度胺的两个对映体对小鼠的镇静作用相近,但其 S 型异构体及其代谢物均具有明显的胚胎毒性及致畸作用,S 型异构体就是反应停事件的罪魁祸首。

合霉素是我国早期发生的一例外消旋体与对映体多晶型药物的实例。合霉素是我国早期广泛应用的一种抗菌性药物,当年我国药学家发明的国产合霉素与进口氯霉素的化学结构完全一致,但药效却相差一半。随着科学家对这一现象的反复研究终于发现:进口氯霉素是 2R,3R-(D)(−)-苏型氯霉素,即氯霉素的左旋体,而国产合霉素则是消旋体,即等量的左旋体与右旋体(1∶1)的混合物。左旋氯霉素被人体吸收,具有抗菌作用,而右旋氯霉素虽然具有左旋体一样的毒副作用,但却没有抗菌生物活性。因此揭示了消旋体合霉素的抗菌作用仅为 D(−)型氯霉素的一半,若要达到相同临床疗效,则需要双倍剂量。后来,我国制药企业通过手性拆分得到单一的左旋体氯霉素,大大提高了药效,合霉素对映体产品也最终因为其较差的生物活性和较大的毒副作用而于 1982 年淘汰。

由此例子可见,虽然药物对映异构体的理化性质基本相似,但其旋光性质不同,在人体内的生物活性和毒副作用也经常存在较大差异,根据对映异构体的生物活性,我们把活性高的对映体通常被称为优对映体(eutomer);而活性低的或无活性的对映体称为劣对映体(distomer)。在多晶型药物开发及生产过程中,我们要选择优对映体晶型为药用晶型,并严格控制药物中劣对映体的含量。重结晶方法可实现对某些对映体手性药物的拆分目的,所以对于经重结晶纯化的样品,应关注固体晶型样品的手性变化情况。

四、应用实例

药物分子构象变化引起的晶型问题是最常见的多晶型类型,表 4-4 给出 9 种存在分子构象问题的多晶型药物实例。

下面以吕扬教授研究组研究的西咪替丁、拉米夫定两种药物为例,详细解析分子构象类多晶型。

(一) 西咪替丁

1. 简介　西咪替丁(cimetidine)为《中国药典》2015 年版二部收载的品种(第 347 页),分子式为 $C_{10}H_{16}N_6S$,分子量为 252.34,系统化学命名为 1-甲基 -2 氰基 -3-［2-［［(5-甲基咪唑 -4-基)甲基］硫代］乙基］胍,为一种 H_2 受体阻滞药[22]。

表 4-4　分子构象与多晶型实例

No.	化合物或药物名称	晶型情况	参考文献
1	N-对氯苯亚甲基对氯苯胺 p-(N-chlorobenzylidene)-p-chloroaniline	晶Ⅰ型分子中两个苯基围绕 C-N 键旋转成 24.8°，晶Ⅱ型分子中两个苯基基本处于同一平面	35
2	亚胺基乙二酸 (imin odiacetic acid)	三种晶型由于 N-C 键的旋转产生三个不同的扭角值，形成多晶型	36、37
3	普罗布考 (probucol)	晶Ⅰ型中 C-S-C-S-C 链的两端的 C-S 键呈 180°，晶Ⅱ型中 C-S-C-S-C 链呈延伸的线状	38
4	螺内酯 (spironolactone)	晶Ⅰ中环 A 呈半椅式，晶Ⅱ中环 A 呈沙发式	39
5	洛美盐酸盐 (lomeridine dihydrochloride)	两种晶型由于分子中 C-N 单键的旋转产生构象多晶型	40
6	盐酸二甲双胍 (metformin hydrochloride)	晶 A 型分子中的两个 C-N 双键位于 C-N 单键的同侧；晶 B 型分子中两个 C-N 双键位于 C-N 单键的异侧	41
7	HNAB (2,2′,4,4′,6,6′-hexanitroazobenzene)	晶Ⅰ型中两个苯环是共平面的，晶Ⅱ型中两个苯环扭曲呈 81°	42
8	比卡鲁胺 (bicalutamide)	晶Ⅰ型中 C12-C11-S8-C5 的扭角值为 −88.3°，晶Ⅰ型中该值为 72.5°	43
9	病毒唑 (virazole)	两种晶型中糖基键的扭角值分别为 10.4° 和 119.0°，并且两晶型中核糖的构象也不同	44

2. 晶型分析　西咪替丁分子结构是由一个甲基咪唑环和一个长柔性支链组成，不饱和支链由于单键旋转易于产生多种构象，目前已发现了晶 A 型、晶 B 型、晶 C 型、晶 D 型四种晶型状态[45]。吕扬研究组在不同条件下采用多种溶剂系统最终得到西咪替丁三种晶型(晶 A 型、晶 C 型、晶 D 型)的单晶体，通过单晶 X 射线衍射结构分析，证实了西咪替丁分子的构象变化确实是引起该药物产生多晶型的主要影响因素之一[46]。表 4-5 给出为西咪替丁药物三种晶型物质的晶体学参数数据。

表 4-5　西咪替丁药物三种晶型物质的晶体学参数比较

晶体学参数		晶 A 型	晶 C 型	晶 D 型
molecular formula		$C_{10}H_{16}N_6S$	$C_{10}H_{16}N_6S \cdot H_2O$	$C_{10}H_{16}N_6S$
crystal system		monoclinic	monoclinic	monoclinic
space group		P2$_1$/c	Cc	P2$_1$/n
unit cell	a(Å)	6.831(1)	12.663(2)	7.300(1)
	b(Å)	18.839(1)	7.827(2)	10.834(2)
	c(Å)	10.404(1)	14.786(3)	16.201(2)
	α(°)	90.00	90.00	90.00

续表

晶体学参数		晶 A 型	晶 C 型	晶 D 型
	$\beta(°)$	106.42(1)	111.68(1)	94.74(2)
	$\gamma(°)$	90.00	90.00	90.00
volume (Å³)		1284.3(1)	1361.8(5)	1276.9(2)
Z		4	4	4
Dc (g/cm³)		1.305	1.319	1.313
solvate		no	yes	no

　　单晶结构分析发现影响西咪替丁产生晶型的重要因素之一是结构中含有柔性支链,由于含硫单键的旋转使得柔性支链与咪唑环之间的空间位置产生多种变化,形成多种不同的低能构象状态。图 4-16 至图 4-21 给出西咪替丁三种晶型分子的相对构型图和分子立体结构投影图。

　　西咪替丁的不同构象分子之所以形成稳定的结晶状态是由于原子在不同的空间位置形成了不同的分子作用力(分子内氢键、分子间氢键和范德华力等)。在西咪替丁晶 A 型样品中包含了分子内与分子间氢键作用,而晶 C 型与晶 D 型样品中均不含有分子内氢键作用,仅含有分子间的氢键作用。晶 A 型西咪替丁分子中的 N_3 和 N_{14} 原子距离较近,在分子内形成氢键联系,并构成了一个十元环的稳定体系。而晶 C 型西咪替丁分子与结晶水形成沿 a 轴与 b 轴方向的层状结构。晶 D 型西咪替丁双分子以氢键作用力头尾相接,无限延伸,形成

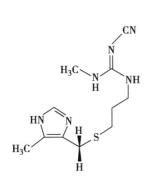

图 4-16　西咪替丁晶 A 型分子相对构型图

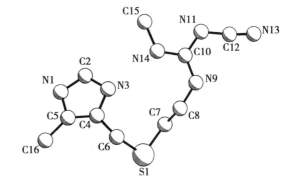

图 4-17　西咪替丁晶 A 型分子立体结构投影图

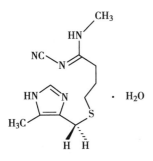

图 4-18　西咪替丁晶 C 型分子相对构型图

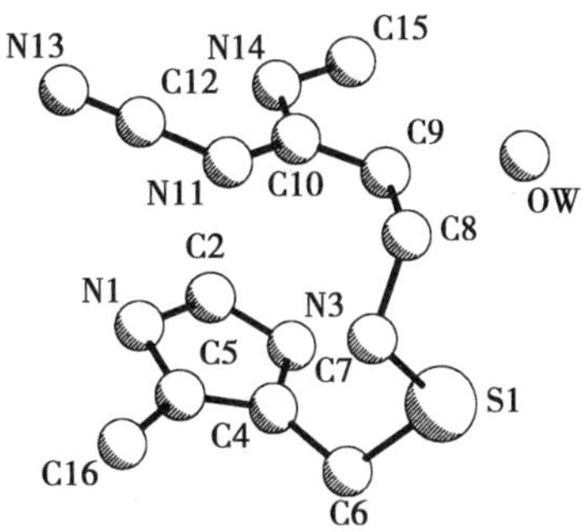

图 4-19　西咪替丁晶 C 型分子立体结构投影图

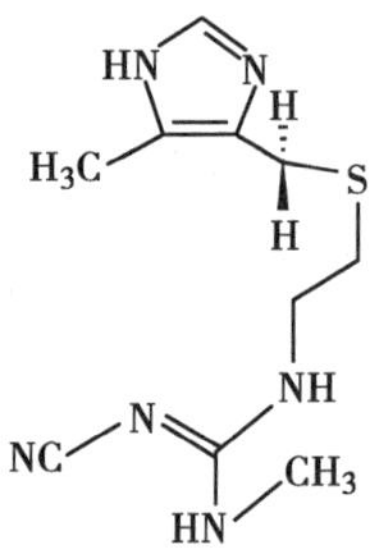

图 4-20　西咪替丁晶 D 型分子相对构型图

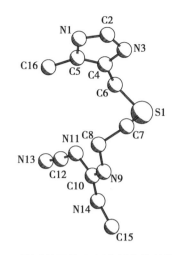

图 4-21　西咪替丁晶 D 型分子立体结构投影图

了螺旋式稳定结构。表 4-6 给出西咪替丁三种晶型样品的氢键数据,图 4-22 至图 4-24 给出西咪替丁三种晶型沿 a 轴方向的晶胞堆积投影图(深色球表示非碳原子)[46]。

表 4-6　西咪替丁三种晶型样品的氢键数据

compound	hydrogen bonds	distance (Å)	symmetry code
晶 A 型	$N_3 \cdots \cdots N_{14}$	2.875	x, y, z
	$N_1 \cdots \cdots N_{11}$	2.944	$-1+x, 1/2-y, 1/2+z$
	$N_9 \cdots \cdots N_{13}$	2.911	$2-x, 1-y, \bar{z}$
晶 C 型	$N_9 \cdots \cdots N_{13}$	3.030	$1/2+x, 1/2+y, z$
	$N_1 \cdots \cdots O_w$	2.847	$1+x, \bar{y}, -1/2+z$
	$N_3 \cdots \cdots O_w$	2.801	$1/2+x, 1/2-y, -1/2+z$
晶 D 型	$N_1 \cdots \cdots N_{13}$	2.997	$-1/2-x, -1/2+y, 3/2-z$
	$N_3 \cdots \cdots N_{14}$	2.922	$-1/2-x, 1/2-y, -1/2+z$

（二）拉米夫定

1. 简介　拉米夫定(lamivudine)为《中国药典》2015 年版二部收载的品种(第 628 页)。分子式为 $C_8H_{11}N_3O_3S_1$,分子量为 229.26,系统化学命名为(−)-1-［(2R,5S)-2-(羟甲基)-1,3-氧硫杂环戊烷 -5- 基］胞嘧啶,为治疗乙肝用药[22]。

2. 晶型分析　拉米夫定为嘧啶类衍生物,化合物的分子骨架由六元嘧啶环 A(平面)和五元氧硫杂环 B(信封式)组成,其结构模拟胞嘧啶,但却与人体内天然的胞嘧啶结构不同,故只作用于病毒体而对人体没有作用。吕扬教授研究组通过研究发现并证明了拉米夫定存在多晶型现象[47]。研究人员采用不同的重结晶条件获得拉米夫定两种晶型样品,其中拉米夫定晶 I 型样品为无色透明的双锥状晶体,晶 II 型样品为无色透明的柱状晶体。利用单晶 X 射线衍射结构分析获得了拉米夫定两种晶型物质的晶体学参数,见表 4-7。

单晶结构分析揭示了拉米夫定化合物的 B 环存在两种构象状态,这是拉米夫定产生多晶型的主要影响因素之一。比较拉米夫定晶 I 型与晶 II 型结构发现,拉米夫定两种晶型分子结构中的 B 环的构象均呈现信封式,但是晶 I 型中 S 原子处于 B 环其他 4 个原子所在平面

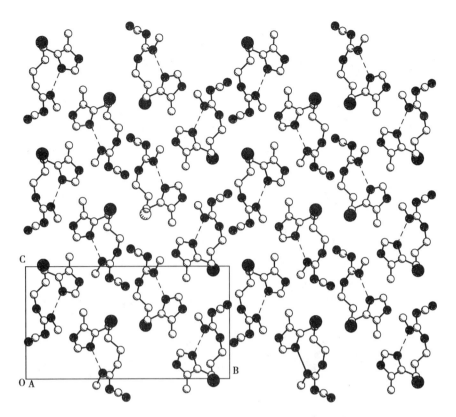

图 4-22　西咪替丁晶 A 型分子沿 a 轴方向晶胞堆积投影图

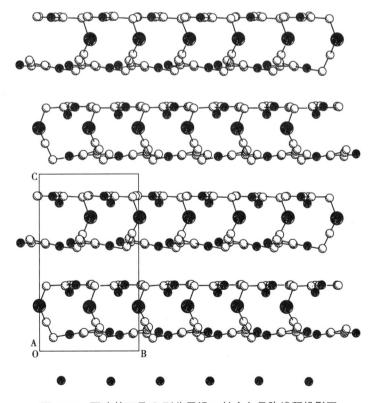

图 4-23　西咪替丁晶 C 型分子沿 a 轴方向晶胞堆积投影图

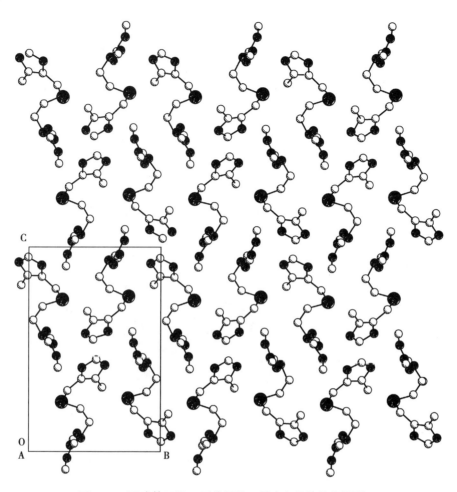

图 4-24 西咪替丁晶 D 型分子沿 a 轴方向晶胞堆积投影图

表 4-7 拉米夫定两种晶型物质的晶体学参数比较

晶体学参数		晶 I 型	晶 II 型
molecular formula		$C_8H_{11}O_3N_3S_1$	$(C_8H_{11}O_3N_3S_1)_5 \cdot CH_3OH$
crystal system		tetragonal	orthorhombic
space group		$P4_32_12$	$P2_12_12_1$
unit cell	a (Å)	8.716(1)	10.942(1)
	b (Å)	8.716(1)	14.363(1)
	c (Å)	26.455(1)	33.909(1)
	α (°)	90.00	90.00
	β (°)	90.00	90.00
	γ (°)	90.00	90.00
volume (Å³)		2007.8(2)	5329.1(3)
Z		8	4
Dc (g/cm³)		1.522	1.474
solvate		no	yes

的下方,而晶Ⅱ型中 S 原子处于 B 环其他 4 个原子所在平面的上方,两者 B 环的取向存在构象差异。此外,拉米夫定晶Ⅰ型属于四方晶系,晶胞的不对称单位中只含 1 个拉米夫定分子,其中 A/B 环的二面角为 53.3(3)°,而拉米夫定晶Ⅱ型属于正交晶系,晶胞的不对称单位中含有 5 个构型相同的化合物分子和 1 个甲醇分子,其中 5 个化合物分子的 A/B 环二面角值分别为:85.9(2)°、61.8(2)°、88.8(2)°、87.7(2)°、83.7(2)°,其均值为 81.6(2)°,近于垂直。两种晶型的拉米夫定分子结构中的 A 环和 B 环由于单键连接可以旋转,故造成分子空间构象存在较大差异。图 4-25 至图 4-28 给出拉米夫定两种晶型的分子相对构型图和立体结构投影图。

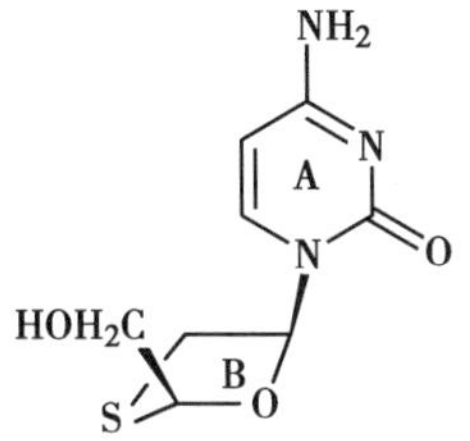

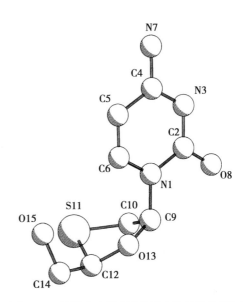

图 4-25 拉米夫定晶Ⅰ型分子相对构型图 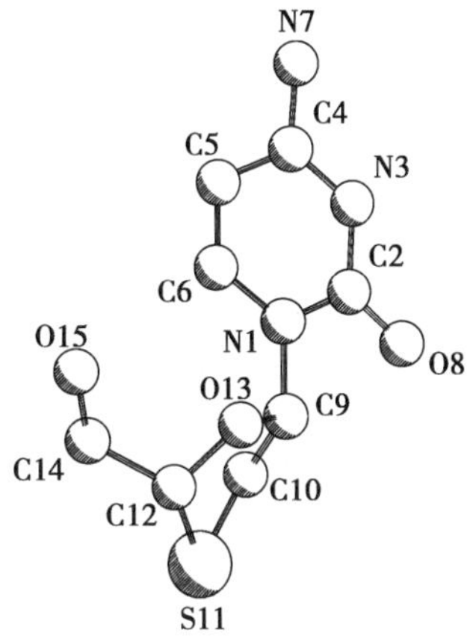   图 4-26 拉米夫定晶Ⅰ型分子立体结构投影图

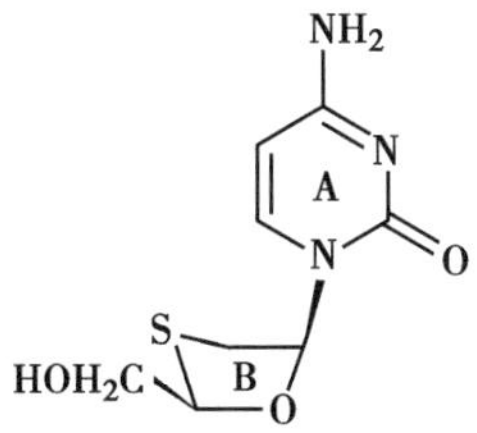

图 4-27 拉米夫定晶Ⅱ型分子相对构型图   图 4-28 拉米夫定晶Ⅱ型分子立体结构投影图

　　分析两种晶型的分子相互作用发现,两者都存在有分子间氢键联系,但由于晶Ⅱ型的一个不对称单位中含有五个拉米夫定分子和一个甲醇分子,故造成了拉米夫定的分子间、拉米夫定分子与甲醇分子间均形成了氢键联系,从而在晶体中构成了密集的氢键网。图 4-29 与图 4-30 为两种晶型沿 b 轴方向投影的晶胞堆积图,表 4-8 给出了拉米夫定两种晶型的氢键数据。

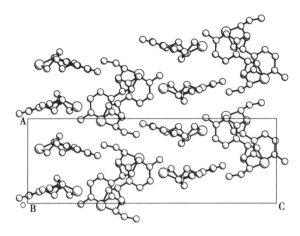

图 4-29 拉米夫定晶 I 型沿 b 轴晶胞堆积投影图

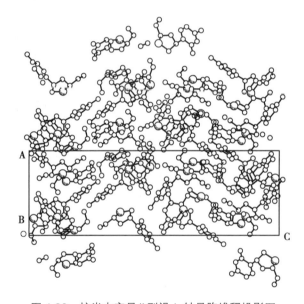

图 4-30 拉米夫定晶 II 型沿 b 轴晶胞堆积投影图

表 4-8 拉米夫定两种晶型的氢键数据

compound	hydrogen bonds	distance（Å）	symmetry code
form I	$N_7 \cdots \cdots O_8$	3.020	$-1/2+y, 3/2-x, 1/4+z$
	$N_7 \cdots \cdots O_{13}$	2.963	$1-y, 2-x, 1/2-z$
	$O_{15} \cdots \cdots N_3$	2.741	$x, -1+y, z$
form II	$N_7 \cdots \cdots O_8$	2.927	$1/2+x, -3/2-y, \bar{z}$
	$N_7 \cdots \cdots OM$	2.855	$1+x, y, z$
	$O_{15} \cdots \cdots O_{8C}$	2.639	x, y, z
	$N_{7A} \cdots \cdots N_{3B}$	2.947	$-3/2-x, -2-y, 1/2+z$
	$N_{7A} \cdots \cdots N_{3C}$	2.992	$-1+x, y, z$

compound	hydrogen bonds	distance (Å)	symmetry code
	$O_{15A}\cdots O_{8B}$	2.766	$-1/2+x,-3/2-y,-1-z$
	$N_{7B}\cdots O_{15D}$	2.871	$-1+x,-1+y,z$
	$N_{7B}\cdots N_{3A}$	2.998	$-3/2-x,-2-y,-1/2+z$
	$O_{15B}\cdots O_{15C}$	2.786	$-1+x,y,-1+z$
	$N_{7C}\cdots O_{15}$	2.846	$\bar{x},-1/2+y,-1/2-z$
	$N_{7C}\cdots O_{8B}$	2.974	$-1/2-x,-2-y,1/2+z$
	$O_{15C}\cdots N_{3D}$	2.742	$x,-1+y,1+z$
	$N_{7D}\cdots O_{15B}$	2.894	$3/2+x,-3/2-y,-2-z$
	$N_{7D}\cdots O_{8D}$	2.849	$1/2+x,-1/2-y,-2-z$
	$O_{15D}\cdots O_{8A}$	2.756	$-1/2-x,-1-y,-1/2+z$
	$OM\cdots N_3$	2.766	$-1/2+x,-3/2-y,\bar{z}$

第三节 溶剂与多晶型

在新药研发和制药工业生产等过程中,为了得到化学纯度更高、杂质含量更低的固体物质,常常需要采用沉淀、结晶、重结晶等分离纯化方法,这些分离纯化技术的关键就是选择合适的单一或混合溶剂系统进行实验。在药物分子与溶剂分子接触过程中,外部条件与内部因素造成溶剂分子与化合物分子形成共晶而残存在固体物质中的情况很难避免。药物与溶剂结晶后形成的物质亦被称作溶剂合物(solvate)。溶剂合物应属于多晶型的范畴,也有文献将其称为假多晶型(pseudopolymorphism)[48]。之所以称为"假"多晶型是因为它与前面阐述的因分子排列规律、分子构型构象造成的多晶型不同之处在于物质成分发生了变化,增加了溶剂分子。由此产生的多晶型问题又增加了溶剂引起的毒副作用,所以对于该类晶型问题应评价溶剂种类与数量对药物毒副作用的影响。

药物分子与有机溶剂或水形成溶剂合物的现象普遍存在。Görbitz 和 Hersleth 等人对英国剑桥数据库(CSD)中收录的晶体结构进行了统计分析,发现晶体结构中的有机化合物中约 7% 的样品与有机溶剂形成溶剂合物,约 8.1% 与结晶水形成水合物。Desiraju 与 Görbitz、Hersleth 等人还发现了最容易与有机分子形成溶剂合物的溶剂种类依次为水、甲醇、苯、二氯甲烷、乙醇和丙酮。还有学者认为 N,N- 二甲基甲酰胺(DMF)、二甲基亚砜(DMSO)与二氧六环等有机溶剂与有机分子形成溶剂合物的可能性也很高,因为这些溶剂的共同特点是容易与溶质分子形成或强或弱的氢键作用,从而使得溶剂分子在成核、结晶的过程中稳定地存在于晶格中[3]。这也从另一个方面说明了氢键与范德华力在溶剂合物的形成过程中起着至关重要的作用。特别是对于某些难以单独存在的物质,表现为在正常环境状态下化合物性质很不稳定,而溶剂合物则可以通过化合物分子与溶剂(有机溶剂或水)分子间的相互作用力达到两种组分互相依存并稳定排列的目的。

一、溶剂合物

溶剂合物最早是从分离纯化的各种结晶过程或晶体生长的过程中偶然得到,随着人们对药物多晶型现象的日渐重视,药物研发人员已经不再满足于守株待兔地得到药物多晶型物质和溶剂合物,而是采用多种不同的结晶方法,通过大量的实验主动地寻找药物的多晶型物质与溶剂合物,大大缩短了对药物多晶型研究的周期。在这一研究过程中,不仅会使用到制药产业允许的各种常用溶剂,也可以对一些危险的或有害的溶剂进行尝试,因为各种溶剂的特殊性可以使我们更容易发现药物的多晶型并获得更多的溶剂合物。虽然如此,但药物治病救人的特殊使命决定了必须对这些溶剂合物晶型药物的原料样品进行用药前的安全性考察,其中所含有残留溶剂的种类与数量都应受到严格限制。在《中国药典》2015 年版四部中规定了有机溶剂按照其毒性的分类办法:第一类溶剂是指已知可以致癌并被强烈怀疑对人和环境有害的溶剂,如苯、四氯化碳等;第二类溶剂是指无基因毒性但有动物致癌性的溶剂,如乙腈、环己烷、氯仿、二氯甲烷、甲苯、N,N-二甲基甲酰胺(DMF)、正己烷、甲醇等;第三类溶剂指对人体低毒的溶剂,如丙酮、正丙醇、异丙醇、正丁醇、二甲基亚砜(DMSO)、乙酸乙酯等。

《中国药典》2015 年版四部对这些溶剂在药物样品中的残留量进行了限量规定,第三类溶剂的残留量不超过 0.5%,如内酮、乙酸乙酯、乙醇等;第二类溶剂按每日用药 10g 计算的每日允许接触量,乙腈不超过 0.041%,氯仿不超过 0.006%,二氯甲烷不超过 0.06% 等;第一类溶剂应尽量避免残留。所以在固体晶型药物的研究中必须将溶剂残留种类与残留量作为药物研究的重要安全性指标[22]。

药物的溶剂合物的稳定性往往取决于药物分子与溶剂分子间相互作用力的强弱。此外,影响溶剂合物稳定性的因素还包括温度、湿度、压力、时间等各种环境因素。一般而言,药物分子与溶剂分子间作用力越强,其结合越牢固,药物的溶剂合物稳定性越高;环境温度越高,溶剂分子挣脱分子作用力的倾向性越大,药物的溶剂合物就越不稳定。晶型药物的稳定性有时可以用肉眼或显微镜观察到,随着溶剂合物中溶剂从晶格中挣脱,原本晶莹剔透的晶体可能变得污浊而不透明。

溶剂合物又可以分为化学计量类溶剂合物(stoichiometric solvate)和非化学计量类溶剂合物(non-stoichiometric solvate)两类[3]。

1. 化学计量类溶剂合物 指含有两种或两种以上分子的混合物,这种溶剂合物具有一个独立相,并且其组成成分(例如:化合物和水)的二元相图存在共熔点或转熔点。这类溶剂合物中的溶剂通常是晶体结构中的完整组成部分,并在分子网络形成过程中起着维系稳定作用。倘若化学计量类溶剂合物中的溶剂脱去,通常会导致新的晶体结构诞生,或者会形成分子的部分或全局无序状态。

2. 非化学计量类溶剂合物 指一种内嵌的混合物,在制药行业中,尤其是专利产品中,这类的溶剂合物经常会引发麻烦与争议。我们可以认为非化学计量类溶剂合物是一种存在有空隙的固体物质或是有空隙的共晶体。在这样的晶体结构中,溶剂一般仅存在于整个晶胞的空隙处,或多或少地起着填补空隙的作用。而对于那些分子结构较大,或者在空间可以形成较大空腔(如大环内酯类抗生素)的化合物,在分子有规则的排列过程中,分子由于庞大的骨架或空间位阻往往不能紧密地堆积,从而容易形成非化学计量类溶剂合物。在这一类溶剂合物中,溶剂"镶嵌"在晶体结构的空隙中,它们一般不参与分子结构中网络的构建,因而溶剂的含量甚至存在与否都不会对晶胞结构造成巨大影响,换句话说,当晶体内所含的溶剂含量变化时(从零到某一特定比例),化合物结构的各晶胞参数值仅会有轻微变化,但晶胞却基本保持不变,这便是非化学计量溶剂合物的最重要的特征。非化学计量类溶剂合物中的溶剂一般具有较小分子量和较小的体积。

我们用溶剂与化合物的摩尔比来表示溶剂合物中所含的溶剂数量,两类溶剂合物的这个比例也有较明显的区分:化学计量类溶剂合物中所含的溶剂与化合物摩尔比多数为0.5 或 1、2、3 等整数;而非化学计量的溶剂合物的这个比例值常常出现 1/4、4/5、3/4,甚至出现 0.88、1.26、2.47 等非整数值,这也成为了简单的区分两类溶剂合物的一个特征性标志[3]。

二、水合物

药物的水合物是指药物分子与结晶水发生水和反应而形成共晶固体物质状态。水合物其实就是溶剂合物的一种特殊状态。在制药产业中,无论是在原料药的合成、药物制剂、药物的贮存、还是在药物的活性评价等过程中,药物水合物都因为其特殊性而具有单独讨论的价值。首先,与其他的溶剂合物不同,药物水合物中所含的溶剂是水,属于对人体完全无毒无害的物质,故可以忽略水对药物安全性的影响。在药物质量控制中,我们仅需要对水合物中水的含量做限量,从而大大减少了制药工艺和质量控制中的困扰。其次,与其他的溶剂合物相比,水合物的生成几率更大。由于水分子是所有溶剂中最小的分子,具有最小的体积,因此非常容易渗透到分子晶体的晶格中。再次,水合物常常具有较其他晶型更好的水溶性而在临床应用中显示出优势。

对于有机化学固体药物而言,形成水合物的可能性远大于其他形成溶剂合物的可能性。U. J. Griesser 等人曾对《欧洲药典》4.02 版收录的 808 种固体化学药物进行了统计,发现近50% 的有机化学药物与水形成水合物,并以水合物晶型用药。这一数据足以说明水合物在制药产业中的重要地位。此外,他们的统计结果还表明了盐类化学药物产生水合物的几率高于非盐类药物[3]。

文献报道有人对水合物中结晶水数量与出现的几率进行过统计分析,他们以英国剑桥数据库中的 6000 多个晶体结构为统计对象,其中一水合物产生的几率最高接近 50%,其次是二水合物、三水合物、四水合物等依次递减,而含有 0.5 个结晶水的几率介于二水合物与三水合物之间,数量仅为一水合物的 1/6[34]。

水合物是一种特殊的溶剂合物,它的分类可以遵循溶剂合物的分类方法,即分为化学计量类和非化学计量类。但也有学者按照水合物结构的特点更细致的进行了分类[34](图 4-31):

1. 空穴型水合物　这类的水合物的特点是晶胞结构中的结晶水分子被药物分子分隔开而孤立存在,结晶水间不产生直接作用。例如头孢拉定二水合物(cephradine dehydrate)就属于这一类水合物的典型例证。头孢拉定二水合物晶型样品的空间群为 P2$_1$,晶胞参数为 a=10.72Å,b=7.31Å,c=11.87Å,研究表明若它若失去两分子结晶水则会转变为非晶态物质状态,并且很不稳定[34]。

2. 隧道型水合物　这类水合物的特点是结晶水存在于晶胞的隧道中,即每个晶胞中的结晶水与相邻晶胞中的结晶水相连,从而在晶格内形成了一个个独立的"隧道(channel)",这些容纳结晶水的隧道又可分为柱状隧道与片状隧道两大类。例如氨苄青霉素三水合物就

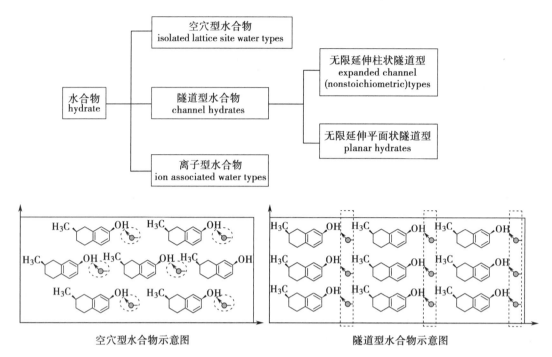

图 4-31　水合物分类及示意图（灰色球形代表结晶水）

属于隧道型水合物[49]。隧道型水合物还可以分为以下两个子类：①无限延伸隧道型；②无限延伸平面隧道型[34]。

3. 离子结合型水合物　这类水合物常常含有金属离子，其特征是结晶水分子与金属离子形成离子键作用力。在这类水合物中由于金属与结晶水间的相互作用力很强，所以水合物的脱水过程就需要相当高的温度条件。很多药物都是以钠盐、钾盐、镁盐等形式存在，所以这些盐类药物在吸湿的过程中就很容易与水分子形成离子结合型的水合物[34]。

在实际应用中我们没有必要把每个水合物都一一对应到上述分类中，我们仅希望通过这样的分类方法而从晶体及分子结构的层面上了解水合物构造以及结晶水在分子晶体中所扮演的不同角色。

无论是哪种类型的水合物几乎都与氢键有密切联系，水分子既可以作为氢键的受体（水分子中的一个氧原子）又可以作为氢键的供体（水分子中的两个氢原子），因此一个水分子最多可以产生四个氢键，这个特点使水分子更易于与药物分子产生氢键联系，这也是水合物在有机药物中普遍存在的一个重要原因。

三、应用实例

（一）磷酸氯喹水合物

1. 简介　磷酸氯喹（chloroquine phosphate）为《中国药典》2015 年版收载的品种（第 1580 页），分子式为 $C_{18}H_{26}ClN_3(PO_4)_2$，分子量为 515.87，系统化学命名为 N'，N'- 二乙基 -N^4-(7- 氯 -4- 喹啉基)-1,4- 戊二胺二磷酸盐，是一种抗疟药、抗阿米巴药[22]。

2. 晶型分析　图 4-32 与图 4-33 给出磷酸氯喹的分子相对构型图和立体结构投影图，磷酸氯喹的水合物属于第二类溶剂合物。S. Furuseth 和 J. M. Karle 等人[50-51]测定了磷酸氯

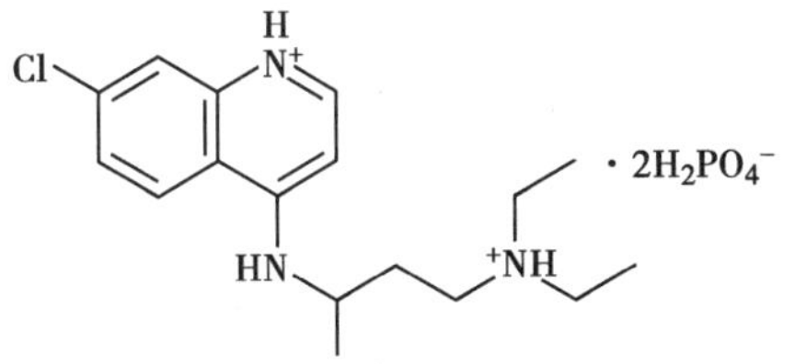

图 4-32　磷酸氯喹分子相对构型图 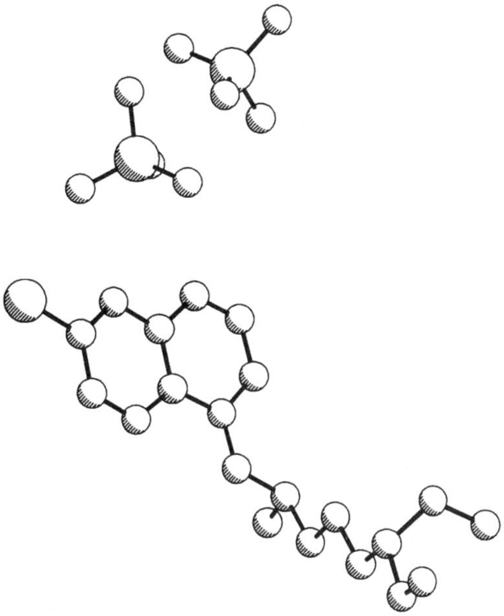　　　　　图 4-33　磷酸氯喹分子立体结构投影图

喹的一水合物和二水合物的晶体结构,表 4-9 给出磷酸氯喹两种晶型水合物的晶体学参数。

表 4-9　磷酸氯喹两种晶型水合物的晶体学参数比较

晶体学参数		一水合物	二水合物
molecular formula		$C_{18}H_{26}ClN_3(PO_4)_2 \cdot H_2O$	$C_{18}H_{26}ClN_3(PO_4)_2 \cdot (H_2O)_2$
crystal system		monoclinic	monoclinic
space group		$P2_1/c$	$P2_1/c$
unit cell	$a(Å)$	9.719(3)	9.830(2)
	$b(Å)$	16.813(4)	16.879(3)
	$c(Å)$	15.659(2)	15.783(4)
	$\alpha(°)$	90.00	90.00
	$\beta(°)$	105.16(2)	105.51(2)
	$\gamma(°)$	90.00	90.00
volume($Å^3$)		2469.8	2523.2
Z		4	4
Dc(g/cm^3)		1.418	1.452
solvate		yes	yes

　　由磷酸氯喹两种晶型水合物的晶体学参数可以看出两者晶胞参数差异不大,仅是晶型样品中的结晶水含量不同。由磷酸氯喹两种晶型物质的晶体结构数据计算它们的理论粉末衍射图谱发现,晶体的晶胞参数变化主要影响衍射图谱的衍射峰位置和图形的几何拓扑形状,而晶体内的元素种类及原子个数主要影响衍射峰强度。磷酸氯喹的一水合物和二水合物晶胞参数数值相似,磷酸氯喹分子组成一致,两种晶型物质仅存在 1 分子结晶水差异,所以两

种晶型物质的理论粉末衍射图谱的峰形与图形几何拓扑形状相似,只是衍射峰位置和峰强度稍有变化,如图4-34,表4-10给出了磷酸氯喹两种晶型水合物的理论粉末衍射峰数据。

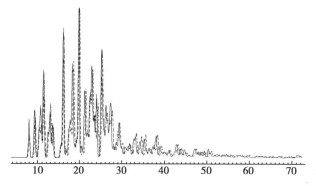

图4-34　磷酸氯喹一水合物、二水合物理论粉末叠合图
（虚线:一水合物,实线:二水合物）

表4-10　磷酸氯喹两种晶型水合物的理论粉末衍射峰数据

一水合物		二水合物		一水合物		二水合物	
2θ	I	2θ	I	2θ	I	2θ	I
7.87	17	7.82	25	22.96	13	22.75	13
9.43	27	9.34	32	23.54	11	23.40	10
10.52	19	10.48	17	24.14	31	23.99	27
11.05	21	10.93	31	24.23	11	24.12	14
11.71	56	11.64	58	24.55	19	24.43	18
12.98	15	12.83	15	24.75	33	24.57	32
13.42	35	13.34	30	25.39	18	25.23	19
14.15	14	14.05	18	25.85	11	25.70	11
16.24	10	16.15	9	26.13	33	25.83	32
16.88	81	16.79	84	27.17	56	27.06	58
18.45	16	18.27	15	28.54	21	28.26	20
18.92	15	18.74	19	28.90	18	28.67	19
19.49	40	19.25	43	29.33	21	29.20	20
19.65	32	19.47	32	29.87	24	29.54	20
20.55	11	20.44	10	31.85	11	31.68	11
21.14	100	21.05	100	36.34	12	36.14	11
22.89	32	22.62	33				

（二）阿奇霉素

1. 简介　阿奇霉素(azithromycin)为《中国药典》2015年版收载的品种(第558页),分子式为$C_{38}H_{72}O_{12}N_2$,分子量为794.00,系统化学命名为$(2R,3S,4R,5R,8R,11R,12S,13S,14R)$-13-［$(2,6$-二脱氧-3-C-甲基-3-O-甲基-$\alpha$-L-核-己吡喃糖基)氧]-2-乙基-3,4,10-

三羟基 -3,5,6,8,10,12,14- 七甲基 -11-[[3,4,6- 三脱氧 -3-(二甲氨基)-β-D- 木 - 己吡喃糖基] 氧]-1- 氧杂 -6- 氮杂环十五烷 -15- 酮,是新型的大环内酯类抗生素[22]。

2. 晶型分析 阿奇霉素的分子骨架由一个 15 元内酯环和两个椅式构象的含氧六元环组成,15 元内酯环形成较大的空隙便于有机溶剂和水的介入,从而易于形成非化学计量类溶剂合物。图 4-35 与图 4-36 分别给出阿奇霉素分子相对构型图与分子立体结构投影图。

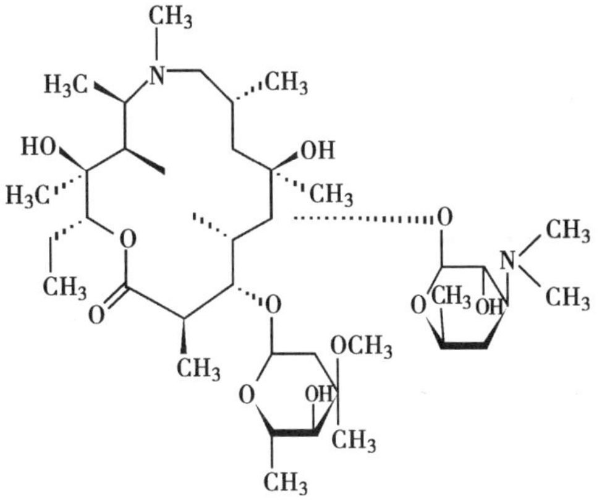

图 4-35 阿奇霉素分子相对构型图

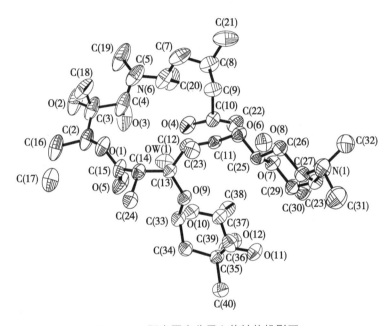

图 4-36 阿奇霉素分子立体结构投影图

阿奇霉素属发现晶型种类最多的药物,目前已发现存在有 18 种晶型,分别命名为 A、B、C、D、E、F、G、H、I、J、K、L、M、N、O、P、Q 与 R。在 C~R 这 16 种晶型均为阿奇霉素的水合物或溶剂合物,并且已经鉴别出两个同晶型的组。第一组包括 F、G、H、J、M、N、O 和 P,第二组包括 C、D、E 和 R。分别比较两个组中已获得单晶体结构的晶型发现,阿奇霉素同一组晶型固体物质均属相同空间群,只是由于所含溶剂的种类与数量不同而晶胞参数稍有变化。表 4-11 给出了第一组五种晶型物质的晶体学参数数据[52]。

阿奇霉素多晶型的相似性特征为不断发现其新的晶型提供了可能,同时也对药物晶型检测方法的灵敏性及定量准确性、质量控制方法的可靠性等提出了更高的要求。

(三)氢化可的松

1. 简介 氢化可的松(hydrocorisone)为《中国药典》2015 年版二部收载的品种(第 765 页),分子式为 $C_{21}H_{30}O_5$,分子量为 362.47,系统化学命名为 11β,17α,21- 三羟基孕甾 -4- 烯 -3,20- 二酮,是一种肾上腺皮质激素药[22]。

表 4-11　阿奇霉素第一组五种晶型物质的晶体学参数比较

晶体学参数		晶 F 型	晶 G 型	晶 H 型	晶 J 型	晶 O 型
molecular formula		$C_{38}H_{72}N_2O_{12} \cdot$ $H_2O \cdot (C_2H_6O)_{0.5}$	$C_{38}H_{72}N_2O_{12} \cdot$ $(H_2O)_{1.5}$	$C_{38}H_{72}N_2O_{12} \cdot$ $H_2O \cdot (C_3H_8O_2)_{0.5}$	$C_{38}H_{72}N_2O_{12} \cdot$ $H_2O \cdot (C_3H_8O)_{0.5}$	$C_{38}H_{72}N_2O_{12} \cdot (H_2O)_{0.5} \cdot$ $(C_4H_{10}O)_{0.5}$
crystal system		monoclinic	monoclinic	monoclinic	monoclinic	monoclinic
space group		$P2_1$	$P2_1$	$P2_1$	$P2_1$	$P2_1$
unit cell	$a(\text{Å})$	16.281(2)	16.407(1)	16.177(1)	16.191(6)	16.360(1)
	$b(\text{Å})$	16.293(1)	16.292(1)	16.241(2)	16.237(10)	16.204(1)
	$c(\text{Å})$	18.490(3)	18.383(1)	18.614(1)	18.595(14)	18.546(1)
	$\alpha(°)$	90.00	90.00	90.00	90.00	90.00
	$\beta(°)$	109.33(1)	110.21(2)	108.34(1)	108.92(4)	109.66(10)
	$\gamma(°)$	90.00	90.00	90.00	90.00	90.00
Z		4	4	4	4	4
$Dc(\text{g/cm}^3)$		1.13	1.12	1.15	1.14	1.14

2. 晶型分析　吕扬教授研究组通过改变溶剂系统、重结晶温度、时间等条件进行多晶型筛选,获得了两种氢化可的松的溶剂合物——甲醇合物和吡啶合物。图 4-37 给出氢化可的松的分子相对构型图,图 4-38 与图 4-39 分别给出氢化可的松甲醇合物与吡啶合物的分子立体结构投影图。表 4-12 给出氢化可的松两种晶型的晶体学参数数据。

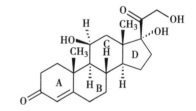

图 4-37　氢化可的松分子相对构型图

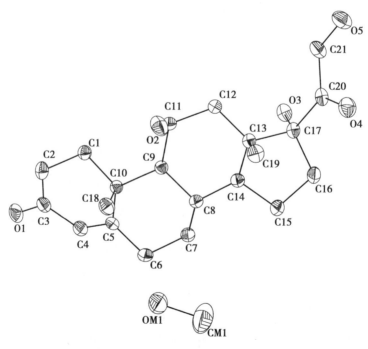

图 4-38　氢化可的松甲醇合物分子立体结构投影图

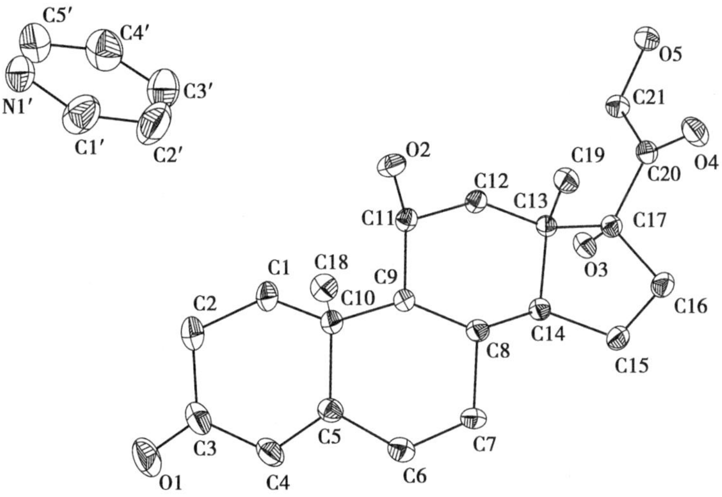

图 4-39　氢化可的松吡啶合物分子立体结构投影图

表 4-12　氢化可的松两种晶型溶剂合物的晶体学参数比较

晶体学参数		甲醇合物	吡啶合物
molecular formula		$C_{21}H_{30}O_5 \cdot CH_3OH$	$C_{21}H_{30}O_5 \cdot C_5H_5N$
crystal system		orthorhombic	monoclinic
space group		$P2_12_12_1$	$P2_1$
unit cell	$a(\text{Å})$	7.697(1)	13.425(1)
	$b(\text{Å})$	14.359(1)	6.082(1)
	$c(\text{Å})$	18.385(1)	14.315(1)
	$\alpha(°)$	90.00	90.00
	$\beta(°)$	90.00	100.53(2)
	$\gamma(°)$	90.00	90.00
volume(Å^3)		2032.0(1)	1149.2(2)
Z		4	2
Dc(g/cm^3)		1.036	1.039
hydrogen bonds		$O_2 \cdots O_1(-x-5/2,-y-1,z-1/2)$:2.902Å, $O_3 \cdots O_1'(x+1/2,-y-3/2,\bar{z})$:2.989Å, $O_5 \cdots O_{M1}(-x-2,y-1/2,-z-1/2)$:2.712Å, $O_{M1} \cdots O_4(-x-3/2,-y-1,z+1/2)$:3.026Å	$O_2 \cdots O_4(-x,y-1/2,\bar{z})$:2.984Å, $O_3 \cdots N_1'(x,y,z-1)$:2.825Å, $O_5 \cdots O_2(\bar{x},y-1/2,\bar{z})$:2.829Å
solvate		yes	yes

　　氢化可的松两种晶型的溶剂合物分别属于不同晶系的不同空间群,分子排列规律完全不同。在两种晶型中,结晶溶剂与氢化可的松主体分子间的氢键作用力是维系溶剂合物稳定存在的关键。图 4-40 与图 4-41 分别给出氢化可的松两种晶型物质的晶胞堆积图。

　　在氢化可的松甲醇合物与吡啶合物中,其溶剂分子均参与分子间氢键网络的构成,是维系晶格分子稳定存在不可或缺的组成部分。实验结果表明,氢化可的松甲醇合物和吡啶合物经过脱溶剂后,分子晶格均发生本质变化,变为截然不同的另一种晶型物质状态,这是典

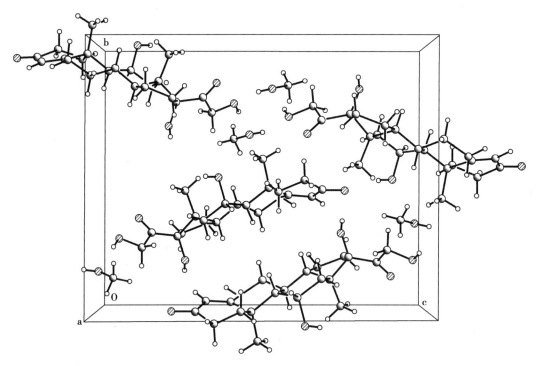

图 4-40　氢化可的松甲醇合物晶胞堆积图

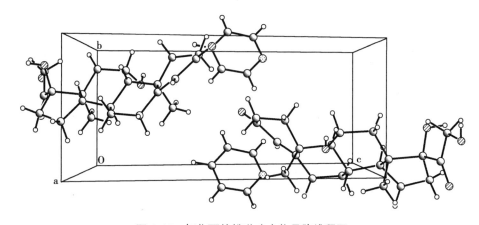

图 4-41　氢化可的松吡啶合物晶胞堆积图

型的化学计量类溶剂合物的例证。

（四）卡巴他赛

1. 简介　卡巴他赛（hydrocorisone）CAS：183133-96-2，是通过化学半合成方法制备获得的紫杉烷二萜类新药。该化合物是一种微管蛋白抑制剂，抑制癌细胞的有丝分裂和增殖，或通过阻断基于雄激素受体的核迁移进程来阻断细胞信号传递从而抑制癌细胞生长。卡巴他赛与细胞外排泵 P-糖蛋白（P-gP）1 亲和力低，因此在对化疗不敏感肿瘤模型中仍有活性。此外，该药物易于透过血脑屏障，对脑部肿瘤治疗也有潜在活性[9]。《中国药典》2015 年版二部尚未收载，分子式为 $C_{45}H_{57}NO_{14}$，分子量为 835.93，化学命名为 7β,10β-二甲氧基多西紫杉醇，该药物由赛诺菲-安万特公司研制，临床用于前列腺癌（mHRPC）的治疗，于 2010 年[53]和 2011 年[54]先后在美国和欧洲国家上市，其结构式如图 4-42 所示。

2. 晶型分析　卡巴他赛的药用晶型为丙酮合物(晶 A 型),计量比例为 1∶1。目前,已有很多文献报道了卡巴他赛的无定型、无水物,以及近 30 种溶剂合物晶型,提示该卡巴他赛存在多晶型现象并易于结合溶剂分子从而形成溶剂合物。迄今,除一篇专利报道了卡巴他赛异丙醇合物的晶胞参数外,尚未发现其他有关卡巴他赛晶体结构的相关报道。吕扬教授研究组通过系统的

图 4-42　卡巴他赛分子相对构型图

多晶型筛选,获得了 15 种新的卡巴他赛的溶剂合物,其中三种——异丙醇合物、仲丁醇合物和二氧六环合物获得单晶体并测定了晶体结构。通过对 3 种具有相同晶体学参数的溶剂合物的成因规律研究,发现了氨基 N_3'、羟基 O_1 与 O_2' 对形成溶剂合物起到重要作用;通过卡巴他赛的空间结构及分子排列规律研究,阐明了可容纳结晶溶剂的孔道大小,为新的溶剂合物的制备和发现提供了理论依据;图 4-42 给出卡巴他赛的分子相对构型图,图 4-43、图 4-44

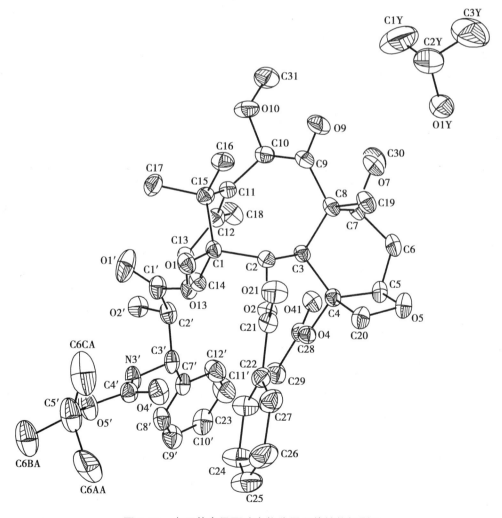

图 4-43　卡巴他赛异丙醇合物分子立体结构投影图

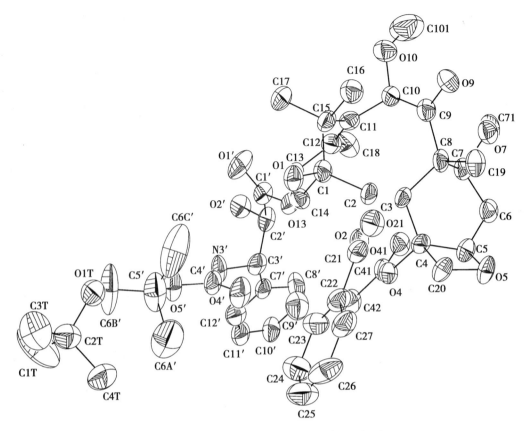

图 4-44　卡巴他赛仲丁醇合物分子立体结构投影图

与图 4-45 分别给出卡巴他赛异丙醇合物、仲丁醇合物与二氧六环合物的分子立体结构投影图。表 4-13 给出卡巴他赛三种晶型的晶体学参数数据。

卡巴他赛三种溶剂合物具有结构相似性[31]，主要表现为：①相似的空间群及晶胞参数；②每个晶胞中均含有 2 个不对称单位，在每个不对称单位中，主体药物与溶剂分子的比例为 1∶1。介入溶剂的种类对结晶溶剂合物体积无明显影响，体积最大值为卡巴他赛仲丁醇合物，晶胞体积为 2469.1Å³，体积最小值为卡巴他赛异丙醇合物，晶胞体积为 2453.5Å³。3 种晶型中，主体分子所占晶胞体积比例分别为：84.7%（异丙醇合物）、84.4%（仲丁醇合物）、84.5%（二氧六环合物）。

卡巴他赛是 6/8/6 稠合方式的紫杉烷类化合物，其主体分子骨架（A-B-C 环）呈扭船式 - 扭船式 - 半椅式构象，四元环 D 为平面构象。其中 B/C 环呈反式连接，C/D 环呈顺式连接。C_{13} 侧链为折叠式构象，其叔丁基位于离主体分子骨架较近的位置，苯环位于远离主体分子骨架的位置。C_2 位的苯甲酰取代基在垂直于 C_{13} 侧链的方向上延伸，C_4 位乙酰基与主体分子骨架构成 U 型口袋状结构。将 3 种晶型卡巴他赛分子叠合比较其分子构象差异，发现其分子构象相似，无显著变化。

在 3 种晶型中，卡巴他赛分子均以相同的排列方式进行堆积从而形成沿［010］方向的隧道，结晶溶剂分子均存在于隧道中（图 4-46）。结晶溶剂的介入并未影响卡巴他赛分子在晶胞内的排列规律，而仅仅是作为一种填充物存在于隧道中。氢键分析表明：C—H…O 弱氢键仅存在于分子内，且 D…A 距离较长，D—H…A 角度较小，对分子的排列无显著影响；而

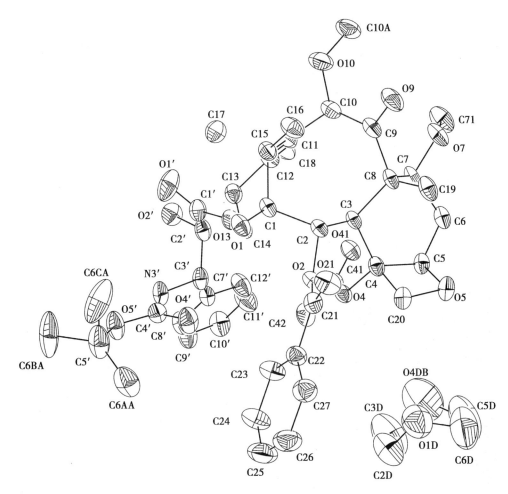

图 4-45　卡巴他赛二氧六环合物分子立体结构投影图

表 4-13　卡巴他赛两种晶型溶剂合物的晶体学参数比较

晶体学参数		异丙醇合物	仲丁醇合物	二氧六环合物
molecular formula		$C_{45}H_{57}NO_{14} \cdot C_3H_8O$	$C_{45}H_{57}NO_{14} \cdot C_4H_{10}O$	$C_{45}H_{57}NO_{14} \cdot C_4H_8O_2$
crystal system		monoclinic	monoclinic	monoclinic
space group		$P2_1$	$P2_1$	$P2_1$
unit cell	a (Å)	11.807(4)	11.834(3)	11.950(3)
	b (Å)	17.339(5)	17.330(9)	17.399(9)
	c (Å)	12.610(4)	12.614(3)	12.573(3)
	α (°)	90	90	90
	β (°)	108.121(10)	107.360(5)	109.800(5)
	γ (°)	90	90	90
volume (Å³)		2453.5(13)	2469.1(15)	2459.6(15)
Z		2	2	2
Dc (g/cm³)		1.213	1.224	1.248

续表

晶体学参数	异丙醇合物	仲丁醇合物	二氧六环合物
hydrogen bonds	$N_3'\cdots O_5(x,y,z+1):3.100$Å, $O_1\cdots O_{41}(-x,y-1/2,-z):2.990$Å, $O_2'\cdots O_{1Y}(x,y,z+1):2.863$Å, $O_{1Y}\cdots O_7:2.833$Å。	$N_3'\cdots O_5(x,y,z-1):3.096$Å, $O_1\cdots O_{41}(-x,y-1/2,-z+1):2.902$Å, $O_2'\cdots O_{1Z}:2.830$Å, $O_{1Z}\cdots O_7(x,y,z-1):2.781$Å。	$N_3'\cdots O_5(x,y,z-1):3.091$Å, $O_1\cdots O_{41}(-x,y-1/2,-z+2):3.045$Å;$O_2'\cdots O_1':2.644$Å。
solvate	yes	yes	yes

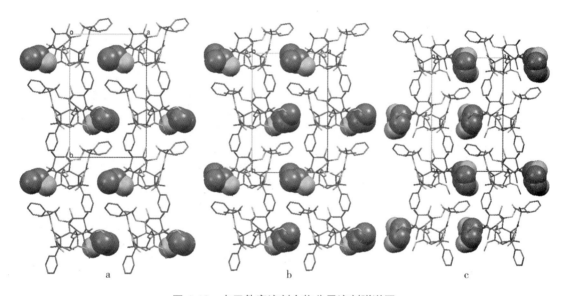

图 4-46　卡巴他赛溶剂合物分子溶剂隧道图

O—H⋯O 和 N—H⋯O 是影响分子排列的主要氢键作用力。3 种晶型样品中,卡巴他赛分子均以相同的氢键联系方式进行排列:N_3'-H_3'⋯O_5 形成沿 c 轴方向的一条链,卡巴他赛分子以平移方式进行延伸,O_1-H_{1A}⋯O_{41} 形成沿 b 轴方向的一条链,卡巴他赛分子以 2_1 螺旋轴方式进行延伸,以上两条链形成平行于 bc 平面的二维网层状结构,层与层之间未见任何氢键联系,因此通过范德华力进行堆积,并在层间形成隧道(图 4-47)。

结晶溶剂存在于卡巴他赛分子形成的沿 b 轴方向的体积为 380Å^3 左右的隧道中,N_3'、O_1 与 O_2' 原子在维持晶体空间结构的稳定性中起到重要作用;结晶溶剂种类并不影响卡巴他赛分子在晶胞内的排列方式,仅仅起到填充作用。

本章从晶型药物物质组成出发,将有机化学药物中常见的多晶型分成分子排列类、分子结构类、溶剂合物类等不同晶型种类,这种分类方法通常是以多晶型形成过程中起主要作用的影响因素为据,但它并不是唯一或绝对的影响因素,药物多晶型的各种类型之间往往是互相渗透与互相交叉的。药物的多晶型现象的产生可能同时受到分子排列、分子结构、溶剂介入这三种因素的共同影响。本章则以其中最主要最突出的原因来归属晶型类型。例如,本章第二节的实例西咪替丁存在的三种晶型,除分子构象差异变化是导致其产生多晶型现象的主要原因外,三种晶型还分属不同的空间群,具有截然不同的分子排列规律,而且其中一种晶型有溶剂水分子介入现象。对于固体晶型化学药物而言,无论属于哪种类型的多晶型

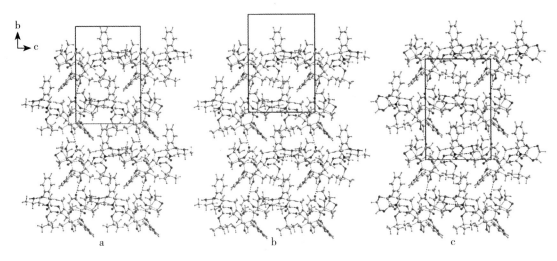

图 4-47　卡巴他赛溶剂合物分子晶胞投影图

样品,都会伴随着晶型能量的变化及分子相互作用的变化,这是始终贯穿于所有多晶型药物中的共同影响因素。

（杨世颖　吕　扬）

参考文献

1. 吕扬,郑启泰. 中草药现代研究(仪器分析卷).北京:北京医科大学 / 协和医科大学联合出版社,1998. 366-388.

2. Chongprasert S.,Griesser U.J.,Bottorff A.T.,et al. Effects of freeze-dry processing conditions on the crystallization of pentamidine isethionate. J. Pharm. Sci.,1998,87(9);1155-1160.

3. Hilfier R.. Polymorphism in the Pharmaceutical Industry. Wiley-VCH. 2006;21-259.

4. Hancock B. C.,Zograf G. i. Characteristics and significance of the amorphous state in pharmaceutical systems. J. Pharm. Sci.,1997,86(1);1-12.

5. Yu L.. Amorphous pharmaceutical solids;preparation,characterization and stabilization. Adv. Drug. Delivery. Rev.,2001,48(1);27-42.

6. Singhal D.,Curatolo W.. Drug polymorphism and dosage form design;a practical perspective. Adv. Drug. Delivery. Rev.,2004,56(3);335-347.

7. Burgess J.,Fawcett J.,Russell D. R.,et al. Two polymorphic forms of 3-Hydroxy-2-methyl-4H-pyran-4-one (Maltol). Acta Crystallogr,Sect. C,1996,52(11);2917-2920.

8. Brown S. D.,Burgess J.,Fawcett J.,et al. Three polymorphic forms of 2-ethyl-3-hydroxy-4-pyranone (Ethyl Maltol). Acta Crystallogr,Sect. C,1995,51(7);1335-1338.

9. Grzesiar A..,Lang M.,Kim K.,et al. Comparison of the Four Anhydrous Polymorphs of Carbamazepine and the Crystal Structure of Form I. J. Pharm. Sci.,2003,92(11);2260-2271.

10. Acharya K. R.,Juchele K. N.,Kartha G.. Crystal structure of sulfamerazine. J. Cryst. Spect. Res.,1982,12(4); 369-376.

11. Caira M. R.,Mohamed R.. Positive indentification of two orthorhombic polymorphs of sulfamerazine ($C_{11}H_{12}N_4O_2S$),their thermal analyses and structural comparison. Acta Crystallogr,Sect. B.,1992,48(4);492-498.

12. Suitchmezian V.,Jess I.,Sehnert J.,et al. Structural,Thermodynamic,and Kinetic Aspects of the Polymorphism

and Pseudopolymorphism of Prednisolone (11,17α,21- Trihydroxy-1,4-pregnadien-3,20-dion). Cryst. Growth Des.,2008,8(1):98-107.

13. Larsen I. K.,Andersen L. A.. Structures of two crystalline modifications of lapachol. Acta Cryst C.,1992,48(11): 2009-2013.

14. Pienaar E. W.,Caira M. R.,Lötter A. P.. Polymorphs of nitrofurantoin. 2. Preparation and X-ray crystal structures of two anhydrous forms of nitrofurantoin. J. Cryst. Spect. Res.,1993,23(10):785-790.

15. Tanaka M.,Matsui H.,Mizoguchi JI.,et al. Optical Properties,thermochromism,and crystal structures of the dimorphs of 2-Iodoanilinium picrate. Bull. Chem. Soc. Jp.,1994,67(6):1572-1579.

16. Li TL.,Feng SX.. Study of Crystal Packing on the Solid-State Reactivity of Indomethacin with Density Functional Theory. Pharm. Res.,2005,22(11):1964-1969.

17. Moorthy J. N.,Venkatesan K.. Photobehavior of crystalline 4-styrylcoumarin dimorphs:structure-reactivity correlations,Bull. Chem. Soc. Jp.,1994,67(1):1-6.

18. Miyamae A.,Kitamura S.,Tada T.,et al. X-ray structural studies and physicochemical characterization of(E)-6-(3,4-dimethoxyphenyl)-1-ethyl-4- mesitylimino-3-methyl-3,4-dihydro-2(1H)-pyrimidinone polymorphs. J. Pharm. Sci.,1991,80(10):995-1000.

19. Kulkarni GU,Kumardas P,Rao CNR. Charge density study of the polymorphs of p-Nitrophenol. Chem. Mater., 1998,10(11):3498-3505.

20. Singh D.,Marshall P.V.,Shields L.,et al. Solid-state characterization of chlordiazepoxide polymorphs. J. Pharm. Sci.,1998,87(5):655-662.

21. Blagden N.,Davey RJ.,Lieberman L.,et al. Crystal chemistry and solvent effects in polymorphic systems Sulfathiazole. J. Chem. Soc.,Faraday Trans.,1998,94:1035-1044.

22. 国家药典委员会. 中华人民共和国药典. 二部.2015 年版. 北京:中国医药科技出版社,2015.

23. 赵会英,苏德森,胡愈,等. 吡罗昔康多晶型的制备及其热稳定性. 沈阳药科大学学报,2000,17(2):101-102.

24. Vrecer F.,Vrbinc M.,Meden A.. Characterization of piroxicam crystal modifications. Int. J. Pharm.,2003,256(1):3-15.

25. Francesca P. A. Fabbiani,David R. Allan,William I. F. David,et al. High-Pressure Studies of Pharmaceuticals: An Exploration of the Behavior of Piracetam. Cryst. Growth Des.,2007,7(6):1115-1124.

26. 张丽. 药物 X 射线衍射分析与固体化学药物多晶型研究. 中国协和医科大学博士毕业论文,2008.

27. The United States Pharmacopoeial Convention. United States Pharmacopoeia 29-National Formulary23,2007, 441.

28. 叶秀林. 立体化学. 第 2 版. 北京:北京大学出版社,1999.151-153.

29. 任国宾,王静康,徐昭. 同质多晶现象. 中国抗生素杂志,2005,30(1):32-37.

30. S. R. Byrn. Solid-state Chemistry of Drugs. SSCI-Inc.,West Lafayette,IN,1982,102-103.

31. M. Annese,A. B. Corradi,L. Foriani,et al. Tautomerism in some acetamido derivatives of nitrogen-containing heterocycles_ X-ray structural analysis of 2-amino and 2-imino forms of benzothiazole derivatives. J. Chem. Soc.,Perkin Trans. 2,1994:615-621.

32. A. Nangia. Conformational Polymorphism in Organic Crystals. Acc. Chem. Res.,2008,41(5):595-604.

33. 伍越寰,李伟昶,沈晓明. 有机化学. 合肥:中国科学技术大学出版社,2002,102-104.

34. H. G. Brittain. Polymorphism in Pharmaceutical Solids. Marcel Dekker,1999,364-386.

35. J. Bernstein,A. T. Hagler. Conformational polymorphism. The influence of crystal structure on molecular conformation. J. Am. Chem. Soc.,1978,100(3):673-681.

36. C. E. Boman,H. Herbertsson,A. Oskarsson. The crystal and molecular structure of a monoclinic phase of iminodiacetic acid. Acta Cryst.,1974,B30:378-382.

37. J. Bernstein. Conformational polymorphism. Ⅲ. The crystal and molecular structures of form Ⅱ and form Ⅲ of

iminodiacetic acid. Acta Cryst., 1979, B35; 360-366.

38. J. J. Gerber, M. R. Caira, A. P. Lötter. Structures of two conformational polymorphs of the cholesterol-lowering drug probucol. J. Cryst. Spect. Res., 1993, 23(11); 863-869.

39. V. Agafonov, B. Legendre, N. Rodier, et al. Polymorphism of spironolactone. J. Pharm. Sci., 1991, 80(2); 181-185.

40. Y. Hiramatsu, H. Suzuke, A. Kuchiki, et al. X-ray structural studies of lomeridine dihydrochloride polymorphs. J. Pharm. Sci., 1996, 85(7); 761-766.

41. S. L. Childs, L. J. Chyall, J. T. Dunlap, et al. A Metastable Polymorph of Metformin Hydrochloride; Crystallization and Thermal Microscopy Techniques. Cryst. Growth Des., 2004, 4(3); 441-449.

42. E. J. Graeber, B. Morosin. The crystal structures of 2,2′,4,4′,6,6′- hexanitroazobenzene (HNAB), forms I and II. Acta Cryst., 1973, B30(2); 310-317.

43. Vega D.R., Polla G., Martinez A., et al. Conformational polymorphism in bicalutamide. Int. J. Pharm., 2007, 328(2); 112-118.

44. Prusiner P., Sundaralingam M.. The crystal and molecular structures of two polymorphic crystalline forms of virazole (1-β-D-ribofuranosyl-1,2,4-triazole- 3-carboxamide). A new synthetic broad spectrum antiviral agent Acta Cryst., 1976, B32(2); 419-426.

45. 陈永康, 韩朝阳. X射线衍射法对药物西咪替丁的分析. 上海计量测试, 2008, 2, 204; 23-26.

46. 冒莉. 药物X射线衍射分析与多晶型固体化学药物分析研究. 中国协和医科大学硕士毕业论文, 2004

47. 王诚. 有机分子立体结构研究与药物多晶型X射线颜色分析方法的建立. 中国协和医科大学博士毕业论文, 2004

48. 冒莉, 郑启泰, 吕扬. 固体药物多晶型的研究进展. 天然产物研究与开发, 2005, 17(3); 371-375.

49. H. G. Brittain, D. E. Bugay, S. J. Bogdanowich, et al. Spectral Methods for Determination of Water. Drug Dev. Ind. Pharm. 1988, 14(14); 2029-2046.

50. S. Furuseth, J. Karlsen, A. Mostad, et al. N^4-(7-Chloro-4-quinolinyl)-N^1, N^1- diethyl-1,4-pentanediamine. An X-Ray Diffraction Study of Chloroquine Diphosphate Hydrate. Acta Chem. Scand. 1990, 44(7); 741-745.

51. J.M. Karle, I. L. Karle. Redetermination of the crystal and molecular structure of the antimalarial chloroquine bis (dihydrogenphosphate) dehydrate. Acta Crystallogr, Sect. C, 1988, 44(9); 1605-1608.

52. Li, J Zheng., Trask, V. Andrew. Crystal forms of azithromycin United States Patent, 6977243. 2005.

53. FDA Center for Drug Evaluation and Research. Approval Package for; Jevtana. June 17, 2010. Available from; http://www.accessdata.fda.gov/drugsatfda_docs/nda/2010/201023s000Approv.pdf. Accessed February 2, 2011.

54. European Medicines Agency, London. 2011. Assessment Report for Jevtana (Cabazitaxel). 20 January 2011. Available from; http://www.ema.europa.eu/docs/en_GB/document_library/EPAR_-_Public_assessment_report/human/002018/WC500104766.pdf. Accessed 21 June 2013.

第五章

固体药物无定型状态

固体药物多晶型现象是研究药物存在状态的重要内容。对于多数化学药物,一般都存在多晶型现象。因此,不仅在研究药物的理化性质、制剂配方等方面需要考虑药物晶型状态,而且在药物活性研究、药物发现的早期阶段、尤其是药物代谢的研究等方面,都应考虑药物晶型的存在状态。

无定型状态是物质存在多晶型现象中的一种形式,或者是一种特殊的晶型状态。通常在研究物质的晶型时将药物的存在状态分为晶态(crystalline)和非晶态(non-crystalline),在学术上更为规范的说法是定型状态(morphous form)和无定型状态(amorphous form)。对于同一种物质而言,定型状态和无定型状态都是分子的排列形式。对于具有多晶型现象的固体药物,无定型状态仅仅是其多种晶型状态中的一种,但由于无定型状态药物理化性质的特殊性,更受到人们的重视,成为重要的固体药物存在形式之一。

尽管目前人们已经认识到药物晶型会严重影响药物临床疗效,并对药物晶型进行了大量研究,但目前对于固体药物中的无定型状态的研究还不充分,特别是对其临床作用的特性尚未能给予充分的科学认识。本章重点讨论固体药物的无定型状态的研究和应用概况。

第一节　固体物质无定型状态的本质

无定型状态是一种特殊的物质晶型状态,无定型状态药物的各种理化性质及临床药效特征常有别于一般的晶型药物。因此,在固体药物多晶型的研究中,对无定型状态物质的深入探讨有着重要科学意义[1]。

在很多文献中,常把无定型状态称为非晶态,与晶态形式相对应。其实,无定型状态是固体物质存在的一种特殊的物理形式,是晶型的一种。无定型状态中的局部有序结构特征,提示其与晶态物质有着千丝万缕的联系。目前,主要有三种观点解释纯无定型状态与纯晶态之间的连续演变[1]。

一、晶态物质的结晶颗粒的物理转型

晶态物质的结晶颗粒的物理转型是指对已经形成的晶型固体物质,采用物理方法破坏

晶型,使其颗粒逐渐减小,直至使物质的分子排列达到完全无序状态,物质颗粒降低到纳米以下水平(10~100Å)[2]。

二、晶态物质由局部晶格缺陷或畸变而最终形成非晶状态

晶态物质由局部晶格缺陷或畸变而最终形成非晶状态是指可以通过不同的方法,使晶型物质的晶格产生缺陷,随着缺陷或畸变区的比例增加,物质结晶度持续降低,从而逐渐"消晶化",最终成为无定型状态物质[3,4]。

三、物质的晶型状态和无定型状态共同存在条件下的转化

物质的晶态和无定型状态共同存在条件下的转化是指有些固体物质可以同时存在晶态和无定型状态的两种状态,即在同一颗晶体中既含晶型区域,又含无定型状态区域,两种区域所占比例的大小决定了固体物质从纯晶态到纯无定型状态的连续演变过程。

图 5-1 给出了三种晶态固体物质从有序的晶态逐渐演变到无序的无定型状态过程,其中:

A. 代表晶体由于样品的粒度变化,造成晶体样品中的分子从晶态的有序状态逐步转变为无定型状态的无序状态过程。

B. 代表晶体内部由于个别分子变化,例如:分子构象变化,分子排列规律变化,分子间作用力变化,分子占有率变化等,造成了晶格内部缺陷,使晶体样品从晶态的有序状态逐步转变为无定型状态的无序状态过程。

C. 代表晶体内部由于局部分子变化,造成了晶格内部缺陷,使晶体样品从晶态的有序状态逐步转变为无定型状态的无序状态过程。

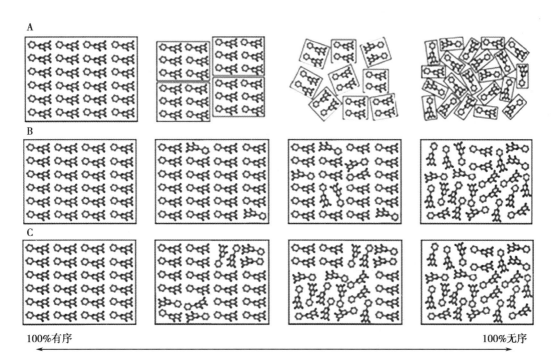

100%有序 →　100%无序

图 5-1　固体药物晶型状态的变化过程模式图

从图中我们可以清楚地看到,在自然界中,纯晶态(或纯晶型)物质和纯无定型状态(非晶态)物质是属于固体物质的两种极端状态,所以固体药物的无定型状态应属于晶型状态的一种特例形式。

也有报道认为,无定型可以是某些晶态物质在发生晶型转变时的中间过渡状态,固体物质局部晶格缺陷引起的整体结晶度变化,经过此过程,也可以形成新的晶型状态,即引起晶型转变。

根据无定型物质状态形成的规律和物质结构的特点,证明化学固体药物的无定型状态与晶态一样,是物质的一种存在形式,所以也可以认为它是固体物质晶型状态的一种特殊形式。此外,特别需要认识的是物质无定型状态的热力学性质,由于物质的无定型状态是分子呈无序排列的存在状态,故应具有较高的分子能量。因此,一般认为,无定型状态物质分子由于不属于低能状态,故其应处于热力学的不稳定晶型状态。

第二节 无定型多态现象

一般来讲,固体物质的无定型状态是物质分子完全无序的排列方式,而无序的存在状态应该只有唯一的一种形式,所以,人们通常认为固体药物的无定型状态不会像晶态物质那样有多种多样的形式。但事实上,物质的无定型状态也存在不同的形式,这种现象被称为固体物质无定型状态的多态性,又称为无定型多态(polyamorphous)。

固体物质的无定型多态是指同一种物质形成的具有明显区别的两种以上的无定型状态。对于固体化学药物,由于制备方法或储存方式的不同,可以得到在物理学、热学以及动力学性质方面存在完全不同的多种无定型状态。对同一固体化学药物的不同无定型状态,通常需要通过多种方法进行鉴定分析,可同时采用粉末 X 衍射分析技术、热分析技术、光谱分析技术等方法,以发现固体药物的无定型多态现象。例如:使用不同的冷却速度和恒温条件可制备获得不同的无定型多态非洛地平固体样品,利用 DSC 分析技术可以发现它们的吸热峰位置明显不同[5]。

然而,对于固体化学物质,只有经过一级相转变后产生的无定型状态,才能称为无定型多态。在这种限定条件下,人们通过试验在水、硅、碳等无机物中观察到无定型多态的存在[6-9]。而对于有机物、聚合物等则极少见关于无定型多态的研究报道。作为药物则多以有机化合物形式存在,由于晶型药物研究尚属起步阶段,所以无定型多态相关研究报道较少。但在我们对百余个晶型药物的研究中已经发现了这种无定型多态现象,并申报了相关研究的发明专利。由于人类对有机化学药物中的无定型多态现象认识较少,所以对这些化学药物的无定型多态现象的研究也就被忽视了。Shalaev 和 Zografi[2,10,11]讨论了在高聚体和亚磷酸三苯酯的过冷却液体发生一级相变的可能,认为分子构象的不同可能使这些物质具备不同的无定型固体形式,研究结果进一步证明了有机物质中存在无定型多态现象。

由于人类对固体物质形成无定型多态现象的认识十分有限,特别是对能够引起无定型多态现象的影响机制尚不清楚,所以缺乏对固体化学药物无定型多态物质的制备技术、制备工艺、制备方法的相关研究工作。吕扬与杜冠华研究组对药物的无定型多态物质进行了生物学评价研究,发现同种药物的不同无定型多态物质在大鼠体内存在吸收差异,表明若使用不同的无定型多态物质作为药物原料,则可能存在临床治疗作用差异。

根据现有的研究结果分析,形成无定型多态的物质的原因可能与以下因素相关。

一、与化合物构型或构象相关

通常的化学药物其构型或构象应该是确定的,但对于某些化学药物,由于分子中的手性碳原子变化、分子骨架柔性较大、有长侧链取代基等均可造成固体物质存在多构型或多构象问题,不同的构型或构象就可能产生多种无定型状态。

二、与化学物质的组成成分相关

晶型药物产生的重要影响因素之一就是样品中含有结晶水或结晶溶剂,在该类固体化学药物转变成无定型状态过程中,由于样品中的结晶水或结晶溶剂分布状态发生变化,其中的结晶水或结晶溶剂成分、含量、比例、结合方式(结晶状态,缔合状态,吸附状态等)发生变化时,亦可能产生多种无定型状态。

三、与化学物质分子间作用力相关

当药物分子结构中含有较多或较强的极性基团时,在无定型状态下,分子受到极性基团作用力影响,可能出现不同趋势的分子间作用力从而产生多种无定型状态。

实际上,已经有越来越多的实验证据证明固体化学药物的无定型多态存在,这些药物无定型多态被发现,为无定型多态的药物研究与开发增加了更多选择的机会,也为我们获得临床疗效更佳的固体药物优势晶型提供了新的物质研究思路与方法。人类对药物中无定型多态认识的不断深入,增加了我们对晶型药物研究的难度,特别是在对无定型多态药物的发现技术、制备工艺技术、鉴定分析技术、药物质量标准及产品质量控制技术等方面也提出了新的挑战。

第三节　无定型状态药物研发

药物的无定型状态作为物质存在的一种状态,在药物制备中有重要的用途。但是,某些药物的无定型状态自身存在稳定性问题,影响了无定型状态药物的研发。事实上,无定型状态药物不仅可以广泛应用于药物制剂中,而且可以通过多种技术手段和方法提高药物无定型状态的稳定性,使之成为具有优良品质的药物。我们已有的研究结果证明,许多药物的无定型状态具有良好的稳定性,可以用于一般固体药物制剂的开发。此外,由于药物存在无定型多态现象,而每种无定型状态固体物质间的稳定性各不相同,所以,寻找一种稳定性好的无定型状态物质,亦是开发固体药物优势晶型的途径之一。

一、无定型状态药物的特点

1. 高分散性　无定型状态的物质具有高度分散性,这种无定型状态在制成固体制剂后,经过崩解可使药粒子的分散程度更好,分散速度更快,有利于药物的吸收。同时,由于无定型状态药物分子处于高度无序状态,同样质量物质的表面自由能更大,其溶解度也明显增加,更有利于机体对药物的吸收,使药物能够更好地发挥临床疾病治疗作用。

2. 高能状态　无定型状态下的固体物质中的分子较晶型固体物质中的分子有更高的能量,这是由于分子的有序和周期性排列,降低了分子间相互作用的能量。按照热力学原理,高能量的物质一般稳定性差,低能量的物质一般稳定性强。而高能量的物质状态容易向低能量的物质状态转变。所以,在自然界固体物质中,70% 以上的固体物质属晶态物质,固体物质中的分子具有周期性排列规律的占多数。

由于无定型药物属于热力学不稳定状态,理论上,无定型状态的物质容易释放熵(热力学中表征物质状态的参量之一,用符号 S 表示,其物理意义是体系混乱程度的度量),转变为稳定的晶型[3,4],而且,在不同的样品制备实验条件下,无定型状态的物质可以向不同晶型的固体物质转变。无定型状态的这种性质成为药物应用或制剂制备中的重要影响因素,因此,药物的无定型状态虽然是固体物质的存在形式,但有时需要控制适当的条件,才可以保持其无定型状态[1]。

3. 相对低熔点　无定型状态下的固体物质与晶态物质比较,一般具有较低的熔点值(低于 100℃),所以非常容易发生转晶现象。一般认为,当使用药物的无定型状态作为原料制备固体药物时,与其他晶型物质比较,无定型状态物质在稳定性方面可能存在明显的缺陷和不足。所以,使用无定型状态原料药制备固体药物制剂时,往往需要采取特别的方法与措施,以确保药物中的无定型状态的稳定性。

无定型物质状态不稳定的性质,使之在药物的实际应用中面临新的挑战。在无定型状态药物的生产制备和储存过程中,如果发生了晶型的转变,可能会导致药物临床作用改变[5]。例如:1976 年前,我国生产的利福平都是无定型状态,虽然有较好的疗效,但由于稳定性较差,无法保证有效期,也就不能控制其药物临床疗效。1977 年改变制备工艺后,通过晶型控制改善了药品稳定性,产品质量得以提高。正是由于药物的无定型状态的稳定性较差,导致在很长的时期内,甚至到今天,多数人仍误认为只有最低能态的晶型适合制备药物,以求药物稳定,而对高能态的无定型状态物质则往往被忽略,甚至是排斥。这正是无定型药物没有得到很好发展的重要原因。

二、药物无定型状态稳定性的控制

在晶型药物制备过程中,对于具有稳定性的无定型状态药物原料可以直接应用于药物的生产,但是,也必须考虑无定型状态药物制剂的稳定性问题。通常需要考察的因素包括辅料与晶型药物的相容性,制备工艺条件等。

1. 辅料选择　辅料可以影响药物无定型状态原料的稳定性。在众多的辅料中,某些辅料与药物无定型状态物理混合后,可以促进无定型状态药物发生转晶现象;反之,某些辅料不仅不会促进药物的晶型转变,而且还可能提高药物无定型状态的稳定性质。因此,对于晶型药物,需要增加对辅料的筛选研究,以保证使用辅料为能够保持或提高药物无定型状态稳定性的制剂处方,制备出具有良好品质的无定型状态药物。

2. 生产制备工艺　不同的生产制备工艺可能对药物无定型状态产生严重影响。其影响主要来自于药物生产制备过程中使用的辅料、溶剂、压力、温度等引起的药物原料无定型状态的转晶变化。此外,应对无定型状态药物原料进行影响因素试验,以考察温度、湿度、光照对原料药物的晶型影响,以指导生产制备工艺的选择(药物无定型状态稳定性与药物制剂的关系参见第五章第四、五、六节相关内容)。

已有的研究结果证明,固体药物的无定型状态及其药物制剂并不是都不稳定,实际上,只有少数物质的无定型状态表现出明显的不稳定特性,或只在极端条件下才表现为较差的稳定性。如:Matsunaga N. 等[12]人将 VEGFR-2 酪氨酸激酶选择性抑制剂 KRN633 制备成无定型状态的药物固体分散剂,在高温高湿条件下,物理稳定性和化学稳定性均较差,但在一般常规储存条件下,稳定性可满足临床用药要求,因而也就可以作为药物原料使用。

近年来的科学研究也证明,并非所有药物都应选择自由能最低的晶型。在有些情况下,无定型状态更有可能成为优势药物晶型。特别是固体药物在高能态的无定型状态时,往往比稳定的晶态物质具有更高的溶出速率、更好的生物吸收、更佳的临床疗效。所以,在新药研究与开发中,对无定型状态固体物质的选择和深入研究具有重要的科学意义和实用价值。

三、固体无定型状态药物的生物学特性

1. 更好的溶解性 从 20 世纪 60 年代开始,药学家在研究中发现,许多难溶性药物在体内的生物利用度与其晶型有关。物质的晶型通过影响药物的溶解度和溶出速率,继而影响其在生物体内的吸收[13]。1976 年,日本学者 Yamamoto K 等[14]人率先报道,用苯妥英与微晶纤维素共研磨得到无定型状态的苯妥英,与其晶态微粉相比,无定型状态的苯妥英不但平衡溶解度得以提高,生物利用度也得以改善。此后,关于药物无定型状态的研究在各国都得到重视和推进。

2. 优势的生物吸收 针对一些难溶性药物和口服吸收差的药物,通过制备无定型状态的药物制剂,可以明显改善药物被机体吸收的速度和程度,这方面的研究越来越多,尤其是在 2006 年以后,相关的文献报道迅速增加,说明通过控制难溶性固体药物的物理形态来改善其吸收性质,尤其是对无定型固体化学药物的研究,已经受到更多药学研究人员的重视。除了研究论文可以反映该领域研究的状况和受关注程度,而且从近十几年间申请的药物晶型专利数量,也显示出国内外对无定型状态的固体药物关注和研究[15,16]。

根据现有文献报道,固体药物无定型状态比其晶态形式具有更好的吸收性质是被公认的普遍现象,临床常用的这类药物如表 5-1 所示。

表 5-1 具有良好吸收性质的常用无定型状态固体药物

药物分类	举例
心血管系统药物	地尔硫䓬、非洛地平、硝苯地平、尼群地平、卡维地洛、阿伐他汀、辛伐他汀、洛伐他汀、阿司匹林、普伦斯特、菲诺贝特、缬沙坦
神经系统药物	劳拉西泮、卡马西平、长春西汀、阿普唑仑、丙氯拉嗪、氯氮平
抗生素类	阿霉素、伊曲康唑、利福平、头孢呋辛酯、替米沙星、阿扎那韦、利托那韦
内分泌系统药物	达纳唑、格列本脲
消化系统药物	埃索美拉唑
解热镇痛抗炎药	布洛芬、托芬那酸、吲哚美辛、塞来昔布、依托昔布、美洛昔康
抗肿瘤药物	甲氨蝶呤、紫杉醇、比卡鲁胺
免疫系统药物	他克莫司
其他	辅酶 Q10、齐墩果酸、黄芩素、姜黄素

在这些药物中,既有化学合成的化合物,也有提取自中草药的天然产物,它们的共同特点是在一般晶型状态下溶解度低、吸收差,从而影响疗效的发挥。这些药物主要是生物药剂学分类系统(biopharmaceutical classific system,BCS)中的 Ⅱ 类和 Ⅳ 类药物。其中,BCS Ⅱ 类药

物溶解性差、膜通透性良好,溶解度的改变对药物吸收的影响举足轻重。BCS Ⅳ类药物的溶解性和膜通透性均较差,在该类药物中,部分是 P- 糖蛋白的底物,P- 糖蛋白的外排作用可能是导致其细胞内药物浓度低而被认为膜通透性差的原因;通过控制药物物理形态,在改善溶解的速度和程度的同时,可使小肠内药物浓度升高,使 P- 糖蛋白与药物结合达到饱和状态,从而抑制药物的外排达到促进药物吸收的效果。

在药物研制过程中,有两种情况最需要对药物的吸收进行考察,以寻求改善药物吸收的有效途径。一是固体药物溶解性差,机体对药物的吸收差,血药浓度不能达到有效血药浓度,从而无法实现预期药效的药物;二是需要快速起效而控制疾病发展的口服固体药物剂型。对于这两类情况,药物的无定型状态彰显出独特的优势。

对于溶解性差而影响吸收使之无法达到预期药效的药物,为了提高药物的生物利用度和疗效,可以通过药物存在状态的研究,开发出具有较高溶解度的固体物质形式,以达到最佳临床疗效。对于这类药物,无定型状态的研究是首要的选择。Sumio 等人[17]将难溶于水的普仑司特与白明胶以等比混合,得到无定型状态的混合物。在 pH 值为 3.0、5.0、7.0 的条件下,无定型状态的混合物的溶出速度均显著高于普通的普仑司特样品,无定型状态的普仑司特的生物利用度则是后者的 3 倍;在体外的通透性实验中,无定型状态的普仑司特通过Caco-2 单细胞层的量也有所增加。

3. 提高药物吸收速度　对于需要快速起效的药物,就需要采取措施提高药物的溶出速度,缩短血药浓度达峰时间(T_{max}),增加峰浓度(C_{max})。Joshua 等人[11]制备无定型状态的阿普唑仑和普鲁氯嗪的热喷雾剂,通过肺吸入给药,左心室药物浓度的达峰时间仅为 20 秒,生物利用度大于 80%;而静注给药的药物浓度达峰时间需要 25 秒,对于控制急性焦虑症、偏头痛等症状前者表现出明显优势。之所以产生这种现象,一方面是因为特殊的给药途径使得药物能与丰富的毛细血管网接触;另一方面,无定型状态的药物粒子溶出迅速,瞬间形成跨肺泡毛细血管膜的浓度梯度,加快药物吸收速度。

4. 延长血药浓度平台期　无定型状态的固体药物之所以具备更快、更好的吸收性质,与其特殊的物理化学性质有着密切关联。由于无定型物质的单位表面自由能较大,在固体制剂崩解后形成的混悬液中,粒子表面易水化,较厚的水化膜的反絮凝作用优于晶态物质,因此,无定型的药物粒子更易分散,从而提高了溶出速度。无定型状态的药物迅速溶出的特性,又使得它们与晶态药物相比,在生物体内胃肠液中药物浓度相对较高,易于吸收;在药代动力学参数上,表现为 C_{max} 较高。此外,若无定型状态的药物在小肠中不发生晶型转变,或者晶型转变的速度较慢,则不会产生迅速沉淀,药物浓度可在较长时间内高于稳态晶型所能达到的浓度,从而药物的吸收总量提高,表现为药物曲线下面积(AUC)增大,血药浓度平台持续周期延长。

以上特性是多数物质的无定型状态所表现的特性,正是由于物质的无定型具有这些生物学特性,在药物中才显得特别重要。但是,也有大量药物的无定型状态不仅不具有上述特性,甚至有严重缺陷,不适用于药用。

第四节　无定型物质的稳定性

由于无定型物质中分子属无序排列,故处于热力学的不稳定状态。理论上,无定型物质容易释放熵,转变为稳定的晶型,此即"钝化"现象[12,13]。在不同的样品制备实验条件下,无定型可以转变成不同种类的晶型固体物质,所以,保持无定型状态物质需要注意控制适当的环境条件[1]。

一、无定型物质的稳定性

与晶态物质相比,无定型状态物质分子排列无序,其具有多维优势能级表面,从而具有更高的能级状态,故也处于热力学的不稳定状态[18]。该热力学非稳态直观反映了无定型状态药物通常具有更高的溶解度和更快的溶出速率[19]。但是,处于高能状态的无定型状态物质易于发生结晶,从而转变成为其热力学较为稳定的晶态。该转变不仅会发生在无定型状态药物的生产制备和储存过程中,也极有可能发生在其溶出过程中[20]。一旦转变成为晶态,无定型状态药物将失去其溶出优势。

二、无定型状态药物在固相中的稳定性

无定型状态药物在固相中的稳定性由多种因素所决定[21]。首先,药物分子自身的性质对于无定型状态药物稳定性极为重要,一般来说,具有更小的分子量,更高的熔点,更低的熔化熵和黏度以及更高的密度的无定型状态药物更容易发生结晶。其次,无定型状态药物分子刚性和结构复杂程度也会产生重要的影响。此外,有研究表明不同的方法制备无定型状态药物的稳定性存在显著的差异性。导致这些差异性的因素包括无定型状态中晶核成分的残余(晶核易诱导结晶);无定型状态所处的自由能状态;无定型状态药物中微观分子的排列和取向;比表面积等。

通常认为无定型状态药物储存在其玻璃化转变温度以下比较稳定,但最近的研究表明有些药物分子具有在玻璃态快速结晶的能力,如吲哚美辛、硝苯地平、灰黄霉素、非洛地平等。这种快速结晶行为在表面的生长速率更快。这些快速结晶的行为会严重影响到无定型状态药物在固相中的稳定性。此外,有研究发现低浓度的高分子添加剂可以有效的抑制这些快速结晶行为,有利于维持无定型状态药物在固相中的稳定性。其抑制的机制尚未明确,需要进一步研究[21]。

三、无定型状态药物在溶液中的稳定性

目前认为无定型状态药物在溶液中结晶的方式主要有两种:①在溶剂分子的作用下,无定型直接转晶;②无定型状态药物快速溶出,溶液过饱和状态无法维持,分子以晶体形式从溶液中析出[22]。研究表明,添加适当的高分子可以有效抑制无定型状态在溶液中结晶,有利于维持溶液过饱和态[23-25],这种抑制作用被认为与高分子在晶体表面的吸附作用有关[26,27],即吸附在晶体表面的高分子抑制了晶体生长,相关机理尚在进一步研究中。

第五节　无定型固体物质对药物吸收的影响

从 20 世纪 60 年代药学家在研究中发现,物质晶型会影响药物的溶解度和溶出速率,然后药物晶型的研究就受到药学家的重视,对多种药物进行了全面的晶型状态研究,特别是对机体吸收的影响,直接关系到药物的疗效,成为重要研究内容。此后,关于无定型药物的研究在各国均得到重视和推进。其中,约50%关于无定型药物制剂的报道集中在 2006 年至今,这表明,通过控制难溶性固体药物物理形态,改善其吸收性质,已经渐渐引起科研工作者的

重视。许多国际医药公司也开始关注稳定的无定型固体化学物质的开发,这一点,从过去十几年间的专利申请中可见一斑[17,28]。

研究证明,有些常用药物的无定型状态比晶态物质具有更好吸收性质:如阿霉素、伊曲康唑、达纳唑、辅酶Q10、地尔硫䓬、劳拉西泮、甲氨蝶呤、非洛地平、利福平、头孢呋辛酯、替米沙星、阿扎那韦、利托那韦、埃索美拉唑、阿伐他汀、辛伐他汀、洛伐他汀、硝苯地平、尼群地平、卡维地洛、阿司匹林、普伦司特、菲诺贝特、布洛芬、托芬那酸、吲哚美辛、塞来昔布、美洛昔康、卡马西平、长春西汀、紫杉醇、阿普唑仑、丙氯拉嗪、比卡鲁胺、依托考昔、氯氮平、他克莫司、齐墩果酸、黄芩素、姜黄素等。这些药物包括抗生素、心血管系统药物、抗炎症药物、神经精神系统药物、抗肿瘤药物等诸多方面。既有化学合成的化合物,又有提取自中草药的天然产物。

无定型状态吸收特性好的药物通常都表现为溶解度低、吸收差,从而影响疗效的发挥。事实上,通过控制固体药物物理形态,改善其溶出和吸收性质的研究,主要就是针对生物药剂学分类系统(BCS)Ⅱ类和Ⅳ类的药物开展的。这两类药物的共同特点是溶解性均较差,从而限制了药物吸收。因此,提高药物的溶解度可能是提高此类药物的生物利用度的一个有效途径。其中,BCSⅡ类药物的膜通透性良好,溶解度的改变对药物吸收的影响更是举足轻重。

在药物研制过程中,有两种情况最需要对药物的存在状态,尤其是在无定型状态下进行研究,①如上文所述,固体药物的生物吸收受溶解度限制时,应开发具有较高溶解度的固体物质形式,以达到最佳临床疗效;②在对需要快速缓解的急性症状进行治疗时,有必要通过增加药物的溶出速率,缩短T_{max},增加C_{max}。

无定型状态之所以能加快固体药物吸收,增加其生物利用度,与其特殊的物理化学性质有着密切关联。无定型药物的单位表面自由能较大,分子间作用力较弱,在固体制剂崩解后形成的混悬液中,粒子表面易水化,较厚的水化膜的反絮凝作用优于晶态物质,因此,无定型的药物粒子更易分散,从而提高了溶出度。由于无定型药物具有迅速溶出的特性,使得生物体内溶液中药物浓度相对较高,易于吸收。与此对应,在药代动力学参数上,表现为C_{max}较高。此外,若无定型在小肠中不发生晶型转变,或者晶型转变的速度较慢,不会产生迅速沉淀,则可在较长时间内形成亚稳态过饱和溶液,使小肠腔内的药物浓度瞬间达到高于稳态晶型所能达到的浓度,提高了药物的吸收速速率和吸收总量。

第六节　药物无定型与药物作用

近年来的研究发现,药物的物理形态还可能影响其作用效果。2006年,Cantarini M等[9]人在人体中对抗雌激素药比卡鲁胺的无定型新制剂与市售制剂进行对照实验,发现新制剂不仅吸收快、生物利用度高,还能显著增加血液中促黄体素和睾酮的含量[8]。Purvis T等人用冷凝喷雾工艺制备伊曲康唑的无定型制剂,经肺部给药,可有效延长黄曲霉素感染的小鼠的寿命。Matsunaga N等[10]人将VEGFR-2酪氨酸激酶选择性抑制剂KRN633制备成无定型固体分散剂,在人类肿瘤大鼠移植模型进行口服给药实验,并与晶态药物进行对比。结果发现,新制剂剂量只需晶态药物的4%~10%,即可达到相同的肿瘤抑制效果;给药后的组织学研究也表明,新制剂在更低剂量下,能显著减小微血管密度;此外,新制剂不但抗癌活性强,而且不减轻大鼠体重,不降低总尿蛋白水平。2007年,Jun SW等[11]人以羟丙基-β-环糊精为辅料,制备辛伐他汀的无定型制剂,结果发现,新制剂在改善溶解度和溶出性质的同时,能更好地降低胆固醇和甘油三酯水平。

在我国,齐墩果酸常用于治疗肝炎,但由于吸收差,影响了药物发挥疗效。2005年,华中科技大学的 Chen Y 等[29]人制备齐墩果酸的无定型冻干纳米球制剂,体外研究表明,新制剂在 2 小时内即可溶出 95%,其中起始 20 分钟的溶出度达 90%,而未经处理的原料药则只溶出 15%。预给药实验发现,对于 CCl_4 所致的肝毒性,无定型纳米制剂降低转氨酶活性和含量的能力更强,保肝功能更佳。

然而,无定型药物的特殊性质并非只带来福音。2002 年,Nilsson 等[30]人对接触变应原马来海松酸的一项研究表明,马来海松酸无定型的致敏能力大大强于晶态。虽然马来海松酸并非药用化合物,且目前尚未见到关于药物无定型不良反应的报道。但是,这一研究无疑提示,需要对无定型药物改善药物吸收的作用进行多方位的评价。由于无定型药物与晶态药物相比,在等剂量下,往往能在更短时间内达到更高的血药浓度,因此也更接近最小中毒浓度;尤其对于安全范围小的药物而言,产生不良反应的可能性会大大增加。在评价无定型药物时,除了用体外实验考察平衡溶解度和溶出速度,用整体动物实验考察药代动力学参数外,相关的药效和毒理实验是有力的补充。除了比较相同剂量下不同晶型药物的疗效或毒性,还可探讨达到相同疗效的剂量,或者根据药代动力学实验的结果,将不同晶型药物换算成等效剂量给药后,再比较其疗效或毒性的差异。

第七节　无定型状态药物的制备工艺

在科学研究和工业生产中,无定型状态物质的制备工艺与晶态物质的制备方法有较大的不同。无定型状态药物的制备一般以高分子材料作为载体材料制备成固体分散体,制备方法的选择需要参考药物和高分子材料的基本性质,仪器的性能以及生产规模等因素。常用的制备无定型状态药物的方法有溶剂辅助的溶剂蒸发、溶剂沉淀处理等,以及非溶剂辅助的固相方法,如熔融冷却、研磨、热熔挤出等。其中喷雾干燥和热熔挤出是制药工业上生产无定型状态药物的最主要的方法,上市的无定型状态药物也多以这两种制备方法为主[31]。

一、液相方法

溶剂辅助方法通过将药物或者药物和高分子材料溶解或者混悬于合适的溶剂当中,然后再通过其他各种手段去除溶剂,包括溶剂蒸发和溶剂沉淀处理等方法去除溶剂制备无定型状态药物。此类制备方法简单,需要的能量较小,但是需要考虑溶剂残留问题。

溶剂蒸发方法是制备固体分散体常用的方法,去除溶剂的方法包括:①旋转溶剂蒸法;②冷冻干燥;③超临界流体法;④喷雾干燥;⑤溶剂沉淀处理。

1. 旋转溶剂蒸发法　将药物和高分子材料溶解到有机溶剂中,然后转移到旋转蒸发仪上,在负压的环境下去除溶剂。旋转蒸发法只需要借助旋转蒸发仪和真空泵等相对简单的设备,是实验室制备无定型状态药物固体分散体的常用方法之一。

Xie T 等[32]人以塞来昔布为模型药物,采用旋转溶剂蒸发的方法,与高分子材料 PVP、HPMC、HPMCAS 制备固体分散体,制备的固体分散体通过拉曼表征显示药物在其中以无定型状态存在。

2. 冷冻干燥　此方法将含有药物和高分子材料的溶液或者混悬液进行冷冻处理变成

固体,然后再降低压力使得溶剂或水从样品中以固体 - 气体的方式去除。

Sophia Y 等[33]人以塞来昔布为模型药物,以海藻糖和磷脂为载体材料,通过喷雾干燥和冷冻干燥两种方法制备脂质纳米材料,结果显示两种方法制备的产物,药物都为无定型状态,但是两种方法获得的无定型状态药物的粒径有所差别,其中喷雾干燥制备的产物粒径较小,冷冻干燥制备的产物粒径较大。

3. 超临界流体法　超临界流体方法也是制备固体分散体的常见方法。对于某一特定的物质而言,总存在一个临界温度和临界压力(临界点),高于此临界点,物质状态处于气体和液体之间,这个范围之内的流体成为超临界流体。超临界流体既具有液体的性质,药物和高分子材料在其中具有高溶解度,同时也具有气体的性质,使得超临界流体自身容易从体系移除,同时也有利于体系中其他有机溶剂去除。

Min-Soo K 等[34]人以缬沙坦为模型药物,采用多种高分子材料作为载体材料,将药物溶解到乙醇中,将载体材料溶解到二氯甲烷中,然后将药物和聚乳酸溶液混合,配制溶质含量为 50mg/ml 的溶液,在二氧化碳作为超临界流体介质,临界温度和压力为 40℃和 15MPa,制备的产物用 DSC 和粉末 X 射线表征,药物为无定型状态。

4. 喷雾干燥　喷雾干燥法是工业化生产中常用的技术方法,不同类型的多晶型药物溶解或者混悬到有机溶剂当中,然后采用喷雾干燥的方法,快速去除有机溶剂,获得药物的无定型状态。喷雾干燥方法容易从小试放大到工业生产规模,相关设备和生产方法容易达到 GMP 要求,因此广泛用于上市固体分散体制剂的生产。但采用此方法制备无定型状态药物,需要考虑的因素有溶剂的类型、溶剂的溶解能力以及干燥条件等。

Jeong-Soo K 等[35]人通过喷雾干燥法和超临界溶剂沉淀法分别制备无定型状态的阿伐他汀,两种途径得到的无定型状态药物的生物利用度均高于晶态药物,但在超临界溶剂沉淀法制备的药物粒径更小并较为均匀,且在 SD 大鼠体内的 AUC 是喷雾干燥法条件下的 1.5 倍。

5. 溶剂沉淀处理　沉淀处理是制备无定型状态药物的常用方法,该方法先将药物和高分子材料溶解或者混悬到有机溶剂当中。然后通过向饱和溶液中添加适量不溶的溶剂,使药物和高分子材料快速沉淀而获得无定型状态药物。与其他的方法比较,该方法操作简单,成功率高,可适用多种类型的化合物,也是常用的制备无定型状态药物的主要方法之一。

例如,采用超声沉淀法制备纳米级别无定型状态的头孢呋辛酯,得到的药物粒径小且均匀,可以达到理想的溶出和吸收效果。而采用无超声沉淀法或喷雾干燥法制备的无定型状态的头孢呋辛酯,虽然可以获得无定型状态药物,但是药物粒径不均一,且粒径较大的粒子容易聚集,因此改善药物溶出和吸收性质的效果不及超声沉淀法[36]。

二、固相方法

非溶剂辅助的固相方法将晶态药物转变为无定型状态药物,与溶剂辅助制备无定型状态药物的方法相比,不需要考虑溶剂残留的问题,但是制备时往往需要加热或者机械力,且要考虑药物和高分子材料的化学稳定性。固相方法包括熔融骤冷、研磨和热熔挤出等。

1. 熔融骤冷　将晶态药物加热到熔融状态,然后迅速骤冷降低温度,药物分子在快速降温时来不及重排结晶,最终获得结构上长程无序的无定型状态药物。采用这种方法制备的无定型状态药物在研究药物在特定状态下的结晶形貌和结晶动力学有广泛的运用。

CAI T 等[37]人以灰黄霉素为模型药物,采用熔融冷却方法制备无定型状态的灰黄霉素,借助偏光显微镜与热台联用技术,观察不同温度下的晶体形貌,同时通过测量无定型状态药物向晶态体药物转变的速度,研究无定型状态药物结晶的影响因素和结晶的机制。

2. 研磨方法　研磨方法是通过机械力的方法破坏晶态药物的晶体结构,制备结构无序的无定型状态药物。研磨包括球磨法和冷冻研磨,这两种方法都被研究证明可以用来制备无定型状态药物。

Yannan L 等[38]人以 23 种晶态物质为模型药物,通过研磨的方法部分药物会完全变为无定型状态,比如甲氰咪胍经过 180 分钟的冷冻研磨,晶态药物完全变为无定型状态;但是对于萘普生,经过 240 分钟的冷冻研磨,依旧有晶态药物的存在。专家推测包括玻璃化转变温度、熔点、融化熵、晶体密度等多种因素都会影响冷冻研磨将晶态药物变为无定型状态的效率。

3. 热熔挤出　热熔挤出方法是将纯药物或者药物与高分子材料加热达到熔融状态,然后通过螺杆推动混匀,最后通过不同的模口挤出成型并在空气中快速冷却。热熔挤出最早应用于塑料和橡胶工业,20 世纪 70 年代引入制药工业,挤出的产物可以为片型、颗粒、小丸或者条状物,再根据具体的制剂需要进一步处理或者包装。采用热熔挤出的方法在已经上市的固体分散体的制剂产品中有广泛的使用,它具有符合 GMP 标准、生产工艺容易放大、更容易连续化生产、无需考虑溶剂去除的问题等优点。Fengyuan Y[39]以克霉唑(50%)和共聚维酮为研究体系,采用热熔挤出的方式制备固体分散体,在 140℃条件下,螺杆转速 100rpm/min 制备的固体分散体,采用固态核磁 ^{13}C 作为表征手段可发现,克霉唑以无定型状态存在。

三、其他方法

制备药物无定型状态的技术方法有很多,可以根据药物自身的理化性质具体选择适当的方法,除了前文所述的常规的方法,还有一些其他方法,如去溶剂、脱水等可以将晶态药物转变成无定型状态药物。例如,Yukoh S 等[40]人研究五水乳酸钙以及脱水后的乳酸钙的性质特征,通过粉末 X 射线衍射表征显示,五水乳酸钙为晶态,但是脱水后的乳酸钙则为无定型状态。

第八节　无定型状态药物的表征

目前,无定型状态药物在药物制剂中被广泛应用,根据无定型状态药物的结构特征和能量状态特性,有多种技术手段可以对无定型状态药物进行鉴定分析,包括偏光显微技术、X 射线衍射技术、热分析技术、振动光谱学技术以及固态核磁共振技术等。各种技术手段往往联合应用来表征无定型状态药物的结构和状态[41]。

一、偏光显微技术

偏光显微技术(polarized light microscope,PLM)是分析晶态、无定型状态药物常用的技术手段。偏光显微镜是在普通的光学显微镜上增加一个或者多个偏光镜,它能用于区分结构上各向同性和各向异性的样品。晶态药物结构上各向异性,具有双折射的特性,即在偏光显微镜的起偏镜和检偏镜的正交作用下,会发生明暗交替的现象。而无定型状态物质结构上各向同性,无双折射的特性,在偏光显微镜下与晶态物质具有明显的差异性。同时偏光显微镜还可以与热台显微镜联用,观测无定型状态药物在不同温度下的稳定性。

Cai T 等[37]人以灰黄霉素为模型药物,采用熔融冷却方法制备无定型状态药物,晶体在偏光显微镜下显示双折射现象,而无定型状态无双折射现象,呈现背景颜色(黑色或者紫色)。同时偏光显微镜借助热台显微镜,可以观察到不同温度下生长的晶体的颜色和形貌,还可以测量无定型状态药物向晶态体药物转变的速度。偏光显微镜还能为确定无定型状态药物的制备工艺参数提供参考。

二、X射线衍射技术

X射线衍射技术(X-ray diffraction,XRD)是目前国际公认的对晶态物质定性与定量以及确定无定型状态最常用的分析技术。X射线衍射技术分为单晶X射线衍射技术和粉末X射线衍射技术,其中单晶X射线衍射技术主要用来分析单晶,确定晶体物质的立体结构信息;而粉末X射线衍射技术则以粉状物质(晶态或者无定型状态)作为研究对象,粉末X射线衍射技术理论基础为布拉格(Bragg)公式:$2d\sin\theta=n\lambda$(其中 d 为晶面间距,θ 为衍射角或者Bragg角,n 成为衍射级数,λ 为入射光的波长)。

晶态药物结构上长程有序,当X射线入射到粉末样品上,衍射角满足布拉格公式时产生衍射,衍射图谱上显示为尖锐的衍射峰。而无定型状态药物结构上长程无序,粉末X射线衍射结果显示为弥散的衍射峰,与晶态药物尖锐的衍射峰有显著的区别。

X射线衍射技术广泛用于检测无定型状态药物制备过程中残存的晶态药物和稳定性放样过程中晶态药物的转变。

K.Wlodarski 等[42]人以他达拉非为模型药物,采用聚维酮为载体材料,药物和高分子材料的比例为 1∶1,以喷雾干燥和球磨两种方法制备固体分散体,通过粉末X射线衍射技术表征两种方法制备的产物,X射线衍射图谱上显示都是无晶体衍射峰,形态上类似"馒头峰",表明药物在其中处于无定型状态。

三、热分析技术

热分析技术(thermal analysis,TA)是在程序控温条件下,测定物质的物理化学性质随着温度变化的一种分析技术,研究物质随温度变化过程中发生的结晶、熔融、玻璃化转变、晶型转变、升华、吸附等物理变化和脱水、分解、氧化还原等化学变化过程。热分析技术包括差示扫描量热分析、恒温微量热分析、热重分析等。其中差示扫描量热分析在表征无定型状态药物的物理化学状态应用较多。

差示扫描量热分析(differential scanning calorimetry,DSC)是热分析技术中最为常用的分析手段,可用于表征结晶、熔融、玻璃化转变、晶型转变等相变过程,采用程序控制改变温度,同步测量样品与惰性参比物(常用 α-Al_2O_3)之间的功率差,即热量差。差示扫描量热仪记录到的热量差与温度或者时间关系的曲线即为 DSC 曲线。

晶态药物因为具有晶格能,在升温过程中会发生吸热熔化,在 DSC 曲线中表现为吸热峰,而无定型状态药物晶体结构受到破坏,升温过程中熔融峰消失。晶态药物和无定型状态药物 DSC 曲线上熔融峰的这种差别,可以用来鉴别药物是否处于无定型状态,同时也可用来对残存的晶态药物定量分析。

SUN Y 等[43]人以吲哚美辛和硝苯地平等药物为模型药物,以 PVAc、PVP、PVP/VA 为高分材料,将药物和高分材料以一定的比例,运用 DSC 的方法,在不同的温度下停留一定的时间,然后再检测 DSC 图谱上是否有药物残留的熔融峰,研究者据此确定药物是否完全为无定型状态,从而确定特定比例的药物和高分子材料的溶解温度。

无定型状态药物与晶态药物相比,另外一个重要的热力学差别,无定型状态药物具有玻璃化转变温度,无定型状态药物在玻璃化转变以下为玻璃态,而到玻璃化转变温度以上则为液体状的橡胶态。差示扫描量热分析可以通过热熵或者热容变化测定无定型状态玻璃化转变温度。

Aurélien 等[44]人吲哚美辛和PVP为研究体系,通过共研磨的方式将晶态药物变为无定型状态,此时药物在高分子材料中处于过饱和状态,然后在某一定温度下停留一段时间,过饱和的药物部分将发生结晶,再通过DSC方法检测体系的玻璃化转变温度,最后通过Gordon-Taylor公式算出无定型状态药物的比例。按照这种方法可以检测药物在特定温度下,在高分子材料中的溶解度。

有时传统型差示扫描量热分析在测定无定型状态药物玻璃化转变温度时,会遇到热熵或者热容变化很小的样品,此时则会采用调制差示扫描量热分析(temperature-modulated DSC,MDSC)。MDSC通过施加正弦升温速率,将总热流分离成与热容成分相关的可逆热流和与动力学成分相关的不可逆热流,在不损失灵敏度的前提下,提高分辨率。公式5-1为MDSC中热量随时间和温度的表达关系,$\frac{\mathrm{d}H}{\mathrm{d}t}$ 表示总热流量,C_p 表示总热流量的热容成分,$\frac{\mathrm{d}T}{\mathrm{d}t}$ 表示升温速率 $C_p\frac{\mathrm{d}T}{\mathrm{d}t}$ 表示总热量的可逆热流成分,$f(T,t)$ 表示总热流量的动力学成分。MDSC消除了动力学过程(熵松弛和水分挥发),由可逆信号会更容易分析无定型状态的玻璃化转变温度。

$$\frac{\mathrm{d}H}{\mathrm{d}t}=C_p\frac{\mathrm{d}T}{\mathrm{d}t}+f(T,t) \qquad 公式5-1$$

Jared A. B 等[45]人提出MDSC相比于传统的DSC,可以将水分和溶剂的残留情况区分出来,特别是对于喷雾干燥制备的无定型状态样品。

四、振动光谱学技术

分子的振动跃迁过程中会伴随有转动能级的变化,产生光谱,通过分子振动光谱信息表征分子结构和分子状态的技术手段称为振动光谱学技术(vibrational spectrascopy)。

振动光谱学技术在制药工业中广泛应用,除了作为晶态和无定型状态确证的辅助手段,同时还可以用于工业在线分析和质量控制。

常用的振动光谱包括红外光谱(infrared spectroscopy,IR)和拉曼光谱(Raman spectroscopy)。

1. 红外光谱　红外光谱(infrared spectroscopy,IR)是根据分子内部原子间的相对振动和分子转动等信息确定物质分子结构和鉴别化合物的方法。根据波长不同,通常将红外光谱分为三个区域:近红外区 $0.78\sim2.5\mu m$($12\,800\sim4000cm^{-1}$)、中红外区 $2.5\sim50\mu m$($4000\sim200cm^{-1}$)和远红外区 $50\sim1000\mu m$($200\sim1cm^{-1}$)。一般所说的红外光谱指中红外光谱,因为此区域为研究和应用最多的区域。无定型状态药物与晶态药物分子之间的振动能量具有差别,可以通过红外光谱中峰型变化、峰位偏移以及峰强改变等来表征。

Xu L 等[46]人以萘普生和葡甲胺为研究对象,采用热熔挤出的方式制备固体分散体,采用红外手段对产物进行表征,相比萘普生和葡甲胺两者单独的红外光谱图,挤出产物的红外光谱图有两个区域发生了变化,第一个是 $3000\sim3500cm^{-1}$ 之间,此区域对应的 O—H 和 N—

H 伸缩振动,此区域峰形变宽。另外一个 1500~1800cm^{-1} 之间,此区域对应萘普生 C=O 伸缩振动,而热熔挤出产物的该峰发生了偏移。红外峰形的改变表征了两者之间盐的形成。

2. 拉曼光谱 拉曼光谱(Raman spectroscopy)属于散射光谱,拉曼单色入射光与被测试分子发生相互作用时,会出现弹性碰撞和非弹性碰撞两种情况。其中弹性碰撞没有发生能量转换,光子只改变运动方向而不改变频率,此种散射过程称为瑞利散射,而非弹性碰撞发生能量交换,光子频率发生改变,这种散射过程称为拉曼散射。拉曼散射产生的光谱图的谱带数目、位移、强度和形状直接与分子的振动和转动信息相关联,由此可以表征不同药物的晶型,同时也可以表征药物的无定型状态。许多红外光谱检测不出来的信息,可以通过拉曼光谱表征出来。

Yiwei T[47]以非洛地平为模型药物,高分子材料为 HPMCAS-HF、Soluplus 和 PVPK15,通过拉曼研究药物和高分子材料制备成固体分散体后的稳定性以及相分离行为。通过拉曼成像的方式可以很直观的发现,在较高的载药量时,无定型状态药物更容易倾向于结晶。同时拉曼表征的不同高分子材料中的药物相分离行为与 Flory-Huggins 理论预测的一致。

五、固态核磁共振技术

固态核磁共振(solid-state nuclear magnetic resonance,SSNMR)是研究固态药物的新方法,通过施加外磁场,分子中原子会产生不同的响应,据此可以表征分子中原子所处的化学环境存在的细微差异。固态核磁共振测试样品的分子快速运动受到限制,化学位移和各向异性等作用使谱线变宽,因此固态核磁共振分辨率要低于液态核磁共振。但是,近年来通过高功率偶极去偶、魔角旋转以及交叉极化等技术,能获得更高分辨率的固态核磁共振图谱。

Fengyuan Y[39]以克霉唑(50%)和共聚维酮为研究体系,采用热熔挤出的方式制备固体分散体,采用固态核磁 ^{13}C 作为表征手段可发现,克霉唑晶态和无定型状态的 ^{13}C 谱有显著的差异。据此可以判定在 140℃条件下,螺杆转速 100rpm/min 制备的固体分散体中克霉唑都为无定型状态。

六、介电弛豫方法

由外部摄动(扰动)偏离平衡的体系,因内部运动回到新的平衡状态的现象称为弛豫现象。通过对样品施加外加交变电场后,极性分子将随电场作交变的取向运动;当取消外电场时,介质分子将恢复到平均偶极矩为零的紊乱取向状态,该过程称为介电弛豫(dielectric relaxation spectroscopy,DRS)。介电弛豫主要研究固态物质中分子运动性。通过对无定型状态药物分子的介电弛豫时间的测定,可以用于表征无定型状态分子的运动性。

Pinal M 等[48]人以酮康唑为模型药物,聚丙烯酸、聚甲基丙烯酸羟乙酯、PVP 为高分子材料,其中酮康唑可以与聚丙烯酸形成盐,与聚甲基丙烯酸羟甲酯形成氢键,与 PVP 形成弱的偶极作用力,采用介电弛豫方式对三种不同的高分子材料形成的固体分散体进行表征,结果显示弛豫时间聚丙烯酸 > 聚甲基丙烯酸羟乙酯 >PVP 与三者的相互作用强弱正好相反。

第九节 无定型药物的发展

随着药物研究的发展,越来越多的难溶物质进入新药候选化学物的队伍中,因此,无定型固体在改善药物生物利用度方面的优势为新药开发带来新的契机,其良好的药用特性,为无定型固体药物的发展注入了新的活力。

在我国,对药物的无定型也已经有一定的重视。我国科学家通过比较国产头孢呋辛酯胶囊与进口片剂,发现头孢呋辛酯在生物体内的吸收与药用晶型有着密切的联系,其有效晶型仅有无定型[49]。目前,对进口的头孢呋辛酯、乙酰麦迪霉素等原料均须用偏光显微镜检查结晶度,以确保其为无定型固体物质状态。2005 年,华中科技大学的 Chen Y 等[19]人制备齐墩果酸的无定型冻干纳米球制剂,不但改善了体外溶出性质,还获得了更明显的保肝效果。

然而,一些药物在高能态的无定型状态下,稳定性可能较差,成为其不可回避的应用缺陷。某些药物的无定型状态,可能在胃肠道的水环境中转化为另一种更为稳定的晶型状态,或者在混悬液中就发生晶型的转变,从而使其生物利用度与药物的溶出速率、自由能等失去一致性,其吸收甚至可能比其他较为稳定的晶型药物更差。因此,无定型药物的应用必须先解决稳定性的问题。选择适当的辅料和特殊的工艺,是一条切实有效的途径。但是,由于药物必须从制剂主体中释放才能起效,因此在整个作用过程中,需要防止其结块或发生晶型的转变。对无定型药物从原料到制剂的研究开发,仍然需要大量的研究工作。

随着对药物研究的深入,国际竞争日益激烈,对药物固体晶型物质的合理选择和应用,已成为药学研究领域和工业界共同关注的课题。由于固体药物无定型状态常有较好的体外溶出和体内吸收性质,并可能达到更好的临床疗效,因此相关研究具有广阔前景。

（应　剑　蔡　挺　吕　扬　杜冠华）

参考文献

1. Rolf H. Polymorphism in the Pharmaceutical Industry. 2006 WILEY-VCH Verlag GmbH & Co. KGaA, Weinheim.

2. Byrn SR, Pfeiffer RR, Stowell JG. Solid-State Chemistry of Drugs. Academic Press, New York, 1982.

3. Shakhtshneider TP, Boldyrev VV. Mechanochemical synthesis and mechanical activation of drugs, Reactivity of Molecular Solids. John Wiley & Sons, New York, 1999, Chapter 8, 271-311.

4. Huttenrauch R, Fricke S, Zielke P. Mechanical Activation of Pharmaceutical Systems. Pharm Res, 1985, 2; 302.

5. Kerc J, Srcic S, Mohar M, et al. Some physicochemical properties of glassy felodipine. Int J Pharm. 1991, 68; 25.

6. Chono S, Takeda E, Seki T, et al. Enhancement of the dissolution rate and gastrointestinal absorption of pranlukast as a model poorly water-soluble drug by grinding with gelatin. Int J Pharm, 2008, 347; 71.

7. Joshua DR, Peter ML, Patrik M. Ultra-fast absorption of amorphous pure drug aerosols via deep lung inhalation. J Pharm Sci, 2006, 95; 2438.

8. Cantarini M, Fuhr R, Morris T. Pharmacokinetics of two novel bicalutamide formulations in healthy male volunteers. Pharmacology, 2006, 77; 171.

9. Purvis T, Vaughn JM, Rogers TL, et al. Cryogenic liquids, nanoparticles, and microencapsulation. Int J Pharm, 2006, 324; 43.

10. Matsunaga N, Nakamura K, Yamamoto A, et al. Improvement by solid dispersion of the bioavailability of KRN633, a selective inhibitor of VEGF receptor-2 tyrosine kinase, and identification of its potential therapeutic window. Mol Cancer Ther, 2006, 5; 80.

11. Jun SW, Kim MS, Kim JS, et al. Preparation and characterization of simvastatin/ hydroxypropyl-beta-cyclodextrin inclusion complex using supercritical antisolvent (SAS) process. Eur J Pharm Biopharm, 2007, 66; 413.

12. Johari GP, Ram S, Astl G. Characterizing amorphous and microcrystalline solids by calorimetry. J Non-Cryst

Solids,1990,116;282.

13. Mishima O,Calvert LD,Whalley E. An apparently first-order transition between two amorphous phases of ice induced by pressure. Nature,1985,314;76.

14. Yamamoto K,Nakano M,Arita T,et al.Dissolution behavior and bioavailability of phenytoin from a ground mixture with microcrystalline cellulose.［J］. J Pharm Sci,1976,65(10):1484-1488.

15. Chokshi R J,Zia H,Sandhu HK,et al. Improving the dissolution rate of poorly water soluble drug by solid dispersion and solid solution;pros and cons. Drug Deliv,2007,14;33.

16. Dharmendra S,William C. Drug polymorphism and dosage form design;a practical perspective. Adv Drug Delivery Rev,2004,56;335.

17. Albano A A,Phuapradit W,Sandhu HK,et al. Amorphous form of cell cycle inhibitor having improved solubility and bioavailability. US Patent 6482847.

18. F.H.Stillinger,T.A.Weber.Packing structure and transitions in liquids and solids. Science 1984,225,983-989.

19. Murdande S. B.,Pikal M. J.,Shanker R. M.,et al. Solubility advantage of amorphous pharmaceuticals;I. A thermodynamic analysis. J Pharm Sci,2010,99(3),1254-1264.

20. Alonzo D. E.,Zhang G. G.,Zhou D.,et al. Understanding the behavior of amorphous pharmaceutical systems during dissolution. Pharm Res,2010,27(4),608-618.

21. 施秦,蔡挺. 无定形态药物结晶行为的研究进展［J］.中国药科大学学报,2017,48(6):654-662.

22. Alonzo D. E.,Zhang G. G.,Zhou D. et al. Understanding the behavior of amorphous pharmaceutical systems during dissolution. Pharm Res,2010,27, (4),608-618.

23. Ilevbare G. A.,Liu H.,Edgar K. J.,et al. Understanding Polymer Properties Important for Crystal Growth Inhibition—Impact of Chemically Diverse Polymers on Solution Crystal Growth of Ritonavir. Cryst Growth Des, 2012,12, (6),3133-3143.

24. Konno H.,Handa T.,Alonzo D. E.,et al. Effect of polymer type on the dissolution profile of amorphous solid dispersions containing felodipine. Eur J Pharm Biopharm,2008,70, (2),493-499.

25. Raina S. A.,Alonzo D. E.,Zhang G. G.,et al. Impact of polymers on the crystallization and phase transition kinetics of amorphous nifedipine during dissolution in aqueous media. Mol Pharm,2014,11, (10),3565-3576.

26. Asegawa A. H.,Taguchi M. A.,Suzuki R.,et al. Supersaturation Mechanism of Drugs from Solid Dispersions with Enteric Coating Agents. Chem Pharm Bull,1988,36, (12),4941-4950.

27. Somasundaran P.,Krishnakumar S..Adsorption of surfactants and polymers at the solid-liquid interface. Colloid Surface A,1996,123-124, (1997),491-513.

28. Shikura T,Ishizawa T,Suemune K,et al. Amorphous substance of tricyclic triazolobenzazepine derivative. US Patent 7229985.

29. Chen Y,Liu J,Yang X,et al. Oleanolic acid nanosuspensions;preparation, in-vitro characterization and enhanced hepatoprotective effect. J Pharm Pharmacol,2005,57;259.

30. Nilsson AM,Gäfvert E,Nilsson JL,et al. Different physical forms of maleopimaric acid give different allergic responses. Contact Dermatitis,2002,46;38.

31. Sarmento,T. V. S. M. J. N. B..Amorphous solid dispersions;Rational selection of a manufacturing process. 2016,100,85-101.

32. Xie T.,Taylor L. S..Dissolution Performance of High Drug Loading Celecoxib Amorphous Solid Dispersions Formulated with Polymer Combinations. Pharm Res,2016,33(3),739-750.

33. Sophia Yui Kau Fong,A. I.,Annette Bauer-Brandl.Solubility enhancement of BCS Class II drug by solid phospholipid dispersions;spray drying versus freeze-drying. Int J Pharm,2015,496(2),382-391.

34. Kim M. S.,Baek I. H.. Fabrication and evaluation of valsartan-polymer- surfactant composite nanoparticles by using the supercritical antisolvent process. Int J Nanomedicine,2014,9,5167-5176.

35. Kim J. S.,Kim M. S.,Park H. J.,et al.Physicochemical properties and oral bioavailability of amorphous

atorvastatin hemi-calcium using spray-drying and SAS process. Int J Pharm, 2008, 359(1-2), 211-219.

36. Ravindra S. Dhumal, S. V. B., Shigeo Yamamura, et al. Preparation of amorphous cefuroxime axetil nanoparticles by sonoprecipitation for enhancement of bioavailability. Eur J Pharm Biopharm, 2008, 70, 109-115.

37. Shi Q., Cai T.. Fast Crystal Growth of Amorphous Griseofulvin; Relations between Bulk and Surface Growth Modes. Cryst Growth Des, 2016, 16(6), 3279-3286.

38. YANNAN LIN, R. P. C., PETER L.D. WILDFONG. Informatic Calibration of a Materials Properties Database for Predictive Assessment of Mechanically Activated Disordering Potential for Small Molecule Organic Solids. J Pharm Sci, 2008, 98(8), 2696-2708.

39. Yang F., Su Y., Zhu L., et al. Rheological and solid-state NMR assessments of copovidone/clotrimazole model solid dispersions. Int J Pharm, 2016, 500, 20-31.

40. Sakata Y., Shiraishi S., Otsuka M..Characterization of dehydration and hydration behavior of calcium lactate pentahydrate and its anhydrate. Colloids Surf B Biointerfaces, 2005, 46(3), 135-141.

41. NEWMAN A.Pharmaceutical.Amorphous Solid Dispersions. 2015; Vol. 4, 117-169.

42. Wlodarski K, T. L., Sawicki W. . Physicochemical properties of direct compression tablets with spray dried and ball milled solid dispersions of tadalafil in PVP-VA. Eur J Pharm Biopharm, 2016, 109, 14-23.

43. Sun Y., Tao J., Zhang G. G., et al. Solubilities of crystalline drugs in polymers; an improved analytical method and comparison of solubilities of indomethacin and nifedipine in PVP, PVP/VA, and PVAc. J Pharm Sci, 2010, 99(9), 4023-4031.

44. Aurélien Mahieu, J.-F. o. W., Emeline Dudognon, et al. A New Protocol To Determine the Solubility of Drugs into Polymer Matrixes. Mol Pharm, 2012, 10, 560-566.

45. Jared A. Baird, L. S. T..Evaluation of amorphous solid dispersion properties using thermal analysis techniques. Adv Drug Deliv Rev, 2012, 64, 396-421.

46. Liu X., Zhou L., Zhang F..Reactive Melt Extrusion To Improve the Dissolution Performance and Physical Stability of Naproxen Amorphous Solid Dispersions. Mol Pharm, 2017, 14(3), 658-673.

47. Tian Y., Jones D. S., Andrews G. P..An investigation into the role of polymeric carriers on crystal growth within amorphous solid dispersion systems. Mol Pharm, 2015, 12(4), 1180-1192.

48. Pinal Mistry, S. M., Tata Gopinath, et al.Suryanarayanan, Role of the strength of drug-polymer interactions on the molecular mobility and crystallization inhibition in ketoconazole solid dispersions. Mol Pharm, 2015, 12(9), 3339.

49. 陈梅娟, 陈鸣, 徐美香. 头孢呋辛酯胶囊处方工艺及晶型研究. 上海医药, 2000, 21; 34.

第六章

优势药物晶型

固体化学药物的多晶型现象是一种普遍的物质存在的自然现象,这种现象是指一种固体化学药物可以存在两种或两种以上晶型状态,又称为物质的多晶型状态,物质的多晶型状态也称为"同质异晶"现象。同质异晶的固体物质虽然其化学本质是相同的,但其理化性质可能是不同的[1]。对于理化性质不同的"同质异晶药物",在临床上也可以表现出不同防治疾病的疗效,直接影响药物的应用和临床效果。因此,固体化学药物的同质异晶现象在药物研究中是十分重要的内容。

早在20世纪70年代,药物研究人员就认识到固体化学药物存在多晶型现象,并对多种药物的多晶型现象进行了研究,取得了重要的成果。例如,棕榈氯霉素存在着多晶型现象,对多晶型的研究和选择[2],不仅有效提高了药物的疗效,还提高了药物的质量控制水平。近年来,药物多晶型的研究已经受到国内外药学界的广泛关注[3,4]。

临床使用的固体化学药物多数存在多晶型现象,属晶型药物,但由于缺少针对同质异晶药物的研究和对晶型药物产品质量控制标准的研究,导致临床上屡屡出现同一品种药物由于生产企业不同或生产批次不同而存在巨大疗效差异的现象,而且这也是造成国产药物与进口药物间存在疗效差异的关键所在[5,6]。这种现象直接影响着我国药品的质量和临床治疗的效果,已经成为医药领域急需解决的重要科学问题之一。

由于多晶型固体化学药物可能存在临床疗效的差异,所以发现、寻找、研究一种固体化学药物的不同晶型状态并评价其临床疗效之间的差异,确定并控制可以用于制造药物的最佳晶型,是多晶型固体化学药物研究的基本要求。大量研究证明,对于一种具有多种晶型存在形式的固体化学药物,并不是所有晶型都具有相同的生物学特点,其中会有一种或多种可以产生最佳临床治疗效果,这种可以产生最佳治疗效果的可用于制备药物的晶型就是"优势药物晶型"。本章对优势药物晶型进行综合分析与讨论。

第一节　优势药物晶型的认识

固体物质存在多晶型的现象发现于1798年,化学家M.H.克拉普罗特发现了无机物中的方解石和文石都是由碳酸钙组成。最早发现的有机化合物多晶型现象是在1832年,由俄国科学家F. Wöhler等人在研究苯甲酰胺化合物时发现的。历经二百多年的发展,多晶型固体物质已经在物理、材料、光学、磁学等多个不同学科领域中得到广泛应用和发展。

在20世纪80年代后期，人们在临床医学中逐渐发现，一种化学药物由于来源不同，如不同企业生产的药品、同一企业生产的不同批次药品等，存在着临床治疗作用差异现象。这一现象引起了国内外药学家的广泛关注，并对此进行了深入研究，发现造成不同来源药物临床差异的根本原因是药品中使用的药物原料为不同晶型固体物质状态。围绕药物晶型的研究发现，多数固体化学药物具有多晶型现象，这种现象为药物生产选择晶型提供了实验基础。

为了保证药物的疗效稳定，国外各大制药企业对其生产的新化学药物进行相关的晶型研究，并取得了重要的突破性进展。雷尼替丁就是一个成功的范例[7]。通过药物晶型研究，不仅可以获得最佳的适合临床应用的晶型物质，而且可以有效控制药品质量，保证了药物产品质量和疗效的稳定。药物晶型的重要意义被医药生产企业和研究人员所认识，对药物晶型研究越来越受到国内外药物研究人员的高度重视。

通过从药物原料的晶型固体物质状态对药物进行深入研究，出现了一批具有良好药物晶型特点的药品投放市场，仅《美国药典》就收载了百余种晶型药物品种，有效地控制了药物的疗效，提高了药物质量。例如，《美国药典》中指出头孢呋辛酯固体化学药物有两种晶型状态，由于两种晶型物质的溶解性质不同，在临床制剂中需要明确说明片剂所使用的晶型种类，若使用的晶型种类为两者混合型，则应注明晶型的混合比例[8]。这说明，尽管两种晶型都可以药用，但它们的确存在疗效差异。虽然这里没有明确指出哪一种是优势药物晶型，但是对药品制剂中的晶型种类与晶型含量提出了产品质量控制标准要求。事实上，所有用于制备临床应用制剂的晶型药物原料，都应具备优势药物晶型的基本特征。

在药物研究过程中，发现一种化学药物的多种固体物质晶型状态有着重要价值和意义，新晶型物质的发现是研究优势药物晶型的基础。而对于已经发现的不同晶型固体物质进行生物活性评价，则是晶型药物研究的重要内容，也是确定优势药物晶型的临床作用关键科学依据。在药物的质量标准研究中，晶型质量又具有特别重要的地位，是真正实现对晶型固体化学药物质量标准控制的重要内容和指标，是保证药物临床疗效的重要因素之一。

随着对药物晶型研究工作的深入，同一种药物可以获得多种不同的晶型，而这些晶型是否都可以作为药物使用呢？这是研究人员在认识了药物多晶型后必然要考虑的重要问题。现有研究资料显示，在药物研发阶段，研究人员通常根据晶型的理化性质和特点进行选择，使用稳定性和理化性质易于在生产过程中进行控制。但是，由于药物是具有药理作用的特殊物质，真正的优势药物晶型就必须考虑其药理学特点，因此，对优势药物晶型的研究越来越受到研究人员重视，逐渐成为药物晶型研究的重要内容。

在药物多晶型现象中，一个药物的多种晶型为制药提供了选择的空间，同样也提出了选择的要求，确定最适合作为药物使用的晶型就成为药物晶型研究中的重要科学问题。由于药物晶型影响到药物的疗效和质量，能够实现最佳药物疗效，达到最佳药物治疗要求的晶型就是适合药物生产使用的晶型，我们将这种晶型称为"优势药物晶型"。可以认为，药物晶型研究的核心内容就是发现并确定"优势药物晶型"。因此，优势药物晶型研究是一个涉及化学、物理学、生物学及分析学等多个交叉学科的领域。

第二节　优势药物晶型的基本条件

"优势药物晶型"是指在固体化学药物存在多种晶型状态的情况下,其中稳定性最好、临床疗效最佳、安全性最高、最适合用于制备药品的晶型状态。所谓优势药物晶型,就是指一种固体化学药物的多种晶型中,有一种及以上晶型最适合作为药物原料用于制备药物,而这种制备药物所使用的晶型就被称之为该药物的优势药物晶型。

药物的基本属性表现在两个方面,一是具有特定化学结构的化合物的物质属性,也就是说每一个药物都是一种物质,具有物质的基本特点,包括理化性质,存在状态,性状质量等;二是具有治疗疾病作用的药理活性属性,这是任何一种可以作为药用的物质所必须具备的属性,对于药物而言,其有效性是绝对的要求。因此,优势药物晶型应该在物质属性方面具有良好的成药性,而在药理属性方面也具有更好的药理活性。

优势药物晶型必须具备两个条件,第一个是晶型的物质属性具有良好的成药性,符合制备药物的要求。由于同一固体化学物质不同晶型的物理性质存在差异,尤其是其表观状态有明显的不同,物质分子间力和能量状态不同,其稳定性也有所不同,因此,选择稳定性符合制药要求的晶型,是选择优势药物晶型的重要条件。当然,由于在药物制备过程中工艺条件的变化和辅料的应用,会直接影响药物晶型稳定性,优势药物晶型的稳定性就不是单纯的指原料药晶型的稳定性,而是包括在复杂条件下的综合稳定性。

晶型的稳定性仅仅是作为优势药物晶型的物质属性的成药性条件之一,晶型的溶解性,辅料相容性以及制备的可控性等,也是优势药物晶型应具备的条件。因此,在评价优势药物晶型的物质属性的成药性方面,需要通过多项参数进行综合考虑,选择最佳的晶型用于制备药物。

当然,尽管药物的物质属性成药性需要综合考虑,更需要考虑的是晶型状态直接影响到药物的药理作用的因素。也就是优势药物晶型必须具备的第二个条件,药理活性属性的成药性。

优势药物晶型的第二个必须具备的条件是具有良好的药理活性,以保证实现良好临床治疗效果。药物的核心价值是其具有治疗疾病的药理作用,无论物质状态如何,没有药理作用的物质不是药物。我们制备药物的所有选择都是为了达到治疗疾病的最终目标。影响固体药物药理活性的因素有很多,最重要的因素是影响药物在体内的吸收过程的因素。固体药物口服以后,只有能够被机体吸收,才有可能在体内发挥药理作用。由于药物不同晶型的体内吸收有明显不同,直接影响药物的有效性和安全性。优势药物晶型应该是一种可以产生最佳临床疗效而且符合制备药物条件的药物晶型存在形式,对于一个具有多种晶型的药物,其优势药物晶型应较其他晶型具有更高的安全性和临床有效性的特征。

优势药物晶型除上述两个必备的条件外,还应具备的条件包括药物制备工艺可实施性和质量可控制性等条件。工艺可实施性涉及晶型制备的技术和条件,需要进行工程化的研究,达到晶型制备的规模化。而药物质量可控性则是指可以建立适当的检测方,有效控制药物制剂中的晶型状态,以确保药物的临床疗效。

由以上分析可以看出,优势药物晶型的研究内容包括药物晶型状态的理化性质、生物活性、制备技术、控制条件等方面。因此,评价优势药物晶型,是一项涉及化学、分析、生物学等多学科的复杂研究任务。

第三节　优势药物晶型的生物学特点

药物的主要用途是防病治病,其基本特征是具有药理作用。固体化学药物能充分发挥临床治疗作用的关键技术指标是应具有良好的吸收和分布,能够在体内达到治疗疾病所需的药物浓度。同时,药物在体内浓度和分布的改变,必然与其代谢、疗效和毒性密切相关。因此,一种药物的优势药物晶型就是某种晶型较其他晶型具有更好的吸收与分布、更理想的血药浓度与稳态血药浓度平台期、最小的毒副作用,而符合这些基本条件的晶型,我们就认为它具备了优势药物晶型的生物学特点。

一、优势药物晶型的体内过程

优势药物晶型是一个相对概念,是指同一药物在具有多种晶型固体物质状态下,其中某一或多种晶型状态具有更好临床治疗效果。因此,优势药物晶型必须在生物体内有良好的药理学活性特征。

固体药物晶型对临床疗效最突出的影响是不同晶型的药物表现出不同的吸收与分布过程。目前研究认为,由于固体物质晶型的不同,使其溶解速度发生了改变,药物在体内经过胃肠道吸收的程度和速率都发生了变化。一般情况下,溶解度好的晶型固体药物在体内吸收也更好。除此之外,固体药物晶型吸收和分布的差异以及产生疗效差异和毒性差异的原因并不完全是溶解度的变化,由于不同晶型的物质状态在固体物质状态给药条件下可以与生物体的吸收部位形成特殊的局部接触模式,进而改变了药物的吸收。对于固体药物不同晶型吸收分布以及产生作用差异的机制还有待进一步研究。因此,不同晶型固体药物在生物体内的溶解、吸收、分布及代谢过程,是评价优势药物晶型的生物活性的关键步骤。

二、优势药物晶型的药效学和毒理学

对晶型药物开展药效学研究,是科学选择优势药物晶型固体物质的基础。通过对不同晶型固体药物在生物体内吸收过程的考察,研究其血药浓度的变化规律,为药效学的研究奠定了基础。但是由于在不同药物浓度条件下,药物发挥作用的强度和持续时间并不相同,所以不同晶型药物的药理作用研究亦是非常重要的,只有通过该研究,才能发现晶型药物在生物体内的作用规律,评价药物的优势药物晶型物质状态。

不同晶型固体药物制剂在生物体内的溶解度与溶解速率存在差异,改变药物作用于靶器官的浓度,将影响药物对靶器官的作用,从而改变药物的药理作用强度和毒副作用,这种表现对药物临床疗效可产生重要的影响。由于浓度增高而提高的药物药理作用表现,可以产生更强的治疗效果。同时,由于生物体内药物浓度变化及分布变化可能是不均衡的,由此可能引起毒副作用的特点发生变化,这是研究优势药物晶型所必须考虑的问题。

晶型药物引起的药物浓度和药物分布变化,使某些对具有特定毒性靶器官的药物,由于在毒性靶器官中药物分布的改变,产生的毒性也会随之发生变化,这种毒理学方面的变化可以是对生物体有益的,即使毒性减弱,也可能由于浓度的增加产生更显著的毒性作用,而影响到药物的临床治疗效果。

三、优势药物晶型的生物学评价方法

优势药物晶型的生物学特征评价,包括以下几点:①评价机体对不同晶型吸收的影响,这种影响可以采用体外试验方法评价,也可以采用动物实验方法评价,目的在于掌握机体对不同晶型固体化学药物的吸收特点和变化规律;②在评价机体对药物吸收的基础上,分析药物在不同吸收条件下的分布特点和变化规律,选择适合于发挥药理作用的血药浓度和药物分布条件;③评价在不同吸收情况下的药效学变化特点和变化规律,这种变化有时是与血药浓度直接相关的,但在特殊情况下也可能会发生改变;④评价不同晶型药物的安全性,这种评价可以通过应用选定的晶型进行安全评价,也可以通过已有的毒性研究资料和血药浓度资料来综合评价其安全性。

所以,对晶型药物进行药理学和毒理学研究,才能寻找到高效低毒的优势药物晶型。

第四节　优势药物晶型的物质特点

对药物多晶型问题的讨论主要针对固体化学物质,而固体化学物质的存在状态可以是分子的全局有序排列到全局无序排列过程中的某一阶段。化学药物的多种固体物质状态(多晶型现象)可受到来自于物理条件变化或化学条件变化的影响,也与药物分子的构象及构型、药物分子间的作用力及药物结晶中溶剂分子的介入等影响因素相关。因此,研究固体药物优势药物晶型在物理领域的晶体学中也属于一个较复杂的理论和技术问题。

优势药物晶型除了应具备适合于临床治疗的生物学特征外,还必须符合晶体学和药学的基本要求。

一、优势药物晶型的基本物质特点

对于多晶型固体化学药物,不同的晶型状态可具有完全不同、完全相同或部分相同的物理学、化学或生物学特性。因此,作为药物使用的优势药物晶型,必须具备两个基本特征:一是晶型状态的物质属性的成药性,二是晶型状态物质的药理属性的成药性。

优势药物晶型的物质成药性是要求该物质的晶型状态必须具备晶型药物的基本特点,即药物晶型的稳定性、晶型的制备工艺及产业化的可行性和质量控制的先进性。因此,对多晶型固体化学药物需要进行系统的晶型特点研究,以期获得理想的优势药物晶型[9]。

二、药物共晶

药物共晶是由药物与其他一种或一种以上的化合物或药物以一定比例在同一个晶格内通过非共价键形成的物质状态[10-12]。(详见本书第九章,药物共晶技术)

以共晶形式研发的药物近年来不断增加,其显著的优势吸引了更多的药物研发机构对共晶药物开展研究。为了加强共晶药物的管理,美国食品药品管理局(FDA)于2018年2月发布了药物共晶管理指南(Regulatory Classification of Pharmaceutical Co-Crystals Guidance for Industry),该指南经过多年的实践检验并多次修订,用于指导共晶药物的研发和监管。因此,共晶药物已经成为重要的药物研发方向。

药物共晶通常为一个药物分子与另一个分子形成,而另一个与药物组成共晶的化合物又称为共晶配合物(co-crystal co-former,CCF)。共晶配合物多数是可以形成共晶后可以是药物成药性改变的没有活性的化合物,也可以是具有药理作用的另一种药物,也可以是用于制备药物的辅料。使用 CCF 的目的就是改善药物分子的成药性,使之能够通过形成共晶,达到适合于临床应用的目的。

如果 CCF 选用的是具有药理作用的药物,由此形成的两种药物的共晶,在治疗作用方面就要发生变化,在研究过程中就需要在药理学上进行充分研究,使之发挥更好的治疗作用[13-15]。

三、晶型物质的稳定性

根据物质的稳定性可将晶型物质分为稳定状态、亚稳定状态和不稳定状态。对固体化学药物的基本要求是药品应具有良好的稳定性。因此,在研究固体化学药物的多晶型时,晶型的稳定性是研究的重要内容之一。

考察各种晶型固体物质的稳定性不仅需要观察原料药存放期间的稳定性,而且还要观察在不同温度、湿度、光线、压力等条件下的晶型稳定性。优势药物晶型应选择晶型稳定性较好的固体物质状态,以保证药品在制备、运输及贮藏过程中不会发生转晶现象而影响到药品质量[16]。

寻找优势药物晶型是为了药物产品的开发与应用,而晶型转变可以影响药物的治疗作用。因此,选择优势药物晶型的重要技术指标之一就是晶型的稳定性。一般来讲,优势药物晶型越稳定越符合药用需求,但是这种要求并不是绝对的,凡是能够达到药物使用要求的稳定性,就可以作为优势药物晶型而应用于药物制备。例如,一种化学药物存在多种晶型,其中某一种晶型属相对稳定状态,当将其放置在 120℃以上的高温条件下,2 小时后即会发生转晶现象[17];对于这种晶型,虽然它不属于该种药物中的最稳定晶型,但是在药品的制备、运输、贮藏等环节中均不可能出现使其产生转晶的环境条件,该晶型状态完全可以控制,就可以认为这种晶型属稳定状态。

当然,优势药物晶型的稳定性也可以通过其他技术方法来优化或改变。例如,一种在生物学中比较理想的药物晶型,虽然其自身的稳定性不能完全满足作为药物的要求,但可以通过其他物理或化学手段达到稳定晶型的目的[18],如添加能够使该晶型稳定的辅料,实现提高晶型稳定性的目标。

四、优势药物晶型的质量标准

(一)药物晶型的纯度标准

新药报批指导原则中对化学药物有明确的质量标准要求,即一种化学药物应达到明确的化学纯度与杂质成分含量。由于晶型会影响药物的临床疗效,所以对于晶型固体药物除了要求有一般的化学药物纯度质量标准外,尚需增加对晶型固体物质的种类和纯度质量控制要求。

(二)药物晶型的种类及比例

优势药物晶型的质量标准是指对固体化学晶型药物而言,需要根据已有研究结果,对具有临床疗效最佳、晶型状态稳定、毒副作用最低的优势药物晶型制定科学合理的质量控制标准。质量控制标准内容应包括药物晶型特征(包括种类和比例)和晶型纯度要求,药物晶型特征包括原料药晶型和固体制剂中原料药晶型的两个质量控制标准,才能真正实现对晶型药物的全面质量控制目的。

这里需要说明,优势药物晶型可以是由一种晶型物质组成,也可以是由两种或两种以上晶型物质组成。尽管组成晶型成分的数量不同,但都应满足优势药物晶型的基本条件。若研制的药物是由两种以上的晶型作为其优势药物晶型物质,则在其产品质量标准中应增加晶型种类、晶型比例、晶型含量等质量标准要求。

第五节　优势药物晶型的研究和应用

优势药物晶型是指保持了化学药物最佳物理学、化学及生物学特性的固体物质状态。在药物研发和生产过程中,应用优势药物晶型,可以有效保证药物的最佳疗效,有效控制质量标准和稳定的药物状态。严格地讲,晶型固体化学药物只有应用了优势药物晶型,才真正达到了固体化学药物的最高要求。优势药物晶型的研究包括晶型制备、晶型检测和在固体药物制剂中的应用等。

一、晶型物质的制备方法

药物晶型状态与物质制备是研究优势药物晶型的核心技术问题,在技术上可以分为三个主要方面。

(一)多晶型固体化学药物的物质状态筛查

这是认识药物多晶型物质的重要环节。筛选方案与技术越全面,获得的晶型种类就越多,对于发现、认识和控制药物晶型质量越有利。如果不能全面认识固体化学药物晶型物质存在状态,就无法保证临床药物有效性,无法控制药物在生产、贮存、应用过程中的晶型质量,也无法实现科学评价优势药物晶型的目标[19]。

(二)各种晶型药物的理化特性研究

通过采用多种技术手段和方法,研究药物晶型的特点、状态、性质,以确定晶型分子间相互作用特点和分子排列规律,认识分子结构、构象及构型特征。通过对晶型固体物质在分子层面的研究,建立合理的检测方法和检测标准,准确评价晶型药物结构的稳定性。

(三)晶型药物制备工艺研究与优化

由于优势药物晶型是用于制备药物的固体物质基础,因此需要将实验室晶型制备工艺放大到生产水平,以满足工业化晶型药品生产要求。同时还需要考虑晶型纯度控制标准与产品质量,以获得符合质量要求的优势药物晶型物质。近年来,药物晶型制备技术迅速发展,一些新的技术方法在实际药物生产中得到应用,特别是机械化学技术的应用,促进了药物多晶型的发现,特别是提高了优势药物晶型的发现[20]。

二、药物晶型识别和控制

目前应用于多晶型固体化学药物的物质状态分析技术有多种,主要包括以下几种技术。

(一)单晶X射线衍射分析技术

单晶X射线衍射分析方法可以从分子层面揭示晶型药物的本质,给出不同晶型药物间的定量参数分析结果,但由于其分析结果仅针对一颗单晶体而言,不能代表全部样品的普遍性,因此存在一定的局限性。

(二)粉末 X 射线衍射分析技术

该方法在多晶型药物研究中具有较强的指纹特征性,即相同药物的不同晶型,其粉末衍射图谱可完全不同。粉末 X 射线衍射技术无法独立判别晶型纯度,需借助单晶 X 射线衍射技术共同完成晶型纯度的定量分析。

(三)红外吸收光谱分析技术

该方法在晶型研究中给出了分子中共价键运动的能级跃迁的结果,由于不同晶型样品的分子结构完全相同,因而只有在不同晶型的分子间作用力发生变化或溶剂分子介入时,才能表现出图谱的差异。红外光谱一般作为晶型定性鉴别和半定量分析方法。

(四)显微分析技术

该方法包括光学显微镜观察和电子显微镜观察,主要是通过对晶体外形识别达到晶型分析目的。但是,同一物质可以表现为不同的晶体外形,而不同的物质也可能表现为相同的晶体外形。所以,仅凭借晶体外形无法独立地对晶型进行定性定量分析,而需要借助其他分析技术给出晶型种类与晶体外形间的关系。

(五)热分析技术

热分析技术根据原理不同,又可分为热重法(TGA)、差热分析法(DSC)、差示扫描量热法(DTA),这些方法是通过控制温度变化观察晶型样品的理化性质随温度变化的关系,热分析法对识别晶型药物样品中含有的结晶溶剂或结晶水有明显优势。不同的热分析技术可对溶剂的种类与含量进行定性定量分析。

(六)其他分析技术

此外,固态核磁共振技术与拉曼散射光谱技术也被应用于多晶型药物的识别与鉴定,虽有文献报道,但在晶型药物的研究中,还属于不成熟的分析方法。目前国际公认对晶型药物的权威定量分析方法仍是单晶 X 射线衍射与粉末 X 射线衍射联用技术[21]。

三、优势药物晶型原料与固体药物制剂

(一)原料药与固体制剂晶型的一致性

当某种化合物存在多晶型现象,而我们开发药物的预期目标又是口服固体制剂形式时,就需要对药物原料进行系统深入的晶型研究,以保证开发的药物所使用的原料为优势药物晶型,固体制剂中的药物晶型与原料药晶型保持良好的一致性。

(二)保证固体制剂中的原料药晶型稳定性

固体制剂是化学药物制剂的主要形式,主要通过口服给药,是化学药物在临床中应用最广泛的给药途径。晶型药物固体制剂不仅需要符合普通的固体制剂要求,还应该有其特定的要求,即需要保证在固体制剂中的晶型状态不发生改变,不产生转晶现象。因此,晶型药物与药物制剂有着密切的关系。

(三)影响固体制剂中药物活性成分转晶的主要因素

固体制剂中影响药物活性成分(通常称为原料药)晶型发生变化的因素可能来源于三个方面:

1. 辅料种类选择不当　当制剂中选择的某种辅料存在一定引湿性时,由于辅料吸潮造成固体制剂中的原料药晶型发生转变;此外,应保证固体制剂中使用的各种辅料与原料药晶型具有较好的相容性,即辅料不会促使原料药发生转晶反应。

2. 固体制剂的制备过程中溶媒选择不当　固体制剂的制备过程中,常常会引入有机溶剂或水等溶媒帮助完成固体制剂的制备。此时,应尽量避免使用那些可使药物晶型转变的溶媒种类,以防止由于溶媒介入而造成药物的晶型转变。

3. 固体制剂的制备工艺选择不当　固体制剂中的绝大多数是片剂形式。对于开发晶型药物的片剂制剂,则需要增加压力对晶型影响的考察,以证实固体制剂使用的压力制备工艺不会使药物发生晶型转变[22,23]。

四、我国药物晶型研究的应用

20世纪80年代后期到90年代初期,由于进口药物的大量引进和仿制药物的大量出现,医生与患者亲身感受到,部分同种药物的国产与进口产品可以产生不同的临床治疗效果,有些药物的临床疗效可相差数倍乃至数十倍。例如,我国仿制的心血管疾病防治药物尼莫地平片剂,在开始阶段国产与进口产品的临床疗效相差三倍以上,通过深入研究发现造成国产与进口尼莫地平片剂药物临床作用差异的真正原因是制剂使用了不同晶型的尼莫地平固体药物原料。这也是我国首次从临床上发现不同晶型药物治疗作用差异的实例。这种现象也引起了我国药品管理机构的重视,并开始关注固体化学药物的晶型问题。

针对固体药物晶型问题,我国行政管理机构在《化学药物原料药制备和结构确证研究的技术指导原则》《化学药物稳定性研究的技术指导原则》《化学药物质量控制研究技术指导原则》等文件中增加了对固体晶型药物研究的要求,并在2015年版《中国药典》中建立了药品晶型研究及晶型质量控制指导原则,加强了我国对药物晶型的重视[24]。但是,由于我国在管理、研发、生产、应用领域对晶型药物认识的局限性,直至今日,在晶型药物研究的理论知识、技术方法和管理规定等方面均处于初级探索阶段。

2011年我国对仿制药的质量问题给予了特别关注,启动了药物质量标准一致性评价工作。但经过数年努力,并没有取得实质性进展。一直到2016年,国家食品药品监督管理总局开始启动药物质量疗效一致性评价,并制定了严格的时间表,希望能够在规定的时间内完成一定数量的仿制药的一致性评价。经过企业的不懈努力,部分产品的一致性评价取得进展,但多数药物的一致性评价依然面临巨大困难。其主要原因是我们既对仿制药一致性评价的科学和技术内涵没有深刻的认识,又对仿制药一致性评价的技术缺少经验积累,尽管有人认为可以轻而易举地实现一致性评价,但在严格的生物等效性研究的考验中,我们开始了认真的思考和研究。

面对仿制药一致性评价遇到的问题和困难,需要分析和探索问题的关键环节。大量研究结果显示,仿制药一致性评价的核心问题,或者说是关键的技术问题是优势药物晶型的选择、应用和制备工艺控制问题。

在目前情况下,能够扎实进行技术研究并认识到问题关键环节的管理和科研人员已经在进行着积极的探索,我们希望通过努力,更多的国产药物达到可控的最佳治疗效果。当然,我们也要提防,由于对关键技术的掌握不够,虽然通过了一致性评价的生物等效性检验,在实际生产过程中依然不能控制药物的疗效,使出现"一次性"的一致性评价的风险在不断提升,也是在一致性评价中必须关注的科学问题。优势药物晶型将是世界药学领域中多晶型固体化学药物研制的发展方向,这是基于优势药物晶型的药品较其他晶型药品具有更高的临床有效性、产品稳定性及安全性。对于同一种药物,应用优势药物晶型制备成固体制剂,理论上可以达到最佳的药物状态。随着人类对晶型药物认识的不断深入和晶型药物研究技术的进步和发展,优势药物晶型的研究将会受到更广泛的重视和应用[25,26]。

(杜冠华　吕　扬)

参考文献

1. Threlfall TL. Analysis of organic polymorphs. Analyst, 1995, 120 (10):2435.

2. Chen G M. Polymorphism of chloramphenicol palmitate. Chin pharm J, 1982, 17 (2):29.

3. Mao L, Zheng Q T, Lu Y. Progress on the of Solid Drug Polymorphism. Nature Product Research and Development, 2005, 17 (3):371.

4. Zhang W G, Liu C X. Survey of Study on Polymorphism Drug Bioavailability [J].Tianjin Pharm, 2007, 19 (2):59.

5. Du Guanhua, Lu Yang. The study of drug quantity and the control of drugs effects. Foods and Drugs, 2008, 10(5):1.

6. Sun L L, Chen Y Y, Xu C B. Comparation of Domestic and imported Bisoprolol antihypertensive efficacy. Journal of BeiJing Medical University, 1999, 31 (1):96.

7. Blagden, Nicholas, Davey, et al. Polymorphs take shape. Chem. Br, 1999, 35 (3):44.

8. Mosker G. L., Mullen M. V. R-cefuroxime axetil [P]. US:5063224, 1991.

9. Higashi K, Ueda K, Moribe K. Recent progress of structural study of polymorphic pharmaceutical drugs. Adv Drug Deliv Rev. 2017; 117:71-85.

10. Karagianni A, Malamatari M, Kachrimanis K. Pharmaceutical Cocrystals: New Solid Phase Modification Approaches for the Formulation of APIs. Pharmaceutics. 2018; 10 (1). doi:10.3390/pharmaceutics10010018.

11. Chavan RB, Thipparaboina R, Yadav B, et al.Continuous manufacturing of co-crystals: challenges and prospects. Drug Deliv Transl Res. 2018. doi:10.1007/s13346-018-0479-7.

12. Douroumis D, Ross SA, Nokhodchi A. Advanced methodologies for cocrystal synthesis. Adv Drug Deliv Rev. 2017; 117:178-195.

13. Kuminek G, Cao F, Bahia de Oliveira da Rocha A, et al.Cocrystals to facilitate delivery of poorly soluble compounds beyond-rule-of-5. Adv Drug Deliv Rev. 2016; 101:143-166.

14. Thipparaboina R, Kumar D, Chavan RB, et al. Multidrug co-crystals: towards the development of effective therapeutic hybrids. Drug Discov Today. 2016; 21 (3):481-490.

15. Lin SY. Simultaneous screening and detection of pharmaceutical co-crystals by the one-step DSC-FTIR microspectroscopic technique. Drug Discov Today.2017; 22 (4):718-728.

16. Chemburkar SR, Bauer J, Deming K, et al. Dealing with the impact of ritonavir polymorphs on the late stages of bulk drug process development. Org Process Res Dev, 2000, 4 (5):41.

17. Francesca P.A.Fabbiani, David R. Allan, William I.F.David, et al. High- Pressure Studies of Pharmaceuticals: An Exploration of the Behavior of Piracetam. Crystal Growth & Design, 2007, Vol. 7 (6):1115.

18. Ogawak, Yui-T, Miya-M, et al. Dependence on the prepation procedure of the polymorphism and crystallination of chitosan membranes. Biosci Biotechnol Biochem, 1992, 56 (6):858.

19. Dharmendra Singhal, William Curatolo. Drug polymorphism and dosageform design: a practical perspective. Advanced Drug Delivery Reviews, 2004, 56 (3):335.

20. Tan D, Loots L, Friščić T. Towards medicinal mechanochemistry: evolution of milling from pharmaceutical solid form screening to the synthesis of active pharmaceutical ingredients (APIs). Chem Commun (Camb). 2016; 52 (50):7760-7781.

21. Brittain-HG . Perspective on polymorphism. Pharm-Technol (Pharmaceutical- Technology), 1994, 18;50.

22. Kitamura S, Chang LC, Guillory JK. Polymorphism of mefloquine hydrochloride. Int J Pharm, 1994, 101 (1-2);

127.

23. Ogawak, Yui-T, Miya-M, et al. Dependence on the prepation procedure of the polymorphism and crystallination of chitosan membranes. Biosci Biotechnol Biochem, 1992, 56(6):858.

24. 国家药典委员会, 中华人民共和国药典[S]. 二部. 北京:中国医药科技出版社.2015.

25. Shi HH, Xiao Y, Ferguson S, et al.Progress of crystallization in microfluidic devices. Lab Chip. 2017;17(13): 2167-2185.

26. 杜冠华,吕扬. 固体化学药物的优势药物晶型. 中国药学杂志,2010,45(1):5-10.

第七章

晶型药物的应用研究

晶型药物是指以特定物质晶型形式供临床应用的药物。实际上,人们在临床上应用药物时,一般并没有明确说明药物的晶型。无论是何种药物晶型,在临床应用方面与其他药物都是没有区别的。但是,作为区别药物存在状态的一种形式,采用不同晶型制成的药物制剂仍然是具有特殊优势的。另外,近年来共晶药物的研发使人们认识到较单药或单纯药物组合具有更独特的优势,很大程度提升了药物联用的疗效。

从研究的角度来看,晶型药物是在药物研发过程中提高药物质量的重要措施,也是控制药物质量标准的重要指标。通过对药物晶型的控制,达到最佳治疗疾病的效果。因此,关于晶型药物临床应用的讨论,主要是讨论已经在临床上应用的晶型药物。

在药物应用中,与晶型药物关系最为密切的是生物利用度。所谓药物生物利用度指的是药物剂型中被机体吸收以及到达药物作用部位产生作用的有效药物的比例和浓度。一般来说,只有溶解后的药物才能透过吸收屏障,被人体吸收并到达作用部位产生药效,其中药物溶解度和稳定性能显著影响药物的吸收,但是同一药物即使拥有相同的化学结构,由于晶型不同,其溶解度和稳定性亦显著不同,因而表现出不同的生物利用度甚至改变临床药效和毒性。

除此之外,药物活性成分与共晶物或药物活性成分与药物活性成分形成药物共晶后,将会改变药物的溶解度、稳定性及生物利用度,影响药物在机体内的吸收。因此,在药物的研发阶段,识别出药物的不同晶型或制备不同的共晶药物就成为药物研发领域重要的一环。本章将重点讨论晶型药物与溶解度、稳定性、生物利用度、血药浓度、临床疗效的关系,探讨药物晶型及共晶对人体吸收的影响,并着重就目前已经发现的影响临床药效的药物晶型及共晶进行论述。

第一节　临床常用的晶型药物

临床上常用的药物中有些是对晶型有明确的要求,对于特定的药物,必须是规定的药物晶型物质才属于合格产品,而其他晶型是不能在临床上应用的。关于药用晶型的规定,不仅在药典中需要明确表述,在药物的质量标准中也应有明确的要求。

《中国药典》2015 年版的二部中,共收载了 1022 个化学药物品种,其中以固体形式给药的品种有 714 个,约占化学药物品种总数的 70%。在《中国药典》2015 年版的二部中明确规定药品存在晶型问题,并需要进行晶型质量检查的品种有 2 个,分别是甲苯咪唑与棕榈氯霉素,约占固体药物品种总数的 0.3%[1]。《中国药典》2015 年版中规定的晶型药物非常有限,没有实际的指导和控制质量的意义,对多数药物的临床应用不具有控制质量和疗效的作用。事实上,由于药物的晶型形式影响临床疗效,需要进行晶型控制的常用药物种类较多,正是因为在这方面没有给予足够的重视,才导致药物质量经常出现不稳定现象。

《美国药典》第 40 版共收载了约 1835 个化学药物品种,其中以固体形式给药的品种约 1355 个,约占总数的 74%。在《美国药典》第 40 版中指出存在多晶型问题的药物有 251 种,约占化学固体药物总数的 18%[2]。

《欧洲药典》第九版中共收载了约 1536 个化学药物品种,其中以固体形式给药品种约 1239 个,约占总数的 82%;在《欧洲药典》第九版中指出存在多晶型问题的药物有 207 种,约占化学固体药物总数的 17%[3]。

在《日本药典》XVII 版中共收载了约 1052 个化学药物品种,其中以固体形式给药品种约 950 个,约占总数的 90%;指出药物品种中含有结晶水的水合物药物共计 124 种,约占化学固体药物总数的 12%[4]。

统计结果表明,多晶型现象在固体化学药物中普遍存在。固体药物是临床应用药物的重要形式之一,晶型质量标准及有效控制方法是实现对固体晶型药物质量控制的重要措施和技术方法[5]。

第二节　晶型药物与机体吸收

固体化学药物晶型不同,可造成其溶解度和稳定性不同,从而影响药物的吸收和生物利用度,并因此导致了临床疗效的差异。当然,不同晶型药物的生物利用度和吸收率存在差异的报道很多,但大部分都是对整体动物的实验研究,如无味氯霉素、保泰松、异戊巴比妥、西咪替丁、硫嘌呤氯四环素、奥美拉唑、利培酮、吡格列酮等药物,与临床相关研究的报道较少,笔者参考了自 20 世纪 60 年代以来的文献报道,将药物晶型与临床吸收差异的文献总结如下。

一、无定型态物质影响药物吸收

1974 年,Yamamoto 等[6]发现难溶性的无定型态灰黄霉素与微晶纤维素的混合物在口服后的血药浓度更高。此外,研究表明无定型态的新生霉素混悬剂口服吸收良好,疗效高,若改变为晶态晶型,则疗效降低或无效。因此在固体制剂制备过程中,必须控制条件,保证有效晶型不发生转化或控制在一定含量内。有些药物的晶态晶型不如无定型态晶型好,这样在制剂过程需将原料药制备成无定型态,如醋酸麦迪霉素。

研究者使用共研磨法将难溶性药物与微晶纤维素制成分散物,研究药物的晶型变化,发现药物由稳定型转变为亚稳定型,或由晶态转变为无定型态,自由能增加,溶解速率增加,这种现象可能源于药物吸附或附着在微晶纤维素表面,避免了离子间聚集,此法可增加灰黄霉素、红霉素、阿司匹林等药物的溶出度和生物利用度[7]。

二、晶态物质影响药物吸收

药物的不同晶型由于溶解度和溶出速率不同,从而影响药物的吸收和生物利用度,进而导致临床药效差异。20世纪60年代,美国学者曾对3000种市售药品进行晶型检测,证明了不同晶型直接影响体内血药浓度高低及毒副作用的大小。临床上已经广泛应用的药物中,无味氯霉素、土霉素、甲灭酸和卡马西平都是人们较为熟知的实例。这些报道年代较早,大部分在80年代以前,而近些年正在研究的有格列本脲、呋塞米等,现就这些进行过临床相关研究的药物的多晶型物质与口服吸收的关系进行总结如下。

(一)同种药物不同晶型的生物利用度有显著差异

同一药物多晶型对生物利用度的影响,最典型的例子莫过于无味氯霉素(氯霉素棕榈酸酯)。1967年,Aguiar及其合作者发现氯霉素棕榈酸酯的晶B型物质的血药浓度高于晶A型物质,这一振奋人心的发现引起了学术界和制药工业界的高度关注,开辟了药学研究的一个新领域。无味氯霉素水溶性极差,Aguiar及其合作者通过体外实验证实了胰液对无味氯霉素的水解能力与晶型紧密相关,其中晶B型水解能力强,而晶A型水解能力弱。随后Aguiar和Zelmer比较了两种晶型的溶解度,发现晶B型溶解速率快于晶A型,正是这种溶解性的差异导致了酯酶水解速率的差异并因此导致吸收不同。在进一步深入研究两种晶型的自由能差时,发现晶A型与晶B型的自由能差为3243.32kJ/mol。在比较了甲灭酸的两种晶型之间的自由能差和生物利用度之间的关系后,Aguiar提出"当多晶型间的吉布斯自由能相差较大时,对药物吸收影响显著;若相差较小,则对药物吸收影响也较小"。无味氯霉素的晶B型为亚稳定型,具有较高的自由能,水中溶出速度比稳定的晶A型快得多,而且易被酯酶水解而吸收,血中浓度几乎为晶A型的7倍。晶C型也为亚稳定型,它易转变为晶A型,其溶出速度介于晶A型、晶B型之间,血药浓度不高,与晶A型同成为"非活性型"[8,9]。鉴于无味氯霉素各晶型间存在显著的吸收差异,各国药典同样规定用红外光谱检测晶A型不得超过10%,我国在1975年以前生产的无味氯霉素原料、片剂、胶囊都为无效的晶A型,后来经过进一步研究后改进生产工艺,生产出有生物活性的晶B型,并在质量标准中增加了非活性晶型的含量限度,从而提高了药品质量,确保了临床疗效[10]。

药物晶型影响生物利用度的另一经典例子是利福霉素类抗生素。利福平是从400多个衍生物中筛选出的利福霉素类抗生素,因其具有口服吸收好、低毒、抗革兰氏阳性菌和革兰氏阴性菌、抗结核杆菌和麻风杆菌及抗病毒作用等特点而被广泛应用。利福定和利福喷丁为我国首创新药,两者优于利福平,均具有广谱、低毒以及速效、高效、长效的特性。研究发现这类抗生素都具有氢醌和"Ansa"环桥构型,在一些分子之间及分子与溶剂之间易形成各式氢键,当结晶条件改变时,由于氢键、分子水、溶酶分子等进入晶格,可产生不同的晶型状态。因而利福霉素类药物具有形成多晶型结晶的可能,这也意味着在利福霉素类抗生素的研发过程中,应注意多晶型现象的发生。当然,这已经被研究者所证实,例如,吴小杭曾探讨过利福霉素类抗生素的衍生物(利福平、利福定、利福喷丁)的晶型与血(尿)药浓度的关系,研究表明健康志愿者口服不同晶型的利福平和利福定后,利福平晶Ⅰ型和晶Ⅱ型物质的溶出速率及生物利用度稳定,而晶SV1型则仅为前两者的1/3左右,即前两者为有效晶型;利福定晶Ⅰ型和晶Ⅳ型同样显示出较好的生物利用度,是有效的晶型,而晶Ⅱ型的血药浓度只显示微量,尿液中未能显示出利福霉素类抗生素所具有的特殊红色。因此,在我国使用的利福平原料药均为利福平晶Ⅰ型物质,其制剂中利福平仍保持晶Ⅰ型物质状态[11]。

甲苯咪唑(mebendazole)是一种广谱驱虫药,能有效治疗蛔虫、线虫、钩虫和鞭虫感染[12],其水溶性差,目前鉴别出的晶型有三种(晶A型、晶B型、晶C型)。在0.03mol/L的盐酸溶液中三种晶型的溶解度为A<C<B[13-15]。临床研究表明,口服300mg的晶A型和晶C型,以及

500mg 晶 C 型进行抗钩虫和鞭虫感染的治疗后,口服 300mg 晶 C 型组和口服 500mg 晶 C 型组的治愈率和虫卵的降低率相似,而口服晶 A 型 300mg 组的治愈率和虫卵降低率与安慰剂组没有差别,这个结果支持了晶 A 型为无效型,晶 C 型是有效晶型,而晶 B 型的药理活性尚不明确[16]。因此《中国药典》2015 年版中规定用红外光谱检测晶 A 型含量不得超过 10%。

1969 年,Brice 与 Hammer[17] 报道了来自 16 个批次的土霉素(oxytetracycline)胶囊给药后的血浆水平均低于专利药的血药水平,其中 7 个批次的药物血浆浓度甚至低于血浆最低治疗浓度水平。一般认为,血药浓度与体外的溶出率相关,Groves[18] 将不同来源的土霉素进行体外实验发现其体外溶解性能存在很大差异。Liebenberg 等人[19] 比较了 6 批符合美国药典规范的土霉素样品,并注意到其中 4 批为相同晶型,另外 2 批含其他晶型(晶 A 型)。由晶 A 型原料药制成的片剂明显较晶 B 型的溶解慢(0.1mol/L 盐酸)。例如,晶 A 型片剂 30 分钟后溶解 55%,而晶 B 型则溶解 95%。

托拉塞米是一种髓袢利尿剂,分子结构中含 3- 吡啶黄酰脲基团,Khan 等[20] 比较了晶Ⅰ型和晶 N 型的溶解度发现,托拉塞米的晶Ⅰ型和晶 N 型在溶媒中的溶解度相似并且呈 pH 依赖性,在 pH=1.2 时溶解度最高,分别为 4.0mg/ml 和 5.13mg/ml;pH=5.0 时溶解度最低,分别为 0.16mg/ml 和 0.19mg/ml。考虑到临床口服最大剂量为 20mg,因而在溶剂 pH=5 时的剂量 / 溶解度比例为 62.5 和 52.6,因此根据生物药剂学分类系统(biopharmaceutics classification system,BCS)的分类标准,托拉塞米的晶Ⅰ型和晶 N 型均属于高度可溶的Ⅰ类药物;同时他们还以上市药物晶型(晶Ⅰ型)制备成两批受试制剂(片剂),并以参考晶型(晶 N 型)为参比制剂(片剂),以 18 名志愿者为受试对象,分别进行了两个独立的生物等效性研究。每个研究分别比较不同批次的受试制剂和参比制剂在健康人体内的生物利用度,结果表明两种晶型制成的片剂都具有高生物利用度和高渗透性,但是其中一个批次的托拉塞米晶Ⅰ型的生物利用度不能达到 FDA 的要求,并且吸收率明显低于参比的托拉塞米晶 N 型(P<0.05)。但在另一个批次实验中受试晶型与参比晶型具有生物等效性,吸收率相当。

此外,研究者还发现了一些其他晶型影响生物利用度的药物,例如:西咪替丁存在 A、B、C、Z、H 等多种晶型物质状态,其中以晶 A 型最有效[21];1968 年,Tawashi 等研究者发现阿司匹林的两种晶型(晶Ⅰ型和晶Ⅱ型),并且发现晶Ⅱ型的溶出速率比晶Ⅰ型快了 50%[22]。1969 年,Tawashi[23] 比较了这两种晶型在健康志愿者体内的吸收差异,结果表明同剂量给药后,服用晶Ⅱ型的血药浓度超出晶Ⅰ型 70%。又如抗惊厥药卡马西平,其水溶性差,生物利用度受到溶解度的限制,治疗剂量高(>100mg/d)。目前已经获得四种无水晶型以及几种溶剂化物的晶型物质,其中包括热力学稳定的二水合物。应用卡马西平的多晶型进行 Beagle 犬药代动力学研究的结果表明,不同晶型和药物配方能显著影响其口服生物利用度。研究还表明不同晶型和水合物的药代动力学特点不同,这与其溶解特性显著相关。抗生素磺胺类也是具有多晶型的药物,其中磺胺 -5- 甲氧嘧啶有 3 种水合物及 1 种无定型态物质状态。将晶Ⅱ型、晶Ⅲ型分别于 20% 阿拉伯胶浆及单糖浆的混合液中制成 4% 的混悬液。经人体口服后,从血药浓度 - 时间曲线可见,晶Ⅱ型的吸收速率约相当于晶Ⅲ型稳定型的 1.4 倍,结果表明晶Ⅱ型的生物利用度较高。

(二)同种药物不同晶型的生物利用度无显著差异

当然,并非所有药物多晶型均能显示出显著的生物利用度差异。例如:组胺 H_2 受体阻断剂法莫替丁药物有两种晶型,即晶 A 型和晶 B 型。经研究发现晶 A 型较稳定,其熔点略高于晶 B 型,溶解度和溶出速率略低于晶 B 型。有研究将 10 名健康受试者分为两组,分别口服晶 A 型或晶 B 型法莫替丁片 40mg 后进行药代动力学研究,结果表明晶 A 型片剂口服生物利用度为 46.8%,晶 B 型片剂的口服生物利用度 49.1%,经统计学处理后无显著性差异。虽然法莫替丁的溶解度仅为 0.278mg/ml,但推测分子上可能带有胍基的碱性化合物,在酸性胃液中能迅速溶出,成为溶液状态,晶型差别的影响已经不存在,因此法莫替丁的多晶型对生物利用度没有显著影响[24]。

(三)溶剂化晶型药物影响药物吸收

广义的多晶型还包括药物与不同溶媒形成的化合物,即药物的溶剂化晶型物质。许多药物存在多种溶剂化晶型物质。如:阿莫西林分别含有一、二、三分子结晶水合物及无水合物的四种晶型物质状态;奎宁、磺胺、巴比妥、格鲁米特、四环素等均能形成水化物。同一药物的不同溶剂化合物或溶剂化程度不同,也可以表现出不同的熔点、溶解度、溶出速率,从而影响药物的生物利用度甚至药效。奎宁、磺胺、巴比妥、格鲁米特、四环素等水合物与它的无水物相比,溶解度均较小。氨苄西林水合物与无水物的生物利用度不同,其无水物为三水合物的 1.2 倍。将泼尼松龙异丁酯及其溶剂化物的植入片植入体内,测定其吸收速率,泼尼松龙异丁基醋酸酯是以乙醇合物吸收速率最快,半丙酮合物次之,无水合物最慢。

(四)共晶影响药物吸收

随着共晶技术的发展,药物共晶提供了将固体形态超出传统药物活性 API 的固体形态,如盐和多晶型以外的加工组合方式。在不改变药物活性组分化学性质的基础上,药物共晶可以有效提高药物的溶解度和溶出速率,增加药物的稳定性,提高药物的生物利用度[25]。例如,黄芩素和烟酰胺共晶后,黄芩素的溶解度和体外溶出度明显增加,尤其是在大鼠体内的生物利用度结果显示,共晶的 C_{max} 和 AUC 分别较黄芩素高 2.49 倍和 2.8 倍,明显增加黄芩素的体内吸收[26]。5- 氟尿嘧啶(5-Fu)临床用药时面临的严重问题是水溶性差、容易产生耐药性,研究人员将其与烟酰胺形成 5- 氟尿嘧啶 - 烟酰胺共晶后,在 37℃ 水中的溶解度比 5-Fu 提高了 8.8%,20 分钟内的体外溶出度也高于 5-Fu。更重要的是,共晶对耐 5-Fu 的肿瘤细胞表现出更强的抗肿瘤活性[27]。共晶技术的发展解决了部分难溶性药物吸收差的问题,为提高临床药效提供了新思路。

正如上文所述,多数固体药物存在多晶型现象。而药物的晶型,药物共晶与其溶解度和稳定性休戚相关,并影响吸收甚至临床疗效,我们在临床实践中发现不少药物存在各种各样的问题,诸如口服吸收不完全、血药浓度低、疗效差,有的甚至出现毒副作用。随着晶型研究的深入,这些困扰临床工作者的难题将会逐渐解决。

第三节 临床应用晶型药物举例

临床医生在用药过程中常常会感到迷惑,即不同厂家生产的同一剂型的药物所产生的临床疗效差别很大,通常人们会认为是厂家偷工减料造成,或是由于不同厂家的技术水平差异导致的结果。尤其是对于一些国外进口的药物,有时其疗效明显优于国产药,给人们留下了进口药优于国产药的印象。事实上,这些差异是真实存在的,因为现代药物质量控制只是简单控制了药效物质,而药效物质的变化没有受到严格控制,如药物的晶型状态,这些物质状态的变化却可以影响药物的疗效。因此,简单控制药效物质的办法不能达到控制药效的目的,最终导致同种药物出现了疗效差异。临床存在同种药物疗效差异的现象不是单纯的药物治疗问题,而是药物质量标准的问题。

那么,对于物质含量完全相同的药物,是什么原因导致了疗效的差异呢? 为此,人们进行了大量的研究和分析,从药物的制剂类型、辅料质量和种类、药物的纯度和杂质含量等多个方面寻找原因,也发现了一些问题,但是仍有大量的制剂在质量标准相同的条件下,存在疗效作用的差异。自从发现了药物存在的多晶型现象后,许多疑团便逐渐被解开。

晶型影响药物疗效作用的现象普遍存在,一种药物由于同时存在多种晶型物质状态,所以药物在临床中也可以表现出多种治疗效果。因此,若不对药物晶型进行质量控制,即使药物的含量完全一致,但由于使用了不同晶型物质,也必然会导致疗效作用的差异。

例如:西咪替丁这一常用药物存在 A、B、C、Z、H 等多种晶型物质状态,在这些晶型种类中,只有晶 A 型最有效。但是,国产的西咪替丁一般都不含晶 A 型,从而影响了产品的疗效[28]。再如抗结核药物利福定存在四种晶型,晶 I 型、晶 IV 型为有效晶型,晶 II 型、晶 III 型为无效晶型[29]。

在晶型药物中,有些晶态药物的临床疗效不如无定型态的好,例如:醋酸麦迪霉素晶态药物经喷雾干燥法转化为无定型态后,其水溶性极大增加,口服后易于在消化道吸收,发挥了更佳的治疗效果,而且苦味减轻,便于制成口服剂[30]。临床常用的新生霉素也是典型的例子,用该药物的无定型态制成的新生霉素混悬剂,口服吸收良好,疗效佳。如果在制备混悬液时使用晶态物质的新生霉素,其疗效明显降低甚至无效。具有同类情况的药物还有很多种,如醋酸可的松、磺胺噻唑、氢化可的松等,也是在无定型态形式下表现更好的疗效。Chono 等[31]将难溶于水的普仑司特与白明胶等比混合研磨,得到无定型态混合物,溶出速率显著高于普通的普仑司特样品,生物利用度提高 2 倍;体外通透性实验结果也表明,通过 Caco-2 单细胞层的药物量也有所增加。

近年来随着我国对药物晶型研究的重视,观察不同晶型药物或共晶药物临床疗效的实例在逐渐增加,但仍需要不断积累相关的临床资料,尤其是在新药研发阶段,药物晶型的控制是保证药物疗效、提高药物质量的重要措施之一。以下举例说明药物不同晶型产生的临床疗效差异。

一、法莫替丁晶型药物的药效学比较

抗胃溃疡药法莫替丁有四种晶型,其熔点、红外光谱及理化性质存在明显差异。20 世纪 90 年代初期,第二军医大学长海医院临床药理研究室的刘皋林及其他研究人员[32]与上海医药工业研究院研制出晶 A 型和晶 B 型两种不同晶型的法莫替丁,在健康志愿者体内进行了药代动力学和药效学的相关研究。将入选的 10 位受试者随机分成 A、B 两组,每组 5 人。空腹过夜后,次日晨空腹服药。利用 HPLC 检测法测试法莫替丁在受试者体内的血药浓度。结果发现,药时曲线符合开放性一室模型,且晶 A 型和晶 B 型的药代动力学参数无显著性差异($P > 0.05$)。

另外,他们还利用 Hill 方程推导出描述法莫替丁晶 A 型和晶 B 型血药浓度与药效之间关系的数学表达式,这对于推测血药浓度与药效的关系,拟定个体化给药方案及临床药效监护具有一定的参考价值。该研究以胃酸抑制率作为药效学指标,在晶 A 型和晶 B 型的 EC_{50} 分别为 15.0ng/ml 和 14.0ng/ml 时,临床上能够观察到胃酸分泌得到适当的抑制,而把浓度升高 1 倍时,其效应预期可分别增加 30% 和 26%,而再增加浓度时,不仅获效甚微,而且可能会导致白细胞下降和肝肾功能损害。口服法莫替丁晶 A 型和晶 B 型 40mg,胃酸分泌最大抑制率分别为 97% 和 99%,用药后 12 小时抑制率仍达 68% 和 72%。结果提示,用国产法莫替丁,无论是晶 A 型或晶 B 型,对正常人胃酸分泌均有较强的抑制作用,两者无显著性差异($P>0.05$)[32]。

研究者对法莫替丁两种不同晶型生物利用度和临床疗效无显著性差异进行了分析和研究,认为法莫替丁是带有脒基的碱性化合物,晶型的差异并不影响其在酸性胃液中的迅速溶出,其片剂的溶出度为 15 分钟,平均累积溶出 97% 以上,一旦成为溶液状态,就不存在两种晶型之别,因此无显著性差异是合理的[30]。

另有研究则发现法莫替丁两种晶型中,晶 B 型比晶 A 型更能抑制胃酸分泌,但晶 B 型不太稳定,易转变为晶 A 型[33]。

二、那格列奈晶型药物的药效学比较

那格列奈为 D- 苯丙氨酸衍生物,是治疗 2 型糖尿病的第一个促胰岛素分泌的氨基酸衍生物。南京师范大学的李钢等[34]通过那格列奈的多晶型现象,首次发现并报道了一种晶 S 型,同时将其与已上市晶 H 型的降血糖作用进行了动物的药效学研究。晶 H 型为三斜晶系,是文献公开报道的有效晶型,已在日本、美国及欧洲国家上市,在我国已进入临床研究阶段;晶 S 型为正交晶系,尚在实验研究中。研究者首先对葡萄糖性糖尿病小鼠进行研究。选取40 只健康昆明种小鼠,随机分为空白对照组、模型组、那格列奈 H 组、那格列奈 S 组。以 2g/kg 腹腔注射葡萄糖,使小鼠形成高血糖症,10 分钟后按 100mg/kg 分别给予灌胃晶 H 型和晶S 型那格列奈,在给药 20 分钟、40 分钟、60 分钟后,分别取血测定血糖。另外,研究者又对四氧嘧啶性糖尿病小鼠进行了相关研究。应用腹腔内注射四氧嘧啶,使小鼠形成高血糖症,灌胃和取血方法同前。血糖测定结果分别见表 7-1 和表 7-2。

表 7-1　不同晶型那格列奈对葡萄糖性糖尿病小鼠血糖的影响

组别	动物数（只）	剂量（mg/kg）	20 分钟时血糖含量（mmol/L）	40 分钟时血糖含量（mmol/L）	60 分钟时血糖含量（mmol/L）
正常对照组	10	0	6.059 ± 2.562	6.155 ± 2.738	6.183 ± 2.532
模型组	10	2000	14.886 ± 3.620	15.627 ± 3.396	15.719 ± 3.231
阳性对照 H 组	10	100	11.848 ± 2.778	11.638 ± 2.331*	11.764 ± 2.611
给药 S 组	10	100	12.234 ± 4.441	9.461 ± 2.015**	11.612 ± 2.261

注:与模型组比较,*$P<0.01$,**$P<0.001$。

表 7-2　不同晶型那格列奈对四氧嘧啶性糖尿病小鼠血糖的影响

组别	动物数（只）	剂量（mg/kg）	20 分钟时血糖含量（mmol/L）	60 分钟时血糖含量（mmol/L）
正常对照组	10	0	8.160	9.309
模型组	10	2000	22.819	30.486
阳性对照 H 组	10	100	22.535	30.202
给药 S 组	10	100	23.457	31.575

动物模拟降血糖药效学研究结果表明,对于葡萄糖引起的高血糖,晶 S 型和晶 H 型都有明显的降糖效果,且晶 S 型优于晶 H 型,特别是在用药 40 分钟时,效果更显著。对于四氧嘧啶引起的高血糖,两种晶型都没有效果。

朱小娴[35]等将江苏省药物研究所药物化学研究室开发的那格列奈晶 S 型用于葡萄糖性糖尿病小白鼠,给药 40 分钟后具有明显的降糖作用,但与晶 H 型比较无显著性差异,是否具有开发价值还有待于进一步研究。

三、阿德福韦酯新晶型的临床研究

阿德福韦酯是一种核苷酸类似物,为腺嘌呤磷酸酯化合物阿德福韦的前药,口服后可迅速水解为阿德福韦,抑制乙型肝炎病毒(hepatitis B virus,HBV) DNA 聚合酶的活性,从而抑制乙型肝炎病毒的复制与增殖。抗 HBV 是治疗慢性病毒性乙型肝炎、防止病情复发的根本措施,因此核苷类药物是近年来抗 HBV 药物的研究热点。它最早由美国吉尔利德科学股份有限公司于 1991 年发明,1992 年申请了欧洲专利,于 1998 年获得授权;在我国则申请了该化合物四种晶型的专利。我国江苏正大天晴药业股份有限公司与天津药物研究院分别发现了阿德福韦酯的新晶型物质,并申报了国家发明专利,目前均已经获得专利授权[36]。

为验证阿德福韦酯新晶型物质的临床疗效,国内多家知名医院共同参与完成了阿德福韦酯的临床试验。2003 年 9 月,阿德福韦酯 I 期临床试验共入选 40 名患者;2003 年 10 月底,开始 II 期临床试验。在此期间,葛兰素史克公司的贺维力(阿德福韦酯晶 A 型)上市,科研人员通过对比研究发现,这种新晶型(E 型)与同类药物贺维力比较,生物利用度为贺维力的 104.7%。II 期临床试验共纳入 288 例患者。研究结果表明,该药具有明显抑制乙肝病毒 DNA 复制、改善肝功能的作用,对于 HBeAg 阳性以及拉米夫定引起的 YMDD 耐药突变的慢性乙肝病人,均有明显疗效,经统计学分析,两组之间无显著性差异[37]。

同时研究发现在 24 例国产混合晶型阿德福韦酯(70% 由各种晶型混合而成,30% 由非晶体组成),治疗慢性乙型病毒性肝炎临床疗效的观察结果[37]中,12 例受试者在治疗初期 12 周内加服阿德福韦酯,12 周后测定 HBV 的 DNA 表达水平、HBeAg 阴转率及血清转换率、谷丙转氨酶(ALT)复常率、ALT 和谷草转氨酶(AST)降低水平,与未服阿德福韦酯的对照组比较,差异均有统计学意义;治疗期间的不良反应也较轻;国产混合晶型阿德福韦酯治疗 36 周即可起效,能够有效抑制 HBV 和改善肝功能,且安全性好。

2006 年 5 月,阿德福韦酯获得国家食品药品监督管理局(现国家药品监督管理局)颁发的一类新药证书以及生产批文[36]。阿德福韦酯新晶型研究的成功,打破了以往口服抗病毒药物完全依赖进口的局面,体现了我国药物研发机构及制药企业对药物晶型研究的重视,以及在晶型研究方面的自主创新能力已达到国外先进水平。

四、尼群地平晶型药物与吸收

尼群地平是一种较为理想的口服抗高血压药物[38]。由于其难溶于水,口服生物利用度较低,影响了药效发挥和临床应用[39],而且临床疗效不稳定。早期研究发现了尼群地平晶 I 型、晶 II 型、晶 III 型三种晶型物质状态[40]。中国医学科学院药物研究所研究人员经过研究又发现了尼群地平的一种新晶型物质状态,并命名为晶 IV 型,并在此基础上,加以适当辅料制成片剂。根据粉末 X 射线衍射分析研究结果表明,市售不同企业生产的尼群地平片中的尼群地平为未进行晶型控制的不同或混合晶型物质,主要为晶 I 型成分。通过以市售尼群地平晶 I 型为参照进行研究发现,晶 IV 型尼群地平在大鼠体内的相对生物利用度,明显优于目前临床上应用的尼群地平制剂。

（一）大鼠体内药代动力学试验

采用 Wistar 大鼠灌胃给予尼群地平晶Ⅳ型混悬液，晶Ⅳ型的血药浓度明显高于晶Ⅰ型尼群地平；在使用的三种剂量下，大鼠对尼群地平晶Ⅳ型的吸收速度均快于晶Ⅰ型。晶Ⅳ的 C_{max} 分别是晶Ⅰ型的 205%、340%、218%；以晶Ⅰ型为参照，晶Ⅳ型的口服相对生物利用度分别为：242%、445%、295%。尼群地平晶Ⅳ型和晶Ⅰ型血药浓度比较见图 7-1，尼群地平不同晶型在大鼠口服后药代动力学参数见表 7-3。

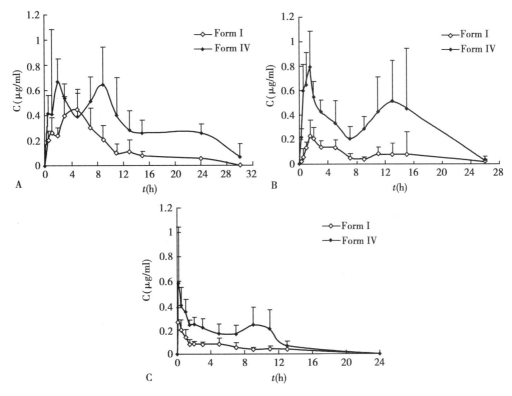

图 7-1　尼群地平晶Ⅳ型和晶Ⅰ型血药浓度比较

A. 灌胃给予 180mg/kg；B. 灌胃给予 90mg/kg；C. 灌胃给予 18mg/kg（$n=6$，$\overline{X} \pm s$）

表 7-3　大鼠口服尼群地平不同晶型的药代动力学参数（$n=6$）

参数	180mg/kg		90mg/kg		18mg/kg	
	Form Ⅰ	Form Ⅳ	Form Ⅰ	Form Ⅳ	Form Ⅰ	Form Ⅳ
T_{max}（h）	4.33 ± 1.03	2.33 ± 0.52	1.83 ± 0.82	1.25 ± 0.42	0.28 ± 0.17	0.56 ± 0.37
C_{max}/（μg/ml）	0.50 ± 0.15	1.03 ± 0.53	0.30 ± 0.13	1.00 ± 0.23	0.30 ± 0.09	0.66 ± 0.35
AUC_{0-tn}［μg/（h·ml）］	4.14 ± 1.17	10.01 ± 2.58	1.24 ± 0.37	5.50 ± 1.11	0.92 ± 0.25	2.71 ± 0.51
$AUC_{0-\infty}$［μg/（h·ml）］	4.57 ± 1.18	11.23 ± 3.17	1.26 ± 0.40	5.61 ± 1.12	1.20 ± 0.36	3.50 ± 1.50

（二）比格犬体内药代动力学试验

根据实验分组设计，6 只比格犬分别给予以上两种尼群地平不同晶型制备的片剂。在给药后设定时间点采血，按样品处理和测定方法操作，分别绘制市售尼群地平片和新晶型尼群地平片的药时曲线。比格犬按 9mg/kg 口服新型尼群地平片后，血浆中尼群地平的 C_{max} 和口服相对生物利用度分别是口服等剂量市售尼群地平片的152%和136%。结果表明,控制尼群地平片中的药物晶型为晶Ⅳ型,可有效提高尼群地平的口服生物利用度。尼群地平晶Ⅰ型和晶Ⅳ型在比格犬体内血药浓度比较见图7-2,比格犬口服尼群地平不同晶型制剂药代动力学参数见表7-4。

与现有尼群地平晶Ⅰ型制剂相比,新晶型晶Ⅳ型的尼群地平吸收速度更快、生物利用度更高;比格犬的口服药代动力学实验表明,较之市售尼群地平片剂,主药为晶Ⅳ型的尼群地平片剂具有更好的药代动力学性质,可能有助

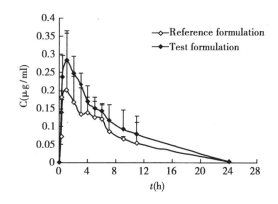

图7-2　尼群地平晶Ⅰ型和晶Ⅳ型在比格犬体内血药浓度比较

口服给药 9mg/kg($n=6$,$\overline{X}\pm s$)

表7-4　比格犬口服尼群地平不同晶型制剂药代动力学参数 s($n=6$)

Parameters	Reference formulation	Test formulation
T_{max}(h)	1.08 ± 0.49	1.67 ± 0.82
C_{max}(μg/ml)	0.21 ± 0.07	0.32 ± 0.14
AUC$_{0-tn}$[μg/(h·ml)]	1.36 ± 0.65	1.84 ± 0.55
AUC$_{0-\infty}$[μg/(h·ml)]	3.11 ± 1.18	4.16 ± 3.31

于提高药效,并减少药物的服用次数。因此,从改善尼群地平吸收性质等方面考虑,晶Ⅳ型是一种优于晶Ⅰ型的新晶型物质。

(三)人体药代动力学试验和生物等效性研究

孙中利等[41]以晶Ⅳ型尼群地平片为试验制剂,以两种市售晶Ⅰ型尼群地平片为参比制剂,进行体外溶出度试验。试验发现,在最初5分钟内,晶Ⅳ型尼群地平片溶出了标示量的66%,有速释特点且释药量大;在随后30分钟内溶出速度依然较快,平均以每10分钟溶出10%的速度增加,30分钟时溶出量高达90%;从45分钟至360分钟由于绝大部分药物已溶出,造成药物浓度差降低,扩散动力不足所以溶出度趋于平缓。而两种市售晶Ⅰ型尼群地平片溶出度基本相似,在5分钟时已有溶出,但溶出量较低,仅约为标示量的20%,不足晶Ⅳ型尼群地平片相同时间点溶出量的一半;从15分钟到90分钟时,溶出量持续增加,溶出速度以每10分钟溶出10%的速度平稳增加;90分钟后溶出速度缓慢,直到360分钟时绝大部分主药溶出。结果表明,晶Ⅳ型尼群地平片的体外溶出度明显高于两种晶Ⅰ型尼群地平片的体外溶出度;提示晶型对尼群地平片的溶出产生显著影响。晶Ⅳ型尼群地平片和两种市售晶Ⅰ型尼群地平片的体外溶出度曲线见图7-3。

为考察晶Ⅳ型尼群地平片与两种晶Ⅰ型尼群地平片是否具有生物等效性,孙中利等[41]又以晶Ⅳ型尼群地平片为试验制剂(T),两种市售晶Ⅰ型尼群地平片为参比制剂(R1、R2),采用三周期三交叉二重 3×3 拉丁方试验设计,入选24名健康男性受试者,单剂量口服试验制剂或参比制剂 2 片(10mg/片)。结果发现,晶Ⅳ型尼群地平片和两种市售晶Ⅰ型尼群地平片虽然达峰时间相近,但前者的 C_{max} 明显高于两种市售晶Ⅰ型尼群地平片;口服相对生物利用度分别是 R1 和 R2 的 348.11% 和 347.84%,明显高于市售晶Ⅰ型尼群地平片。健康受试者

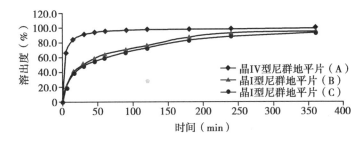

图 7-3　三种尼群地平片在 0.5%SDS 溶液中的溶出曲线

口服晶Ⅳ型尼群地平片和两种市售晶Ⅰ型尼群地平片后的药代动力学参数见表 7-5,血药浓度均值曲线见图 7-4。

表 7-5　健康受试者口服晶Ⅳ型尼群地平片与两种晶Ⅰ型尼群地平片的药代动力学参数($n=24$)

Parameters	R1	R2	T
T_{max}(h)	2.188 ± 0.640	2.083 ± 0.761	2.625 ± 0.516
C_{max}(μg/ml)	3.291 ± 2.300	3.437 ± 2.240	10.759 ± 7.809
AUC_{0-tn}[μg/(h·ml)]	13.316 ± 13.271	13.326 ± 9.994	46.354 ± 39.409
$AUC_{0-\infty}$[μg/(h·ml)]	14.802 ± 13.249	14.807 ± 11.195	49.394 ± 41.909

　　结果表明,晶Ⅳ型尼群地平片与两种晶Ⅰ型尼群地平片为生物不等效制剂,药代动力学参数存在显著差异,晶Ⅳ型尼群地平片的口服吸收和生物利用度均明显高于晶Ⅰ型尼群地平片;提示不同晶型尼群地平体内吸收、分布、代谢过程存在差异,晶型对尼群地平片的生物利用度产生显著影响。相比于市售晶型,新晶型Ⅳ型尼群地平片吸收速度快,生物利用度高,临床应用时将会发挥更好的疗效。

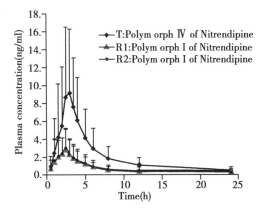

图 7-4　健康受试者口服晶Ⅳ型尼群地平片(T)和晶Ⅰ型尼群地平片(R1、R2)的血药浓度均值曲线

五、盐酸曲马多 - 塞来昔布共晶药物与吸收

　　盐酸曲马多 - 塞来昔布共晶片(CTC)是由盐酸曲马多和塞来昔布两种镇痛药物按摩尔比 1∶1 构成,是广义的 API-API 型的共晶。作为化药 1 类进口药物,由萌蒂(中国)制药有限公司申请,受理号为 JXHL1700131,于 2017 年经 SFDA 获批进行临床试验。

　　盐酸曲马多是一种非阿片类中枢性镇痛药物,通过抑制神经元突触对去甲肾上腺素的再摄取,并增加神经元外 5- 羟色胺的浓度,影响痛觉传递而产生镇痛作用,与阿片受体具有一定的亲和力,具有成瘾性。塞来昔布是一种非甾体类抗炎药物,通过选择性抑制环氧化酶 2(COX-2)阻断花生四烯酸合成前列腺素而发挥抗炎镇痛作用。埃斯蒂文博士实验室股份有限公司于 2010 年首次报道了盐酸曲马多 - 塞来昔布共晶的单晶结构,并于 2017 年发表在 Crystal Growth&Design 杂志上[42]。

Almansa 等[42]将盐酸曲马多-塞来昔布共晶片、盐酸曲马多和塞来昔布分别在 37℃水中进行体外溶出度试验,如图 7-5 所示,共晶中的盐酸曲马多是单独盐酸曲马多溶出速率的 1/7,而共晶中的塞来昔布是单独塞来昔布溶出速率的 3 倍。因此,盐酸曲马多-塞来昔布共晶很大程度上提升了塞来昔布的溶出速率,却明显抑制了盐酸曲马多的溶出速率。可能是由于塞来昔布溶解性较差,其在溶解过程中形成不溶层,减慢了盐酸曲马多的溶出速率,而塞来昔布则可充分与溶剂接触,加快溶解。盐酸曲马多-塞来昔布共晶的重要意义在于,可有效降低盐酸曲马多的最大血药浓度,从而减少其毒副作用和成瘾性,同时提高塞来昔布的最大血药浓度,增加塞来昔布的抗炎作用。

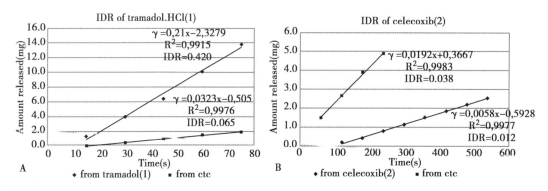

图 7-5 盐酸曲马多-塞来昔布共晶片(CTC)与盐酸曲马多(Tramadol)(A)和塞来昔布(Celecoxib)(B)在 37℃水中的体外溶出度比较

Videla 等[43]在健康受试者中进行了盐酸曲马多-塞来昔布共晶的随机开放Ⅰ期临床试验。结果表明,共晶对盐酸曲马多的吸收具有明显抑制作用,却可明显加快塞来昔布的吸收速率;与两者的组合物相比,共晶的吸收有明显改善。总之,与盐酸曲马多、塞来昔布及组合物相比,盐酸曲马多-塞来昔布共晶中药物活性成分的药代动力学参数通过共晶作用得到了明显改善(图 7-6)。

除此之外,在健康受试者进行的 CTC 多剂量Ⅰ期临床试验结果表明,多剂量药代动力学研究结果与单剂量数据一致,不良事件与已知上市药曲马多及塞来昔布一致,并无新增不良事件[44]。比较 CTC 与曲马多治疗手术后中重度急性疼痛的Ⅱ期临床试验已经完成[45],并正在进行几项Ⅲ期临床试验。该共晶药物的优点在于,一方面可显著降低盐酸曲马多的吸收;另一方面,该共晶物质涵盖了 4 个不同的镇痛作用机制,即 μ 阿片受体激动作用,抑制 5-羟色胺再摄取,抑制去甲肾上腺素再摄取和 COX-2 抑制作用。

盐酸曲马多-塞来昔布共晶片作为化药 1 类创新药物进入中国市场,对于共晶药物的研发具有非常重要的意义。作为晶型研究的方向之一,共晶药物研发的意义不仅在于提高原料药的溶解度,把共晶药物作为新型的药物联用方式,更大程度地提高药物联用的价值,得到"1+1>2"的共晶药物也许可以作为另外一种研究思路。目前,关于共晶药物的研究日益增多,但是上市的共晶药物还有待发掘,作为新的研究领域,还有很多空白需要补充。如何利用共晶技术设计共晶药物,开发老药的新价值,还需要更多的共晶研究来支撑。

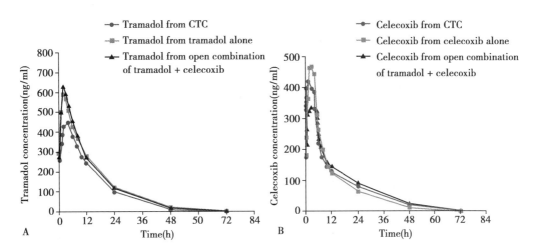

图 7-6　盐酸曲马多 - 塞来昔布共晶片（CTC）与盐酸曲马多（Tramadol）和塞来昔布（Celecoxib）在健康受试者的药代动力学研究
A. 服用单剂量 CTC、曲马多或组合物后曲马多的平均血浆浓度 - 时间曲线；B. 服用单剂量 CTC、塞来昔布或组合物后塞来昔布的平均血浆浓度 - 时间曲线

第四节　药物晶型稳定性与生物利用度

一、固体药物晶型的稳定性

固体药物的晶型存在不同形式，稳定性也有明显差异，表现为晶型的稳定存在和晶型转化的现象。根据晶型物质的稳定性不同，可以将药物多晶型分为不稳定型、亚稳定型和稳定型。

药物晶型稳定性是由物质存在状态下不同分子间作用力决定的，由于不同晶型分子间在晶格排列方式上不同，晶格内分子间作用力不同，导致晶型物质间的化学稳定性差异。

一般说来，药物晶型状态的溶解度与晶型的稳定性有密切关系，不稳定状态物质晶型的溶解度较高，溶解速率快，物质的熵值高，熔点低。但是，对于不稳定状态的晶型物质，由于易于发生晶型的变化，不利于药物的保存。

二、临床应用的药物需具备一定的晶型稳定性

具备一定晶型稳定性的药物，有利于保证在临床应用过程中药物的疗效不发生变化，达到质量控制的目的，因此临床应用的药物需要具备一定的稳定性。如亚稳定型的稳定性介于稳定型和不稳定型之间，但由于不同类型之间可能产生转变，也就会影响药物的长期保存[46]。

当不同晶型物质间熔点值差异较大时，亚稳定型可以向稳定型转变。正是由于同一药物的不同晶型间存在稳定性差异，在药物的研发过程中，早期鉴定出药物的晶型并评价其稳定性，可以避免因晶型物质不稳定而导致的研发失败，提高药物研发的成功率，降低新药研发的风险。

抗结核药物利福平，1976 年以前的国产利福平都是无定型态，稳定性差，容易发生晶型转变，影响人体口服吸收和生物利用度。1977 年改进工艺条件后，得到亚稳晶型产品，质量

显著提高。

雅培公司开发的 HIV 蛋白酶抑制剂利托那韦,就是由于晶型不稳定而退出了市场。利托那韦是新型 HIV 蛋白酶抑制剂,于 1996 年上市销售。利托那韦固体药物的生物利用度较差,因上市时没有对其进行晶型质量控制,临床上使用的所有利托那韦制剂都含有结晶乙醇和结晶水成分。进入市场两年后,一种热力学上更加稳定的(Ritonavir)的新晶型(晶Ⅱ型)物质被发现,这种新晶Ⅱ型物质比原来的晶Ⅰ型物质在水醇介质中的溶解性低 50%,呈现出难溶的特征。由于晶Ⅰ型物质不稳定,会自动向晶Ⅱ型物质转变,最终导致 Norvir® 胶囊从市场上撤出。在吸取了惨痛的教训后,雅培公司利用活性成分的新晶型 Norvir® 新配方最终研发成功而上市[47]。

又如传统的 4 种抗结核药物,即利福平(RIF),异烟肼(INH),吡嗪酰胺(PZA)和盐酸乙胺丁醇(EDH)的经典固定剂量组合(FDC)具有物理稳定性以及 RIF 与 INH 交叉反应产生异烟酰腙的双重问题。将 INH 与咖啡酸(CFA)(PZA+EDH+RIF+INH–CFA 共晶)或香草酸(VLA)(PZA+EDH+RIF+INH–VLA 共晶)制备成的共晶药物可明显增加 FDC 制剂的稳定性,且在 40℃和 75% 相对湿度的加速湿度和温度应力条件下的稳定性格外显著,与 FDC-INH-VLA 共晶相比,FDC-INH-CFA 共晶表现出更大的稳定性,后者共晶的优异稳定性归因于晶体结构中存在较强的氢键和环状 O-H...O 合成子[48]。

三、控制固体药物晶型状态是保证药物质量稳定的基本要求

研究证明,具有多晶态现象的药物,其不同的晶型之间多数存在转换现象,当不同晶型物质间熔点值差异较大时,亚稳定晶型可能向稳定晶型转变。如果临床应用的晶型为亚稳态的晶型状态,而且不同晶型之间又存在生物利用度或药理活性的差异,那么,经过晶型转变后药物的临床疗效必然会发生变化,直接影响药物的临床效果。

Šuštar 等[49]曾采用多种方法对诺氟沙星的不同晶型物质的稳定性进行研究,结果表明,随着制备工艺的不同,诺氟沙星呈现出稳定、亚稳定与不稳定状态。通过对晶型样品的差示扫描量热法分析(DSC)发现在 176.5℃和 195.6℃时,不稳定晶型会经历由固相到固相的不可逆转晶过程,最终转化为稳定型。

一般认为,稳定晶型较亚稳定晶型具有更高的熔点及更小的溶解度。在实际药物研发过程中,为了实现药物的质量稳定,需要使用状态稳定的药物晶型;而对于多数药物,更希望能够有较大的溶解度,以保证药物发挥良好的治疗作用。因此,在选择药物应用的晶型状态时,药物晶型的稳定性与药物溶解度之间形成了相互制约的矛盾,把握二者之间的关系,也是新药研发过程中的重要内容。

第五节　晶型药物与溶解度

对多晶型的研究最早可以追溯到 19 世纪 20 年代,但对药物多晶型的重视却始于 20 世纪 60 年代,科学家们发现无味氯霉素多晶型对药物的溶解度和生物利用度产生显著的影响[8,9],自此药物多晶型问题已成为学术界和工业生产领域高度关注的焦点,与此相关的研究取得到了较快进展。目前已经鉴别的多数固体药物存在晶型问题,因此控制药物及其制剂中的晶型也已成为药品生产及新药剂型设计所必须研究的内容。

由于固体药物不同晶型的自由能之间存在差异,而且存在分子间作用力不同,必然会导

致样品的溶解度差异。这种现象对于受到溶解度限制的固体药物而言十分重要,因为不同晶型间的溶解度差异可以造成药物生物利用度不同,从而影响药物在体内的吸收以及药效。

例如,阿莫西林存在 4 种晶型物质状态,体外溶出试验结果表明三水合物溶出度为 95.5%,一水合物为 83.5%,无水合物为 67.6%,二水合物最低为 15.8%[50]。

解热镇痛药物布洛芬在水中不易溶解,易溶于乙醇、乙二醇(DEG)、丙二醇(PG)和乙醚(ET)等有机溶剂,研究发现在不同溶媒中可以制备获得布洛芬的 I-ET、I-PG、I-DEG 三种晶型,并测定了 3 种晶型在不同温度下的溶解度,发现布洛芬 3 种晶型的溶解度大小为 I-PG>I-ET>I-DEG[51]。

有些药物的晶型虽然溶解度存在差异,但并不影响其在酸性胃液中的溶解度,例如带有胍基的碱性化合物法莫替丁晶型差异并不影响其在酸性胃液中的迅速溶出,因而,临床报道两种晶型的法莫替丁生物利用度和临床疗效并无显著性差异。吲哚美辛为非甾体类抗炎药,具有解热镇痛作用,临床上主要用于治疗中重度类风湿性关节炎、强直性脊柱炎、骨关节炎和急性痛风性关节炎。目前已经发现的吲哚美辛晶型有晶 α 型和晶 γ 型。晶 γ 型在室温下几乎不溶于水,具有热力学稳定性。

采用制剂学技术可以提高晶型的稳定性和溶解度,亲水聚合物或环糊精共沉淀法产生非定型体,能提高吲哚美辛的溶解度。然而,无定型态的吲哚美辛热力学不稳定,即使在 Tg=42℃以下时仍能转化成稳定的晶 γ 型。Basavoju 等[52]制备出吲哚美辛与环糊精的共晶物,新生成的共晶物没有吸湿性但溶出速率明显高于吲哚美辛(晶 γ 型)。关于吲哚美辛晶型的人体口服吸收和生物利用度的差异需要进一步的研究。

近年来,采用药物共晶技术,在不改变药物活性组分化学性质的基础上,将药物活性成分(API)与共形物形成共晶可有效提高药物的溶解度,从而提高药物的生物利用度[25]。例如,非那吡啶与邻苯二酰亚胺形成共晶后,在水和 0.1mol/L 的 HCl 水溶液中的溶解度较非那吡啶明显增加[53]。另有研究者通过液体辅助研磨和快速溶剂去除方法,乙醇作为溶剂,将白藜芦醇与 4- 氨基苯甲酰胺或异烟肼合成两种新的白藜芦醇共晶,结果显示共晶比白藜芦醇有更高的溶解度和可压片性,即使在高湿度条件下,它们也是相对稳定和非吸湿性的,这些改善使得白藜芦醇共晶更适合于片剂制剂的开发[54]。

第六节 临床应用药物对晶型的要求

药物的多晶型直接影响药品的理化性质(如熔点、溶解度、溶出度和稳定性等)及临床疗效。因此,对药物进行多晶型研究,寻找晶型转换的规律,使多晶型药物由无效晶型向有效、低毒和副作用较小的晶型转变,是药物研究的重要内容,是实现质量控制最基本要求的重要技术环节,即有效控制药物的临床疗效。临床应用的药物,对晶型的要求是多方面的,主要包括药物的稳定性、吸收特性、药效作用及毒性作用等。

一、物质的稳定性

对于多数药物而言,不同的晶型,在理化性质方面存在一定的差异,这种差异必然影响到药物的疗效和毒副作用,因此是值得关注的现象。

存在多种晶型的药物由于在不同晶型间可能发生转化现象,因此由某一晶型制成的药物在储存过程中发生转化而成为另外一种晶型,必然会影响到药物的作用和不良反应,导致这种现象的原因是药物晶型的稳定性。因此,作为临床应用的药物晶型,其具备一定的稳定性是至关重要的。

二、机体吸收

一般来说,临床中应用的药物只有吸收进入血液循环系统,达到一定的血药浓度,才会出现药理效应,其作用强弱和持续时间都与血药浓度直接相关。因此吸收是发挥药效的重要前提。生物利用度是活性成分(药物或代谢物)进入体循环的量和速度。固体药物由于多晶型自由能之间的差异以及分子间作用力不同,导致样品的溶解度出现差异,可造成药物生物利用度不同,从而影响药物在体内的吸收,产生药效差异[55]。

1966 年美国曾对 3000 种市售药品进行晶型检测,证明不同晶型直接影响体内血药浓度高低及毒副作用的大小[56]。无味氯霉素晶 B 型口服后,人体血药浓度高于晶 A 型,同剂量晶 A 型无味氯霉素口服后不能达到抗菌效果[57]。1975 年以前,我国生产的无味氯霉素原料、片剂及胶囊剂均为无效晶型,这是值得吸取教训的。因此,这就要求科研人员在研发过程中发现并筛选出吸收良好、生物利用度高的药物晶型。

三、发挥作用时间

随着临床用药品种的日益增多,临床医生可根据疾病的特点优先选择最佳控制或治疗疾病的药品。某些疾病(例如高血压病),优先选择作用时间长、用药次数少的药物,同时可保持较平稳的血药浓度,避免或减轻血药的峰谷现象。另外,在保证有效血药浓度的前提下,减少因血药浓度过高引起的毒副作用。因此药物的临床应用对多晶型研究提出了更高的要求,可通过加入缓释或控释制剂,改变多晶型药物的晶型,延长其溶出和吸收,从而延长其作用时间[55]。

四、药物作用

药物不同晶型影响药物的疗效是不争的事实,也是晶型研究的重要内容。但是,晶型影响药物疗效的机制仍在研究阶段。一般认为,不同晶型药物疗效差异是由吸收进入体内的药物量所决定的,或是由血药浓度所决定的。

但是,已有研究证明,有些药物不同晶型的疗效与其吸收并不成正相关关系。有些晶型具有较好的溶解度,易于被机体通过胃肠道吸收,但是其疗效并不理想,甚至比吸收较差的晶型疗效反而要低,这种现象已经受到重视,但还没有研究对此进行充分的解释。对于药物不同晶型产生不同疗效的机制,还需要进行深入研究,探讨其规律和特点,为开发高效的新药提供技术支持。

五、毒副作用

药物由于晶型不同从而导致制剂质量和疗效的差异,有的甚至带来毒副作用。因此,在多晶型对药物的影响中,考虑药物产生的毒副作用是必不可少的。对于不同晶型的药物,产生不同毒副作用的原因同样是复杂的,并不仅仅与血药浓度有关,还与药物在体内毒性靶器官中的分布有关,由于晶型的改变,药物吸收的量发生了变化,在体内的分布也会发生变化,尤其是在毒性靶器官中的浓度变化,直接影响药物的毒副作用,这是在研究晶型药物与生物利用度过程中必须注意的问题。因此,在临床应用的药物中,限定晶型类型和不同晶型的含量十分重要。为了最大可能的减少药物由于晶型改变引起的毒性增加,保证药物发挥疗效,现在各国药典开始对一些药物的多晶型进行质量控制。如卡马西平,美国和英国药典都通过 IR 标准图谱对其晶型做了限定[55]。

人类对药物晶型与临床疗效间关系的认识还非常有限,特别是晶型影响药物疗效的作用机制,是否与药物受体有关,不同晶型进入体内是否转变或代谢为相同或不同的物质等,诸如此类关键性的问题,还有待于在今后的进一步研究中得到确证。因此,一方面药物研发人员需要重视药物晶型问题,发现新的有效的药物晶型;同时应大力发展共晶研究技术,设计制备共晶药物,开发老药的新价值;及时申请专利保护,减少专利纠纷,这对降低药品成本,提升我国的药物研发水平将具有十分重要的意义。另一方面,临床医生在临床工作中应对晶型药物进行必要的研究,观察不同晶型药物应用后产生临床疗效及不良反应的异同,及时总结、分析药物晶型对临床疗效的影响,提高临床治疗效果,减少毒副作用,减轻病人的痛苦,提高用药水平。

（强桂芬　杜立达　应　剑　吕　扬　杜冠华）

参考文献

1. 国家药典委员会.中华人民共和国药典(2015 年版)[M].北京:中国医药科技出版社,2015.
2. United States Pharmacopoeia 40-National formulary35. The United States Pharmacopeial Convention. 2017.
3. European Pharmaopoeia 9.0. 2016.
4. Japanese Pharmaopoeia ⅩⅦ[S]. 2016.
5. 国家药典委员会.9015 药品晶型研究及晶型质量控制指导原则[M].北京:中国医药科技出版社,2015.
6. Yamamoto K,Nakano M,Arita T,et al. Dissolution rate and bioavailability of griseofulvin from a ground mixture with microcrystalline cellulose. J Pharmacokinet Biopharm. 1974;2(6):487-493.
7. 苏德森.物理药剂学.北京:化学工业出版社,2004:45.
8. Aguiar AJ,Krc J Jr,Kinkel AW,et al. Effect of polymorphism on the absorption of chloramphenicol from chloramphenicol palmitate. J Pharm Sci,1967,56(7):847-853.
9. Aguiar AJ,Zelmer JE. Dissolution behavior of polymorphs of chloramphenicol palmitate and mefenamic Acid. J Pharm Sci,1969,58(8):983-987.
10. 庞怡诺,殷恭宽.药物多晶型.华西药学杂志,2000,15(3):197-199.
11. 吴小杭.利福霉素类抗生素的晶型与血(尿)药浓度.温州医学院学报,2001,31(4):225-226.
12. Al-Badr AA,Tariq M. Mebendazole,in:Florey K(Ed.),Analytical Profiles of Drug Substances. Academic Press,New York,1987,15:292.
13. Himmelreich M,Rawson BJ,Watson TR. Polymorphic forms of mebendazole. Aust J Pharm Sci,1977,6:123-125.
14. Rodriguez-Caabeiro F,Criado-Fornelio A,Jimenez-Gonzalez A,et al. Experimental chemotherapy and toxicity in mice of three mebendazole polymorphic forms. Chemotherapy,1987,33(4):266-271.
15. Costa J,Fresno M,Guzman L,et al. Polymorphic forms of mebendazole:Analytical aspects and toxicity. Circ Farm,1991,49:415-424.
16. Charoenlarp P,Waikagul J,Muennoo C,et al. Efficacy of single-dose mebendazole,polymorphic forms A and C,in the treatment of hookworm and Trichuris infections. Southeast Asian J Trop Med Public Health,1993,24(4):712-716.
17. Brice GW,Hammer HF. Therapeutic nonequivalence of oxytetracycline capsules. JAMA,1969,208(7):1189-1190.

18. Groves MJ. Solution tests on generic brands of oxytetracycline tablets. Pharm J,1973,210:318-319.

19. Liebenberg W,de Villiers MM,Wurster DE,et al. The effect of polymorphism on powder compaction and dissolution properties of chemically equivalent oxytetracycline hydrochloride powders. Drug Dev Ind Pharm, 1999,25(9):1027-1033.

20. Khan MZ,Rausl D,Radosević S,et al. Classification of torasemide based on the Biopharmaceutics Classification System and evaluation of the FDA biowaiver provision for generic products of CLASS Ⅰ drugs. J Pharm Pharmacol,2006,58(11):1475-1482.

21. 居文政,陶开春,胡津丽. 药物多晶型与临床药效. 中国药师,2003,3(6):369-370.

22. Tawashi R. Aspirin:dissolution rates of two polymorphic forms. Science,1968,160(3823):76.

23. Tawashi R. Gastrointestinal absorption of two polymorphic forms of aspirin. J Pharm Pharmacol,1969,21(10): 701-702.

24. 王长虹,孙殿甲. 法莫替丁溶出速率及多晶型的研究概况. 中国医药工业杂志,1998,29(10):476-479.

25. Guidance for Industry:Regulatory Classification of Pharmaceutical Co-Crystals. FDA,CDER,February 2018.

26. Huang Y,Zhang B,Gao Y,et al. Baicalein-nicotinamide cocrystal with enhanced solubility,dissolution,and oral bioavailability. J Pharm Sci,2014,103(8):2330-2337.

27. 吴敏,刘馨刚,薛宇,等. 5-氟尿嘧啶-烟酰胺共晶的制备及其抗肿瘤活性研究. 浙江大学学报(医学版), 2017,46(2):160-166.

28. 高生辉. 西咪替丁 A 型结晶的制备. 中国医药工业杂志,1991,22(10):473-474.

29. 邹元概,李玉琛,毕兴福. 对不同晶型利福定的研究. 中国药物化学杂志,1991,22(3):68-72.

30. 杜娟,王忠,韩丽霞. 非晶型醋酸麦迪霉素的制备及其理化性质. 中国医药工业杂志,1996,27(1):19-21.

31. Chono S1,Takeda E,Seki T,et al. Enhancement of the dissolution rate and gastrointestinal absorption of pranlukast as a model poorly water-soluble drug by grinding with gelatin. Int J Pharm. 2008,347(1-2):71-78.

32. 刘皋林,高申,王世祥,等. 中国健康志愿者口服两种晶型法莫替丁的药物动力学和药效学. 中国药理 学报,1993,14(3):257-259.

33. 张晓松. 药物的多晶性对药效及理化性质的影响. 华西药学杂志,1999,14(1):37-38.

34. 李钢,陈家英,吕光烈,等. 那格列奈的多晶结构与药效测定. 药学学报,2005,40(10):958-960.

35. 朱小娴,陈万中. S 晶型那格列奈降血糖作用的动物实验研究. 临床和实验医学杂志,2011,10(19): 1509-1510.

36. 刘云涛. 执着创新成就阿德福韦酯 E 晶型. 中国医药报,2006.6.20.

37. 谢婵,张立伐. 国产混合晶型阿德福韦酯治疗慢性乙型病毒性肝炎的临床疗效观察——附 24 例报告. 新 医学,2007,38(6):373-375.

38. 路西明,王学廷. 尼群地平的药理与临床应用. 洛阳医专学报,1994,13(3):186-188.

39. 周延安,蔡鸿生,尹武华,等. 尼群地平的药理及临床应用进展. 医学导报,1994,13(2):62-63.

40. 袁恒杰,陈大为,范立君. 尼群地平多晶型化学稳定性影响因素考察. 中国医院药学杂志,2004,24(11): 691-693.

41. 孙中利. 晶Ⅳ型和晶Ⅰ型尼群地平片人体药代动力学和生物等效性研究. 山东大学,2015,硕士学位 论文.

42. Almansa C,Mercè R,Tesson N,et al. Co-crystal of tramadol hydrochloride-celecoxib(ctc):A Novel API-API co-crystal for the treatment of pain. Cryst Growth Des,2017,17(4):1884-1892.

43. Videla S,Lahjou M,Vaqué A,et al. Single-dose pharmacokinetics of Co-Crystal of Tramadol-Celecoxib:results of a 4-way randomized open-label Phase I clinical trial in healthy subjects. Br J Clin Pharmacol,2017,83(12): 2718-2728.

44. Videla S,Lahjou M,Vaqué A,et al. Pharmacokinetics of multiple doses of co-crystal of tramadol-celecoxib: findings from a four-way randomized open-label phase I clinical trial. Br J Clin Pharmacol,2018,84(1):64-78.

45. Videla S,López-Cedrún J,Burgueño M,et al. Co-crystal of tramadol-celecoxib:efficacy and safety results from

a dose-finding, randomised, double-blind, multicentre, phase Ⅱ clinical trial in patients with moderate to severe acute pain due to an oral surgical procedure. 16th World Congress on Pain, 26-30 September 2016. Yokohama, Japan; Poster PW0293.

46. 张伟国,刘昌孝. 多晶型药物的生物利用度研究概况,天津药学,2007,19(2):59-61.

47. Morissette SL, Soukasene S, Levinson D, et al. Elucidation of crystal form diversity of the HIV protease inhibitor ritonavir by high-throughput crystallization. Proc Natl Acad Sci U S A, 2003, 100(5):2180-2184.

48. Battini S, Mannava MKC, Nangia A. Improved stability of tuberculosis drug fixed-dose combination using isoniazid-caffeic acid and vanillic acid cocrystal. J Pharm Sci, 2018, 107(6):1667-1679

49. Šuštar B, Bukovec N, Bukovec P. Polymorphism and stability of norfloxacin, (1-ethyl-6-fluoro-1,4-dihydro-4-oxo-7-(1-piperazinil)-3-quinolinocarboxylic acid. J Therm Anal, 1993, 40(2):475-481.

50. Summers MP, Enever RP, Carless JE, et al. The influence of crystal form on the radial stress transmission characteristics of pharmaceutical materials. J Pharm Pharmacol. 1976, 28(2):89-99.

51. 侯秀清,戚雪勇,王立军. 布洛芬3种晶型的制备及其溶解度测定. 江苏药学与临床研究,2003,11(6):62-63.

52. Basavoju S, Boström D, Velaga SP. Indomethacin-Saccharin cocrystal design, synthesis and preliminary pharmaceutical characterization. Pharm Res, 2008, 25(3):530-541.

53. Tao Q, Chen JM, Ma L, et al. Phenazopyridine cocrystal and salts that exhibit enhanced solubility and stability. Cryst Growth Des, 2012, 12(6):3144-3152.

54. Zhou Z, Li W, Sun WJ, et al. Resveratrol cocrystals with enhanced solubility and tabletability. Int J Pharm, 2016, 509(1-2):391-399.

55. 吴霞,易学文. 药物多晶型对药效及其理化性质影响的研究. 四川理工学院学报(自然科学版),2007,20(3):48-50.

56. 冒莉,郑启泰,吕扬. 固体药物多晶型的研究进展. 天然产物研究与开发,2005,17(3):371-375.

57. Remenar JF, Morissette SL, Peterson ML, et al. Crystal engineering of novel cocrystals of a triazole drug with 1,4-dicarboxylic acids. J Am Chem Soc, 2003, 125(28):8456-8457.

第八章

晶型药物的制备

人类对物质世界的认识是一个循序渐进的过程，对化学药物的各种固体物质状态的认识也是如此。人类从化学物质的发现到分子结构的确定，从化学物质药理作用的发现到临床化学药物的研发，从一种固体化学药物发展到药物的多种固体物质状态，从同种药物存在临床疗效差异到晶型药物可影响药物在生物体内的吸收和分布，从同种晶型药物的产品质量差异到药物晶型的质量标准等，人类对晶型化学药物的认识经历了漫长的历史进程。

事实上，石墨和金刚石是我们认识固体物质不同状态的经典实例，人类早已发现了两者在硬度上的天壤之别。揭示各种有机或无机化学物质的多种物质状态的奥秘，已经成为当今世界材料学、地质学、磁学、光学、生命科学等多学科的共同焦点，而对于晶型药物的深入系统研究，亦成为国际药学一体化的科学热点问题。

第一节　晶型固体化学药物的筛选方法

目前，人类临床应用的化学药物大多为有机药物。根据各种有机药物自身特点，建立科学、合理、可行的多晶型药物筛选方法和通用的晶型物质研究技术路线是十分必要的。当然，每种晶型化学药物由于各种理化性质不同，其各具体的晶型固体物质筛选方法与实验步骤亦可以不同。本书中给出的晶型固体化学药物的筛查方法为一般技术和方法步骤。

一、前言

在固体化学药物中，95% 以上属有机化学药物，其中约有 80% 的有机化学药物又选择了固体给药方式。所以，对固体化学药物的晶型研究具有十分重要的理论和应用意义。

在自然界中约有 70% 固体物质是以晶态形式存在的，这是因为晶态固体物质较无定型态固体物质具有更低的能量，该种现象符合热力学原理。所以，固体化学药物也不例外，多以晶态形式存在[1]。

理想晶态下的药物分子在固体状态下，以某种特定联系方式存在于晶体的最小重复单位晶胞（unit cell）中，并严格按照三维空间 (x, y, z) 做有序规律排列，晶体内的各个药物分子依靠范德华作用力、氢键作用力、盐键作用力、金属配位键作用力等维系其内部的稳定周期排列。但当由于某种原因造成晶态下的药物分子在最小重复单位中的联系方式发生了变化，并引起药物固体物质分子间的排列方式或作用力发生变化时,就产生了同种化学药物存在多种固体物质状态的现象,这是固体化学药物产生多晶型现象的原因之一。

事实上,固体化学药物的多晶型现象可以来自多种影响因素,例如:分子对称性变化、分子排列规律变化、分子结构构型变化、分子结构构象变化、结晶水介入与含量变化、结晶溶剂种类与含量变化、金属离子配位键变化、以及固体药物样品的粒度变化等,这些均可造成固体化学药物物质状态发生改变而形成多晶型现象。

近十多年来,随着高通量合成技术与筛选技术的不断发展,人们在短时间内即可合成出大量先导化合物,并通过高通量活性筛选技术实现对大量化合物的多种活性评价。在药物研发过程中,大约40%候选药物由于理化性质、生物活性、药剂学性质差而被淘汰。这使许多药学研究者改变了原有传统的药物研究策略与技术路线,在药物研发早期阶段,已经将候选药物原料药的理化性质评价、生物活性筛选评价、药剂学性质评价等同时进行。此外,还应对创新候选药物进行晶型物质筛查、不同晶型物质溶解性和吸收性评价、通过固体给药方式进行整体动物的血药中相对或绝对生物利用度评价等。

国际发达国家已经完成了药物研究思路调整,从研发期就开始了进行候选药物的晶型物质研制工作,并取得了卓有成效的工作进展,加快了新药的研发速度,提高了药物的产品质量,达到了对晶型药物纯度的质量控制目的。

二、影响药物晶型产生的因素

多晶型是固体药物中非常普遍的存在形式,但由于固体有机药物样品大多是分子晶体,其晶格能差较小,容易发生转型。而这种转变在很大程度上会影响药物的物理化学性质、药效和毒副作用,影响生物利用度。影响药物产生多晶型的因素很多,但总的来说包括内部因素和外部因素两类。根据这些影响因素,我们才能发现更多的药物不同晶型,从而确定最终给药晶型。同时避免在生产、制剂和存放过程中由于温度、压力、相对湿度和粉碎程度等因素而导致的晶型转变,从而提高药品质量。

（一）影响药物晶型产生的内部因素

固体化学药物晶型产生的内部条件主要取决于药物自身性质。通过对晶型药物的统计研究发现,固体化学药物的物理化学性质对多晶型物质形成有很大影响。药物分子在溶液状态下,由于单键旋转可以形成多种构象。

1. 药物分子结构含长侧链　可因侧链扭曲构象不同而形成不同晶型物质状态。

2. 药物分子骨架中存在较大空隙　容易使结晶溶剂或结晶水等小分子进入药物分子,形成种类及数量不同的共晶物质从而形成不同晶型物质状态。

3. 药物分子骨架的柔性较大　可造成分子骨架取向的上下构象变化。

4. 药物分子结构中含有某些极性基团　如含有氨基、羟基、羧基等时,容易形成分子间不同种类键合方式的晶型物质状态。

因此,当候选药物的原料药存在溶解性差,特别是在水溶液中难溶时,应在药物研发早期对其进行多晶型的基础研究工作,以确保药物产品质量和临床治疗的有效性,为药物的药用晶型物质选择提供科学依据。

（二）影响药物晶型产生的外部因素

影响固体化学药物产生多晶型现象的外部因素主要包括物理因素与化学因素两类。

1. 物理因素　物理因素包括温度、湿度、压力、光照、结晶时间、是否搅拌、是否种晶等。

(1) 温度：温度变化是形成多晶型物质状态的重要物理因素之一。多数情况下我们都是在低温状态下进行重结晶试验，因为温度降低可以加大溶液的饱和度，促进晶体析出。但有时我们也会选择在高温或恒温状态下进行重结晶试验，因为某些化学物质在不同温度下可以形成不同晶型物质状态。

由于各种药物化学物质在不同种类溶剂条件下的溶解性质不同，针对不同溶剂系统选择合理的重结晶温度，有效控制降温梯度及降温速率，对形成各种晶型固体物质具有重要作用。此外，在制备晶型药物样品时，还需要综合考虑晶型物质收率，降低制备工艺成本。当我们使用熔点仪对晶型药物样品的晶型纯度进行检测时，短熔距值代表样品化学纯度和晶型纯度均较高。当某种晶型物质的熔点值较高，且熔距值小于 1℃时，表明该晶型物质的稳定性良好。

已有研究发现，环境温度变化会影响晶型物质的生成速率和粒径大小[2]。一般认为，温度是溶解度的一个主要参数，也是影响晶体生长的重要参数。当某种药物溶液的过饱和度一定时，晶体生长的速率取决于溶液的扩散系数。当温度升高时，溶剂的黏度降低，扩散系数增大，相应的晶体增长速率增大。所以，在晶核已经形成的情况下，温度升高有利于晶体的快速生长。此外，温度升高也有利于晶型物质间的转化，即产生转晶现象。这是因为温度能加快溶剂化分子对溶质的作用，促进溶质分子间流动或重排，促进结晶过程中分子重新堆积与排列。

(2) 时间：结晶过程中由于时间条件改变，亦可造成固体药物产生多晶型现象。例如：我们在工业化重结晶时经常可以发现，同种制备工艺、甚至同一批样品，仅由于产生结晶的时间不同，固体物质外形发生了明显的变化而产生了多晶型现象。在一定温度条件下某种晶型药物可以自动向其他晶型转化，最终可以部分或全部转化为新的晶型物质状态。

(3) 压力：压力可使晶型药物发生转晶现象，形成多种不同晶型物质。压力转晶包含两层含义：①从一种晶态物质转化为另外一种晶态物质；②从晶态物质向无定型物质转化。

(4) 搅拌：在药物重结晶过程中，搅拌可为结晶物质提供能量。所以说，搅拌是影响多晶型现象形成的因素之一。搅拌速率的快慢，直接会影响结晶过程中的传质和传热变化，从而导致结晶速度及晶型物质的变化。例如：当我们使用热水将某种药物完全溶解，并使溶液温度迅速下降到低温或冰点温度，同时伴随对溶液体系的剧烈搅动时，很容易获得颗粒微小的固体样品；而当我们在热溶液条件下溶解药物，并在室温条件下使溶液静置且缓慢冷却时，则可获得粒度均匀而尺寸较大的结晶物质。

(5) 种晶：种晶技术属药物重结晶常用方法之一，其制备过程是在某种药物的过饱和溶液中加入一定数量的药物籽晶固体物质作为种子，即可生产出大量同种晶型固体物质。在这里籽晶加入时间是技术的关键点：籽晶加入过早，易产生回溶现象，严重影响晶型物质的生成；籽晶加入过晚，溶液中将有新晶核（或其他种类晶核）产生，最终产生混晶固体物质。

2. 化学因素　各种药物化学物质由于成分变化，在不同种类溶剂条件下，可表现出不同的溶解性质。药物的多晶型现象与多种化学因素密切相关，例如：药物的化学纯度、重结晶溶剂系统、溶剂的挥发性、溶剂的 pH 等。

(1) 化学纯度：药物化学纯度可影响晶型物质的生成，当药物化学纯度高时，容易形成纯晶型固体物质；当药物化学纯度较低时，由于杂质成分的干扰，不易形成纯晶型固体物质。通常，对晶型化学药物的化学纯度要求应大于 95%。

（2）溶剂：在晶型固体药物制备时，可使用单一或混合溶剂系统。当溶剂系统的挥发性较弱时，不易获得晶型固体物质；当溶剂系统挥发性较强时，由于分子排列时间不充分，易导致晶型药物呈现出部分或完全无定型状态。

（3）pH：当某种药物溶液的 pH 发生变化时，可能导致样品产生多晶型现象。例如：某种生物碱类药物由于水溶性差，而形成药物盐类物质，如盐酸盐、醋酸盐、酒石酸盐等。不同盐类物质作用使溶液中的 pH 发生了一定的变化。

综上所述，物理或化学等多种因素均可造成药物晶型固体物质转变。所以说，多晶型现象的影响因素十分复杂，而且不可预测。我们只有根据对研制对象自身各种理化性质的了解，设计合理的晶型物质筛选技术路线，选择科学的晶型筛查方法，最大限度的发现和认识每种药物晶型物质的多种存在状态，为优势药用晶型物质的选择提供物质基础。当然，受人类对晶型物质认识和现代技术方法的局限，我们不可能 100% 获得药物的每种晶型物质，但至少应该获得那些条件温和、制备工艺简单、成本低廉的晶型物质，对于那些极端条件生产的晶型物质，不可能也不利于晶型物质的产业化生产。

三、多晶型药物筛选研究技术路线

多晶型药物筛选的目的是获得某种药物的各种晶型物质，为晶型药物的研制提供物质基础。由于每种化学药物产生多晶型现象的影响因素各异，产生多晶型的种类和数量各不相同，所以化学药物的多晶型固体物质筛查具有较高的技术难度。虽然我国在新药物研究指导原则中规定了对创新药物的晶型研究，但由于缺少相应的规范性技术指导，致使绝大多数研究处于低水平状态。仅仅使用几种常用溶剂对化学药物重结晶后，即代表完成了药物的晶型筛查。此外，在应用的检测方法与分析技术上，在对图谱数据的理解上均存在有较大的偏差。

（一）影响因素分类

由于化学药物的多晶型现象是由多种影响因素引发，所以需要对每个化学药物的影响因素类型做出准确判断，明确哪些是重要影响因素，哪些是一般影响因素，哪些是次要影响因素。抓住主要影响因素，兼顾一般影响因素，忽略次要影响因素。

（二）晶型筛查技术路线流程

晶型筛查技术路线流程见图 8-1。

（三）研究现状

事实上，很多国际知名制药公司都在研发或生产过程中遇到过药物的多晶型问题。例如：美国雅培公司开发的 HIV 蛋白酯酶抑制剂——利托那韦药物在药品上市两年后发现，其制剂工艺会使利托那韦原料药发生晶型转变，制剂生产使原料药产生沉淀物而形成一种新晶型（晶Ⅱ型）物质，通过对原料药晶Ⅰ型物质和制剂产生的沉淀晶Ⅱ型物质的溶解度比较，晶Ⅱ型明显差于晶Ⅰ型。由于晶Ⅱ型物质在热力学上更加稳定，影响了药物的溶出速率和生物利用度，最终导致已经上市的晶Ⅱ型制剂药品撤出市场[3]。此例可见，在药物研发早期，发现药物的各种晶型物质存在状态，了解各种晶型物质的理化性质，掌握各种晶型物质的制备工艺和稳定条件，考虑药物的给药途径等，可有效避免在药物研发后期或药品上市后可能出现的产品质量问题。

目前，国际制药公司均加强了对药品的晶型物质研究，例如：TansForm、Symyx、Avantium等公司都相继开发了各自的高通量结晶系统，其中应用较多的是 TansForm 制药公司开发的

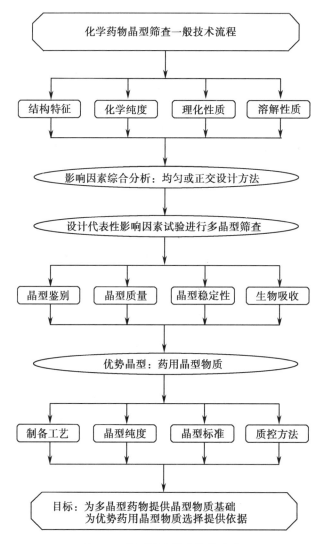

图 8-1　晶型筛查技术路线流程

自动化结晶技术平台。这种高通量结晶技术是以组合方法,研究药物在不同条件下的结晶状态,研究内容包括:①溶剂组成;②结晶溶液过饱和状态;③结晶方法等。通过高通量结晶技术,达到发现尽可能多的固体物质存在形式;监测固体物质的生成过程及制备条件;利用X射线衍射技术及拉曼光谱技术,描述和记录固体物质的状态信息;通过信息学分析统计技术,实现对高通量结晶物质的晶型种类鉴别;此外,还可以利用其他技术进行晶型物质的二次分析,例如热分析技术、光学显微技术检查等。利用高通量筛选系统可以快速获得如溶解度曲线及介稳区宽度等重要参数,并具有极高重现性。亦可以进行多种筛选工作,如溶剂筛选、反溶剂筛选、混合溶剂筛选、盐筛选、共晶筛选、多晶型筛选、结晶工艺条件筛选(如升/降温速率、搅拌速率、搅拌器形状、添加晶种等);还可以通过多种结晶方式进行结晶研究,如冷却结晶、蒸发结晶、反溶剂结晶等。利用高通量筛选技术同时进行多个实验条件下的晶型筛查,大大增加了在同一时间内进行的实验数量,提高了晶型筛查效率,缩短了晶型筛查研究周期。但鉴于高通量设备价格昂贵,可控制的影响因素条件有限,容易出现药物固体物质状态的漏筛现象,限制了高通量结晶设备的应用范围。在多晶型药物种类中包含了溶剂化物质,而由于溶剂物质的存在,增加了药物的毒副作用。目前各国药典规定药品中可以接受的溶剂种类非常有限,针对不同种类的溶剂含量均有特定的限量要求。所以,从原料药中去除或减少结晶溶剂物质已成为药物制备工艺中的重要环节。在原料药去除结晶溶剂过程中需要注意的问题是:①在结晶溶剂或结晶水分子去除时往往伴随着药物晶型发生转变;②去除结晶溶剂种类及数量的制备工艺稳定性和重现性高。

四、药物的多晶型物质预测

(一)从影响因素预测晶型

产生多晶型现象的影响因素有很多种,如:药物的化学结构特征、分子作用力特征、物质溶解性特征、物质成分特征等。

1. 化学结构特征　药物分子的化学结构对其固体物质产生多晶型现象具有重要作用,在其化学计量式一定时,其影响因素可以来自于化学结构特征变化。一般而言,化学结构特征存在以下情况时,容易产生药物的多晶型现象:①侧链化学键可以旋转或扭曲;②分子结构存在构型变化;③分子结构存在手性问题,如消旋体结构等;④分子骨架的柔性较大;⑤分子骨架中存在较大间隙;⑥分子中含有电性基团等。

2. 分子作用力特征　在晶型固体状态下,药物分子可以存在各种不同的分子作用力联系,其主要种类包括:①药物分子内和分子间的氢键作用力;②药物分子的各种盐键作用力;③药物分子与金属离子产生的各种配位键作用力;④药物分子芳环间的 π-π 堆积作用;⑤全部固体药物在晶态下均存在有分子间的范德华作用力等。上述各种分子作用力,维系了不同晶型固体物质分子在空间的稳定排列。

不同晶型固体化学药物,由于其内部分子作用力发生了连接方式、结合力等不同程度变化,将会对晶型药物的稳定性、理化性质及临床作用产生影响。

3. 物质溶解性特征　通过文献统计研究发现,药物固体物质的溶解性质与其产生多晶型现象有着十分紧密的联系。当某种药物在有机溶剂或水中表现为溶解性质不佳时,其产生多晶型现象的几率就很高;当某种药物在有机溶剂或水中表现为溶解性质极佳时,其产生多晶型现象的几率就较低。当然,这种规律仅为一种普遍现象,而非绝对现象。比如抗病毒药物利巴韦林,在水中易溶,其多晶型现象一直没有引起广大研究工作者的关注,吕扬研究员课题组利用晶型筛选技术获得了利巴韦林的四种晶型物质状态,其中三种为晶态晶型,一种为无定型态晶型,结合晶型的稳定性考查、生物体内吸收和生物利用度评价确定晶 A 型为利巴韦林药物的优势药物晶型,为利巴韦林晶型药物的质量标准提供研究数据[4]。

通过我们对《中国药典》2015 年版收载的部分固体化学药物的多晶型筛查研究结果统计,发现在固体化学药物中约有 70% 以上的药物存在有多晶型现象。

4. 物质成分特征　化学药物分子结构是相同的,但是,多晶型固体药物的物质成分特征可以不同,这是因为在晶型样品的制备过程中,由于制备条件的变换,可能会在药物原料中引入不同种类、不同数量的结晶溶剂或结晶水分子形成共晶物质,从而造成组成药物物质成分的特征改变,即不同晶型药物的分子式或分子量不同。

实例 1:在《日本药典》XVII 版[5]中收载了 β- 内酰胺类抗生素氨苄西林三水合物和无水合物两种固体物质状态,并明确指出氨苄西林的两种晶型均可作为药用晶型物质,即氨苄西林三水合物[$C_{16}H_{19}N_3O_4S \cdot (H_2O)_3$]与氨苄西林无水物($C_{16}H_{19}N_3O_4S$),两者物质成分特征相差 3 分子结晶水。

实例2:大环内酯类抗生素阿奇霉素化学药物具有多种溶剂合物,目前主要进行研究的是其水合物,其水合物多晶型现象主要来自于结晶水含量变化,从0.5、1.0、1.5、2.0结晶水,发展到含有更多不同数量的结晶水分子。由于结晶水数量与在结晶物质中的分布状态变化,造成阿奇霉素化学药物存在十种以上的晶型固体物质[6]。

(二) 计算机晶型预测技术

目前,对多晶型现象形成的共同认识是固体物质的多晶型现象与分子构象及分子之间的相互作用力相关,基于固体物质理论指导,利用现代计算机辅助设计技术,设计开发出可用于将药物分子放到晶体相关空间群中搜索的计算软件,以期发现可能存在的固体物质多晶型状态。这是一种基于理论计算的晶型预测技术,计算结果可能与现实物质状态存在差异,但至少可以给我们提供一种参考信息。

例如:Polymorph predictor晶型计算软件是由Accelrys公司开发的Materials Studio软件包中的一个功能模块,它能够用于从分子结构出发,预测给定化合物可能存在的晶型物质状态[7]。这种方法是基于单晶X射线衍射实验获得的晶体学数据和结构,也可以仅使用药物分子的结构式来预测,通过计算可以帮助研究人员获得某种药物的多晶型问题提示。软件的基本计算方法:①首先,通过蒙特卡罗模拟退火方法,在晶格能超曲面上搜索晶体可能存在的堆积方式,获得数千个可能的分子结构(构型或构象改变);②然后,基于堆积方式的相似性,有选择的将这些可能的结构划分为各个特征组,在所有自由度上对每一特征结构作优化,通过对优化后的结构再次分组以排除重复,根据晶格能对最后得到的结构进行排序,最终获得那些具有较低能量的结构就是可能的晶型物质存在状态。软件使用了分子能量条件力场,用来描述键扭曲和扭转的能量改变,可使晶体结构中的每一个原子在分子间和分子内作用力影响下得到优化。因此,在数据计算过程中微小的改变都会导致稳定性的大幅变化。Polymorph软件中的相似性挑选和聚类算法允许用户将相似的模型归类,从而大大节省了计算时间。

事实上,利用计算机软件预测药物晶型物质状态有较大难度。但是,鉴于有机化学药物在晶体点阵结构中,集中于低级晶系的少数空间群中,大约有75%的药物属于最常见的5个空间群,95%的化学药物也只落入常见的15个空间群之中,所以大大简化了晶型预测的计算量。

五、小结

多晶型现象在固体化学药物中属普遍现象。药物晶型物质不但与原料药及制剂的制备工艺相关,而且与药品质量和稳定性有关,由于不同晶型药物的溶解度、溶出速率变化,对药物的生物利用度乃至临床疗效都有影响。这使人类逐渐认识到多晶型问题在药物研究中占有的重要位置。

对药物多晶型现象的研究,应从药物研发早期阶段开始。只有发现了药物的各种晶型物质状态,才能从临床药效学、药品质量控制等方面合理选择药用晶型物质,为药物物质基础应用提供科学研究依据。

第二节　晶型药物制备方法与技术

对于多晶型固体化学药物来说,当我们发现或筛选出不同晶型物质,并对其鉴定分析后,就应该对其制备方法进行优化研究,以期获得大量纯品,为原料药的活性评价、晶型物质的稳定性和安全性评价、固体剂型的处方与制备工艺设计等系列研究提供基础物质保证。

一、前言

固体物质的重结晶是指分子、原子或离子按照一种确定的方式,在三维空间作严格的周期性规律排列的过程。只有当分子按对称与周期性方式重复排列形成固体时,其自由能才能降到最小,这也是化学药物的一种较稳定物质状态。晶体生长过程包括两个主要阶段:首先是晶核的形成,然后是围绕着晶核的分子排列堆积。

因此,虽然有机小分子中80%以上的化合物是可以获得结晶物质的,但要获得一颗没有缺陷,且适合于单晶X射线衍射实验用单晶体也存在一定难度。由于每个化合物自身化学与物理性质的差异,晶体生长至今没有一整套系统完整的理论可以遵循,这使得晶型物质制备仍然是一门半经验的实验技术。

二、晶型药物的常用制备方法

目前,用于固体化学药物晶型制备的方法包括溶剂结晶法、喷雾法、熔融法及压力转晶法等。溶液结晶法是目前世界通用的制备化学药物晶型物质的主要方法之一;喷雾法属于制备无定型态药物的常用方法;熔融法、或压力转晶法则属于实验条件较为极端的晶型制备方法,常应用于转晶物质的方法学研究。

(一)溶剂结晶法

固体物质的结晶过程涉及到气体、液体或溶液中的离子、原子或分子有序地进入固态中物质有规则的位置。结晶过程的初始阶段是形成晶核,然后离子、原子或分子在晶核的晶面上有序排列(可考虑为流体与晶体间的动力学平衡)。影响动力学平衡的因素包括晶体表面的化学性质,被结晶物质的浓度,晶体内和晶体周围介的性质。晶体的形成是发生在出现临界大小的晶核以后。此时,生成自由能由正值逐渐变为负值。成核速率随过饱和度显著增加,为了限制晶核数量,过饱和度应尽可能的低,过饱和应慢慢到达,一旦到达这种低程度的过饱和以后,就要小心控制,使少数几颗晶核在准平衡状态下,慢慢生长。在成核过程中,外部物体诸如灰尘颗粒,往往使得在成核过程中热力学上发生变化,所以这些颗粒要通过离心分离或过滤的方法事先去除。加晶种方法也是控制晶核数量的一种常用方法。

结晶溶剂选择的一般原则是对于欲分离的成分,热时溶解度大,冷时溶解度小;对杂质冷热都不溶或冷热都易溶。沸点要适当,不宜过高或过低。例如:乙醚就应避免使用。利用物质与杂质在不同溶剂中的溶解度差异选择溶剂。判定结晶纯度的方法是理化性质均匀。选择时可用少量不同溶剂试验其溶解度,包括冷时和热时。一般首选乙醇。另外,尽可能选择单一溶剂,这样在大生产时也可较好的解决母液回收套用问题,降低成本。

1. 结晶溶剂　选择适合的溶剂系统,对获取化学纯度与晶型纯度的晶型药物具有重要的意义,一种良好的溶剂必须符合以下几个条件:①不能与被纯化物质起化学反应;②在较高温度区域能溶解大量被纯化物质,而在室温或低温区域,只能溶解少量被纯化物质;③溶剂对杂质成分的溶解度非常大或非常小,前种情况杂质留于母液中,后种情况趁热过滤时杂质可被滤除掉;④溶剂的沸点不宜过低或过高,当溶剂沸点过低时,制成溶液和冷却结晶两步操作温差较小,被纯化物溶解度改变不大,收率较低,而且低沸点溶剂操作也不方便,溶剂沸点过高,附着于晶体表面的溶剂不易除去。当几种溶剂都适用时,则应考虑纯化效果、结晶收率、操作方便、溶剂毒性小、沸点适中、性价比等综合选择。晶型药物的一般制备方法:取适量固体药物置于洁净容器中,加入适量溶剂,根据溶剂和药物性质适当加热,使药物完全溶解后制成临近饱和溶液,趁热过滤除去不溶性杂质,获得的滤液冷却后静置,晶型样品就会析出。

2. 结晶方法　溶剂结晶法中包括溶剂蒸发法、降温法、种晶法,溶剂扩散法和溶析法等。其中后两种方法特别适用于实验室条件下的不同晶型固体化学药物制备。

(1) 蒸发法:蒸发法是制备不同晶型物质的最简单方法,适于那些对温度、湿度环境条件不敏感的晶型化学药物。首先选择溶解度适中的溶剂将样品溶解,制成过饱和溶液,置于一个大小合适的干净容器中,再用可透气的滤纸、薄膜、铝箔等覆盖以防止灰尘落入,将其静置使溶剂缓慢蒸发。溶剂挥发使溶液达到过饱和时,晶核开始形成,经过晶体生长过程,最终获得较大的晶型物质。

(2) 降温法:降温法适用于溶解度和温度系数均较大的化学药物。一般设置起始温度为50~60℃,降温区以15~20℃间隔为宜。温度的上限由于蒸发量大而不宜过高,温度的下限太低时对晶体生长也将不利。在使用降温法生长晶体的过程中,必须严格控制温度,并按照某种降温梯度进行操作。然而,数小时或隔夜自然降温也是获得合用晶型物质的方法之一。

(3) 种晶法:晶体生长分为两个步骤:①形成晶核,即籽晶;②围绕晶核并沿着晶核表面缓慢堆积排列生长。晶核是晶体成长的种子,晶核的晶型种类决定着结晶物质的晶型种类。因此,采用种籽晶方法是进行晶型物质制备的有效手段。

首先,制备出药物的过饱和溶液系统,在过饱和溶液中加入某种晶型的籽晶固体物质。然后,采用上述方法经晶体生长后即可获得特定晶型物质。种籽晶法操作需要注意的问题:①籽晶的晶型纯度;②必须保证溶液体系为过饱和状态。

(4) 扩散法:扩散法主要包括蒸汽扩散法、溶剂扩散法和反应物扩散法。蒸汽扩散法适用于无法有效地使溶液达到一个稳定过饱和状态的系统。该方法需要选择两种溶剂,且样品在这两种溶剂中有较大的溶解度差异。首先将样品溶解在盛有 A 溶剂(溶解度较大)的小容器中,将小容器放置在盛有 B 溶剂(溶解度较小)的较大密闭容器中。这样两种溶液的蒸汽就会相互扩散,小容器中就变为 A 和 B 的混合溶剂,从而降低样品的溶解度,使结晶析出。

溶剂扩散法适用于培养对环境较敏感的样品晶体。该方法要选择两种不互溶且比重有差异的溶剂。首先用 C 溶剂(比重较大)将样品溶解,置于样品管中,然后小心地滴加 D 溶剂,使其覆盖于 C 溶液上,晶体就会在溶液界面附近产生。此方法使用较细的容器会达到较好的效果,适合微量样品的晶体生长。其缺点是不适合大量制备晶型样品。

(5) 溶析法:溶析法是在样品溶液中加入某种溶剂,从而降低溶质在溶液中的溶解度从而最终获得结晶,加入的溶剂通常被称为反溶剂或溶析剂。氨氯地平是辉瑞公司于 20 世纪 80 年代开发的一种用于治疗心血管疾病入高血压、心绞痛和充血性心衰的钙离子拮抗剂,其药理活性主要为左旋体,其钙离子拮抗活性是右旋体的 1000 倍,是消旋体的 2 倍。为确保疗效和用药安全,氨氯地平要求以单一对映异构体形式上市。杨秋生等[8]以甲乙基亚砜为溶剂进行拆分,在较短的反应时间内,获得 99% 以上的光学纯度左旋氨氯地平溶剂化物,收率为 74%。卢定强等[9]根据左旋氨氯地平的物性,使用二氯甲烷为溶剂,以正庚烷为溶析剂,成功地获得左旋氨氯地平的结晶,使样品纯度由原来的 87% 提高到 99.6%。

（二）喷雾法

喷雾干燥方法又可细分为热喷雾法和冷喷雾法。

1. 热喷雾法　先将药物制成溶液状态,喷雾技术使含有药物的溶液以雾滴状态分散于热气流中,药物分子与热气体充分接触后在瞬间完成了传热和传质的过程,使溶剂迅速蒸发为气体,达到干燥的目的。

2. 冷喷雾法　先将药物制成溶液状态,喷雾技术使含有药物的溶液以雾滴状态分散于冷气流中,溶液在与冷气体充分接触后,瞬间使溶剂迅速升华,达到干燥的目的。

喷雾干燥技术在制药行业中的应用十分广泛,其粒度细小并均匀,流动性与速溶性好。由于该种制备工艺是在瞬间完成,药物分子来不及有序排列,所以,经喷雾干燥后得到药物样品一般多呈现为无定型状态。

鉴于药品的特殊性质,其对设备的保护性设计也提出了更高的要求。对于采用有机溶剂溶解的固体化学药物,在干燥时要求整个系统必须满足防爆要求。在电机、仪表、控制阀等配件设计时都要选择防爆型。另外,为防止溶剂和空气混合为爆炸气体,系统必须采用密闭循环系统,载体要选用惰性气体,如氮气等。

（三）熔融结晶法

熔融结晶法是指将固体药物样品加热至熔点,待样品完全熔融成液体状态后使其冷却结晶的过程。

1. 恒温冷却法　将完全熔融成液体的药物样品置于恒定温度体系中冷却,静置结晶。该方法适用于晶型对温度敏感的药物样品。

2. 梯度冷却法　将完全熔融成液体的药物样品置于梯度降温环境体系中冷却,静置结晶。该方法适用于晶型对温度控制敏感的药物样品,特别是利用某个温度先获取晶型物质后,再利用某个温度转晶获取另种晶型物质的制备过程。

当然,该种晶型制备方法不适用于加热后易发生分解的药物样品。

（四）压力转晶法

压力转晶法是指对某种晶型药物,通过施加一定的压力而获得另外晶型种类物质的转晶制备方法。该方法适用于对压力敏感的药物样品,其压力转晶制备一般要求在特殊的容器中完成,例如:高压釜等。因此,转晶成本较高。

文献报道了中国科学院金属研究所徐坚研究员与美国约翰霍普金斯大学的马恩教授以及阿贡国家实验室等单位研究人员合作开展的一项研究,利用 X 射线在线监测,观察到某种金属玻璃在压力作用下可发生由一种无定型态结构向另一种无定型态结构的转变[10]。这两种无定型态结构之间的密度差达到 14%。通过第一原理计算发现,不同的原子与电子结构,特别是电子对局域化引起的价态变化和键长缩短,导致该金属玻璃在压力作用下转变为另一种密度更大的无定型结构。相信这一研究成果会对我们在固体化学药物的无定型态转晶研究中具有一定的指导意义[11]。

（五）其他晶型制备技术

1. 超临界流体结晶技术　超临界流体是指高于流体临界点,以单相形式存在的流体,其物理化学性质与在非临界状态及液体和气体有很大的不同。超临界流体的扩散系数比液体要大很多,黏度类似于气体,远小于液体,有比液体快得多的溶解溶质的速度,更有比气体大得多的固体物质的溶解和携带能力,这对传质极为有利,缩短了相平衡所需时间,是高效传质的理想介质。它具有巨大的压缩性,通过简单的减压、升温即会引起流体密度的很大变化,从而使其中的溶质迅速过饱和结晶析出,所以超临界流体是一种优良的结晶溶剂。常用的超临界流体结晶技术包括超临界流体快速膨胀结晶(RESS)技术和超临界流体抗溶剂结晶(SAS)技术[12-14]。

(1) 超临界流体快速膨胀结晶(RESS)技术:RESS 是将溶质溶解于超临界流体(SCF)中形成溶液,通过一种特制的喷嘴快速膨胀,在极短的时间内变为低压或常压体系,SCF 变为气体,溶质在 SCF 中产生强烈的机械扰动和极高的过饱和度,扰动产生均一成核条件,获得极窄的粒径分布,后者产生超细晶体微粒[15]。陈鸿雁等[16]用超临界流体溶液快速膨胀法用于药品的微粉化,成功制备了灰黄霉素微细颗粒。

(2) 超临界流体抗溶剂结晶(SAS)技术:首先将要被细化的物质(溶质)溶于或悬浮于一种合适的有机相溶剂中形成溶液以 SCF 为抗溶剂与溶液相混合。抗溶剂和溶液接触后瞬间迅速溶入雾化的液滴中,使溶剂膨胀组成混合溶剂,溶质在混合溶剂中溶解度骤降,溶质的固体微粒迅速析出沉淀,得到粒度分布均匀的晶体颗粒。中国药科大学学者采用超临界抗溶剂技术制备厄贝沙坦超细颗粒,厄贝沙坦溶液经超临界流体抗溶剂设备体系喷入结晶釜中,在结晶釜内结晶析出“砖型”和无定形态的厄贝沙坦超细颗粒,制备得到的厄贝沙坦超细颗粒粒径较小、粒度分布较窄,并且药物微粒的溶出度和平衡溶解度得到了显著的提升[15]。

2. 反应结晶技术　反应结晶是指利用两种或两种以上的可溶原料,在体系中发生化学反应生成新的溶解度较小的产物,形成过饱和溶液并析出晶体。比如普鲁卡因青霉素是一种抗菌药,常用于轻度感染和猩红热、肺炎后期的巩固性治疗,亦可用于风湿热、细菌性心内膜炎、钩端螺旋病、化脓性皮肤病以及新生儿破伤风等的防治。普鲁卡因青霉素在工业生产中,通常采用溶液微粒结晶法,其实质是一个反应结晶过程,即利用青霉素钾与盐酸普鲁卡因反应生成普鲁卡因青霉素结晶。此外,为了得到粒度分布均一、晶体颗粒较大的产品,在生产过程需要根据要求选择相应的结晶液浓度、温度,控制一定的结晶搅拌速度,调整结晶时间,并在结晶初期加入一定量的晶种,这些都是普鲁卡因青霉素结晶过程的关键技术[17]。在红霉素乙酸丁酯提取中加入硫氰酸钠溶液,并调节溶液 pH 为 5 左右,亦可得到红霉素硫氰酸盐结晶[18]。

3. 膜结晶技术　膜结晶是膜蒸馏与结晶两种单元操作的耦合过程,其操作原理是利用膜蒸馏技术去除结晶母液中的溶剂,用疏水性微孔膜将两种不同温度的溶液分开,利用膜孔两侧温度差或者浓度差为膜蒸馏传质推动力,使之达到过饱和而析出晶体[19]。在普通的结晶过程中,溶剂的蒸发与溶质的结晶出现在同一位置,由于料液表面与料液主体存在温差,难以得到均一性很好的晶体。膜结晶中溶剂蒸发和溶质结晶可以分别进行,溶剂蒸发在膜蒸馏器内进行,通过控制条件可以使膜蒸馏器内不发生结晶,溶质结晶过程在单独的结晶器中进行,由于进入结晶器的料液具有适当的过饱和度,因此可以得到具有很好的粒度分布和很高纯度的晶体,避免了常规结晶所需要的晶体后续处理。膜蒸馏—结晶技术具有两个明显的有点,一是能耗低,膜结晶能够提供远大于常规结晶的有效传质面积,因此可以在较小的温差下进行;二是获得的晶粒粒度分布均匀,由于结晶和溶剂浓缩在不同装置完成,不存在母液过饱和度不均一的问题。膜蒸馏—结晶操作条件温和,易于操作、管理,规模大小也可以随时调整。

4. 水热结晶法　水热结晶法是实用特殊设计的反应釜,人为地制造一个高温高压环境,将样品装进一个含有水溶液的适当容器中,然后放入高压反应釜,使其在一定温度和压力下溶解或重结晶的一种方法[20]。该方法可以用于制备其他方法难以制备的物质,亦可以加快反应结晶的速率。适用于含有金属离子的药物的晶型制备。

三、小结

以上介绍仅为晶型药物制备中的几种常见方法。晶型药物制备方法在固体化学晶型药物研究中占有非常重要的地位。首先,我们需要通过不同晶型物质制备条件的探索和研究,发现与获得各种晶型药物物质的制备条件,寻找与完善纯晶型药物的制备工艺方法。其次,在确定晶型制备工艺条件基础上,完成不同晶型样品的大量制备任务,为对不同晶型药物物质的各种理化性质研究、生物活性评价、毒副作用研究等提供物质基础保证。

第三节　晶型药物的晶型控制技术

一、前言

固体化学药物多属于分子晶体,其晶格能差较小,不同晶型间容易发生转变。在药物或制剂的生产制备过程中,许多因素会影响药物晶型的转变过程。例如:制粒的溶剂、干燥的温度、压片的压力等条件变化均可使晶型物质发生转变。转晶与结晶不同,转晶是固体物质从一种晶型转变为另外一种晶型的过程,而结晶可以用于化学纯化,也可以用于晶型物质制备。

晶型的转化是药物开发、药物生产和药物贮存过程中的一种普遍现象。晶型间的相互转化也是晶型药物质量控制的难点和重点。生理活性高的晶型向生理活性低的晶型转变,具有毒副作用的晶型的出现都将对药品的使用带来严重的后果。晶型药物的优势药物晶型并非总是选择稳定性最好的晶型,有时,为了保证药物的治疗效果,提高药物的溶解性能吸收分布特性,我们也会选择能量较高的亚稳晶型,临床常用的药物中有许多都采用了药物的高能态无定型态作为优势药物晶型,如何保证药物维持有效的药物晶型,阻止药物晶型的转变这就要求药学工作者采用各种晶型控制技术保证晶型的稳定性和有效性。

二、药物晶型的转化过程

(一)溶剂介导的晶型转化

在晶型筛选和晶型制备的过程中,合适的溶剂是获得药物晶型的必要条件。溶剂分子介导的晶型转化一般表现在三个方面,其一是溶剂分子影响药物分子的过饱和度,药物分子在不同溶剂中的溶解性能不同,其过饱和度存在差异,药物分子在不同的溶剂中结晶可以获得不同的晶型;其二是亚稳晶型在溶液中向稳定晶型转化,包括亚稳晶型的溶解和稳定晶型的生长两个阶段;其三是溶剂分子可以参与到药物分子的结晶过程中,通过氢键、分子间作用力或者隧道填充物稳定药物分子的晶型。多晶型转变除受溶剂因素影响外,还与结晶时的溶液浓度、加热、冷却速度与方式、溶剂种类等有关。在晶型转变过程中,存在着由亚稳晶体直接转变为稳定晶体的过程,即固—固转变,但这种类型的转变一般较为缓慢或者要在较高温度下进行。但如果是在溶液中,则溶剂分子包裹着晶体,作为晶型转变的媒介,一般可加速该晶型转变过程。含有结晶溶剂的晶型样品通常熔点低且稳定性差,容易向不含结晶溶剂晶型转变。不同晶型药物样品的制备,可通过选择不同溶剂系统,经重结晶步骤获得,如:尼莫地平、法莫替丁、西咪替丁等晶型药物。利用乙醚、氯仿、石油醚等三种溶剂对棉酚样品进行重结晶时,可得到棉酚的三种晶型物质状态[21]。利用不同溶剂系统进行晶型物质制备在固体化学药物中被广泛应用,其溶剂系统分为以下三类:①单一溶剂系统;②两种以上的混合溶剂系统;③不同配比的混合溶剂系统等。吕扬研究员课题组分别对醋酸乌利司他的晶 B 型、晶 E 型、晶 F 型、晶 H 型、晶 I 型、晶 J 型 6 种溶剂合物进行了晶型物质状态的转变研究,根据不同晶型样品中的结晶溶剂温度,分别设置了 120℃、130℃、120℃、115℃、120℃、130℃等高温转晶温度条件,并于 2 小时后取出样品,经过粉末 X 射线衍射(PXRD)检测分析,结果证明醋酸乌利司他的 6 种溶剂合物晶型均转向无结晶溶剂的晶 G 型[22]。

（二）温度介导的晶型转化

温度对晶型影响比较复杂,当温度升高时,晶体中的分子或某些离子团自由旋转,取得较高的对称性,从而改变晶体的结构。温度是影响晶体形成的一个关键因素,温度的改变可以影响药物分子的热力学性质,虽然在一定的温度和压力下,只有一种晶型在热力学上是稳定的,但由于从亚稳态转变为稳态的过程通常非常缓慢,因此在一定的温度范围内仍可以存在多种药物晶型。不同晶型药物在环境温度改变时,导致了固体药物分子的晶格能量变化而发生转晶过程。当药品经干燥或加温灭菌处理时,可能造成转晶现象发生。例如:扎来普隆、甲氧氯普胺、氯霉素、巯基嘌呤等药物在经干燥处理或灭菌处理时就发生了晶型转变。随着温度的升高,β-二羟酸从Ⅱ晶型转化为Ⅰ晶型[23]。阿奇霉素存在 2 种不同的晶型:一水晶型和二水晶型,可通过控制结晶过程中的条件来制备。阿奇霉素二水晶型比一水晶型更稳定,一水晶型在一定的条件下转化为二水晶型。一水晶型是动力学控制的稳定状态,养晶温度 54~56℃,养晶 0.5 小时;而二水晶型是热力学控制的稳定状态,养晶温度 38~42℃,养晶 2 小时[24]。对于那些对温度敏感的晶型药物需要考察温度与晶型变化规律。干燥处理常常用于去除药物的吸附水或吸附溶剂。但是,对于晶格中含有结晶溶剂或结晶水的晶型药物样品要特别注意,干燥处理过程可能导致转晶现象发生。

1. 甲苯咪唑　甲苯咪唑药物存在有三种晶型物质状态。图 8-2 为甲苯咪唑晶 C 型的动态变温样品的粉末 X 射线衍射图谱。从图中可以看出甲苯咪唑晶 C 型在 25~179℃之间的衍射图谱几乎没有变化,说明晶 C 型物质在小于 179℃为一种稳定晶型;但当温度升高到202℃以上时,其衍射图谱发生了明显变化,晶 C 型开始向其他晶型转变;当温度超过 221℃时,衍射图谱再次看到了另外的一种晶型变化[25]。图 8-2 给出了甲苯咪唑药物三种晶型物质状态的动态变化过程,同时也给出了各种晶型物质的转晶温度范围。

2. 卡麦角林　卡麦角林是选择性的长效多巴胺 D2 激动药,用于治疗高催乳素血症、帕金森综合征和其他相关疾病。Ⅰ型卡麦角林可以从二乙醚中结晶制备,由于Ⅱ型卡麦角林亦可通过纯卡麦角林的二乙醚溶液冷却后混合数天获得结晶,导致其多晶型物的纯度较差。专利 WO 0170740 和 WO 03/078392 中描述了制备Ⅰ型卡麦角林的新方法,可通过晶 V 型的新甲苯溶剂化物和晶 X 型甲苯半溶剂化物制备Ⅰ型卡麦角林。晶 V 型甲苯溶剂化物在40~65℃的温度下用高真空干燥可以转为Ⅰ型卡麦角林。晶 X 型是不稳定晶型,甚至在环境温度下真空干燥时也极易转化成Ⅰ型。

3. 尼莫地平　尼莫地平是第二代二氢吡啶类钙拮抗剂,前期研究发现有两种晶型,分别是熔点为 114~116℃的晶 A 型和熔点为 124~126℃的晶 B 型。两种晶型不同温度的溶解度曲线表明晶 A 型的溶解度曲线与晶 B 型相交于 47℃。此温度可认为是晶 A 型转变为晶 B 型的转变温度,即在此温度以上,该药物饱和溶液冷却析出结晶时,首先析出晶 B晶型[26]。

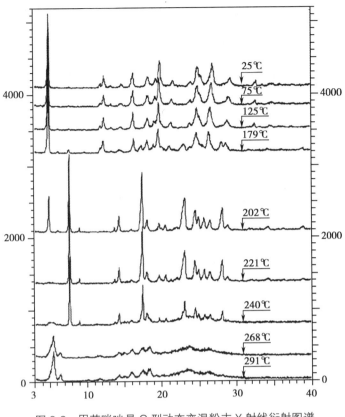

图 8-2　甲苯咪唑晶 C 型动态变温粉末 X 射线衍射图谱

（三）气相介导的晶型转化

与溶剂介导的晶型转化不同,气相介导的晶型转化中所使用的介质为气体。亚稳晶型样品在固态下受热发生气化,当气体中的溶质的溶解量超过稳定晶型的溶解度时,就会促进亚稳态晶型向稳定型晶型转化,从一种固态转化为另一种固态。Saikat Roy[27]在研究盐酸文拉法辛在高温下固相 - 固相转变的过程中发现当加热针状的晶 2 型盐酸文拉法辛到 180~190℃,然后再降温到 25~30℃的过程中,新生成一种片状的具有更高熔点和更好稳定性的晶 6 型。

（四）压力介导的晶型转化

压力也是影响药物晶型的一个重要因素,压力的影响比较单纯,当压力增高时,促使晶体结构向高密度和高配位的方向转变。固体片剂是固体药物制剂的常用剂型,片剂样品必须经过一定的压力后制成。片剂的压力制备过程由于原料药和辅料同时受到压缩会产生一定数量的热能,引起片剂中的药物原料的晶型发生转晶现象。其实,由于压力产生的转晶现象在使用红外光谱法进行 KBr 压片的制样过程也会发生。并不是所有晶型药物在压力变化条件下均能产生转晶现象,只有那些对压力敏感的晶型药物才存在压力转晶问题。此外,在不同的压力条件下由于样品受力不同,晶型转变的效率和结果亦不相同。

将不同晶型尼群地平在 9.8×10^4N 压力下压片,粉碎后测定 X 射线图谱,晶 I 型和晶Ⅲ未发生转型,而晶Ⅱ型转化为晶 I 型,说明压力可以使晶体发生晶型转变。进一步将晶Ⅱ型分别在 4.9×10^4N, 9.8×10^3N, 4.9×10^3N, 2.45×10^3N 压力下压片,粉碎后测定 X 射线衍射图谱,结果表明尼群地平晶Ⅱ型在 $2.45 \times 10^3 N$ 的压力下晶型不发生相变,在其他压力下晶Ⅱ型都转化为晶Ⅰ型[28]。

(五)湿度介导的晶型转化

环境湿度变化时,由于固体药物样品中失去或得到水的物质成分变化而产生转晶现象。例如:将无水咖啡因晶型药物置于相对湿度 100% 环境条件下,很快样品会出现引湿现象,经一定时间后逐渐转变为含水咖啡因晶型药物。环境湿度会影响某些药物的晶型转变,其转晶速度和程度与环境湿度大小相关。所以,对于那些对湿度敏感的药物最好密封贮存,并注意在生产过程中对湿度的控制要求。

(六)金属离子介导的晶型转化

金属离子可以影响固体药物的晶型变化,例如:降血糖药甲磺丁脲有 A、B 两种晶型,如果将痕量金属 (5~500ppm) 阳离子 Ca^{2+}、Fe^{3+}、Mn^{2+}、Cd^{2+}、Ni^{2+}、Co^{2+} 加入到用乙醇和水溶解的样品溶液中后,经重结晶步骤发现,金属阳离子的存在阻碍了甲磺丁脲晶 A 型向晶 B 型的转变过程,而 Ca^{2+} 则可引起一种不同于晶 A 型、晶 B 型的新晶型物质状态出现[29]。

(七)熔融介导的晶型转化

当晶型药物经熔融处理并经过冷却步骤后,固体晶型药物会从某种晶型向其他晶型转化,其晶型种类则可根据冷却温度变化而异。例如:磺胺甲氧嘧啶的四种晶型物质,均可通过熔融再缓慢冷却转化为无定型态形式[30];无味氯霉素有晶 A 型与晶 B 型两种晶型,晶 A 型物质经过熔融处理后冷却至 87~89℃ 条件下即可转变为晶 B 型[31]。熔融转晶适用于温度敏感的晶型药物,对于遇热易分解或熔点较低的晶型药物则不适用。

(八)升华介导的晶型转化

晶型药物可以通过加热升华产生晶型转变。例如:乙胺嘧啶药物的两种晶型物质就可以通过升华达到转晶目的,将晶 A 型物质加热升华后放置冷却即可得到晶 B 型物质[32]。

(九)混悬介导的晶型转化

已有研究证明,混悬型液体药物制剂在贮存过程中常常会发生晶型转变现象。例如:甲基泼尼松龙、巴比妥等混悬液制剂。甲灭酸存在两种晶型物质状态。图 8-3 给出了甲灭酸晶Ⅱ型物质在水悬浮液中不同时间的粉末 X 射线衍射图谱,其中 ▽ 为晶Ⅱ型的特征衍射峰,▼为晶Ⅰ型的特征衍射峰。图中可以看出,随着悬浮液样品放置时间的增加(a~d),其晶Ⅱ型的特征峰逐渐减弱,而晶Ⅰ型的特征峰逐渐增强,说明在此过程中的甲灭酸晶Ⅱ型物质逐渐转化为晶Ⅰ型物质[33]。

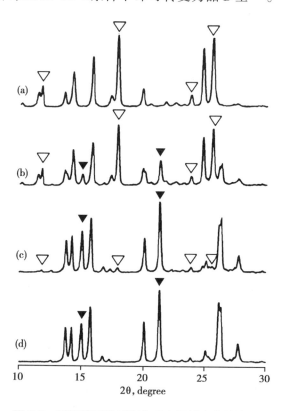

图 8-3　甲灭酸两种晶型物质在悬浮液中的转晶过程的粉末 X 射线衍射图谱

(十) 浓度介导的晶型转化

在晶型药物制备重结晶过程中,改变药物与溶剂的比例使溶液的浓度发生变化时,可以导致不同晶型物质的产生。例如:工业药物生产过程中,常常会出现一批样品在重结晶时,先结晶物质和后结晶物质的晶型可以为不同晶型物质,这是因为结晶溶液的浓度改变造成的晶型变化。

(十一) 研磨介导的晶型转化

药物在粉碎或研磨过程中,将机械能转变为热能,并给予晶型药物一定能量,当能量达到两种晶型转变所需要的能量值时,即可产生晶型转变现象;此外,研磨转晶的另外一种方式是某种晶型物质由于其粒度减小,从有序到无序转变的转晶过程。晶型转变包括以下几种:①从一种稳定晶型向另外一种稳定晶型的转变;②从晶态到无定型态的晶型转变;③从稳定型到亚稳定型或不稳定型的转变;④从不稳定型或亚稳定型到稳定型转变。

例如:尼卡地平盐酸盐(nicardipine hydrochloride)存在 α 与 β 两种晶型物质状态,图 8-4 给出了尼卡地平盐酸盐两种晶型物质(晶 α 型,晶 β 型)样品研磨前后的粉末 X 射线衍射图谱,粉末衍射图谱证明:尼卡地平盐酸盐的晶 α 型样品与晶 β 型样品在研磨前即存在一定的结晶度差异[34]。其中,尼卡地平盐酸盐晶 α 型样品全部由晶态物质组成,而晶 β 型样品的主要成分为晶态物质,但其中含有一定数量的无定型态物质。经研磨 150 分钟后两者均转晶为无定型态,但它们的衍射图谱仍存在一定的差异,其中,晶 β 型样品较晶 α 型样品的无序程度高。

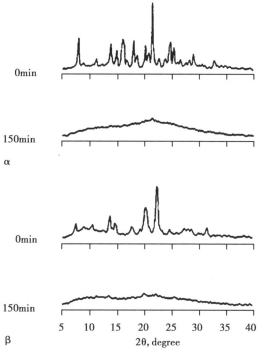

图 8-4 尼卡地平盐酸盐两种晶型样品研磨前后的粉末 X 射线衍射图谱

(十二) 介入其他物质介导的晶型转化

为了改善难溶性药物的溶出度,提高药物的生物利用度,常常采用加入其他助溶剂物质,但这一过程往往会改变药物的晶型物质状态。例如:尼莫地平晶型药物在二氯甲烷中进行重结晶,如果加入了 PVP,那么会发生共沉淀现象而得到尼莫地平的无定型态物质,共沉淀物的溶出度提高了 5 倍以上[35]。

结晶的过程是一个动态的过程,溶质的浓度大于过饱和度才能够析出,聚集速度大于溶解速度时晶核才能够长大,晶核的生成是一个动态的过程,晶体的生成过程中往往存在一个动态平衡阶段,这个阶段有可能时间很短,也可能持续较长时间,在平衡阶段,一个小小的扰动,可以打破这种平衡,促进晶核的生成和晶体的长大,进而影响晶型的生成过程。添加的这个诱导因素可以是某种晶型的晶粒,亦称之为晶种,也可以是与之类似的同系物微粒,还可以是无关的其他微粒,另外也可以加入表面活性剂来诱导结晶。表面活性剂的作用是提供生长表面,降低溶质成核所需的自由能,从而促进晶体的成核与生长。化学工程研究所的 Sendhil Poornachary 等人通过改变玻璃基质的表面化学结构可以影响药物某一晶型的晶核形成和结晶过程,比如抗惊厥和稳定情绪药物卡马西平在一定浓度范围内的过饱和溶液中可以通过改变玻璃基质的表面选择性地生成卡马西平两种晶型中的一种。该模板诱导结晶法在稳定产品批次间的晶型一致性方面显示出巨大前景。埃索美拉唑镁盐是一种治疗胃溃疡、十二指肠溃疡的药物,文献报道有二水合物晶 A 型、二水合物晶 B 型,四水合物晶 C 型、三水合物晶 D 型和无定型态晶 E 型,目前药用晶型为三水合物晶 D 型。在晶 D 型的制备过程中,在 25℃水相法制备工艺中不加入晶 D 型作为晶种,反应过程中首先形成无定型,进而转化为晶 D 型;当加入晶 D 型作为晶种时,生成晶 D 型所需温度进一步降低,5℃即可形成晶 D 型[36-38]。

固体化学药物的晶型转变有时是人们希望的,而有时则是人们不希望的。针对转晶现象的不同需求,采取有效措施对不同晶型物质进行积极的控制。实践研究证明,研究和掌握药物多晶型的各种影响因素,对于固体制剂的处方开发、新药剂型确定、生产制备工艺优化、药品质量控制、最佳临床药效发挥等均有着极为重要的研究意义。

三、小结

晶型筛选和制备的目标是获得的尽可能多的药物晶型,不同的晶型可能导致药物具有不同的溶出度,进而影响其生物利用度,不利于保证药物制剂的安全有效性。因此晶型并非都可以作为药用晶型,为获得理想的治疗效果,晶型物质需具备较好的溶解性能和较高的生物利用度,我们选定了优势药物晶型,因此晶型的制备以制备优势药用晶型为首要目标,但是某些药物的优势药用晶型通过直接的方法无法获得,必须采用晶型转化的方式才能得到,因此晶型的转化和控制也是晶型药物研发过程中必须要关注的重点内容,一方面我们利用晶型制备和转化技术获得某一特定的晶型,提高药物的溶解度、压缩性能,增加药物的释放性能;另一方面,考查晶型转化的条件和方向,阻止优势药物晶型转化为其他晶型,从而保证药物临床疗效的有效性和一致性。研究和控制药物在结晶化学方面的特征和性质,便于运用更高效的条件与方法有目的制备作用更显著、可控性更强的药物晶型,为提高药物生物利用度和确保药物安全有效性提供了依据。

(张丽　杜立达　吕扬)

参考文献

1. 张涛,赵先英.药物研究和生产过程中的多晶型现象.中国新药与临床杂志,2003,22(10):615-620.

2. Heymsfield A J,Platt C M R. A Parameterization of the Particle Size Spectrum of Ice Clouds in Terms of the Ambient Temperature and the Ice Water Content.[J]. Journal of the Atmospheric Sciences,1984,41(41):846-855.

3. CHEMBURKAR SR,BAUER J,DEMI NG K,et al. Dealing with the impact of ritonavir polymorphs on the late stages of bulk drug process development. J Org Proc Res Dev,2000,4(5):413-417.

4. 邢逞,宋俊科,张丽,等.利巴韦林的多晶型研究及药动学评价.医药导报,2013,48(8):621-628.

5. Japanese Pharmacopoeia XVII[S].2016.

6. 黄小权.阿奇霉素多晶型现象及结晶过程研究[D].南京工业大学,2008.

7. Rani D.,Goyal P.,Chadha R.,Conformational flexibility and packing plausibility of repaglinide polymorphs. Journal of Molecular Structure,2018,1157:263-275.

8. 杨秋生.马来酸左旋氨氯地平手性分离及其质量控制.河北医科大学,2007.

9. 卢定强,常亚军,凌岫泉,等.左旋氨氯地平溶析结晶工艺的研究.中国现代应用药学,2010,27(11);1006-1009.

10. 李峰.中美科学家发现:金属玻璃可发生多非晶型转变.功能材料信息,2007(3);56-56.

11. Sheng H.W.,Liu H.Z.,Cheng Y.Q.,et al. Polyamorphism in a metallic glass. Nature Materials,2007,6(3);192-197.

12. 乐龙,黄德春,刘巍,等.超临界流体抗溶剂结晶技术在药物制粒领域中的应用.药学进展,2007,31(12);560-563.

13. 胡爱军,丘泰球.超临界流体结晶技术及其应用研究.化工进展,2002,21(2);127-130.

14. 张杨,潘见,袁传勋,等.超临界流体结晶技术研究进展.化工科技,2002,10(5);41-43.

15. 王志祥,张依,王倩,等.应用超临界抗溶剂技术制备厄贝沙坦超细颗粒的方法.中国药科大学,CN201511003649.X,2015.

16. 陈鸿雁,蔡建国,邓修,等.超临界流体溶液快速膨胀法制备灰黄霉素微细颗粒[J].化工学报,2001,52(1);56-60.

17. 王萌.普鲁卡因青霉素结晶过程对成品粒度、抽针及混悬的影响研究.安徽农学通报,2013,19(8);23-24.

18. 汪敦佳,陈泳洲,邹光中,等.硫氰酸红霉素的制备,精细石油化工,1999,11(6);21-22.

19. 欧雪娇,张春桃,李雪伟,等.膜结晶技术的研究进展,现代化工,2016(8):14-18.

20. 施尔畏.水热结晶学.科学出版社,2004.

21. 袁炳锡,姜得和,沈海葆,等.红外光谱法和X射线粉末衍射法研究棉酚的多晶型.药学学报,1991,26(2);152-155.

22. 杨雪薇,徐娟,宁丽峰,等.避孕药醋酸乌利司他的优势药用晶型研究.医药导报,2016,35(12);9-16.

23. Braun D.E.,Karamertzanis P.G.,Arlin J.B.,et al. Solid-State Forms of β-Resorcylic Acid;How Exhaustive Should a Polymorph Screen. Cryst. Growth Des.,2011,11(1);210-220.

24. 金勇,乔伟,王兆刚,等.阿奇霉素一水晶型与二水晶型的制备与转化.精细化工中间体,2014,44(1);16-18.

25. de Villiers M.M.,Terblanche R.J.,Liebenberg W.,et al. Variable-temperature X-ray powder diffraction analysis of the crystal transformation of the pharmaceutically preferred polymorph C of mebendazole. J. Pharm Biomed Anal. 2005,38(3);435-441.

26. 逢秀娟,张汝华,孙淑英,等.尼莫地平晶型转化的研究.沈阳药科大学学报,1997,14(1);11-15.

27. Saikat R,Bhatt P.M.,Nangia A.,et al. Stable Polymorph of Venlafaxine Hydrochloride by Solid-to-Solid Phase Transition at High Temperature,Crystal Growth & Design,2007,7(3);476-480.

28. 袁恒杰,陈大为,任耘,等.尼群地平晶型转变条件及其影响因素的确定.化学学报,2008(21);2429-2433.

29. Olives AI,Martin MA,Castillo B,et al. Influence of the presence of trace amounts of metals on the polymorphism of tolbutamide. J. Pharm Biomed Anal,1996,14(8-10);1069-1076.

30. 汪昭武.药物多晶型与X射线衍射法.药物分析杂志,1982,2(2);119.

31. 陈国满.无味氯霉素的多晶型物.药学通报,1982,17(2);93-96.

32. 张晓松.乙胺嘧啶红外吸收光谱与晶型的研究.药物分析杂志,1995,15(1);57-58.

33. Kato F.,Otsuka M.,Matsuda Y.. Kinetic study of the transformation of mefenamic acid polymorphs in various solvents and under high humidity conditions. Int. J Pharm.,2006,321(1-2);18-26.

34. Teraoka R.,Otsuka M.,Matsuda Y.. Evaluation of photostability of solid-state nicardipine hydrochloride polymorphs by using Fourier-transformed reflection-absorption infrared spectroscopy - effect of grinding on the photostability of crystal form. Int. J. Pharm,2004,286(1-2);1-8.

35. 逢秀娟,孙淑英,张汝华,等.尼莫地平固体分散物的研究.沈阳药科大学学报,1997,14(1);5-10.

36. ToplakCR.Process for the preparation of esomeprazole magnesium inastable form;WO,010056[P].2010-

01-28.

37. CottonH, KronstromA, MattsonA, et al.Novel form of S-omeprazole: WO, 054171 [P].1999-12-23.

38. Chouippe S, Schneider JM, Tauvel G, et al.Precursor phase and use thereof for preparing the magnesium tetrahydrate salt of an omeprazole enantiomer: US, 0269798 [P].2011-11-03.

第九章

药物共晶技术

成盐是改善药物分子理化性质,提高其成药性的有效手段之一,对药物进行盐型筛选是药品研发过程的重要步骤。药物分子能够成盐的前提条件是药物必须是弱酸或者弱碱,具有电离中心。所以对于一些没有电离中心的中性药物分子,不能失去或者得到质子,无法成盐,这时可以通过药物共晶技术来制得药物共晶,获得更加多样化的药物固体形态,同时这也是一种不需要改变药物的分子结构,就能改善药物分子理化性质,提高其成药性的新的技术。本章内容重点介绍有关药物共晶的概念,原理及其国内外研究情况。

第一节　概　　述

一、药物共晶的发展历史

国际上把"共晶(cocrystal)"定义为"两种或者两种以上不同的固态分子化合物通过超分子作用力组成的具有特定的化学计量比的单一晶相"[1]。2018年美国FDA的共晶药物指南中也将共晶定义为"两种或两种以上不同的固态分子通过非共价键结合于一个晶格内堆积而成的物质状态"。最早关于共晶的报道是1844年,沃勒发现对苯醌和对苯二酚(氢醌)可按摩尔比1:1结合成为一个全新晶体[2]。

早期文献报道中的"共晶"常常被称为"加成化合物(addition compounds)""有机分子化合物(organic molecular compounds)""分子有机化合物(molecular organic compounds)""氢键复合物(hydrogen bond complexes)"以及"异元分子晶体(heteromolecular crystals)"等[3-7]。直到20世纪80年代"共晶"才在Etter的推动下开始了全面的研究,共晶对于制药、农药、炸药、导体及光电材料等领域都有重要的研究价值[8-11]。

如果共晶中有一个组分是活性药物分子(active pharmaceutical ingredient,API),另外的组分通常被称作共晶形成物(cocrystal former,CCF,也称共晶配体或共晶试剂),这样的共晶叫做药物共晶[1]。最早的关于药物共晶的记载是1934年报道的巴比妥类共晶,在一项专利中公开了巴比妥酸与4-氧代-5-硝基吡啶,2-乙氧基-5-乙酰氨基吡啶,N-甲基-α-吡啶和α-氨基吡啶的共晶体[12]。虽然药物共晶已经有很长的研究历史,但是直到本世纪初才把它们作为一种药物研发技术,从而引起了系统的研究和广泛的关注[13-16]。

二、药物共晶、共晶多晶型、共晶水合物及离子共晶

药物共晶和药物溶剂合物、药物盐型一样从属于广义的药物晶型范畴。药物共晶与药物溶剂合物、药物盐型、单一组分的药物晶型在概念上有明确的区别。单一组分的药物晶型和药物共晶的区别在于:单组分结晶或多组分结晶。药物共晶与药物溶剂合物的区别在于:与药物分子共结晶的另一组分在室温下的物质的状态,如果是固态则为共晶,如果是液态则为溶剂合物。药物共晶与药物盐型的区别在于:药物分子是中性状态还是电离状态,如果是中性状态则为共晶,如果是电离状态,发生了质子的得失,则为盐型。

药物共晶因为引入了新的组分(共晶形成物),所以相比于药物多晶型,存在更多的药物结晶形态的可能,而且对于改善药物的理化性质方面也提供了更多的可能。药物共晶的所有组分在室温下都是固态,所以相比于溶剂合物,具有更高的稳定性。药物共晶不需要药物分子具有电离中心,所以相对于药物盐型来说,适用范围更广。

药物共晶与药物多晶型,药物溶剂合物,药物盐型之间也存在概念的交叉。当组分相同的药物共晶各组分之间存在不同的化学计量比,或者存在不同的超分子作用模式,或者存在不同的晶体堆积模式,则说明形成了药物共晶的多晶型(cocrystal polymorphism)。当药物共晶的晶格中除了两个或者两个以上的固态组分,还含有水分子或者其他溶剂分子,说明形成了药物共晶的水合物或者溶剂合物(cocrystal hydrate/solvate)。当药物共晶的晶格中除了中性的药物分子,还存在离子化合物组分,则称为药物的"盐共晶(salt cocrystal)",也被称为"离子共晶(ionic cocrystal)"[1]。

第二节 药物共晶的设计策略

一、超分子化学、晶体工程和分子间的相互作用力

20世纪30年代,"超分子(supermolecule)"这一术语由德国科学家K. L. Wolf首次提出,用来描述分子缔合形成的有序体系。直到1978年,法国科学家M. Lehn在诺贝尔奖获奖演讲上,给出了"超分子化学(supramolecular chemistry)"的完整概念[17-19]。J. M. Lehn将超分子化学定义为"超越分子范畴的化学",由于分子间的相互作用缔结形成的复杂而有序的分子聚集体,而这些分子聚集体具有特定的功能和结构,简称"超分子"。超分子并不是简单的分子聚集,其结构特性不是其组分分子性质特征的集合,而是受分子间相互作用的影响产生了许多新的特性。从简单的超分子到复杂的生命系统,超分子体系千差万别并且功能各不相同,然而其形成均是以分子间的弱相互作用力为基础。

"晶体工程(crystal engineering)"的概念最早由化学家Gerhard M. J. Schemidc于20世纪60年代提出。目前,晶体工程被定义为"掌握晶体堆积中分子间的相互作用规律,并且利用这种规律设计合成符合期望的物理性质和化学性质的晶体材料"[20]。晶体工程学将超分子化学的原理和方法应用于晶体的设计与生长,通过分子识别和自组装过程的共同作用,得到结构可调控,具有特定物化性质的新晶体[21]。晶体工程学是定向控制晶体结构、性质和功能的有效手段,涉及化合物分子基团在晶体中的行为、晶体的设计、结构和性能的控制及晶体结构的预测,是实现从分子到材料的一条重要途径。

超分子体系包括晶体材料的构筑都是基于分子间的弱相互作用,这些相互作用包括氢

键、π-π 堆积作用、范德华力和卤键。

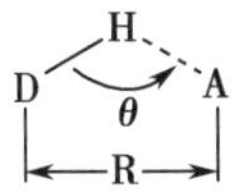

1. 氢键 当 H 原子与 F、O、N 等原子形成共价键时,电负性较大的 F、O、N 等原子吸引成键电子而带部分负电荷,此时 H 原子由于缺电子带部分正电荷,从而吸引邻近的 F、O、N 原子上的孤对电子。缺电子的 H 原子与富电子原子(F、O、N)之间的这种相互作用就是氢键(hydrogen bond)。与 H 原子共价结合的原子为 H 供体(D),另一个电负性原子为 H 受体(A),氢键表示为 D—H⋯A。氢键的键长就是氢键受体与供体之间的距离(R),氢键角为 $\angle$D—H⋯A(θ)(图 9-1)。

图 9-1 氢键示意图

氢键的键能约为 4~120kJ/mol,小于化学键能,远大于其他分子间的作用力。氢键的强弱通常与元素的电负性以及氢键的键长、键角有关。电负性越大,氢键越强;键长 R 越小,氢键越强;键角 θ 越大,氢键越强。常见的一些氢键的键能如表 9-1 所示[22]。

表 9-1 常见氢键的键能表

氢键	键能 /(kJ/mol)	键长 /pm	化合物
F-H⋯F	28.0	255	$(HF)_n$
O-H⋯O	18.8	276	冰
N-H⋯F	20.9	266	NH_4F
N-H⋯O	—	286	CH_2CONH_2
N-H⋯N	5.4	358	NH_3

氢键具有方向性和饱和性:因为电负性原子 A、D 之间存在排斥力,为了减少这种斥力,键角应尽可能的接近 180°,所以氢键具有方向性;由于电负性原子 D、A 半径较大,而 H 的半径很小,当 H 外围的电负性原子由于 D、A 的位阻作用而不能再接近 H 氢原子时,氢键达到饱和,所以氢键具有饱和性[22]。

氢键广泛地存在于晶体中,氢键作用模式非常丰富。为了简单有效地描述氢键的不同作用模式,美国明尼苏达大学的 M. C. Etter 教授首先提出了氢键的图形描述符号 $G_b^a(n)$。晶体中氢键的作用模式大致分为四种:C(chain)表示无限延伸的链状氢键模式;D(discrete)表示二聚体等有限的氢键模式;R(ring)表示环状氢键模式;S(self)表示分子内环状氢键模式。上角标 a 表示重复单元中氢键受体的数量,下角标 b 表示重复单元中氢键给体的质子数,n

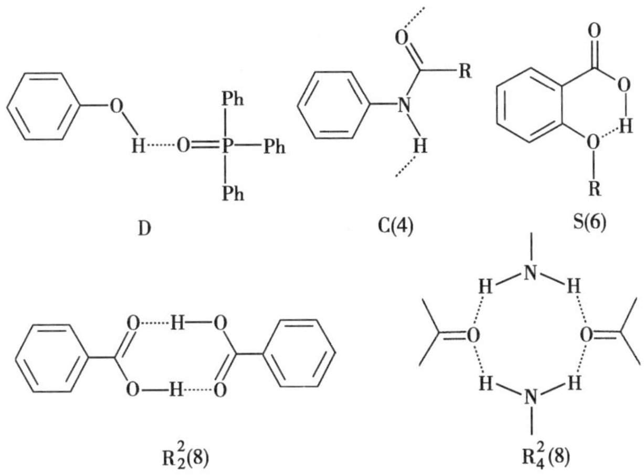

图 9-2 常见的几种氢键作用模式及符号表示

表示氢键重复单元中的原子总数。图 9-2 是常见的一些氢键作用模式示意图。

对于有机化合物来说,氢键形成的规律总结如下[22,23]:

(1) 结构中所有酸性氢参与氢键;

(2) 所有氢键的良受体和良给体参与氢键;

(3) 分子内六元环的氢键优先于分子间氢键的形成;

(4) 在分子内氢键形成后,剩下的最强的氢键受体与给体优先形成分子间氢键;

(5) 形成氢键时需要考虑竞争位点、分子构象、位阻效应、竞争性偶极作用或离子键的影响。

2. π-π 堆积作用　π-π 堆积作用(π-π stacking interaction)具有共轭结构的化合物在分子间的一种弱的相互作用,包括静电作用和分子间的范得华力共同作用的结果,其作用力的大小取决于分子间的距离及二面角。π-π 堆积作用的键能大小约为 1~50kJ/mol,多数在 10kJ/mol 左右和以下。π-π 堆积作用通常有三种堆叠方式:面对面(face-to-face)模式,错位面对面(offset face-to-face)模式和边对面(edge-to-face)模式(图 9-3)。Hunter 等经过理论计算和试验验证指出,π-π 堆积作用起源于芳香体系之间不同的符号电子云之间的吸引,一般很少出现完全面对面的堆积,因为会产生强烈的排斥作用。常见的堆积作用分为后面两种:错位面对面堆积模式,两个芳香体系错位平行;边对面堆积模式,两个芳香体系互相垂直。有研究认为边对面堆积模式更为稳定,这种模式可以看作是一个芳环上轻微缺电子的氢原子和另一个芳环上富电子的 π 电子云之间形成的弱氢键。

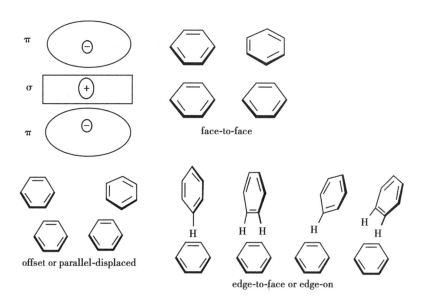

图 9-3　π 原子模型和 π-π 堆积作用的三种模式

3. 范德华力　范德华力(van der Waals interaction)是分子间非定向的、无饱和性的、较弱的相互作用力,由中性原子通过瞬间静电作用产生的一种分子间的作用力。当两个原子之间的距离为它们的范德华半径之和时,范德华力最强。范德华力的键能小于 5kJ/mol。

4. 卤键　卤键(halogen bond)含有孤对电子的杂原子(路易斯碱)与卤素原子(路易斯酸)之间形成的非共价键,是一种类似氢键的分子间弱相互作用。杂原子给电子,是卤键受体,卤素原子吸电子,是卤键给体。

二、超分子合成子和药物共晶的设计

晶体工程的成功与否主要取决于它是否能够利用分子间的相互作用进行合理的设计并合成预期的晶体材料。药物共晶也不例外。目前,晶体工程中最常用的设计策略是超分子合成子(synthon)和反向合成法。

超分子合成子的概念最早由 E. J. Corey 教授于 1967 年提出,后被 G. R. Desiraju[24]教授推广并定义为"利用已知或想象的包含分子间相互作用的合成操作形成或组装的超分子结构单元",它是超分子中最小的结构单元。追踪从原料分子到目标超分子聚集体的形成:原料分子通过合理的氢键或其他方式的分子间的相互作用连接成一种或多种超分子合成子,再通过已知或可能的分子间作用力把这些超分子合成子通过自组装形成目标超分子聚集体。合成子不仅包含目标超分子结构的连接方式,从某种程度上还可以说明目标结构的结构特征。反过来,我们把从目标超分子聚集体到合成子的过程称为反向合成。这是一个把目标超分子结构一级一级地解离分析,最终得到合成子的过程,它是一个逻辑分析的过程,与有机化学等传统分子化学中的反向合成法类似。

超分子合成子是反向合成的核心,它反映了互补的官能团间的相互作用及空间排列。超分子合成子的连接策略多数依赖氢键作用,不同的官能团通过有互补作用的氢键的供体和受体,按照一定的比例关系,并考虑空间几何构型因素,选择最优的氢键匹配使整个体系的能量降到最低。图 9-4 列出了一些具有代表性的氢键超分子合成子。

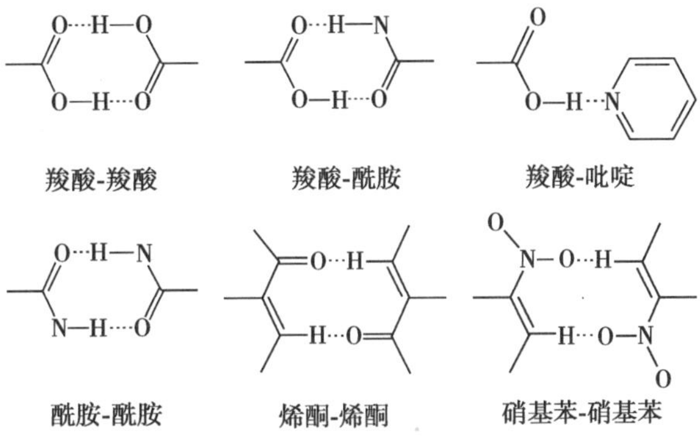

图 9-4　常见的氢键超分子合成子

药物共晶的设计本质上是根据活性药物分子(active pharmaceutical ingredient,API)和共晶形成物(cocrystal former,CCF)的官能团的互补性,设计氢键超分子合成子。需要注意的是:在形成共晶时,API 与 CCF 之间往往不只有氢键一种作用力,而是多种分子间的作用力共同作用的结果。但是,因为氢键作用力较强,成键模式丰富,具有方向性和饱和性,且几乎所有药物都含有氢键作用位点,所以成为共晶设计中最重要的一种分子间的作用力。共晶的设计主要是基于氢键超分子合成子的反向合成。

按照形成氢键的官能团种类是否相同,氢键超分子合成子分为两种类型:氢键超分子同元合成子,由相同的官能团之间形成氢键作用,如羧酸 - 羧酸二聚体、酰胺 - 酰胺二聚体等;氢键超分子异元合成子,由不同的官能团之间形成氢键作用,如羧酸 - 酰胺、羧酸 - 吡啶等。对于共晶设计来说,氢键超分子异元合成子尤为重要,因为如果两个组分含有的官能团能够形成氢键超分子异元合成子,这将成为它们形成共晶的驱动力。

在设计药物共晶时,需要分析药物分子的结构,官能团及所含的氢键供体和受体的种类、数目和位置等。研究药物的单晶结构对于药物共晶的设计极有帮助,通过分析药物晶体结构中形成的各种氢键超分子合成子,分析哪些氢键位点参与形成了分子间或者分子内的氢键作用,哪些氢键位点没有参与氢键作用,判断哪些氢键超分子合成子较弱容易被破坏,在与其他化合物共结晶时有可能形成更加稳定的氢键超分子异元合成子。在此基础上,设计药物分子可能形成的超分子异元合成子类型,选择结官能团匹配的 CCF 进行试验。通常情况下,刚性较强、对称性较高、分子量较低且含有质子的供体或受体的药物,容易形成共晶。Aakeröy[25]认为有多晶型的药物容易形成共晶,因为这样的药物分子往往具有多种构象、多种晶格排列方式和堆叠方式,所以更有可能与其他分子作用形成新的固体形式。

例如,在苯甲酰胺-琥珀酸共晶中,最强的氢键供体是琥珀酸的酸性氢,最强的氢键受体是苯甲酰胺的羰基氧,这两个基团之间形成了氢键;此外,苯甲酰胺上的 NH 与其自身羰基及琥珀酸的羰基也分别形成了氢键。由于酰胺上的羰基氧比羧酸上的羰基氧碱性大,故共晶中苯甲酰胺的羰基上形成了两个氢键。在吲哚美辛与糖精(SAC)生成的共晶中[26],吲哚美辛和糖精分别通过羧酸-羧酸和酰胺-酰胺合成子连接成氢键二聚体,2 个氢键二聚体再通过弱的 N—H⋯O 氢键结合,形成独特的共晶模式(图 9-5)。

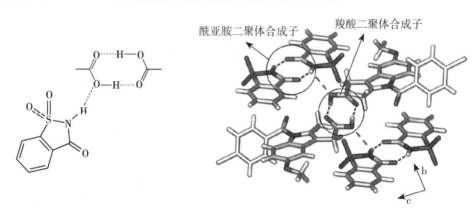

图 9-5　吲哚美辛-糖精共晶中的氢键模式

在形成共晶时,不同组分的官能基团之间,可以有多种分子间氢键的作用模式,而这些模式之间是相互竞争的,只有极少数的几种模式能够实际完成,通常它们会按照一定的比例并结合空间结构等因素,最终会选择最优的匹配模式使整个体系的能量降到最低。

合成子的概念使分子晶体的设计具备了逻辑性。对已知的晶体结构进行统计分析是非常有用的,也是非常必要的,这是我们认识和理解分子间相互作用的本质和规律的一条捷径,从而能够很好地利用它们设计合成我们预期的晶体材料。英国剑桥结构数据库(Cambridge Structural Database,CSD)是关于分子设计和材料设计的物质结构微观信息的主要来源。对 CSD 的统计分析有助于对各种晶体堆积方式的宏观把握,因此能够提供关于常见官能团的经验数据以及如何参与成键,竞争环境下成键的几率大小。通过对这些对常见官能团的经验数据以及如何参与分子协

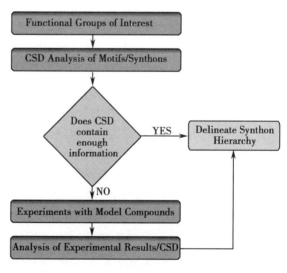

图 9-6　借助 CSD 选择超分子合成子

同配位,也就是说如何形成超分子合成子(如图 9-6)。一类合成子在晶体结构中是否能高概率出现,越多的发现某类合成子,对具有类似功能基的分子如何构建晶体就越有指导意义。在 CSD 中检索特定的基团或分子在晶格中的各种分子间作用力的性质、参与作用力的基团种类、极性等,这样既简化了 CCF 的筛选工作,也减小了实验次数。

Childs[27]等对盐酸氟西汀共晶的设计就是利用 CSD 设计共晶的成功范例:首先分析盐酸氟西汀的结构,表明单一的盐酸西氟汀晶体中有两种氢键:较强的是胺上的 H 与 Cl 之间的氢键(N—H···Cl),其次是 C—H···Cl 氢键。因此可以考虑与 Cl 形成较强氢键的 CCF,从而打破原结构中的氢键。羧酸可以形成较强的氢键,故最后采用了苯甲酸、琥珀酸、富马酸作 CCF,合成得到了盐酸氟西汀与这三种物质的共晶。

Hansen 溶解度参数(HSP):Mohammad[28]等报道了用 Hansen 溶解度参数(HSP)用于预测共晶的形成,当 API 和 CCF 的总的溶解度差 $\Delta\delta t < 7MP^{0.5}$ 时表示可形成共晶,而当 $\Delta\delta t > 10MP^{0.5}$ 时基本不能形成共晶。即 API 和 CCF 的溶解性越相近,越利于共晶的形成。吲哚美辛的共晶筛选就用了这个方法,制备得到了四种吲哚美辛的共晶。用此方法预测共晶的研究报道目前仅有几例。

三、CCF 的选择和高通量筛选

选择 CCF 时,需要评价其与 API 之间潜在的分子间相互作用的强度和考虑氢键成键原理,可能形成的氢键类型及强度大小,例如 O—H···O,O—H···N 这类强氢键或者较弱的 C—H···π,C—H···Cl 氢键,如果两物质存在较多可能形成氢键的结合位点,会提高形成共晶成功率。同时在 CCF 选择上,除了考虑其结构外,药物共晶的 CCF 必须是无毒性、无副作用并且最好是有药用标准的物质,分子大小合适。可选择作为药物共晶的 CCF 主要有下列五类:

1. 药用辅料 果糖、乳糖、枸橼酸、环糊精等。

2. 盐型药物中的成盐离子 如甲磺酸、苯果酸、马来酸、酒石酸、富马酸等。

3. 食品添加剂 如 FDA 目录中列入的 3000 多种被认为安全的食品添加剂(GRAS),如丙氨酸,叶酸,烟酰胺,柠檬醛,松油醇,四甲基吡嗪,三甲基吡嗪,甲基吡嗪,2-乙酰基噻唑,4-甲基-5-(β-羟乙基)噻唑,二氢香芹醇,月桂酸,咖啡因,茴香醇等。

4. 营养保健类物质 包括氨基酸和维生素:如谷氨酸、精氨酸、天冬氨酸、赖氨酸、色氨酸等和维生素 A,维生素 D 等。

5. 药物分子 如阿司匹林-对乙酰基酚的共晶,甲氧苄啶-磺胺类药物的共晶。这类共晶中的两种 API 一般具有类似的适应证或者具有协同增效的作用,并且两者的有效浓度关系与共晶中两组分的化学计量比类似,所以 API-API 药物也提供了一种制备复方药物的新方式。

高通量结晶筛选(High-through-put crystallization system,HTCS)采用组合的方法,进行固体形态产生的研究,可使多组分、多种结晶方法和多个结晶条件平行进行,快速全面地进行固体形态多样性的研究。在共晶筛选中,需要进行不同 CCF、不同溶剂(或混合溶剂)、不同结晶方式和结晶条件等的尝试,采用 HTCS 尤为方便。如 Rodrigues[29]利用结晶技术制备得到了卡马西平和烟酰胺的共晶,并利用 HTCS 对药物共晶在水和多种溶剂中的结构动力学进行了研究。Julius 等[30]依据药物分子结构,考虑结构补偿,选择匹配的氢键的给予体,利用大量药学上可接受的酸,通过高通量结晶筛选,获得了一系列药学上可接受的由两分子的伊曲康唑与一分子的 1,4-二羧酸构成的共晶,其中苹果酸共晶的溶解性与无定形商业产品 Sporanox 胶囊相当。

四、共晶中的多晶型

在共晶的设计中还需要注意共晶中的多晶型现象,因为药物多晶型往往具有不确定性,晶型的改变可能影响药物的理化性质和生物活性。共晶多晶型也如此。Aitipamula 等[31]对共晶中的多晶型进行了分类,共晶多晶型有:合成子多晶型,构象多晶型,堆叠型多晶型,互变异构多晶型,水合物和溶剂化物,三元共晶多晶型。共晶多晶型与制备时所采用的溶剂及其比例密切相关,制备时应仔细筛选制备条件,以期获得特定晶型的共晶。

第三节 药物共晶的制备与表征

一、药物共晶的制备方法

本书第八章第二节对晶型药物的制备方法做了较为详尽的阐述,这些方法也是药物共晶的常用制备方法。同时,本章第二节也介绍了药物共晶的高通量筛选方案。高通量筛选、筛选和制备是相互关联又有所区别的三个过程。共晶筛选的目的是尽可能多的获得药物共晶相,其中能一次并对若干实验条件进行筛选的实验方案为高通量筛选,如溶液结晶法。显然,并非所有筛选方法都具有高通量的可行性,例如碾磨法。共晶的制备要求在一定规模上可稳定获得相纯度高、结晶度好的产物,与此对应的共晶筛选过程允许筛出产物存在化学或物理相的不纯、结晶度不高以及筛出条件不稳定等缺点。本节简要介绍常见的共晶制备方法。

(一) 溶液法

共晶固体在溶液中的结晶析出,依靠的是共晶过饱和度的释放。过饱和度的产生可以是共晶生成后自身溶解度的降低,也可以通过溶剂的挥发(溶剂挥发法)、温度的降低(冷却/变温结晶法)或不良溶剂(抗溶剂添加法)添加持续推进这个结晶析出过程。溶液法,特别是溶剂缓慢挥发法是实验室筛选和制备药物共晶的常用方法,在结晶过程中同时可以了解是否可获得单晶样品,用于进一步的结构分析。此外,冷却/变温结晶和添加抗溶剂析晶,是便于工业化操作的方案。与单一化合物溶液结晶一样,共晶的溶液结晶也受到溶剂种类、操作温度、湿度、温度梯度、外来物种、外加能量源(超声、激光等)等诸多因素的影响。

1. 三相图与常见共晶溶液结晶法 采用溶剂结晶法应该关注药物分子和共晶试剂在溶剂中的溶解性问题。典型的两种 1:1 药物共晶等温三相图如图 9-7 所示。图中 S、API、cocrystal 和 CCF 分别代表溶剂、药物、共晶和共晶试剂的单一存在点;a、d 点分别为药物和共晶试剂在溶剂中的溶解度;1 为溶液区,2、4、6 分别为单一药物、共晶和共晶试剂固态存在区,3、5 为相邻两相固态混合存在区。当药物和共晶试剂在溶剂中有着类似的溶解度(溶解一致体系),其相图一般如图 9-7(a)所示,此时药物/共晶试剂等摩尔操作线(图中虚线)穿越区域 4。此类情况下,通过挥发等摩尔原料溶液,即可获得共晶纯相。

当药物分子和共晶试剂的溶解度差异较大时(溶解不一致体系),其相图会畸变为 9-7(b)所示,此时药物/共晶试剂等摩尔操作线(图中虚线)不穿越区域 4。这种情况下,无法通过挥发等摩尔原料溶液获得共晶。这时,如果要使用溶剂挥发获得共晶,就需要采用非计量比投料法。9-7(b)中以箭头形式给出了一条非计量比溶液的结晶操作曲线。

还有一种方案可以在 9-7(b)情况下获取纯的共晶相,即选择区域 4 中的比例条件进行

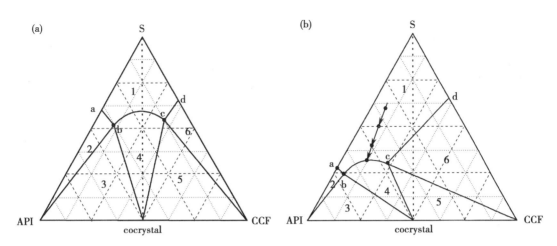

图 9-7　两种典型的共晶溶液合成等温三相图：药物分子和共晶试剂具有类似（a）或差异较大（b）的溶解度

投料，可以是溶液的混合，也可以是固液投料的悬浊液平衡（混悬法）。达到平衡后，固相即为共晶，而液相为 b、c 曲线上的一点。这种操作方案也是三相图描绘的基本方法。对单固相区（2、4、6）内的投料点，平衡后固相为单一固相，液相为对应固液两相线上的一点；对两相固态混合存在区（3、5）内的投料点，平衡后固相为相邻的两种固相，液相为对应 b、c 点。

　　文献中常见反应结晶一词，与溶解不一致体系的非计量比操作有含义上的区别。反应结晶强调的是通过增加其中一种原料的浓度，增加共晶形成推动力（吉布斯自由能）的操作方案。反应结晶既可以用于溶解不一致体系，也可以用于溶解一致体系；既可以是溶液混合操作，也可以是混悬操作[32]。

　　实践中，我们会遇到更为复杂的情况。例如同一溶剂中可形成不同计量比共晶、某固相区孤立存在等情形。在没有其他替代制备方案情况下，就需要对相图进行细致描绘，获取稳定的操作条件。

　　2. 几种其他溶液结晶方案　溶液结晶过程中可引入外加界面或杂质。例如已有报道常规方法不易获取的药物共晶可以在有机晶体[33]、高分子颗粒[34]和自组装膜[35]上结晶。原料分子和外来界面的分子间优势相互作用，共晶与界面的晶格匹配一般被认为是选择性产出特定共晶产物的主要原因。溶液结晶过程中也可引入外加能量。超声被用于辅助液相或悬浊液条件下的共结晶，超声的引入一般被认为可以改变物料的超饱和条件和产物成核条件。溶液结晶除了使用单一溶剂或可互混混合溶剂，也可以采用不相容的两种溶剂进行药物共晶的液 - 液界面生长[36]。

　　喷雾干燥法也被用于药物共晶的制备。例如 Velaga 小组[37]采用该方法制备了多种药物共晶，多个溶解不一致体系也通过计量比溶液喷干获得了纯的共晶产物。笔者认为产生这一结果的原因可能为喷雾干燥结晶为动力学控制过程或者经历了玻璃态中间过程。电喷射技术也被引入药物共晶制备领域[38]，高能振动和溶剂的快速挥发被认为有利于共晶成核与生长速率的提高，笔者还发现溶剂种类会对产物有影响。

　　（二）机械化学法

　　机械化学法（碾磨法）是一种重要的多晶型、无定型及晶体复合物筛选制备技术，本书在第十章将做具体的描述。

　　1. 干磨和溶剂辅助碾磨　作为共晶筛选和制备方法，绕开溶液结晶过程中溶解度等限制因素是重要的原因之一,最常见的为干磨和溶剂辅助碾磨。二者的区别在于后者在药物分子和共晶试剂共碾磨时添加了少量的溶剂。碾磨操作既可以使用球磨机,也可以在碾钵中手工进行。简单的来说,碾磨引起了高运动性/反应活性中间相的出现,导致了共晶产物的生成。活性物种产生的能量不仅来源于碾磨机械能,也包括碾磨过程中的反应放热[39]。实际上,碾磨法有着复杂的合成机理,并且有待于深入研究[40,41]。近期原位观测技术的引入为合成机理的研究提供了可能[39,42]。

共晶存在多晶型现象。溶剂辅助碾磨操作时的溶剂种类会影响共晶的产出,例如 Lu 课题组[43]在合成 5- 氟尿嘧啶和 4- 羟基苯甲酸的共晶时发现,强极性溶剂助碾磨倾向于生成共晶晶型 I,而干磨和弱极性溶剂辅助碾磨生成的为晶型 II。Emmerling 小组[44]在利用碾磨法制备茶碱和苯甲酰胺共晶时有类似的发现,通过添加晶种的办法,该小组判断出稳定晶型和亚稳晶型生成时的能垒高低及控制步骤。此外,他们还通过原位手段观测到碾磨过程中的相转化现象。一直以来,研究人员认为碾磨法获取共晶多晶型主要通过变换溶剂,但最近的报道显示,相同溶剂不同用量也会导致不同晶型的产出[45]。这些有趣且重要的案例报道提示我们,碾磨法在药物共晶筛选和制备中大有潜力可挖,同时也提供了我们对其背后机理研究的动力。

2. 高分子辅助碾磨　液体可以用于辅助碾磨,那固体是否可以呢? William Jones 小组[46]率先报道可将高分子(包括液态或固态)用于辅助碾磨制备药物共晶。高分子辅助碾磨法同样涉及多晶型产出和相转化历程的问题[47]。

(三) 其他方法

除了上述两大类方法,还有许多其他方法被报道可用于药物共晶的制备。这些方法的选用目的包括但不局限于特定共晶的获取、共晶新晶型的制备、溶解不一致体系的便捷操作以及共晶的连续制取等。列举以下几种药物共晶的制备方法。

熔融结晶法,升温将药物与共晶试剂至熔化,药物共晶可以在继续升温转晶或者降温凝固过程中生成[48],熔融结晶的连续操作可以采用热熔挤出工艺[49]。需要指出的是,热敏感性药物不应采用此类制备方法。对于有些体系,无需熔融,只将原料混合物升温至一定程度也可获得共晶产物。差示量热扫描和热台显微镜可用于研究相关制备方法涉及的热力学历程。其他外源能量方式也可以替换加热方式用于共晶制备。例如 Gaisford 报道[50]采用激光照射原料混合物来制备共晶,并指出该方法的机理涉及原料的升华及在气相中的共晶成核。

潮气或蒸气诱导共结晶也被报道过[51]。一般认为,此类方法中水蒸气或有机蒸气可被原料吸附后发生潮解,即可被认为是一种液相介导的制备方案。

冻干法也被用于共晶制备[52]。将原料溶液快速冷冻后在真空中升华溶剂分子,即可获得产物。利用该方法,William Jones 小组获得了一个新的 2∶1 茶碱 - 草酸共晶水合物。此外,冻干法也可用于其他多分子单相晶体复合物的制备,如有机晶体盐和固溶体等。冻干法通过将原料分子均匀分散的液体快速冷冻来实现特定计量比产物的制备。类似的逻辑,将溶液凝胶化的方案也可用于计量比选择性的共晶制备[53]。

超临界 CO_2 法也是一类便于连续操作的共结晶制备方案[54]。此类方法有不同的分支,超临界 CO_2 扮演不同的角色。超临界溶剂结晶法类似于传统的溶液结晶,只不过使用常规溶剂替换为超临界 CO_2。在超临界溶液快速膨胀法中,药物和共晶试剂分子先是被溶解于超临界 CO_2 中形成均匀的超临界溶液,之后快速释放压力使共结晶产物析出。超临界抗溶剂法的原理与传统溶液结晶中使用抗溶剂一致,当溶质分子在超临界 CO_2 中溶解度相对较低时,此时向原料溶液中注入超临界 CO_2 即可诱导产物的沉淀生成。在雾化-抗溶剂结晶法及超临界流体增强雾化结晶方法中,超临界 CO_2 同时扮演抗溶剂和喷雾增强剂的作用。

二、药物共晶形成的分析策略

本书第十一章将对晶型药物的鉴别分析技术做较为详尽的阐述,这些技术手段同样适用于药物共晶的分析表征。药物共晶形成后,其物理化学和药代动力学性能相较于原料药会有所变化,对这些性能较为普适性的考察在本书第十一章和第十三章有所描述,共晶形成带来的特定性能变化也被总结于本章第四节中。在本节中,我们着重阐述确认药物共晶形成及分子间相互作用解析的仪器表征策略。需要指出的是,共晶筛选、制备和表征并非三个顺序过程,而是交织在一起的,例如对筛选试验获取的产物要首先进行快速分析表征,判定是否生成了新的物相,才会进一步进行后续的制备和表征工作。

(一) 共晶形成的多手段分析需求

就判定是否形成共晶而言,X 射线单晶衍射(单晶 XRD)无疑是最佳的技术手段,因为这一技术可以准确的确定出原子在晶格中的具体位置。一旦获取共晶样品的单晶结构,批量粉末样品即可通过样品 XRD 图谱与单晶结构模拟 XRD 图谱的一致性来判定批量样品以共晶相存在。

单晶 XRD 判定途径存在几个限制状况。首先,符合测试要求的单晶样品不能经常获得,很多晶型药物的研究工作需要基于粉末样品进行。例如,前述广泛采用的碾磨法所获产物,就有这样的需求[55]。其次,根据系统消光规律,对于尺寸和质量均满足测试要求的单晶样品,有时也会发生对氢原子定位不准确或有争议的情况。例如,对于药物阿苯达唑,已报道的两个晶型 II 的结构(CSD 号:SUTWIO 和 BOGFUZ)在活泼质子位置上存在定位差异。对于药物晶体复合物而言,准确判断活泼质子是否发生了分子间转移,和判定复合物为共晶还是成盐是同一个问题。再者,单晶数据收集往往在低温下进行,从而提高数据完整度。低温和室温的差异有时会导致离子状态的差异[56]或者分子构型的转变[57]。这样一来,更为稳妥的方法是对于获取单晶结构的样品进一步进行确认。如上所述,无论"共晶"样品是否已获得单晶结构,多种分析手段的交互确认都是十分必要的。

药物分子和共晶试剂通过不同的共结晶操作,可能形成的体系包括但不局限于:共晶、晶体盐、共无定型、无定型盐、共熔物、固溶体、深冷液体、晶相未改变的物理混合物、晶相改变的物理混合物、单一组分的各种相态等,还可能包括稍复杂的晶体复合物的水合物、溶剂合物,共轭酸碱共晶以及化学变化等情形。以下介绍如何利用多手段分析确认共晶的形成。

(二) 新晶相体系的形成

对于筛选或者制备出的样品,大部分研究人员通常首先采用粉末 XRD 进行样品分析。首先,XRD 图谱可以明确地将晶型和无定型予以区分。其次,通过对比产物和原料的 XRD 图谱,可以判定产物中是否包含了新的晶相。在这一对比过程中,有两点需要特别指出:①应该尽量将原料中所有无水晶型、水合物和可能的溶剂合物的 XRD 图谱用来对比,尽量排除原料转晶导致谱图变化的可能性;②对于溶液法获得的针状、片状等晶面择优生长明显的晶体,不应盲目地使用碾磨手段消除晶面择优,建议采用透射法进行测试,减弱衍射强度剧烈变化引起的判定困扰。

理论上,任何具有晶型指纹性或特异性的分析手段,均可作为新晶相形成的快速判定工具,例如 RAMAN、FTIR、固体 NMR、DSC、单晶晶胞参数收集等。研究小组可以根据自己的便利性进行使用。例如,固体 ^{13}C NMR(一般使用交叉极化 / 魔角旋转,即 CP/MAS 技术)不会受到晶面择优生长因素的影响。对于晶型样品,其谱峰较窄,而无定型样品在保留谱峰化学环境信息的同时会明显展宽。共结晶产物谱峰相对于原料谱峰的偏移表明新相的生成。对于共晶体系而言,大部分时候每个 ^{13}C 谱峰化学位移变化在 5ppm 以内。大多数情况下,产物 ^{13}C CP/MAS NMR 谱上至少可以部分的区分出药物分子和共晶试剂谱峰归属,这样一来,这张图谱同时也反映出是否同时包含药物分子和共晶试剂的信息。同时, ^{13}C CP/MAS NMR 谱还可以反映出产物中是否包含杂相(邻近主峰的小的杂峰)、溶剂分子(溶剂峰)等信息。相较于 XRD,固体 ^{13}C NMR 技术的弱势在于测试时间长,以及原料的多晶型图谱报道不充分。

(三) 多分子体系的确认及计量比

确认生成的新相体系是否同时包含药物分子和共晶试剂有很多方法,较为便利的为液体 ^{1}H NMR 法和 HPLC 法。并不是所有制备方法获取的产物都迫切需要产物同时包含药物和共结晶试剂证明,例如碾磨法产物。当原料中某一组分无色谱响应时,可考虑使用液体核磁;当原料组分仅包含活泼质子时,可考虑使用 ^{13}C NMR 替代 ^{1}H NMR。色谱和液体核磁结果同时也能给出产物中药物分子和共晶试剂比例的信息,以及是否包含溶剂分子。对于共晶,一般来说药物分子和共晶试剂摩尔比例关系相对简单(如 1:2,1:1,2:1),其他的比例关系相对较少[58]。

虽然 CP/MAS 是一种非定量分析手段,但基于药物分子和共晶试剂摩尔比例关系相对简单的前提条件,大多数情况下还是可以通过药物分子和共晶试剂谱峰的相对强度来判断二者摩尔比例关系的。也就是说,虽然 ^{13}C CP/MAS NMR 相较 XRD 耗时,但提供信息的多样性(下文中将继续阐述)足以弥补这一弱势。

对于溶液法制备,且可获取单晶样品的情形,我们有一个建议的分析策略。挑选一颗晶体进行液体 ^{1}H NMR 测试,可以同时获得样品是否包含药物分子和共晶试剂,及二者比例的信息。如果包含多分子组分,则可进行后续的单晶 XRD 测试。这一方案可以作为单晶扫晶胞参数判定是否生成新相的可替换方案,且可以提供更丰富的信息、性价比更高。

RAMAN 和 FTIR 谱图也可反映出体系是否同时包含药物分子和共晶试剂的信息,但这一信息的提供不是其主要功用。当体系为水合物时,确定结晶水含量的方法常用的有热重分析(TGA)和卡尔费休滴定。

(四) 单一晶相形成的分析

当产物包含药物分子和共晶试剂,且其晶相与原料不同时,是否表明一定生成了晶体复合物呢?图 9-8 给出了一个共碾磨法的案例。药物 a 与小分子 b 按 1:1 比例共碾磨后获取了产物 c,其固体 ^{13}C 谱峰的化学位移相较于 a 和 b 有了明显的偏移,表明了新相的生成。但后续的研究发现,c 包含的为 a 和 b 的非原料晶相。在能获取原料各种晶相参照图谱的时候,这一问题较易辨别。实践中不排除原料未报道晶相的生成,所以要认识到这一问题的

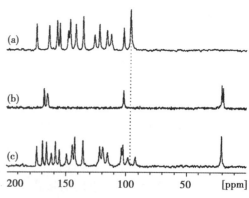

图 9-8　药物 a 和小分子 b,及其共碾磨产物 c 的 ^{13}C CP/MAS NMR 图谱

存在。

　　产物 DSC 图谱上呈现单一熔融峰常被用作单一晶相形成的证据,在使用这一判据时,我们不可以忽略共熔物体系(熔点一般低于原料分别的熔点)的生成或者原料在加热过程中生成了单一晶相[59]。前述单颗晶体液体 NMR 测试的方法也可以证明多分子单一晶相的生成,不过对于可挑取单颗晶体的体系,单晶 XRD 测试往往可以回应结构分析的需求。对于晶体质量差或者颗粒较小的样品,对单颗样品进行电子显微镜的元素 mapping 分析可以作为候选方案。当药物分子和共晶试剂中包含不同的元素,而这两种元素均显示均匀分布在同一产物颗粒上时,也可作为单一晶相形成的证据。

　　固体 NMR 为多分子单相体系的形成提供了一个可选方案。在中低 MAS 实验条件下,由于自旋扩散现象的存在,单一的 ^{1}H 自旋 - 晶格弛豫时间(T_1)通常被作为单相形成的标志[60]。通过杂核(例如 ^{13}C)间接测试 ^{1}H T_1 时间,单相时不同分子的谱峰回归获取的时间参数应一致。同理,锁定场下的自旋 - 晶格弛豫时间参数($T_{1\rho}$)也可做类似应用。实践中,可以通过变换 CP/MAS 实验中脉冲延迟时间(D1),对比不同 D1 参数获取的图谱谱峰相对强度是否一致来进行初步判定。需要指出的是,虽然较为少见,但我们无法绝对排除药物分子和共晶试剂未形成单相但弛豫时间参数相同的可能。严格排除这一情形,需要形成分子间相互作用的证据支撑。

(五) 离子状态的判定

　　在前面的描述中,我们多处使用了"晶体复合物"而非"共晶"这一名词,这主要是考虑到体系离子状态准确描述的重要性。与共晶离子状态对应的晶体复合物为晶体盐,从二选一的判定角度来看,二者之间的区别在于是否发生了分子间的质子转移。准确描述晶体的离子状态不仅是客观反映事实存在的要求,也关系到药物的申报要求[61]。酸解离常数(pKa)原则常被用于晶体复合物的离子状态判定,一般来说 ΔpKa(pKa(base)-pKa(acid))<1 或 0 时,体系发生分子间质子转移的可能性较小,即体系为共晶的可能性较大。0~3 之间则需要进行离子状态的实验验证。实践中,我们还会遇到其他的困扰。例如:分子的 pKa 值无法测定,两性分子中既包含给质子基团也包括接受质子基团,形成分子间相互作用的位点不是分子中质子得失能力最强的位点[62]等。

　　固体样品的谱学方法可为判定样品离子状态提供证据。^{15}N CP/MAS NMR 应该是较为普适的分析方法,其基本原理是只有 N 才是最可能的质子转移接受位。N 位点上得失质子后,其 ^{15}N 化学位移会发生显著变化[63]。偶极去相实验可以进一步的辅助判断哪个 ^{15}N 峰是质子化的位点[64]。由于较低的元素天然丰度,^{15}N 固体 NMR 实验一般需要较长的测试时间。N 元素的 XPS 分析也可以获取相应的离子状态信息,不过其峰较宽常需要有经验的分峰拟合操作[63]。对已知离子状态体系的经验积累可以帮助我们建立更为节约时间的离子状态分析方法。例如,对于糖精的晶体复合物体系,可以通过 C=O 基团固体 ^{13}C 化学位移区分共晶和盐[65]。

　　FTIR 和 RAMAN 光谱也可以提供离子状态信息,特别是涉及羧酸基团的相互作用时。中性的 —COOH 基团一般会在 1700cm^{-1} 附近给出强的 C=O 伸缩振动,在 1200cm^{-1} 附近给出弱的 C—O 伸缩振动。对于羧酸根 —COO$^-$,一般只在 1000~1400cm^{-1} 的指纹区给出单一伸缩振动峰[66]。同样的,已知体系振动谱经验的积累可以用于未知体系的离子状态判断。例如,Desiraju 教授在他一篇论文中获取的糖精盐体系中,均观测到了糖精 C=O 伸缩振动在 1690cm^{-1},而另一个共晶样品则给出了 1734cm^{-1} 的信号[67]。

在实践中,我们会遇到更为复杂的晶体复合物体系。例如,得失质子的均为 N 位点、存在分子内质子转移(称为两性离子或内盐)、分子存在互变异构现象。这就需要我们综合利用各种手段和研究经验进行更为深入细致的解析。

（六）分子间相互作用分析

一旦确认了药物共晶的形成,我们往往会期待了解体系中的分子间相互作用,以便总结超分子合成经验、理解体系的构效关系。在无法获取单晶结构的情况下,文献中最常见的是振动谱(FTIR 和 RAMAN 光谱)和一维固体核磁共振谱(如:^{1}H、^{13}C 和 ^{15}N)。形成共晶前后,分子间作用的变化会在化学键的振动和原子核化学环境反映出来。例如与未形成氢键相比,氢键作用中的 ^{1}H 和未质子化的 ^{15}N 一般会分别给出更低场和高场的固体 NMR 化学位移。对具体体系的充分经验积累和细致分析可以获得丰富的信息。例如 Desiraju 研究组总结了利用 FTIR 技术判定复杂的羧酸 - 酚羟基 - 吡啶氮相互作用,不同酰胺相互作用及 C—H⋯X 作用的策略[68,69]。需要指出的是,实践中的谱峰复杂性会导致指认的困难;而同一官能团的构相变化和与多个位点作用也会引起对变化原因归属的迷惑。

通常情况下,固体 NMR 的谱峰可以通过经验和多核相关实验进行归属。在超高转速或者旋转结合多脉冲的同核去耦基础上,二维相关谱技术(如 ^{1}H—^{1}H,^{14}N—^{1}H 相关)可以提供丰富的原子核间近邻关系,从而给出直接或间接的分子间相互作用线索。由于这些脉冲新方法的专业性要求较高,我们不做进一步的阐述。需要注意的是,此类方法有时也无法揭示全部的分子间相互作用。例如:对于吲哚美辛 - 烟酰胺共晶,Brown 小组通过高分辨二维相关谱探测到了羧酸 - 吡啶氮这一重要的分子间相互作用[70],但烟酰胺分子间的酰胺链式氢键作用未给出[71]。

（七）粉末结构解析

有多种方案可以通过粉末样品获取其晶体结构,在小分子晶体学领域,使用最为广泛的是粉末 XRD 精修技术,读者可通过阅读相关专著和软件的使用说明掌握。通过粉末 XRD 获取晶体结构的做法也已经被应用到共晶研究中。例如,上述吲哚美辛 - 烟酰胺共晶结构就是通过这一技术获得的。

需要指出的是,粉末精修主要依靠实验衍射图和模拟结构图之间的相符程度作为判据,有时会给出错误的结果,包括错误的晶体结构和分子状态。例如,通过粉末 XRD 获得的卡培他滨晶体结构中就发生了重要质子定位错误的情况[72]。为了减少错误结果的获得,一个可行的办法是在精修前后通过其他表征手段获得补充信息[73,74]。例如,^{13}C CP/MAS NMR 图可以通过同一碳原子出峰个数给出每个不对称单元包含分子数的信息,^{13}C、^{15}N CP/MAS NMR 图可以给出离子和互变异构状态信息,这些可以用于初始模型的建立;FTIR、RAMAN、固体 NMR 推断出的分子间相互作用或近邻关系,以及我们积累的氢键规则经验,均可以用于模拟退火后候选结构是否正确的判据;最终结构的理论计算固体 NMR 参数与实验参数对比,也可作为判据。

从以上的介绍不难看出,单一的分析表征方法都存在着各自的优点与不足,多分析手段联用无疑是获取准确、全面结构信息的保障。

第四节　药物共晶的性质研究

物质的结构决定其性质。药物在形成共晶以后,由于引入新的客体分子,晶格当中分子的相互作用和堆积模式发生改变,晶体结构必然会相应发生改变,导致其在物化性质方面发生变化。通过人为选择合适的共晶形成物或共晶配体,调控晶体结构的改变,可以达到有效地改变药物的物化性质的目的。

药物与共晶形成物之间通过弱的非共价键作用,不破坏药物分子原有的共价键结构;共晶溶解后,这种弱的非共价键容易被打破,药物活性分子与共晶形成物解离,到达药物作用位点后产生疗效。所以只要确保共晶形成物的安全性,且与药物活性分子没有药物相互作用,则形成药物共晶通常不会影响药物的药学活性。

下面我们从稳定性、溶解度和溶出速率、渗透性、生物利用度、熔点、机械加工性能、口味及生物活性等多个方面来介绍药物共晶的性质研究进展。

一、稳定性

药物的稳定性是药物固体形态研发中需要着重考虑的因素。药物共晶的稳定性包括两个方面:药物共晶这种固体形态的稳定性(即物理稳定性)和药物活性成分作为化合物分子的稳定性(即化学稳定性)。一方面,药物共晶需要在药物的生产、存储和使用当中具备足够的稳定性。通常将药物共晶固体在一定温度、湿度、光照条件下放置一段时间后,通过考察其外观、性状、晶相、纯度来确定。另一方面,需要确保药物共晶在体内溶出以后,药物和共晶形成物能够发生解离,不影响药物活性。通常将过量药物共晶固体加入水、缓冲液或者模拟胃肠液当中搅拌一段时间后,通过分析剩余固体是否发生解离来判断。

此外,形成共晶以后,因为晶格当中分子的相互作用和堆积模式发生改变,药物的稳定性往往发生改变,主要表现在以下几个方面:

1. 共晶的晶格堆积状态发生改变,如果分子间的作用力更强,晶格堆积的更紧密、更有效率,晶格能更高,则药物热稳定性增强;反之,则药物热稳定性减弱。如对乙酰氨基酚分别与草酸、顺丁烯二酸和茶碱形成共晶后,其热稳定性顺序与其分子间氢键键能大小顺序相一致[75]。扑热息痛与 4,4'- 联吡啶在氢键的作用下形成药物共晶,其加热后不易发生分解,其熔化吸热性质与单斜扑热息痛相一致,呈现出了良好的热稳定性[76]。类风湿性药物磺胺二甲嘧啶由于其热稳定性差而在制备、存储过程中易于分解。利用研磨法,以乙腈为溶剂,通过引入共晶配体对羟基苯甲酸形成了磺胺二甲嘧啶 - 对羟基苯甲酸药物共晶,其热稳定性明显增强[77]。

通过改善药物的热稳定性,药物共晶技术还可以简化和降低后续药物制备工艺中的干燥及热加工等工序的难度,并提供相应的理论依据和指导。如解热镇痛类药物吲哚美辛热稳定性较低,研究发现可以利用合成步骤简便、安全且环保的超临界流体技术制备热稳定性较高的吲哚美辛 - 糖精的药物共晶[78]。

相对一些不稳定的药物溶剂合物和水合物来说,固体物质结合形成的药物共晶在热稳定性方面会是一个更好的选择。

2. 药物在与共晶形成物生成较强的氢键作用形成共晶以后,之前可以与水结合的氢键位点被占据,这可以在一定程度上抑制药物的吸湿性,或者水解作用。益智药奥拉西坦是 S 型和 R 型组成的外消旋化合物。S 型在治疗认知功能障碍上具有比的外消旋型更好的疗效,但根据 Wallach 规则和实测发现 S 型更易吸湿和潮解。陈嘉媚等[79]利用溶剂挥发法制备了四种奥拉西坦的药物共晶:S- 奥拉西坦 - 没食子酸(S-ox-ga)、RS- 奥拉西坦 - 没食子酸(RS-ox-ga)。吸湿稳定性研究表明,S-ox-ga>S-ox,S-ox-ga 吸湿稳定性比 S-ox 的高得多,这表明 S-ox 的吸湿稳定性的确可以通过药物共晶技术增强。Anacor 公司的首个治疗趾甲感染的抗真菌药 Tavaborole(商品名 Kerydin,5- 氟 -1,3- 二氢 -2,1- 苯并氧杂硼 -1- 醇)的吸湿性较强且易潮解。张晓明等[80]选择对羟基苯甲酸、间羟基苯甲酸、邻羟基苯甲酸、2,3- 二羟基苯甲酸和吡啶 2,6- 二羧酸为共晶配体,合成所得的五种 Tavaborole 药物共晶的吸湿率均明显低于 Tavaborole 药物本身。

3. 引入共晶形成物之后,药物分子的构象发生改变,药物分子被客体分子隔开,也会在一定程度上改变药物的稳定性。临床用泌尿系统抗菌药呋喃妥因(nitrofurantoin,NF)是光敏性药物,与对羟基苯甲酸(4HBA)形成 1∶1 的药物共晶(NF-4HBA)后,在 315~400nm 紫外灯照射下的光化学稳定性明显高于呋喃妥因自身[81]。梅雪峰课题组研究发现维生素 D3 与甾体选择性地生成稳定构型的药物共晶后,可以显著改善维生素 D3 对光照和湿热的稳定性[82]。维生素 D3 在光照条件下放置 10 天后,化学纯度仅为 88.5%;在 40℃ /75% RH 加速实验条件下贮存 6 个月后,纯度仅为 4.4%;而其与甾体形成的药物共晶在上述同种条件下纯度可以稳定地保持在 99% 以上。抗乙肝病毒药物阿德福韦(Adefovir,AD)由于其口服剂量小、毒副作用少而备受关注。但由于其易于发生水解和聚合反应而发生变质,进而影响了其临床药用效果。陈嘉媚课题组[83]以没食子酸(GA)、水杨酸(SA)和顺丁烯二酸(MA)为共晶配体合成了 3 个阿德福韦的药物共晶。化学稳定性研究表明:在 60℃ /75% RH 的条件下,AD<AD-SA<AD-MA<AD-GA。构效关系的进一步研究初步表明共晶结构中的新形成的氢键不但破坏了易于形成二聚体结构的合成子,还改变了分子堆积形式,从而提高了阿德福韦的化学稳定性。

此外,需要注意的是药物形成共晶后的稳定性可能不如盐型或药物单体。例如,咖啡因在高湿条件下易转化为水合物。稳定性试验结果表明,咖啡因与草酸形成共晶后,在高湿度条件下放置 7 周仍然稳定;而与戊二酸制成共晶后,迅速转变为咖啡因水合物并且吸湿严重,稳定性较差不如原药物;而酸性较强的草酸所构成的共晶最稳定[84,85],因此,共晶的稳定性与共晶配体分子的种类有关,需要考虑药物活性分子与共晶配体子之间的酸碱等因素。

二、溶解性

药物的溶解性包括溶解度和溶出速度两方面。药物的溶解度系指在一定温度和压力下,在一定量溶剂中达到饱和时溶解的最大药量。药物的溶出速率或溶出速率也称溶出度或释放度,是指单位时间药物溶解进入溶液主体的量。药物的溶解度是药物在某个介质中的"溶解能力",是个极限值,与时间无关,受热力学因素控制。药物的溶出速率主要指药物在某个介质中的"溶解速度",与时间相关,受动力学因素控制。药物在体内的吸收速度通常由溶出速率决定。药物的溶出过程包括两个连续的阶段,首先是溶质分子从固体表面溶解形成饱和层,然后在扩散作用下经过扩散层,再通过对流作用进入溶液主体。如果药物的溶出速率过慢,那么会对药物的吸收程度产生影响;反之,如果药物作用强烈,安全指数低,则溶出速率过高可能会带来不良反应,增加药物的使用风险。

一般来说,药物共晶的溶解度高于 API 或 CCF,较有可能发生重结晶,析出热力学稳定的晶型。当前,多采用过量粉体溶出度法(excess powder dissolution,EPD)测试药物共晶在溶液中的稳定性,溶液介质主要包括水、模拟胃液、模拟肠液或缓冲溶液等,并常与溶解度和溶出速率实验相结合。陈学文等[86]总结了药物共晶的 EPD 测试中三种常见的时间 - 浓度的曲线(图 9-9)。共晶 A 在出现峰值溶解度后,由于 API 发生过饱和,导致重结晶发生,析出

API 晶体,溶液中 API 的终浓度即为 API 的特性溶解度;共晶 B 的溶解度曲线与共晶 A 相似,同样因过饱和导致重结晶发生,但溶液中 API 的终浓度低于其特性溶解度,原因是共晶 B 在溶液中有可能形成另一种更稳定的形式(如共晶水合物、共晶多晶型或 API 水合物等);共晶 C 的溶解度始终小于 API 的特性溶解度,在溶液中没有发生重结晶[86]。

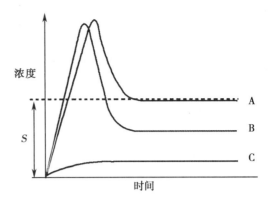

图 9-9　药物共晶的 EPD 测试中三种常见的时间-浓度的曲线

Remenar 等[87]研究塞来昔布-烟碱共晶在不同溶剂中的溶液稳定性时,率先发现了加入表面活性剂可以提高药物共晶的溶液稳定性。后续研究发现,加入胶束添加剂(如十二烷基硫酸钠等)可以提高卡马西平-水杨酸共晶的溶液稳定性[88]。

葡萄和蓝莓等浆果中所含的蝶芪具有很好的抗氧化和降血糖等功效,为了改善其水溶性而利于增大其口服利用度,Sarah J. Bethune 等[89]利用共晶合成技术制备得到了蝶芪-咖啡因、蝶芪-哌嗪和蝶芪-卡马西平五种药物共晶。室温水溶性测试发现,蝶芪-咖啡因和蝶芪-哌嗪在水中的溶解度分别约是蝶芪的 27 倍和 6 倍,而蝶芪-卡马西平的水中溶解度反而比蝶芪低约 2.5 倍。这一结果启示,选择易溶性共晶配体可能更易于提高所得共晶产物的溶解度。

非布索坦(Febuxostat,FEB)是第一个用于治疗高尿酸症的痛风药物,其主要通过降低患者血液中的尿酸水平来改善痛风患者的症状。由于非布索坦属于 BCS Ⅱ 型药物,水中溶解度差而导致其口服利用度很低。将非布索坦原料药与异烟酰胺(INA)和 L-精氨酸(Arg)分别按照 1∶1 摩尔比溶于丙酮中,避光常温挥发后分别得到了两种无色棒状的共晶产物非布索坦-异烟酰胺(FEB-INA)与非布索坦-L-精氨酸(FEB-Arg)[90]。溶解性研究表明,FEB、FEB-INA 与 FEB-Arg 在水中溶解度分别为 7.5mg/L、13.1mg/L 及 570.8mg/L;FEB-INA 在水中溶出速率大大高于非布索坦原料药。熔点测试发现,FEB-Arg 的熔点为 199.3℃,分别低于 FEB(210.1℃)和 Arg(222℃),这一结果完美的解释了 FEB-Arg 溶解度和溶出速率高的原因,即共晶产物熔点若低于原料熔点则表明其晶格能小而更容易溶解进入溶液中,溶解度变大。

三唑类抗真菌感染药物伊曲康唑极难溶于水,需要用酸性饮料送服才能获得较好的口服生物利用度。Remenar 等[91]制备得到了伊曲康唑-丁二酸、伊曲康唑-L-苹果酸和伊曲康唑-酒石酸三种药物共晶,并且发现伊曲康唑-L-苹果酸和伊曲康唑-酒石酸与市售胶囊中无定型状态伊曲康唑的水溶性及口服生物利用度相差无几。

药物共晶合成技术提高药物溶解度和溶出速率的溶解过程常常会出现"Spring and parachute"即"弹跳-伞降"现象,如图 9-10。这种现象可以解释为药物共晶进入溶剂中后先溶解为无定型

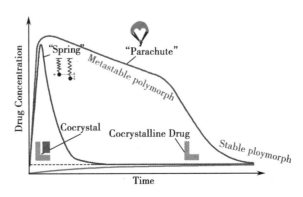

图 9-10　基于"弹跳-伞降"理论的药物共晶方法改善药物表观溶解度的示意图

状态即弹起过程促使药物溶解度快速提高,然后根据 Oswald 熟化机制(即溶液中小粒晶体先溶解以促进更大粒晶体长大的规律),无定型状态经由高溶出速率的亚稳态逐渐转变为低溶解性的稳定晶体形态即伞降过程[92,93]。

孙晓伟等[94]通过深入分析其所制备的布洛芬 - 烟酰胺、卡马西平 - 烟酰胺和吲哚美辛 - 烟酰胺三个药物共晶的溶解过程,认为药物共晶技术改善药物溶解性的可能机理如图 9-11 所示,即共晶的氢键在溶液中被溶剂破坏后,易溶的配体释放到了溶液中,而难溶的药物分子由于突然崩塌而聚集成无定型态而使其溶解度在短时间内出现峰值(弹跳),然后逐渐转变为亚稳的多晶型而使亚稳区域变宽(伞降效应),最终转变为稳定的、难溶的药物晶体原型。但此时大部分药物已经以高溶出速率的亚稳形态被吸收。Oswald 熟化规律可以使得亚稳状态延长至几小时。如果无定型态不经过过渡的亚稳态多晶型而直接转变为稳定的晶体(虚线),溶解过程只显示有"弹跳"现象。

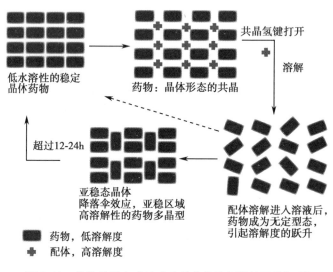

图 9-11　药物共晶合成技术改善药物溶解性的可能机理

非甾体类抗雄激素药物比卡鲁(Bicalutamide,Bic)属于 BCS Ⅱ 型药物,水溶性差但渗透性好。Artem O. Surov 等[95]利用苯甲酰胺(BZA)和邻羟基苯甲酰胺(2OHBZA)为共晶配体合成得到了两个摩尔比均为 1∶1 的药物共晶 Bic+BZA. 和 Bic+2OHBZA. 的药物共晶。溶解性测试研究发现所制得的药物共晶在 25℃的磷酸盐缓冲液(pH=7.4)的溶出速率和溶解度均大大高于比卡鲁原料药,并且药物共晶的溶解过程均呈现出了明显的"弹跳 - 伞降"现象。

苯并咪唑类衍生物右兰索拉唑(DLS)为质子泵抑制剂,临床上主要用于消化性溃疡的治疗,但由于水溶性不好而影响了其临床药用效果。为此,张海禄等[96]以异烟酰胺(INM)为共晶配体,利用溶剂挥发法合成了药物共晶右兰索拉唑 - 异烟酰胺(DLS-INM)。溶解性测试研究发现所制得的药物共晶在 25℃、pH=6.8 的缓冲液中溶出速率明显均高于右兰索拉唑原料药,并呈现出了"弹跳 - 伞降"现象,这可能是由于 API 与 CCF 间氢键作用形成的异核 $R_2^2(9)$ 超分子合成子在溶液中被水分子破坏后,经由无定型态至稳定的晶态过程所产生的奇特现象。

三、渗透性

药物的溶解性和渗透性是影响药物吸收和发挥疗效的重要因素。药物渗透性主要是指药物分子通过某个人体生物膜的屏障的速度,是影响药物肠道吸收和口服生物利用度的决定性因素之一。由于当前大多数上市的口服药物的主要吸收机制是被动扩散,所以药物共晶技术主要集中于优化药物被动扩散性质的改善研究。

利尿剂二氢氯噻(Hydrochlorothiazide,HCT)属于 BCS Ⅳ类药物,即是低溶解性和低渗透性型药物,口服利用度及透皮吸收性均很差。Palash Sanphui 等[97]利用溶剂研磨法获得了二氢氯噻 - 烟酸(HCT-NIC)、二氢氯噻 - 烟碱(HCT-NCT)、二氢氯噻 -4- 氨基苯甲酸(HCT-PABA)、二氢氯噻 - 琥珀酰胺(HCT-SAM)和二氢氯噻 - 间苯二酚(HCT-RES)共 5 种药物共晶。在 Franz 扩散池中研究了以上 5 中二氢氯噻药物共晶的离体皮肤渗透性。结果表明,二氢氯噻 - 烟酸和二氢氯噻 - 烟碱两种共晶的透皮渗透性明显好于二氢氯噻。然而,由于二氢氯噻 -4- 氨基苯甲酸共晶所形成的共晶结构与二氢氯噻原有晶体结构中的二聚体合成子相类似,导致其水溶性及渗透性结果均不理想。

临床上用于治疗疱疹病毒感染的嘌呤核苷类似物阿昔洛韦的水溶性和渗透性均较差,导致其生物利用度仅有 15%~30%,特别是透皮吸收效果难以尽如人意。鲁统部课题组[98]利用溶剂挥发法合成得到了三种阿昔洛韦的药物共晶:阿昔洛韦 - 顺丁烯二酸(1)、阿昔洛韦 - 反丁烯二酸(2)和阿昔洛韦 - 戊二酸(3)。体外渗透性实验结果表明,形成药物共晶后,阿昔洛韦的渗透性明显提高。

一般来说,药物分子本身的亲脂性越强、极性越小,其渗透性越好,而水溶性越差。因此,为了更好地提高药物的生物利用度,还需要综合考虑共晶配体与药物活性分子间所形成结构的极性、酸碱平衡常数及油水分配系数等方面的影响。

四、生物利用度和药代动力学性质

药物生物利用度一般定义为药物活性成分达到循环系统的速率和程度。常常利用大鼠或狗的口服药 - 时曲线来研究分析药物在体内吸收情况,其中,评价药物吸收程度的重要指标主要有 AUC、T_{max} 和 C_{max}。AUC(药时曲线下面积)是指血药浓度曲线对时间轴所包围的面积,反映药物在体内的暴露特性,AUC 代表药物的生物利用度,AUC 大表示吸收的多,生物利用度高。由于药动学研究中血药浓度只能观察至某时间点 t,因此 AUC 有两种表示方式:$AUC_{(0-t)}$ 和 $AUC_{(0-\infty)}$,前者根据梯形面积法得到,后者计算式为 $AUC_{(0-\infty)}=AUC_{(0-t)}+$ 末端点浓度 / 末端消除速率。血管外给药后药物在血浆中的最高浓度值(峰浓度,C_{max})和出现时间(达峰时间,T_{max}),分别代表药物吸收的程度和速度。

药物共晶的最主要研究目的就是提高药物的生物利用度。药物的生物利用度与药物的溶解度、溶出速率及稳定性等都密切相关。因此,在研究过程中,药物的溶解性质及稳定性研究与药物的生物利用度研究相辅相成。

伊潘立酮是由 Titan 公司研发的用于治疗精神抑郁的苯异噁唑类药物。朱广山课题组[99]运用溶液挥发法制备了伊潘立酮 -3- 羟基苯甲酸(JUC-C1)、伊潘立酮 -2,3- 二羟基苯甲酸(JUC-C2)和伊潘立酮 -3,5- 二羟基苯甲酸(JUC-C3)三种药物共晶。模拟胃液条件下的溶出实验结果表明三种药物共晶的药物溶出释放情况均好于伊潘立酮原料药。通过 LC-MS/MS 定量分析法和生物利用度研究数据处理软件 TOPFIT 分析研究了三种药物共晶在雄性

Beagle 犬体内的吸收情况,发现这三种药物共晶均可以很好地改善原料药的吸收,可以看出伊潘立酮 -2,3- 二羟基苯甲酸(JUC-C2)的溶出效果和体内生物利用度最好。

辉瑞与百时美施贵宝联合研发的房颤引发卒中患者的抗凝血药物阿哌沙班(Apixaban, apx)在 24℃时的水溶性仅有 0.028mg/ml。为了改善阿哌沙班的水溶性和口服生物利用度,陈嘉媚课题组[100]以草酸(oxa)为共晶配体制备得到了阿哌沙班 - 草酸药物共晶(apx-oxa-H_2O,4∶3∶0.5)。阿哌沙班 - 草酸药物共晶在 0.1mol/L HCl(pH=1.0)和磷酸缓冲溶液(pH=6.8)中的溶解度约为商售 N1 型阿哌沙班原料药的 2.2 倍和 2.1 倍,并且呈现出了药物共晶特有的"弹跳 - 伞降"溶解过程;雄性 Beagle 犬体内的药代动力学和口服生物利用度研究发现阿哌沙班 - 草酸药物共晶的 AUC_{0-24h} 值约为商售 N1 型阿哌沙班原料药的 2.7 倍。

黄芩素(Baicalein,BE)具有降低脑血管阻力,改善脑血循环、增加脑血流量及抗血小板凝集的作用,临床用于脑血管病后瘫痪的治疗,属于 BCS Ⅱ类药物。Sowa 等[101]以烟酰胺(NCT)为共晶配体,通过溶剂挥发法合成了黄芩素 - 烟酰胺(BE-NCT)药物共晶,并对其进行了结构表征。黄燕婷等[102]对黄芩素 - 烟酰胺进行了溶出测试、小鼠体内药代动力学和生物利用度研究,发现黄芩素 - 烟酰胺在 pH=6.8 的磷酸缓冲液中的溶解情况明显好于黄芩素及黄芩素与烟酰胺的物理混合物,黄芩素 - 烟酰胺药物共晶的生物利用度相比于黄芩素提高了约 67%。

五、熔点

熔点是固体由固态转变(熔化)为液态的温度,是物质最基本的物理属性之一。固体药物在加热过程中,当晶格能被破坏、至完全失去周期性排列的特征时的平衡温度即是该药物的熔点,而熔距即是指物质融化时自初熔至全熔的一小段温度。纯的结晶性药物的熔点十分敏锐,熔距一般不超过 0.5℃,因而熔点和熔距常用以鉴别和检验药物的纯度。

药物的化学结构、晶型、分子间作用力、分子对称性以及构象自由度等都会影响药物的熔点、溶解度、溶出速率、蒸汽压及力学性质等方面,因而药物的熔点与其溶解度、稳定性及可压性等密切相关。一般来说,晶体分子的对称性较高或者氢键作用力较强可使分子间作用力增强,导致熔点升高。熔点高的药物,稳定性好,但溶解度、溶出度较差而导致生物利用度低,而低熔点又会对药物的热加工处理、热干燥和稳定性带来隐患。药物共晶技术通过引入共晶配体而使得晶体中的分子堆积排布方式、分子间相互作用力等发生变化,进而会影响其熔点等方面的改变。因此,人们可以利用共晶制备技术,设计合成所需的"完美药物"。

对已报道的药物共晶熔点与其原料药及共晶配体间的对比分析研究表明[103,104],大多数药物共晶的熔点介于 API 和共晶配体的熔点之间,少数药物共晶的熔点会低于 API 和共晶配体的熔点,只有极少数药物共晶的熔点会高于 API 和共晶配体的熔点。

中枢神经系统药物吡拉西坦主要用于脑外伤、各种中毒性脑病等多种原因所致的记忆减退等脑功能障碍症。羟基苯甲酸的羧基可以与吡拉西坦的酰胺键形成超分子合成子,并在分子间氢键的作用下连接成网状结构[105]。二羟基苯甲酸中羟基所在位置会影响分子间氢键的结构和网络连接方式,使得晶体堆积形式发生改变,进而会影响共晶产物的熔点。差示扫描量热法(DSC)测试结果发现所得的一系列药物共晶的熔点均介于 120~150℃之间。对位含羟基的二羟基苯甲酸的熔点较高,间位含羟基的二羟基苯甲酸的熔点则相对较低。

在药物热熔挤出加工过程中,一些热不稳定的药物会发生分解,若药物形成共晶产物后熔点降低,则有利于药物加工,避免药物分解。抗疟药青蒿素(artemisinin,art)是从黄花蒿中提取得到的倍半萜类天然药物活性成分,其结构中的活性基团过氧链结构不稳定,易于被酸或碱破坏而失去药效。青蒿素无法利用传统的方法(如成盐等)改善其药物稳定性,又由于其结构中缺少可形成氢键的官能团而难以选择合适的共晶配体形成稳定性高的药物共晶。Karki 等[106]通过筛选 75 种共晶配体(环糊精、维生素和氨基酸等),发现在以甲醇为溶剂的研磨条件下,间苯二酚(res)和 3,5- 二羟基甲苯(orc)可以作为共晶配体,与青蒿素形成药物共晶(art)$_2$·(res)和(art)·(orc)。DSC 测试结果表明所得的两种共晶的熔点均比青蒿素纯品低约 40℃。

由于溶解度低、渗透性差且热不稳定,对氨基水杨酸(PASA)一直以来都是作为二线抗结核药而使用。为了改变上述情况,Ksenia V. Drozda 等[107]以吡嗪酰胺(PYR)、咖啡因(CAF)、烟酰胺(NAM)及异烟酰胺(iNAM)等为共晶配体制备得到了水溶性好且稳定性高的多种对氨基水杨酸的药物共晶。DSC 测试结果发现,除 PASA+NAM+H_2O. 的熔点(129.4℃±0.7℃)低于 PASA(139.1℃±1.2℃)外,其余所得共晶产物的熔点均高于 PASA。特别是 PASA+CAF+MeOH. 的熔点达到了(235.1±0.9)℃,比原料药对氨基水杨酸的熔点高出近 100℃,其可能是由于对氨基水杨酸与咖啡因之间形成了非常强的 O—H…N 所致。

六、可加工性

目前,小分子药物中约有 90% 的药物以固体形式存在。片剂作为固体药物中最常用的剂型,由于其易于工业化生产、运输、储存且便于患者服用,从而使片剂的可加工性研究成为了当前制药工业中最为重视的研究领域之一。药物粉体的流动性和可压性是片剂制备和生产中最关键的影响因素。药物粉体的可压性是指药物粉体在不同压片压强下紧密结合成具有一定强度的片剂的能力,以抗张强度与压片压强间的关系来描述。片剂强度过大会导致溶出和崩解时间过长;药物的依从性降低,难以吞服;反之,片剂强度不足则会导致易碎、顶裂、分层、黏冲等问题。现阶段,改善药物粉体可压性的方法主要是利用成盐、形成水合物结晶等。但有许多药物难以成盐,并且水合物结晶型药物也很容易于发生相转化而难以储存。药物活性成分形成共晶后,晶体结构发生变化而改变了其理化性质,如熔点、密度等。因此,可以利用药物共晶方法改善药物粉体的可压性以利于其工业化生产加工。

解热镇痛药对乙酰氨基酚(Paracetamol,pca)加入黏合剂进行压片后会发生严重的顶裂现象。为此,Shyam Karki 等[108]以茶碱(thp)、萘(nap)、草酸(oxa)及吩嗪(phe)为共晶配体分别与对乙酰氨基酚制备得到了四种可压性好且易于压片成型的药物共晶(图 9-12)。并且发现层状结构的共晶可压性好,这一发现为后续选择共晶配体及设计分析共晶合成子提供了很好的启发。

白藜芦醇是一种具有预防和治疗动脉粥样硬化及心脑血管疾病的天然多酚类药物。但由于其水溶性差(0.03g/L)、可压性差且难以压片成型,影响了其工业化生产及临床药用前景。为了解决上述问题,周政政等[109]在理论相容性计算(HSP)预测基础上,合成得到了白藜芦醇 - 对氨基苯甲酰胺(RES-4ABZ)和白藜芦醇 - 异烟肼(RES-ISN)两种药物共晶。白藜芦醇形成共晶后,不但其可压性得到显著提高而易于压片成型,并且溶解度也有所提高。此外还发现 pH 值的改变对共晶溶解度的影响可能是由晶型变化所致。

用于治疗阿尔茨海默病的药物布洛芬(IBU)和氟苯布洛芬(FLU)分别与烟酰胺(NCT)

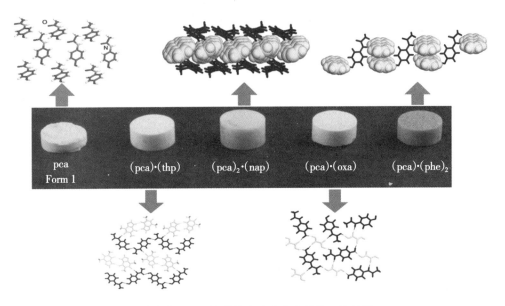

图 9-12 扑热息痛晶Ⅰ型和扑热息痛药物共晶的压片结果

形成药物共晶后,所得共晶产物在可压性、溶出速率及吸湿性等方面均得到较大改善,为后续药物复方制剂的开发提供了新思路[110]。

需要注意的是,药物共晶技术并非都能改善药物粉体的可压性,如茶碱与没食子酸甲酯形成的共晶的可压性反而大大低于茶碱粉体本身[111]。并且药物共晶可压性得到提高的同时可能还会产生稳定性和溶解度变差的情况,因此应根据实际需求,按需设计合成药物共晶。

七、生物活性

现在药物共晶性质研究大多集中于药物共晶的理化性质,特别是溶解度、生物利用度、熔点及稳定性等方面,而对其生物活性变化等方面的研究还相对较少。截至目前,药物共晶生物活性的研究主要集中于抑菌活性、抗肿瘤活性、抗氧化、抗炎活性及抗溶血性等方面。

(一)抑菌活性

张羽男课题组[112,113]以 4,4'- 联吡啶为共晶配体与四个黄酮类化合物分别形成了山奈酚 -4,4'- 联吡啶(KAE·BPY·2H$_2$O)、槲皮素 -4,4'- 联吡啶(QUE·BPY)、杨梅素 -4,4'- 联吡啶(MYR·BPY·H$_2$O)和染料木素 -4,4'- 联吡啶(GEN·BPY)四个药物共晶。纸片法抗菌活性研究表明,四个黄酮药物共晶对大肠杆菌(*E.coli*)和金黄葡萄球菌(*S.aureus*)均显示出较好的抑制作用。

(二)抗肿瘤活性

作为抗结核药物吡嗪酰胺的中间体的苯并吡嗪(Quinoxaline)与 3- 氨基硫脲 -1- 丁二肟(TSBO)形成的药物共晶 Quinoxaline-TSBO 显示出了良好的抗肿瘤活性[114]。体外抗肿瘤实验表明,药物共晶 Quinoxaline-TSBO(浓度 10^{-7}mol/L)对人肺癌 A549 细胞具有细胞强毒性,而对正常具有一定的生长抑制作用。作用机制研究表明,药物共晶 Quinoxaline-TSBO 对人肺癌 A549 细胞的毒性作用通过线粒体介导的细胞死亡途径激活 Caspase 9 和 Bax 而产生。

此外,药物共晶 Quinoxaline-TSBO 还对人乳腺癌细胞显示出了明显的抑制作用。

张羽男课题组[115,116]以 Keggin 型多金属氧簇为共晶配体在溶剂热条件下合成了三种四氢小檗碱药物共晶,$(HTHB)_4 \cdot (SiW_{12}O_{40})$,$(THB)_3(H_5PMo_{12}O_{40})$ 和 $(THB)_3(H_3PW_{12}O_{40})$。SRB 法体外抗肿瘤活性试验结果表明,化合物 $(HTHB)_4 \cdot (SiW_{12}O_{40})$ 显现出了对人肝癌 HepG2 细胞显示较明显抑制活性,对人肝癌 HepG2 细胞株的抑制率也随着药物浓度的增加而增加,并且在相同药物浓度下药物共晶 $(HTHB)_4 \cdot (SiW_{12}O_{40})$ 的抗肿瘤活性明显优于四氢小檗碱和硅钨酸的抗肿瘤活性。

(三) 其他活性

Renu Chadha 等[117]以胞嘧啶(CYT)和维生素 B_1(THI)为共晶配体在研磨条件下与黄酮类化合物白杨素(CH)形成了两种药物共晶 CH-CYT 和 CH-THI 如。抗氧化活性研究显示出药物共晶 CH-CYT 和 CH-THI 对 DPPH 自由基清除率均高于原料药白杨素。抗溶血作用研究显示出药物共晶 CH-CYT 和 CH-THI 的溶血抑制率均好于原料药白杨素,并且药物共晶 CH-THI 的抑制溶血效果更好。体内大鼠足肿胀抗炎模型研究显示出药物共晶 CH-CYT 和 CH-THI 的抗炎抑制效果明显好于原料药白杨素。初步分析上述结果,可能是由于所形成的药物共晶的水溶性提高而致生物利用度提高,从而使得白杨素药物共晶的药理活性有所增高。

综上所述,药物共晶合成技术作为一种新兴技术,可以通过共晶配体改变原有药物活性成分的诸多性质而不改变其药物分子本身的共价结构。随着人们对药物共结晶过程及其所导致的药物活性成分理化性质等方面构效关系研究的不断深入,药物共晶合成技术将会越来越广泛地用于解决药物活性成分因其原有共价结构而导致的水溶性差、生物利用度低、稳定性差及粉末非晶态化等传统方法难以解决的难题,并将对于新型晶体药物甚至是新型复方晶体药物的开发起着不可替代的作用,这一研究的继续将具有极为重要的学术意义和潜在的商业前景。

第五节　国内外共晶药物研究现状

欧美对药物共晶的认识较早,研究和管理相对规范。目前欧美各大制药公司非常重视化学药物的共晶筛选,很多公司对其新开发的创新药物进行共晶研究并申请专利保护,以全面掌握药物的固体状态,为合理的选择产品的药用形态提供科学的基础研究数据。同时,利用共晶专利还可以形成二次保护,有效地延长公司对药物拥有的利润寿命周期。近年来,欧美的药品管理机构相继出台了关于药物共晶分类监管的行业指导原则。相比之下,国内制药企业和管理机构对药物共晶的研究和管理还存在较大的差距。

一、国内外共晶药物的研究情况

从 1988 年至 2007 年,英国剑桥结构数据库(CCDC)中收录的共晶的数量由 26 种增长到 270 种。在共晶高速发展的近七年里,CCDC 中已经收录的共晶数量达到 1950 多种。目前,以 pharmaceutical cocrystal 或 pharmaceutical co-crystal 为关键词,通过 SciFinder 检索统计显示,截止到 2016 年年底涉及药物共晶的学术论文已发表近 1600 余篇,文献发表数量在过去的十几年迅速增加并呈稳定增长的趋势(图 9-13)。

对这些论文的来源地域进行统计分析,其中欧盟占总数的约 27.3%,美国占 25.8%,印度

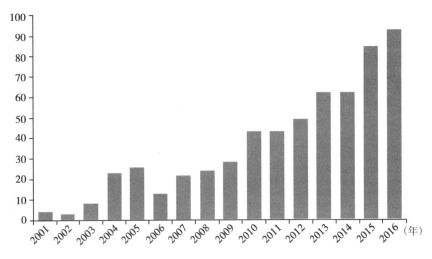

图 9-13　药物共晶论文数量增长趋势

占 18%（图 9-14）；我国药物共晶起步晚，但发展迅速，论文的发表量约占总数的 9.6%（图 9-14），与国外相比仍具有一定差距。

　　药物共晶是理论研究与实际工业应用紧密联系的研究领域。对这些论文的研究机构进行统计发现：绝大部分由高校和学术机构的在化学领域和药学领域研的究人员发表。比如爱尔兰利默里克大学 Zaworotko 教授团队利用晶体工程原理来构筑药物共晶和离子共晶[118-122]；印度理学院 Desiraju 教授课题组侧重于组装三组分甚至四组分共晶[123,124]；英国剑桥大学的 Jones 教授团

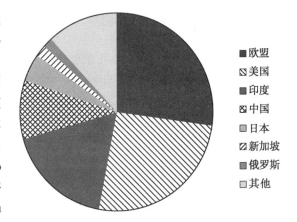

图 9-14　药物共晶论文来源地域分布图

队通过共晶技术设计功能固态药物分子，侧重于研究药物共晶的制备、表征及分子间相互作用的机制探讨[125-128]；俄罗斯科学院溶液化学研究所 Perlovich 教授课题组侧重于药物共晶的物理化学研究和理论计算研究[129-132]；美国密歇根大学 Rodriguez-Hornedo 教授课题组致力于药物共晶的热力学稳定性及关于共晶的生成和溶解的机制研究[133-136]；美国明尼苏达大学的 Sun 教授团队侧重于药物共晶的压片性质及其构效关系研究[137-140]。国内药物共晶的研究团队主要有天津理工大学鲁统部教授团队，致力于通过形成共晶改善药物的水溶性，渗透性和稳定性，并深入探讨药物共晶的构效关系，揭示共晶改善药物性质的机制[83,141-143]。

　　除此之外，还有近 20% 的论文由企业或私人发表，由此可见工业界对药物共晶研究的重视程度。

二、共晶药物的专利保护

　　共晶专利可以从固体物质层面对化学药物进行保护，其保护力度类似于晶型专利，优于其他剂型专利。有策略地申请药物共晶专利，将其作为继药物结构保护之后的二次知识产权专利保护，可以延长化学药物的专利保护期限。

当前,以 pharmaceutical cocrystal 或 pharmaceutical co-crystal 为关键词通过 SciFinder 检索,可检索到药物共晶相关的专利 600 篇左右,专利的发表量呈现逐年增长的趋势(图 9-15)。

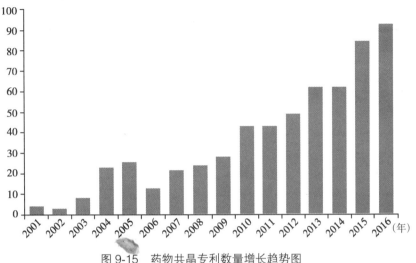

图 9-15 药物共晶专利数量增长趋势图

对专利来源的地域进行分析,其中美国约占 30%,欧盟占 28.5%,印度 11.3%,我国约占总数的 9.7%(图 9-16)。这些专利绝大部分由药企或私人申请,约占总数的 85%,其余由高校或研究机构申请。

国外申请共晶专利较多的企业有 TransForm 制药公司和 Vertex 制药公司,辉瑞、罗氏、默沙东、阿斯利康和诺华等药企在药物共晶方面也有专利保护。比如由默沙东申请的专利 WO 2015/013083 A1(Co-crystal of the PAR-1 Receptor Antagonist Vorapaxar and Aspirin)公开了一种 PAR-1 受体拮抗剂(凝血酶受体拮抗剂)Vorapaxar 与阿司匹林的共晶以及制备方法,Vorapaxar 具有较好的凝血酶受体拮抗作用和选择性,目前正处于临床研究阶段,也有专利报道 Vorapaxar 与阿司匹林联用药。该专利将其制备成共晶,可避免 Vorapaxar 的晶型转化问题[144]。国内在药物共晶方面申请较多的企业有吉林三善恩科技开发有限公司和江苏正大清江制药有限公司,比如由江苏正大清江制药有限公司申请的专利一种氨溴索与对羟基苯甲酸的共晶及其制备方法(专利号 CN 104211604 A)公开了一种氨溴索与对羟基苯甲酸的共晶,该共晶是通过氨溴索与对羟基苯甲酸在甲醇和水的混合溶剂中静置挥发而得到,在各种因素影响实验中共晶提高了原料药的纯度和稳定性[145]。

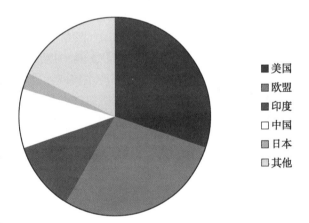

图例: 美国 欧盟 印度 中国 日本 其他

图 9-16 药物共晶专利申请地域分布图

我国药物共晶起步较晚,但是发展迅速,在中国国家知识产权局以药物共晶为关键词,检索从 2010 年到 2016 年,我国共公开了 108 项药物共晶相关专利。从 2010 年只有 1 项药物共晶相关专利到 2016 年公开专利数量为 28 项(图 9-17),可见在国际学术界和工业界对

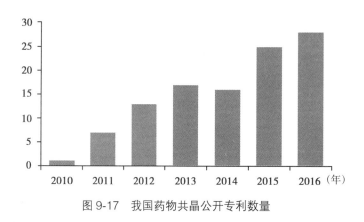

图 9-17 我国药物共晶公开专利数量

药物共晶重视度不断加强的大环境下,我国药物共晶也得到了突破和发展。

对药物共晶的知识产权专利保护内容主要涵盖了共晶的固体物质状态,制备方法以及临床适应症等方面。例如,由阿斯利康申请的专利 US2016/0176912 A1 公开了一种替格瑞洛和阿司匹林的共晶及其多种制备方法(Novel Ticagrelor Co-crystal)。替格瑞洛是一种血小板聚集抑制剂,阿司匹林是全球公认的治疗心血管疾病的标准治疗用药,两者结合形成共晶,可用于冠状动脉病变、脑血管和周围血管疾病病人动脉血栓性并发症的预防[146]。专利 US 8501802 B2 公开了度洛西汀与环氧酶抑制剂的共晶(Co-crystals of Duloxeting and Cox-inhibitors for the Treatment of Pain)。该专利由 Laboratorios Del Dr. Esteve 申请,公布了度洛西汀与萘普生和托美汀的两种共晶。其中度洛西汀与萘普生共晶是在 70℃的乙醇中按化学计量比混悬制备得到,该共晶在产生协同治疗疼痛的作用的同时,还兼具有降低度洛西汀降解,改善度洛西汀尤其是萘普生吸湿性的性能,大大地提高了原料药的稳定性[147]。

三、欧美管理机构对药物共晶的管理

欧美研发人员较早应用药物共晶技术来提高药物的成药性,对药物共晶的重要性认识较早,也非常重视。为了促进共晶药物的发展,进行规范化管理,欧美的药品管理机构相继出台了关于药物共晶分类监管的行业指导原则。

(一)美国 FDA 对药物共晶的行业指南

美国食品药品管理局(Food and Drug Administration,简称 FDA)于 2013 年 4 月颁发了《行业指南:药物共晶的监管分类》(Guidance for Industry:Regulatory Classification of Pharmaceutical Co-Crystals)[148]。该指南适用于新药(NDAs)申报和仿制药(ANDAs)申报,将药物共晶(pharmaceutical co-crystals)这一固体形态按照"制剂中间体(drug product intermediate)"进行归类监管。该指南将共晶定义为同一晶格存在两种或两种以上化合物的结晶物质,组成共晶的化合物均为中性状态,通过非离子键相互作用。按照 FDA 的观点,药物共晶被视为一种可解离的"药物 - 辅料(API-excipient)"分子复合物(其中辅料为中性的共晶配体),即药物共晶是药物与辅料通过非离子键作用力结合在同一晶格中。

对于新药(NDAs)申报和仿制药(ANDAs)申报来说,如果涉及共晶这一种药物的固体形态,应该提供充分的数据来支持如下两点:

1. 判断药物与共晶配体之间是离子键还是非离子键,即化合物是否处于中性状态。

通常,如果药物和共晶配体之间的 $\Delta pKa>1$,则认为两者之间发生质子转移而形成盐;如

果 $\Delta pKa<1$，则认为两者之间质子不发生转移形成共晶。如果药物的固体形态不能用这种相对的 pKa 的方法来判断是形成了盐还是共晶，则需要运用各种光谱工具来加以确证。

2. 在到达药理活性作用部位之前确保药物和共晶配体完全解离。

能够满足这两个条件就是"药物共晶"，可以归类为"制剂中间体"，而不须归类为"新药"。药物分子和共晶的表征和溶出度试验都应该充分，以确保药物分子、共晶中间体和制剂中药物活性成分的特性、强度、质量和纯度。药物共晶不论在原料药生产环节还是在制剂生产环节中制造，都需要符合 CGMP 标准。

2016 年 8 月，美国 FDA 发布《药物共晶的监管分类行业指南》的修订草案（Regulatory Classification of Pharmaceutical Co-Crystals Guidance for Industry：Draft Guidance）[149]，对前一版本做了很大的修改。按照前一版本，作为"制剂中间体"，药物共晶的制造需要满足制剂 CGMP 标准。但是在实际生产中，药物共晶的制造通常在原料药生产环节完成，这种归类方式会增加额外的 CGMP 成本，极大地压制了制药企业开发药物共晶的积极性。在听取了利益攸关方的反馈意见之后，FDA 在《药物共晶的监管分类行业指南》修订草案中重新对药物共晶的进行监管归类。该修订草案将共晶定义为同一晶格中存在两者或者两种以上化合物（即药物和共晶配体（co-crystal former））的结晶物质。共晶与多晶型和盐型区别很明显，而与溶剂化物更为接近：共晶和溶剂化物的晶格中均含有通过非离子键作用的多种组分。从物理化学的角度看，共晶可以被视为溶剂化物或水合物的特例，其中的第二组分——共晶配体不具挥发性。从监管角度来看，"药物共晶"的归类方式类似于药物的多晶型，而不是归类为"新药"。由两种或两种以上药物（含有或者不含其他非活性共晶配体）组成的共晶将被视为固定剂量复合制剂，而非一个新药。药物共晶的表征、溶出度试验应当充分，以确保药物活性成分的特性、强度、质量和纯度。2018 年 2 月，美国 FDA 发布《药物共晶的监管分类行业指南》（Regulatory Classification of Pharmaceutical Co-Crystals Guidance for Industry）[150]，维持了修订草案的修改。

（二）EMA 对药物共晶的意见书

欧洲药品管理局（European Medicines Agency，简称 EMA）于 2015 年 5 月发布了文件《关于药品中药物共晶的使用意见书》（Reflection Paper on the Use of Cocrystals of Active Substances in Medicinal Products）[151]，此意见书全面反映了有关药品中药物共晶的使用的各个方面的意见，已经被人用医药产品委员会（Committee for Medicinal Products for Human Use，简称 CHMP）和兽用医药产品委员会（Committee for Medicinal Products for Veterinary Use，简称 CVMP）采用。

该意见书将共晶定义为由两种或两种以上化合物以确定的化学计量比通过非离子键（区别于盐）有序地排列在同一晶格中的同质（单一相）晶态结构。当其中至少有一种组分为药物活性成分时，称之为药物共晶，其中的非活性组分称为共晶配体。共晶需要与不完全化学计量的同质晶态固体（也称为固体溶液）区分开，固体溶液中共晶配体的含量是在一个给定的范围内变化的，使用固体溶液需要在批次一致性和质量控制方面进行充分的论证。

意见书也探讨了共晶与溶剂化物和水合物的区别。从科学的角度，溶剂合物包括水合物可以看作共晶的一个分支，而溶剂和水相当于共晶配体。共晶与盐的主要区别在于：盐的各组分在晶格中的排列主要是基于离子的配对；共晶的各组分（包括酸、碱或中性物质），则是通过较弱的作用力（包括氢键、π···π 堆积或范德华作用力）加以组装。盐通常通过酸碱的质子（H^+）转移发生酸碱反应形成，而质子转移的程度主要取决于酸和碱的共轭酸之间的 ΔpKa。但是在盐与共晶之间没有严格的界限。质子转移的程度经常无法准确预测，可能需要辅以光谱方法来测定电离程度。盐和共晶均具有特定的化学计量比,相似的溶解特性和溶解度积 K_{sp}。结晶物质很难通过组分的电离状态来进行分类或者加以区分,因为纯的药物分子、共晶和盐都可能发生电离,比如:

1. 同时含有酸性官能团和碱性官能团的两性化合物,在固体状态可能发生质子的转移,形成纯化合物的两性离子形式;

2. 纯的药物分子可能在同一晶体结构中存在不同的电离状态;

3. 含有电离组分的多组分盐共晶(salt cocrystalts)或共晶盐(cocrystalline salts)。

从材料学的角度来看,对固态药物分子进行盐或者共晶的分类只有理论意义,药物固体形态的性能才是最终决定其是否适合进一步研发的关键因素。此外,药物的各种多组分固体形态,包括盐、水合物和共晶,都可能因为晶格中分子的堆积方式或者分子构象不同存在多晶型现象,从而具有不同的理化性质。

从监管的角度深入理解药物的共晶及其他固体形态对以下方面具有重要意义:共晶和仿制药申报,共晶和新药(new active substance,简称 NAS)的认定,不同的药物形态在同一市场审批,ASMF 的审批,共晶和 GMP 生产规范,多个药物成分共晶的审批。

仿制药申报需要参照原研药的安全性和药效。共晶、水合物和溶剂化物都是通过弱的作用力形成,这些作用力大多在溶出时即遭到破坏。这与盐的情况相同。因此在口服给药时,不论口服的是何种固体形态,它们在胃或者肠道里面溶出后,释放出来的都是同一活性物质。这一假设可以通过生物等效性试验来加以验证。因此只要能确保药效和安全性一致,共晶、水合物和溶剂化物可以和盐一样按照仿制药申报。这一点也可能适用于其他的给药途径。药物单一组分的多晶型、盐、共晶、水合物或溶剂化物都可以同样的方式按仿制药申报。

新药在第一次获得生产授权时,享有市场独占权。为了避免这种市场独占权被滥用,主管当局要做评估以确保一个新药的新颖性。既然共晶、水合物和溶剂化物当中弱的作用力大多在溶出时即遭到破坏,那么已经在欧盟获批的药品,服用任何一种固体形态,对病人起作用的是同一个活性药物成分。与盐类似,这些固体形态不被认为是新药,除非它们显示出不同的药效和/或者安全性。对于其他剂型(比如透皮制剂,注射剂),是否被认为是新药取决于在作用位点实际上起作用的组分相比于已获批的药品,是否具有新的活性药物成分。总之,药物单一组分的多晶型、盐、共晶、水合物或溶剂化物都不能认为是新药。相反,一个新的活性物质不管采取何种固体形态,只要相比于在欧盟已经获批的药品,对病人起作用的是新的药物成分,就被认为是新药。

虽然在新药和仿制药申报中针对同一活性物质可以采用不同的固体形态,包括共晶、水合物、溶剂合物和多晶型。但这并不意味着所有这些不同形态都可以作为同一药品的替代品。例如,对一个药物盐型的授权应该总是使用同一盐型,这同样也适用于共晶及溶剂化物。同一药物的不同晶型如果在化学或药学上的任何性质差异无临床意义,可以被视为一个药品上市授权的替代品。如果替代的固体形态获批上市,每种固体形态的规格必须详细说明。

根据欧盟 GMP 指南 Part Ⅱ,活性药物成分(API)的定义是用于药品制造,并且是该药品的活性成分的任何化合物或化合物的混合物(如中草药提取物)。共晶的生产类似于盐,通常是依从欧盟 GMP 指南 Part Ⅱ(原料药)和 ICH Q7。然而,在很少的情况下,共晶在制剂生产过程(如湿法制粒或热熔挤出)中形成,这时共晶的生产需要依从欧盟 GMP 指南 Part Ⅰ

(制剂),原料药形成共晶则依从欧盟 GMP 指南 Part Ⅱ。

共晶配体的适用性:通常认为对于给定原料药,有大量的共晶配体可供选择,用来改变药物的固态性质。像药品中其他的任何非活性组分(如辅料或反离子),共晶配体必须在药学上可以接受,即必须确保他们的安全和质量。如果共晶配体之前在欧盟 / 欧洲经济区的药品中没有使用过,它们还应该进行论证。

多种药物也可能形成共晶,含有多个药物组分共晶的药品应该作为固定剂量复方使用,各个药物组分必须符合现行固定剂量复方指南,共晶各组分的化学计量比不局限于等摩尔比。仔细论证各药物组分的剂量比是必要的,因为它由共晶的化学计量比确定,因而受到限制。共结晶对各药物组分的生物利用度的影响也应该加以论证。通常情况下,必须像其他的固定剂量复方药品制剂,给出药物强度,即说明各药物组分的具体用量,而不是共晶的用量。如果相比于欧盟已获批的药品,多药物组分共晶对病人起作用的不是相同的药物成分,可以认为是新药。

共晶的数据记录:共晶和盐在概念上有许多相似之处,因此在记录时也应采用相似的原则。通常应该提供所有与质量有关的信息,包括一般信息,以及有关制造,表征和药物质量控制,参考标准或材料、包装和稳定性的信息。共晶配体的药学可接受性必须解决。如果在生产共晶中采用常用的化学品作为共晶配体,则按照常规试剂执行。然而,对于更复杂的或新的共晶配体,应该详细记录它们的制造、表征和质量控制,并交叉引用安全支持数据。在这种情况下,鼓励申报人在提交前向欧洲药品管理局或国家主管部门对共晶配体的分类寻求科学建议。如果声称得到一个共晶,并排除可能形成了多种结晶物质的物理混合物,应该通过适当的分析技术手段来加以验证,可能有必要采用多种分析技术和正交方法才能获得可靠的结果。应该针对药物固体形态在药品生产过程中可能存在的问题加以讨论。对产品的性能,共晶一致性方面应该进行评估和适当的实验验证。

总之,共结晶是药物成盐的一个可行替代方法,也是一个多功能的工具,可以用来获得更好的固态性质。从科学的角度来看,溶剂化物包括水合物可以视为共晶的一个分支。共晶和盐在概念上有许多相似之处,因此也应采用相似的原则进行记录。如使用复杂的共晶配体需要准备额外的文件,建议进行科学的咨询。

(三)我国对药物共晶的监管情况

虽然国内研究人员对于药物共晶的研究特别是药物共晶的专利申请给予了极大的关注,并取得了显著的成效,我国还没有出台关于药物共晶分类监管的行业指导原则。

我们可以借鉴欧美对药物共晶的监管经验。美国 FDA 和欧盟 EMA 对于共晶的监管归类既有不同,又存在重要的共同点:美国 FDA 认为"药物共晶"类似于药物的多晶型,按照仿制药来进行申报,而不是归类为"新药";欧盟 EMA 指出,在确保药效和安全性与原研药一致的前提下,药物共晶可以和药物多晶型、水合物、溶剂化物、盐一样按照仿制药申报。欧美将"药物共晶"按照仿制药的简化程序进行申报,可以缩减新药申报过程中投入动物试验和临床试验的大量时间和经费,大大提高了企业和研发人员的积极性。这是值得我国药物监管部门借鉴的宝贵经验。

四、上市及临床研究阶段的共晶药物实例

继美国 FDA 和欧盟 EMA 相继颁发行业指南后,药物共晶得到了欧美制药企业和研发人员的广泛关注,许多原研药厂也更加注重共晶药品种的开发。下面简单介绍一些上市

的共晶药物实例。

（一）治疗癫痫药物——双丙戊酸钠离子共晶

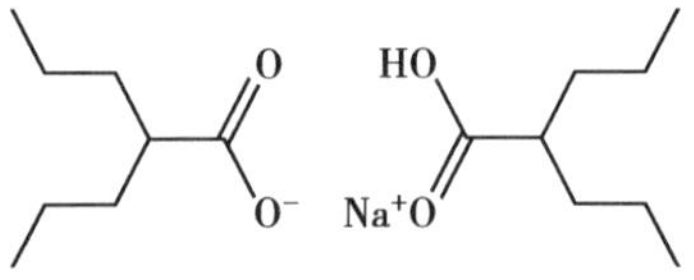

双丙戊酸钠（商品名 Depakote®）是丙戊酸和丙戊酸钠的离子共晶（化学结构式如图 9-18 所示），是继丙戊酸和丙戊酸钠后上市的用于治疗癫痫、偏头痛和躁狂症的药物。三者均在体内水解产生丙戊酸根，通过结合并抑制 GABA

图 9-18　双丙戊酸钠的化学结构式

转氨酶而发挥药效。丙戊酸在室温下为液体，难以制备成固体制剂，因此研发了一系列丙戊酸的盐，包括钠盐、钙盐和镁盐等[152]。其中，丙戊酸钠具有与丙戊酸类似的药理作用，但由于其具有强吸湿性，成药性也不好。等摩尔的丙戊酸钠与丙戊酸可在丙酮或乙腈中形成离子共晶，称为双丙戊酸钠，吸湿性得到明显改善。相比于丙戊酸和丙戊酸钠，双丙戊酸钠的药学活性相当，物理化学性质更好，有利于制备成稳定的固体制剂。因此双丙戊酸钠离子共晶成为目前主要的上市固体形态[153]。

（二）心脑血管药物——Entresto®：缬沙坦 - 沙库必曲离子共晶

Entresto® 是由诺华研制的用于治疗高血压和心力衰竭的药物，于 2015 年 7 月获美国 FDA 批准上市。Entresto® 是缬沙坦（Valsartan）和沙库必曲（Sacubitril）同时与钠离子配位形成的离子共晶[154]，化学结构式如图 9-19 所示。缬沙坦是血管紧张素抑制剂，具有降低血压，减少醛固酮的生成以及降低心脏重塑的作用。沙库必曲是脑啡肽抑制剂，可以舒张血管、促进尿钠排泄，抑制肾素 - 血管紧张素 - 醛固酮系统，也起到降低血压，降低心脏重塑的作用。沙库必曲和缬沙坦通过离子共晶的形式联合用药，可产生双重抑制作用[155]。临床试验结果表明，Entresto® 与目前心脑血管一线药物依那普利相比，猝死率降低了 20%，心衰住院风险降低了 21%，死亡率降低了 16%，并能够降低心脏负荷和心脏的损伤，具有明显的临床优势，预估市场价值将达到数十亿美元[156]。Entresto® 是第一个由两种活性药物分子形成共晶而产生协同作用成功上市的药物。

（三）治疗糖尿病药物——伊格列净 -L- 脯氨酸共晶

伊格列净（Ipragliflozin）是一种新型 SGLT2 选择性抑制剂，用于治疗 Ⅱ 型糖尿病。伊格

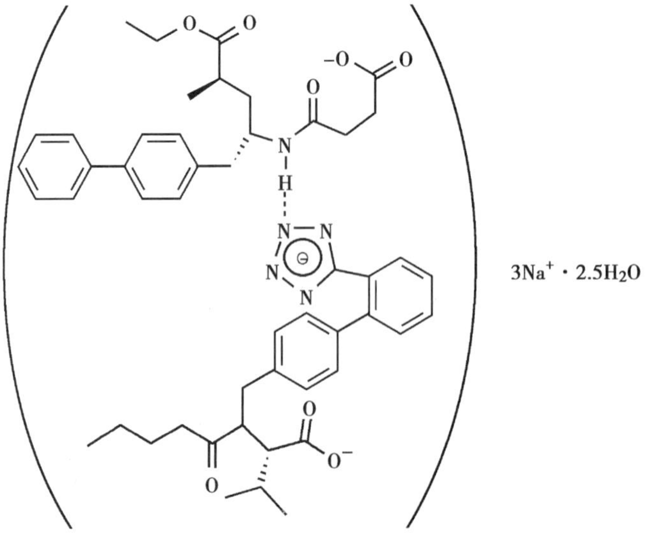

3Na⁺ · 2.5H₂O

图 9-19　Entresto® 的化学结构式

列净原料药的吸湿性强,在湿热环境中会形成一系列非化学计量比的水合物,不能保持恒定的物理化学性质,难以开发成制剂。而形成伊格列净 -L- 脯氨酸共晶(1∶1)后(图 9-20),吸湿性得到极大改善,且不会形成水合物,性质稳定,便于储存,相比原料药更符合制剂要求[157]。因此日本原研药厂安斯泰来和千寿制药株式会社共同开发出伊格列净 -L- 脯氨酸共晶来进行制剂和生产,并于 2014 年 1 月在日本上市,商品名 Suglat®。

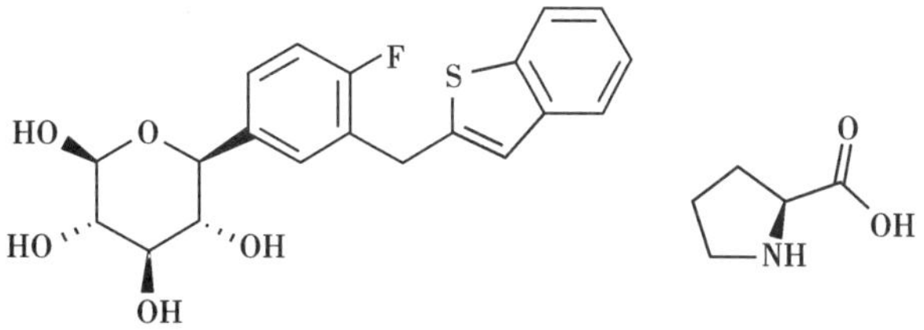

图 9-20　伊格列净 -L- 脯氨酸共晶的化学结构式

　　类似的用于治疗 Ⅱ 型糖尿病的"列净"类药物中,已经上市的共晶品种还有达格列净丙二醇水合物(商品名 Farxiga®)。获批临床的共晶品种包括恒格列净 - 脯氨酸,荣格列净 - 焦谷氨酸和埃格列净 - 焦谷氨酸等。

(四) 镇痛药——曲马多盐酸盐 - 塞来昔布离子共晶

　　曲马多(Tramadol)是吗啡衍生物,是通过对吗啡受体起作用的一种中枢镇痛药,适用于治疗中度至重度、急性或慢性疼痛,口服时具有极佳的镇痛效果。上市的药物固体形态采用的是曲马多盐酸盐。当给药剂量较大时,副作用较大,且具有强烈的苦味,患者顺应性差。塞来昔布(Celecoxib)为抗炎止痛药物,是一种高选择性的环氧化酶 -2 抑制剂,常用于治疗慢性肌肉骨骼发炎,胃肠道不良反应较小。塞来昔布属 BCS Ⅱ 类药物,水溶性低(7μg/ml)而渗透性好,生物利用度受溶解度和溶出速度限制。市售制剂西乐葆® 采用塞来昔布游离酸的结晶,在狗体内绝对生物利用度仅为 20%~40%。研究人员开发了曲马多盐酸盐 - 塞来昔布共晶(图 9-21)用于口服制剂,协同两种药物的药理活性达到消炎止痛的作用,还具有改进塞来昔布溶解性和口服生物利用度的优势。目前该共晶品种已获批上市[158]。

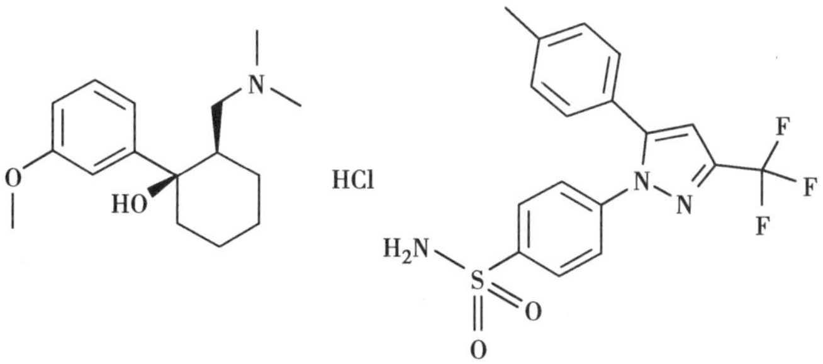

图 9-21　曲马多盐酸盐 - 塞来昔布离子共晶的化学结构式

第六节　结　　语

　　十多年的药物共晶研究证明,药物共晶技术是改善药物的理化性质,提高其成药性的有效手段,而且新的药物共晶由于具备新颖性,创造性和实用性,可以申请专利获得知识产权保护。欧美药物管理机构认识到药物共晶在制药行业的这种重大潜力,也颁布了药物共晶分类管理的行业指导原则。

药物共晶研究领域仍然存在一些问题亟待解决,如:药物共晶的规模化生产;药物共晶在制剂过程中与辅料之间存在怎样的相互作用,以及如何避免这种作用对药品质量的影响;药物与共晶配体之间是否存在药物相互作用,以及这种作用对药效和毒副作用的影响。同时,药物共晶研究领域出现了一些新的发展机遇,如:最近的离子共晶,针对特定的药物来说,形成离子共晶需要引入另外两个成分,所以可能形成更多的固体形态来改变药物的理化性质;而多药物组分共晶的研究可以在改善药物理化性质的同时,还可能有降低毒副作用,获得两种药物的协同效应的效果等。

可以预见,随着越来越多共晶药物产品的上市,药物共晶研究必将获得制药行业广泛的认可,成为药物开发工作重要的一环。

(鲁统部　胡秀荣　张羽男　张海禄　陈嘉媚)

参考文献

1. Duggirala NK, Perry ML, Almarsson Ö, et. al. Pharmaceutical cocrystals: along the path to improved medicines. Chem. Comm., 2016, 52(4): 640-655.

2. Wöhler F. Untersuchungen über das Chinon. Annalen, 1844, 51, 153.

3. Buehler CA, Heap AG. A study of molecular organic compounds I The molecular organic compounds of meta-dinitrobenzene, 2, 4-dinitrotoluene and 2, 4-dinitrophenol. J. Am. Chem. Soc., 1926, 48(12): 3168-3172.

4. Anderson JS. Structure of organic molecular compounds. Nature, 1937, 140, 583-584.

5. Hoogsteen K. The structure of crystals containing a hydrogen-bonded complex of 1-methylthymine and 9-methyladenine. Acta Crystallogr., 1959, 12: 822-823.

6. Buguet A. Cryoscopy of organic mixtures and addition compounds. Compt. Rend. 1910, 149: 857-858.

7. Damiani A, De Santis P, Giglio E, et al. The crystal structure of the 1∶1 molecular complex between 1, 3, 7, 9-tetramethyluric acid and pyrene. Acta Crystallogr., 2010, 19(3): 340-348.

8. Etter MC, Frankenbach GM. Hydrogen-bond directed cocrystallization as a tool for designing acentric organic solids. Chem. Mater., 1989, 1(1): 10-12.

9. Etter MC. Encoding and decoding hydrogen-bond patterns of organic-compounds. Acc. Chem. Res., 1990, 23(4): 120-126.

10. Etter MC. Hydrogen bonds as design elements in organic chemistry. J. Phys. Chem., 1991, 95(12): 4601-4610.

11. Pekker S, Kovats E, Oszlanyi G, et al. Rotor-stator molecular crystals of fullerenes with cubane. Nat. Mater., 2005, 4(10): 764-767.

12. F. von Heyden, et al. Procede de preparation de derives de combinaisons oxy-et aminopyridiques. French Pat., 769586, 1934.

13. Haleblian JK. Characterization of habits and crystalline modification of solids and their pharmaceutical applications. J. Pharm. Sci, 1975, 64(8): 1269-1288.

14. Walsh RDB, Bradner MW, Fleischman SG, et al. Crystal engineering of the composition of pharmaceutical phases. Chem. Commun, 2003, 21(2): 186-187.

15. Remenar JF, Morissette SL, Peterson ML, et al. Crystal engineering of novel cocrystals of a triazole drug with 1, 4-dicarboxylic acids. J. Am. Chem. Soc, 2003, 125(28): 8456-8457.

16. Childs SL, Chyall LJ, Dunlap JT, et al. Crystal engineering approach to forming cocrystals of amine

hydrochlorides with organic acids. Molecular complexes of fluoxetine hydrochloride with benzoic, succinic, and fumaric acids. J. Am. Chem. Soc, 2004, 126(41): 13335-13342.

17. Schmidt GM. Photodimerization in the solid state. Pure Appl. Chem. 1971, 27(4): 647-678.

18. Towards Complex Matter: Supramolecular Chemistry and Self-organization . European Review, 2009; 17(2): 263-280.

19. Desiraju GR. Supramolecular synthons in crystal engineering—a new organic synthesis. Angew Chem Int Ed, 1995; 34(21): 2311-2327.

20. Etter MC. Encoding and decoding hydrogen-bond patterns of organic compounds. Acc Chem Res, 1990, 23(4): 120-126.

21. 陈嘉媚, 吴传斌, 鲁统部 . 超分子化学在药物共晶中的应用 . 高等学校化学学报, 2011, 32(9): 1996-2000.

22. Donohue J. The hydrogen bond in organic crystals. J Phys Chem, 1952, 56(4): 502-510.

23. Sekhon B. S. Drug-drug co-crystal. DARU Journal of Pharmaceutical Sciences, 2012, 20: 45-46.

24. Bhatt P. M, Azim Y., Thakur T. S., et al. Co-Crystals of the Anti-HIV Drugs Lamivudine and Zidovudine. Crystal Growth & Design, 2009, 9: 951-957.

25. Aakeröy C. B. Crystal Engineering: Strategies and Architectures. Acta Crystal. B, 1997, 53(4): 569-586.

26. Basavoju S, Boström D, Velaga SP. Indomethacin-saccharin cocrystal: design, synthesis and preliminary pharmaceutical characterization. Pharm Res, 2008 25(3): 530-534.

27. Childs S, Chyall L, Dunlap J, et al. Crystal Engineering Approach To Forming Cocrystals of Amine Hydrochlorides with Organic Acids. Molecular Complexes of Fluoxetine Hydrochloride with Benzoic, Succinic, and Fumaric Acids J. Am. Chem. Soc, 2004, 126(41): 13335-13342.

28. Mohammad MA, Alhalaweh A, Velaga SP. Hansen solubility parameter as a tool to predict cocrystal formation. Int J Pharm, 2011, 407(1-2): 63-71.

29. Rodriguez H.N., Nehm S.J., Seefeldt K.F., et al. Reaction crystallization of pharmaceutical molecular compleses. Mol. Pharm., 2006, 3(3): 362-367.

30. Julius F. Remena, Sherry L. Morissette, Matthew L, et al. Peterson. Crystal Engineering of Novel Cocrystals of a Triazole Drug with 1,4-Dicarboxylic Acids. Journal of the American Chemical Society, 2003, 125(28): 8456-8457.

31. Aitipamula S, Chow PS, Tan RB. Polymorphism in cocrystals: a review and assessment of its significance. CrystEngComm, 2014, 16(17): 3451-3465.

32. Rodríguez-Hornedo N, Nehm SJ, Seefeldt KF, et al. Reaction crystallization of pharmaceutical molecular complexes. Mol. Pharm., 2006, 3(3): 362-367.

33. Seaton CC, Parkin A, Wilson CC, et al. Growth of an organic co-crystal upon a component subphase. Cryst. Growth Des., 2008, 8(2): 363-368.

34. Porter Ⅲ WW, Elie SC, Matzger MJ. Polymorphism in carbamazepine cocrystals. Cryst. Growth Des., 2008, 8(1): 14-16.

35. Hou XX, Feng YN, Zhang P, et al. Selective crystal growth of theophylline-saccharin cocrystal on self-assembled monolayer from incongruent system. Cryst. Growth Des., 2015, 15(10): 4918-4924.

36. Eddleston MD, Sivachelvam S, Jones W. Screening for polymorphs of cocrystals: A case study. CrystEngComm, 2013, 15(1): 175-181.

37. Alhalaweh A, Velaga SP. Formation of cocrystals from stoichiometric solutions of incongruently saturating systems by spray drying. Cryst. Growth Des., 2010, 10(8): 3302-3305.

38. Patil S, Kulkarni J, Mahadik K. Exploring the potential of electrospray technology in cocrystal synthesis. Ind. Eng. Chem. Res., 2016, 55(30): 8409-8414.

39. Kulla H, Wilke M, Fischer F, et al. Warming up for mechanosynthesis-temperature development in ball mills during synthesis. Chem. Commun., 2017, 53(10): 1664-1667.

40. Friščić, T., Jones, W. Recent advances in understanding the mechanism of cocrystal formation via grinding. Cryst. Growth Des., 2009, 9(3): 1621-1637.

41. Qiao N, Li MZ, Schlindwein W, et al. Pharmaceutical cocrystals: An overview. Int. J. Pharm sci., 2011, 419(1): 1-11.

42. Užarević K, Halasz I, Friščić T. Real-time and in situ monitoring of mechanochemical reactions: A new playground for all chemists. J. Phys. Chem. Lett., 2015, 6(20): 4129.

43. Li S, Cheng JM, Lu TB. Synthon polymorphs of 1 : 1 co-crystal of 5-fluorouracil and 4-hydroxybenzoic acid: their relative stability and solvent polarity dependence of grinding outcomes. CrystEngComm, 2014, 16(28): 6450-6458.

44. Fischer F, Heidrich A, Greiser S, et al. Polymorphism of mechanochemically synthesized cocrystals: A case study. Cryst. Growth Des, 2016, 16(3): 1701-1707.

45. Hasa D, Miniussi E, Jones W. Mechanochemical synthesis of multicomponent crystals: one liquid for one polymorph? A myth to dispel, Cryst. Growth Des. 2016, 16(8), 4582-4588

46. Hasa D, Schneider Rauber G, Voinovich D, et al. Cocrystal formation through mechanochemistry: From neat and liquid-assisted grinding to polymer-assisted grinding. Angew. Chem., Int. Ed. 2015, 54(25): 7371-7375.

47. Hasa D, Carlino E, Jones W. Polymer-assisted grinding, a versatile method for polymorph control of cocrystallization. Cryst. Growth Des., 2016, 16(3): 1772-1779.

48. Yan Y, Chen JM, Lu TB. Thermodynamics and preliminary pharmaceutical characterization of a melatonin-pimelic acid cocrystal prepared by a melt crystallization method. CrystEngComm, 2015, 17(3): 612-620.

49. Ross SA, Lamprou DA, Douroumis D. Engineering and manufacturing of pharmaceutical co-crystals: a review of solvent-free manufacturing technologies. Chem. Commun., 2016, 52(57): 8772-8786.

50. Titapiwatanakun V, Basit AW, Gaisford S. A new method for producing pharmaceutical co-crystals: Laser irradiation of powder blends. Cryst. Growth Des., 2016, 16(6): 3307-3312.

51. Huskić I, Christopherson JC, Užarević K, et al. In situ monitoring of vapour-induced assembly of pharmaceutical cocrystals using a benchtop powder X-ray diffractometer. Chem. Commun., 2016, 52(29): 5120-5123.

52. Eddleston MD, Patel B, Day GM, et al. Cocrystallization by freeze-drying: Preparation of novel multicomponent crystal forms. Cryst. Growth Des., 2013, 13(10): 4599-4606.

53. Wang JR, Bao JJ, Fan XW, et al. pH-Switchable vitamin B_9 gels for stoichiometry-controlled spherical co-crystallization. Chem. Commun., 2016, 52(92): 13452-13455.

54. Pando C, Cabañasa A, Cuadra IA. Preparation of pharmaceutical co-crystals through sustainable processes using supercritical carbon dioxide: A review. RSC Adv., 2016, 6(75): 71134-71150.

55. Karki S, Fábián L, Friščić T, et al. Powder x-ray diffraction as an emerging method to structurally characterize organic solids. Org. Lett., 2007, 9(16): 3133-3136.

56. Grobelny P, Mukherjee A, Desiraju GR. Drug-drug co-crystals: Temperature-dependent proton mobility in the molecular complex of isoniazid with 4-aminosalicylic acid. CrystEngComm, 2011, 13(13): 4358-4364.

57. Nauha E, Bernstein J. "Predicting" polymorphs of pharmaceuticals using hydrogen bond propensities: Probenecid and its two single-crystal-to-single-crystal phase transitions. J. Pharm. Sci., 2015, 104(6): 2056-2061.

58. Chen Y, Li L, Yao J, et al. Improving the solubility and bioavailability of apixaban via apixaban-oxalic acid cocrystal. Cryst. Growth Des., 2016, 16(5): 2923-2930.

59. Evora AOL, Castro RAE, Maria TMR, et al. Pyrazinamide-diflunisal: A new dual-drug co-crystal. Cryst. Growth Des., 2011, 11(11): 4780-4788.

60. Zumbulyadis N, Antalek B, Windig W, et al. Elucidation of polymorph mixtures using solid-state ^{13}C CP/MAS NMR spectroscopy and direct exponential curve resolution algorithm. J. Am. Chem. Soc., 1999, 121(49): 11554-11557.

61. US FDA. Regulatory classification of pharmaceutical co-crystals. Guidance for Industry. 2016.

62. Fu X, Li JH, Wang LY, et al. Pharmaceutical crystalline complexes of sulfamethazine with saccharin: Same interaction site but different ionization states. RSC Adv., 2016, 6(31): 26474-26478.

63. Stevens JS, Byard SJ, Seaton CC, et al. Proton transfer and hydrogen bonding in the organic solid state: A combined XRD/XPS/ssNMR study of 17 organic acid-base complexes. Phys. Chem. Chem. Phys., 2014, 16(3): 1150-1160.

64. Vogt FG, Clawson JS, Strohmeier M, et al. Solid-state NMR analysis of organic cocrystals and complexes. Cryst. Growth Des., 2009, 9(2): 921-937.

65. Kong MM, Fu X, Li JY, et al. Sweet pharmaceutical salts of stanozolol with enhanced solubility and physical stability. CrystEngComm, 2016, 18(45): 8739-8746.

66. Schultheiss N, Newman A. Pharmaceutical cocrystals and their physicochemical properties. Cryst. Growth Des., 2009, 9(6): 2950-2967.

67. Banerjee R, Bhatt PM, Ravindra NV, et al. Saccharin salts of active pharmaceutical ingredients, their crystal structures, and increased water solubilities. Cryst. Growth Des., 2005, 5(6): 2299-2309.

68. Mukherjee A, Tothadi S, Chakraborty S, et al. Synthon identification in co-crystals and polymorphs with IR spectroscopy. Primary amides as a case study. CrystEngComm, 2013, 15(6): 4640-4654.

69. Saha S, Rajput L, Joseph S, et al. IR spectroscopy as a probe for C—H···X hydrogen bonded supramolecular synthons. CrystEngComm, 2015, 17(6): 1273-1290.

70. Maruyoshi K, Iuga K, Antzutkin ON, et al. Identifying the intermolecular hydrogen-bonding supramolecular synthons in an indomethacin-nicotinamide cocrystal by solid-state NMR. Chem. Commun., 2012, 48(88): 10844-10846.

71. Majumder M, Buckton G, Rawlinson-Malone CF, et al. Application of hydrogen-bond propensity calculations to an indomethacin-nicotinamide (1:1) co-crystal. CrystEngComm., 2013, 15(20): 4041-4044.

72. Malińska M, Krzeczyński P, Czerniec-Michalik E, et al. Crystal structure and tautomerism of capecitabine. J. Pharm. Sci., 2014, 103(2): 587-593.

73. Li P, Chu YY, Wang L, et al. Structure determination of the theophylline-nicotinamide cocrystal: A combined powder XRD, 1D solid-state NMR, and theoretical calculation study. CrystEngComm, 2014, 16(15): 3141-3147.

74. Wang L, Luo M, Li JH, et al. Sweet theophylline cocrystal with two tautomers of acesulfame. Cryst. Growth Des., 2015, 15(6): 2574-2578.

75. Makoto Mukaida, Haruna Sato, Kiyohiko Sugano, et al. Stability orders of acetaminophen and theophylline co-crystals determined by co-crystal former exchange reactions and their correlation with in silico and thermal parameters. Journal of Pharmaceutical Sciences, 2016, 106(1): 258-263.

76. I. D. H. Oswald, D. R. Allan, P. A. McGregor, et al. The formation of paracetamol (acetaminophen) adducts with hydrogen-bond acceptors. Acta Crystallographica Section B: Structural Science, 2002, 58(6): 1057-1066.

77. Soumyajit Ghosh, Partha Pratim Bag, C. Malla Reddy. Co-Crystals of Sulfamethazine with Some Carboxylic Acids and Amides: Co-Former Assisted Tautomerism in an Active Pharmaceutical Ingredient and Hydrogen Bond Competition Study. Crystal Growth & Design, 2011, 11(8): 3489-3503.

78. Luis Padrela, Miguel A. Rodrigues, Sitaram P. Velaga, et al. Formation of indomethacin-saccharin cocrystals using supercritical fluid technology. European Journal of Pharmaceutical Sciences, 2009, 38(1): 9-17.

79. ZiZhou Wang, JiaMei Chen, TongBu Lu. Enhancing the Hygroscopic Stability of S-Oxiracetam via Pharmaceutical Cocrystals. Crystal Growth & Design, 2012, 12(9): 4562-4566.

80. 张晓明. 药物共晶的合成、表征与性质研究 D.. 吉林大学, 2016.

81. Venu R. Vangala, Pui Shan Chow, Reginald B. H. Tan. Characterization, physicochemical and photo-stability of a co-crystal involving an antibiotic drug, nitrofurantoin, and 4-hydroxybenzoic acid. CrystEngComm, 2011, 13(3): 759-762.

82. Jianrong Wang, Chun Zhou, Xueping Yu, et al. Stabilizing vitamin D3 by conformationally selective cocrystallization. Chemical Communications, 2014, 50 (7): 855-858.

83. Rui Zhen Lin, Peng Jie Sun, Qian Tao, et al. Mechanism study on stability enhancement of adefovir dipivoxil by cocrystallization: Degradation kinetics and structure-stability correlation. European Journal of Pharmaceutical Sciences, 2016, 85: 141-148.

84. 马坤, 高静, 马磊. 药物的共晶与盐. 中国药科大学学报, 2012, 43 (5): 475-480.

85. Andrew V. Trask, W. D. Samuel Motherwell, William Jones. Pharmaceutical Cocrystallization: Engineering a Remedy for Caffeine Hydration. Crystal Growth & Design, 2005, 5 (3): 1013-1021.

86. 陈学文, 宋菊, 唐海谊, 等. 药物共晶筛选与理化性质研究进展. 中国医药工业杂志, 2012, 43 (8): 703-708.

87. Julius F. Remenar, Matthew L. Peterson, Peter W. Stephens, et al. Celecoxib: Nicotinamide Dissociation: Using excipients to capture the cocrystal's potential. Molecular pharmaceutics, 2007, 4 (3): 386-400.

88. Naír Rodríguez Hornedo, Sarah J. Nehm, Kurt F. Seefeldt, et al. Reaction crystallization of pharmaceutical molecular complexes. Molecular pharmaceutics, 2006, 3 (3): 362-367.

89. Sarah J. Bethune, Nate Schultheiss, Jan-Olav Henck. Improving the Poor Aqueous Solubility of Nutraceutical Compound Pterostilbene through Cocrystal Formation. Crystal Growth & Design, 2011, 11 (7): 2817-2823.

90. Yanlei Kang, Jianming Gu, Xiurong Hu. Syntheses, structure characterization and dissolution of two novel cocrystals of febuxostat. Journal of Molecular Structure, 2016, 1130: 480-486.

91. Julius F. Remena, Sherry L. Morissette, Matthew L, et al. Peterson. Crystal Engineering of Novel Cocrystals of a Triazole Drug with 1, 4-Dicarboxylic Acids. Journal of the American Chemical Society, 2003, 125 (28): 8456-8457.

92. Héctor R. Guzmán, mark Tawa, Zhong Zhang, et al. Combined Use of Crystalline Salt Forms and Precipitation Inhibitors to Improve Oral Absorption of Celecoxib from Solid Oral Formulations. Journal of Pharmaceutical Sciences, 2007, 96 (10): 2686-2702.

93. Dhara D. Bavishi, Chetan H. Borkhataria. Spring and parachute: How cocrystals enhance solubility. Progress in Crystal Growth & Characterization of Materials, 2016, 62 (3): 1-8.

94. 孙晓伟. 药物共晶热力学相图及溶解行为研究 D.. 天津大学, 2015.

95. Artem O. Surov, Katarzyna A. Solanko, Andrew D. Bond, et al. Cocrystals of the antiandrogenic drug bicalutamide: screening, crystal structures, formation thermodynamics and lattice energies. CrystEngComm, 2016, 18: 4818-4829.

96. Jianhui Li, Lianyan Wang, Yue Qi Ye, et al. Improving the solubility of dexlansoprazole by cocrystallization with isonicotinamide. European Journal of Pharmaceutical Sciences. 2016, 85: 47-52.

97. Palash Sanphui, V. Kusum Devi, Deepa Clara, et al. Cocrystals of Hydrochlorothiazide: Solubility and Diffusion/Permeability Enhancements through Drug-Coformer Interactions. Molecular pharmaceutics, 2015, 12 (5): 1615-1622.

98. Yan Yan, Jia-Mei Chen, Tong-Bu Lu. Simultaneously enhancing the solubility and permeability of acyclovir by crystal engineering approach. CrystEngComm, 2013, 15: 6457-6460.

99. Tingting Zhang, Yan Yang, Haitao Wang, et al. Using Dissolution and Pharmacokinetics Studies of Crystal Form to Optimize the Original Iloperidone. Crystal Growth & Design, 2016, 13 (12): 5261-5266.

100. Yong Chen, Long Li, Jia Yao, et al. Improving the Solubility and Bioavailability of Apixaban via Apixaban-Oxalic Acid Cocrystal. Crystal Growth & Design, 2016, 16 (5): 2923-2930.

101. Michal Sowa, Katarzyna Ślepokura, Ewa MatczakJon, et al. A 1 : 1 cocrystal of baicalein with nicotinamide. Acta Crystallogr, sect C, 2012, 68 (68): 262-265.

102. Yanting Huang, Bowen Zhang, Yuan Gao, et al. Baicalein-Nicotinamide Cocrystal with Enhanced Solubility, Dissolution, and Oral Bioavailability. Journal of Pharmaceutical Sciences, 2014, 103 (8): 2330-2337.

103. Schultheiss N, Newman A. Pharmaceutical cocrystals and their physicochemical properties. Crystal Growth &

Design,2009,9(6):2950-2967.

104. Mary K. Stanto,Annette Bak. Physicochemical Properties of Pharmaceutical Co-Crystals:A Case Study of Ten AMG 517 Co-Crystals. Crystal Growth & Design,2008,8(10):3856-3862.

105. Xiangmin Liao,Mohan Gautam,Andreas Grill,et al. Effect of position isomerism on the formation and physicochemical properties of pharmaceutical co-crystals. Journal of Pharmaceutical Sciences,99(1):246-254.

106. Shyam Karki,Tomislav Friščić,László Fábián,et al. New solid forms of artemisinin obtained through cocrystallisation,CrystEngComn,2010,12(12):4038-4041.

107. Ksenia V. Drozda,Alex N. Manina,Andrei V Churakovb,et al. Drug-drug cocrystals of antituberculous 4-aminosalicylic acid:Screening,crystal structures,thermochemical and solubility studies. European Journal of Pharmaceutical Sciences,2017,99:228-239.

108. Shyam Karki,Tomislav Friščić,László Fábián,et al. Improving Mechanical Properties of Crystalline Solids by Cocrystal Formation:New Compressible Forms of Paracetamol. Advanced Materials,2009,21(21):3905-3909.

109. Zhengzheng Zhou,Wanying Li,Wei-Jhe Sun,et al. Resveratrol cocrystals with enhanced solubility and tabletability. International Journal of Pharmaceutics,2016,509(1-2):391-399.

110. Shing Fung Chow,Mile s Chen,Lim in Shi,et al. Simultaneously improving the mechanical properties, dissolution performance,and hygroscopicity of ibuprofen and flurbiprofen by cocrystallization with nicotinamide. Pharmaceutical Research,2012,29(7):1854-1865.

111. Sayantan Chattoraj,Limin Shi,Changquan Calvin Sun. Understanding the relationship between crystal structure,plasticity and compaction behaviour of theophylline,methyl gallate,and their 1∶1 co-crystal. CrystEngComm, 2010,12(8):2466-2472.

112. Yunan Zhang,Hemei Yin,Yu Zhang,et al. Cocrystals of kaempferol,quercetin and myricetin with 4, 4'-bipyridine:Crystal structures,analyses of intermolecular interactions and antibacterial properties. Journal of Molecular Structure,2016,1130:199-207.

113. Yunan Zhang,Hemei Yin,Yu Zhang,et al. Preparation of a 1∶1 cocrystal of genistein with 4,4'-bipyridine. Journal of Crystal Growth,2017,458:103-109.

114. Rajat Saha,Suman Sengupta,Sanjoy Kumar Dey,et al. A pharmaceutical cocrystal with potential anticancer activity. RSC Advances,2014,4:49070-49078.

115. Yunan Zhang,Dajun Zhang,Jiayu Zhang. Synthesis,characterization and antibacterial properties of two POM-based supramolecular compounds with the natural active ingredient:$(THB)_3(H_5PMo_{12}O_{40})$ and $(THB)_3$ $(H_3PW_{12}O_{40})$. Inorganic Chemistry Communications,2016,74:6-11.

116. 张羽男,张大俊,张宇,等. 药物共晶$(HTHB)_4·(SiW_{12}O_{40})$合成、表征及抗肿瘤活性研究. 东北农业大学学报. 2016,47(8):75-81.

117. Renu Chadha,Yashika Bhalla,Avdesh Nandan. Chrysin cocrystals:Characterization and evaluation. Journal of Pharmaceutical and Biomedical Analysis. 2017,134:361-371.

118. Naga Kiran Duggirala,Adam J. Smith,Łukasz Wojtas,et al.Physical Stability Enhancement and Pharmacokinetics of a Lithium Ionic Cocrystal with Glucose,Cryst. Growth Des. 2014,14(11),6135-6142.

119. Adam J. Smith,Padmini Kavuru,Kapildev K. Arora,et al.Crystal Engineering of Green Tea Epigallocatechin-3-gallate(EGCg)Cocrystals and Pharmacokinetic Modulation in Rats,Mol. Pharmaceutics,2013,10(8),2948-2961.

120. Smith Adam J.,Kim Seol-Hee,Duggirala Naga K.,et al. Improving Lithium Therapeutics by Crystal Engineering of Novel Ionic Cocrystals,Molecular Pharmaceutics,2013,10(12),4728-4738.

121. Golob Samuel,Perry Miranda,Lusi Matteo,et al.Improving Biopharmaceutical Properties of Vinpocetine Through Cocrystallization,Journal of Pharmaceutical Sciences,2016,105(12),3626-3633.

122. Naga Kiran Duggirala,Heather L. Frericks Schmidt,Zhaohui Lei,et al.Solid-State Characterization and

Relative Formation Enthalpies To Evaluate Stability of Cocrystals of an Antidiabetic Drug, Mol. Pharmaceutics, 2018, 15(5), 1901-1908

123. Srinu Tothadi, Palash Sanphui, Gautam R. Desiraju.Obtaining Synthon Modularity in Ternary Cocrystals with Hydrogen Bonds and Halogen Bonds Cryst. Growth Des., 2014, 14(10), 5293-5302.

124. Niyaz A. Mir, Ritesh Dubey, Gautam R. Desiraju.Four-and five-component molecular solids: crystal engineering strategies based on structural inequivalence. IUCRJ, 2016, 3(2), 96-101.

125. Stefan J. Diez, Mark D. Eddleston, Mihails Arhangelskis, et al.Crystallization at Solvent Interfaces Enables Access to a Variety of Cocrystal Polymorphs and Hydrates, Cryst. Growth Des., 2018, 18(6), 3263-3268.

126. Arhangelskis Mihails, Eddleston Mark D., Reid David G. et al.Rationalization of the Color Properties of Fluorescein in the Solid State: A Combined Computational and Experimental Study, Chemistry-A European Journal, 2016, 22(29), 10065-10073.

127. Eddleston Mark D., Arhangelskis Mihails, Fabian Laszlo, et al.Investigation of an amide-pseudo amide hydrogen bonding motif within a series of theophylline: Amide cocrystals, Crystal Growth & Design 2016, 16(1), 51-58.

128. Dejan-Krešimir Bučar, James A. Elliott, Mark D. Eddleston, et al.Sonocrystallization Yields Monoclinic Paracetamol with Significantly Improved Compaction Behavior, Angewandte Chemie International Edition, 2015, 54(1), 249-253.

129. Artem O. Surov, Andrei V. Churakov, Alexey N. Proshin, et al.Cocrystals of a 1, 2, 4-thiadiazole-based potent neuroprotector with gallic acid: solubility, thermodynamic stability relationships and formation pathways, Phys. Chem. Chem. Phys., 2018, 20(21), 14469-14481.

130. Alex N. Manin, Ksenia V. Drozd, Andrei V. Churakov, et al. Hydrogen Bond Donor/Acceptor Ratios of the Coformers: Do They Really Matter for the Prediction of Molecular Packing in Cocrystals? The Case of Benzamide Derivatives with Dicarboxylic Acids, Cryst. Growth Des., 2018, 18(9), 5254-5269.

131. Artem O.Surov, Tatyana V.Volkova, Andrei V.Churakov, et al. Cocrystal formation, crystal structure, solubility and permeability studies for novel 1, 2, 4-thiadiazole derivative as a potent neuroprotector, Eur. J. Pharm. Sci. 2017, 109(15), 31-39.

132. Artem O. Surov, Alex N. Manin, Alexander P. Voronin, et al. Weak Interactions Cause Packing Polymorphism in Pharmaceutical Two-Component Crystals. The Case Study of the Salicylamide Cocrystal, Cryst. Growth Des., 2017, 17(3), 1425-1437.

133. Manishkumar R. Shimpi†, Amani Alhayali, Katie L. Cavanagh, et al. Tadalafil-Malonic Acid Cocrystal: Physicochemical Characterization, pH-Solubility, and Supersaturation Studies, Cryst. Growth Des., 2018, 18(8), 4378-4387.

134. Yitian M. Chen, Naír Rodríguez-Hornedo.Cocrystals Mitigate Negative Effects of High pH on Solubility and Dissolution of a Basic Drug, Cryst. Growth Des. 2018, 18(3), 1358-1366.

135. Maya P. Lipert, Naír Rodríguez-Hornedo.Cocrystal Transition Points: Role of Cocrystal Solubility, Drug Solubility, and Solubilizing Agents, Mol. Pharmaceutics, 2015, 12(10), 3535-3546.

136. Neal Huanga, Naír Rodríguez-Hornedo, Engineering cocrystal thermodynamic stability and eutectic points by micellar solubilization and ionization, CrystEngComm, 2011, 13(17), 5409-5422

137. G. Rama Krishna, Limin Shi, Partha Pratim Bag, et al. Correlation Among Crystal Structure, Mechanical Behavior, and Tabletability in the Co-Crystals of Vanillin Isomers, Cryst. Growth Des., 2015, 15(4), 1827-1832.

138. Lili Liu, Chenguang Wang, Jiangnan Dun, et al.Lack of dependence of mechanical properties of baicalein cocrystals on those of the constituent components, CrystEngComm, 2018, Advance Article. 20(37), 5486-5489.

139. Sayantan Chattoraj, Limin Shi, Miles Chen, et al. Origin of Deteriorated Crystal Plasticity and Compaction Properties of a 1:1 Cocrystal between Piroxicam and Saccharin, Cryst. Growth Des. 2014, 14(8), 3864-3874.

140. Shing Fung Chow, Miles Chen, Limin Shi, et al.Simultaneously Improving the Mechanical Properties, Dissolution Performance, and Hygroscopicity of Ibuprofen and Flurbiprofen by Cocrystallization with Nicotinamide, Pharm. Res., 2012, 29(7), 1854-1865.

141. Chen Yong, Li Long, Yao Jia, et al.Improving the Solubility and Bioavailability of Apixaban via Apixaban-Oxalic Acid Cocrystal, Cryst. Growth Des. 2016, 16(5), 2923-2930.

142. Song Jia-Xi, Chen Jia-Mei, Lu Tong-Bu. Lenalidomide-Gallic Acid Cocrystals with Constant High Solubility, Cryst. Growth Des., 2015, 15(10), 4869-4875.

143. Dai Xia-Lin, Li Song, Chen Jia-Mei, et al.Improving the Membrane Permeability of 5-Fluorouracil via Cocrystallization, Cryst. Growth Des., 2016, 16(8), 4430-4438.

144. Trzaska S, Duran-Caapece AV, Lamm M. Co-crystal of the PAR-1 Receptor Antagonist Vorapaxar and Aspirin. United States. WO2015/013083 A1, 2015.

145. 黎志明, 马玉恒, 张薇. 一种氨溴索与对羟基苯甲酸的共晶及其制. 中国. CN104211604 A, 2014.

146. Cosgrove SD, Jonaitis DT, Stutch JCD.Novel Ticagrelor Co-crystal. United State, US 2016/0176912 A1, 2016.

147. Helmut Heinrich Buschmann, Lluis Solá Carandell, Jordi Benet Buchholz, et al. Co-crystals of Duloxeting and Cox-inhibitors for the Treatment of Pain. United State, US 8501802 B, 2013.

148. FDA, Guidance for Industry: Regulatory Classification of Pharmaceutical Co-Crystals. United State, 2014.

149. FDA, Regulatory Classification of Pharmaceutical Co-Crystals Guidance for Industry: Draft Guidance. United State, 2016.

150. FDA, Regulatory Classification of Pharmaceutical Co-Crystals Guidance for Industry. United State, 2018.

151. European Medicines Agency, Reflection paper on the use of cocrystals of active substances in medicinal products. European, 2015.

152. Chou W, Wong W, Wu Y. Method for Preparing Metal Salt of Valproic Acid. United State, US 2011/00401233 A1, 2011.

153. Sherman BC. Solid Substances Comprising Valproic Acid and Sodium Valproate. United State, US 6077542, 2000.

154. Rizkala AR, Shi VC, Chen F, et al..Sacubitril and Valsartan for Treating Heart Failure. WO 2016/181284 A1, 2016.

155. Vardeny Orly, Miller Ryan, Solomon Scott D.Combined Neprilysin and Renin-Angiotensin System Inhibition for the Treatment of Heart Failure. JACC-Heart Failure, 2014, 2(6): 663-670.

156. Edgardo Kaplinsky.Sacubitril/Valsartan in Heart Failure: Latest Evidence and Place in Therapy. Therapeutic Advances in Chronic Disease, 2016, 7(6): 278-290.

157. Komenoi K, Nakamura A, Kasai M. Method for Producing C-Glycoside Derivative and Synthetic Intermediate Thereof. Japan, EP 2105442 A1, 2009.

158. Luis SR, Albert FA. Pharmaceutical Compositions of Co-crystals of Tramadol and Coxibs. Spain, EP 2393319 A1, 2011.

第十章

药物机械化学

临床药物与固体化学一直有着十分紧密的联系。药物理化性质,如溶解度、溶出速率、可压性、热稳定性和渗透性等在很大程度上取决于其化学结构的微观(如分子晶体结构)和宏观(如颗粒粒径、形态及均匀性)水平。因此,近年来通过修改活性药物成分(active pharmaceutical ingredients,APIs)的分子排列方式或引入新组分,如多晶型、成盐、溶剂化物、非晶化及共晶等来提高和改变药物的固态性质正逐渐成为药物研究与新药研发的新热点内容。

第一节 机 械 化 学

机械化学,又称机械力化学,是通过机械外力进行的固态反应,属于绿色化学中的一种。机械力可以是粉碎和细磨过程中的冲击、研磨作用力,也包括一般的压力、摩擦力及液体和气体冲击波作用所产生的压力[1]。与传统溶液法相比,机械化学法由于不引入溶剂(或者微量),具有省时节能、选择性好、产率高、条件温和等特点。作为一种环境友好的绿色合成方法,近年逐步应用到药物领域,形成了一门新兴学科——药物机械化学(medicinal mechanochemistry)[2],得到了药学家、化学家等相关领域工作者的重视。通过机械化学方法进行的药物合成不仅具有固体化学合成的高效、清洁、无溶剂等优点,而且在对未知反应的预测、药物筛选等方面显示了特殊的优异性。这种发展符合现代制药工业对于开发更清洁、更有效合成方法的强烈需求。

实验室中常用的机械力是研磨,可分为手动研磨(杵和研钵)以及球磨机研磨。按是否有溶剂参与,研磨可分为无液干磨(neat grinding,NG)和液体辅助研磨(liquid assisted grinding,LAG)[3]。一般而言 LAG 法比 NG 法,在产物的结晶度、控制晶型转变的能力、扩大反应物与产物选择范围、促进共晶形成的动力学优势等方面有明显优点。目前 NG 法和 LAG 法,在药物晶型筛选、共晶合成等方面均有广泛应用。在 LAG 法的基础上,近年来又发展了聚合物辅助研磨法(polymer-assisted grinding,POLAG)[4],即研磨过程中加入少量聚合物高分子,如不同聚合度的聚乙二醇(polyethylene glycol,PEG)。POLAG 法与 LAG 法相比,最大的优点是可以避免水合物或溶剂化物生成。另有报道离子 - 液体辅助研磨法(ion and liquid-assisted grinding,ILAG)[5],即除了滴加液体还要滴加催化量的离子盐,最初用于孔型金属有机框架的合成,目前也成功地用于金属药物的合成,特别为胃肠药 Pepto-Bismol 的主要成分水杨酸亚铋的合成提供了一种更为简单和清洁的方法[6]。

第二节 药物多晶型机械化学合成和互变

药物同质多晶是指同一种药物分子,尽管具有相同的化学组成,但在不同条件下形成两种或两种以上不同分子排列的现象。通过机械化学方法可以有效控制活性药物分子不同晶型的选择性合成和转化。

最初尝试在这方面的应用是采用无液干磨,由于不需要使用有机溶剂,有时会导致反应不完全或者非晶化,尽管如此也可以实现药物分子不同晶型之间的转换,最著名的例子是巴比妥酸通过球磨机无液研磨条件下的酮-烯醇的互变异构化[7](图 10-1a),通过 X 射线粉末衍射和光谱数据可以直接观察到三(酮)形式和三(羟基)互变异构体的转化。第一代抗糖尿病药——氯磺丙脲在无液干磨条件下也可实现晶型转[8](图 10-1b)。在室温下研磨 α 晶型可以得到少量的 ε 晶型,然而在研磨 ε 晶型时没有发现任何特殊的转变。在低温下研磨 α 晶型完全非晶化,在 350℃温度下 ε 晶型完全转换为 α 晶型,这种构型转变被认为是由于依赖于温度的 ε 晶型在低温研磨作用下转化为结构相似的 ε'晶型,然后又进一步转化为 α 晶型。

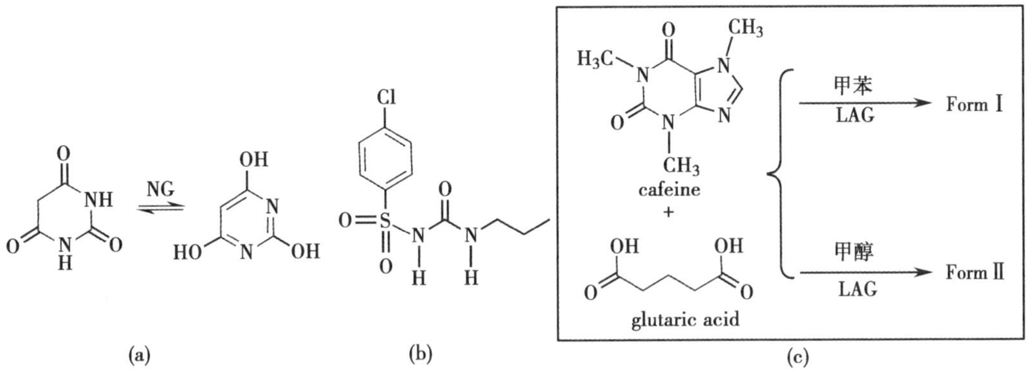

图 10-1 (a)巴比妥酸的酮和烯醇互变;(b)氯磺丙脲;(c)机械研磨控制的(咖啡因)(戊二酸)共晶的晶型转化

溶剂辅助研磨指由于溶剂的引入加速了热动力学反应,可以有效探索 API 药物分子在不同溶剂添加情况下的定量和选择性的晶型生成和互变。例如邻氨基苯甲酸[9]用庚烷研磨,Ⅰ型可选择性形成Ⅱ型;由氯仿研磨,Ⅱ型可以形成两性离子Ⅲ型;用水研磨Ⅲ型再次形成Ⅰ型。此外,药物不同晶型的形成也依赖于在 LAG 法中所添加溶剂的极性。例如(咖啡因)(戊二酸)共晶在使用非极性溶剂如甲苯时形成Ⅰ型,而使用极性溶剂如甲醇形成Ⅱ型[10](图 10-1c)。

第三节 药物共晶、成盐的机械化学合成

共晶是提高药物分子物理化学性质的有效手段,如咖啡因-乙二酸共晶的水合稳定性

明显高于咖啡因。作为一种新的固体药物形式,药物共晶的设计与合成主要依据超分子化学原理进行,通过分子间弱相互作用力(包括氢键、范德华力、π-π 堆积和静电作用等)组装形成新的复合体,其中由于氢键的强度范围一般介于 10~50kJ/mol 之间,远大于范德华力,且具有方向性和饱和性,因此是共晶体系中最重要的作用力,图 10-2 为药物共晶形成过程中可能存在的代表性氢键类型[11]。

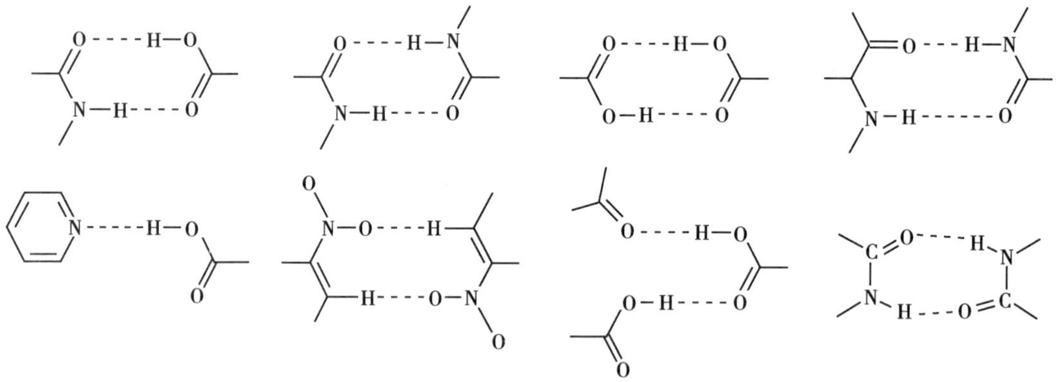

图 10-2 代表性的氢键类型

成盐是改进药物分子物理化学性质的另一种有效方法,目前市场上超过 50% 的药物是以盐的形式存在。成盐是简单的酸碱反应,其涉及质子转移或中和反应,通常需要很少的活化能,可以通过预测 API 共晶的 pKa 值的差异来预测是否会形成盐。通常,ΔpKa>3 时可能形成盐,而 ΔpKa<2 时更可能产生共晶。采用机械化学方法合成的第一个与生物分子相关的例子是 1- 甲基胸腺嘧啶和 9- 甲基腺嘌呤的共晶[12]。近年来,通过机械研磨方法制备的 API 共晶体或盐持续增加,但与共晶相比,API 成盐的机械化学合成研究相对较少。

Trask[13] 首次提出通过两个结构相似的 API 分子甲氧苄氨嘧啶和乙胺嘧啶探索了机械研磨方法的筛选效率和潜在的实用性(图 10-3)。研究发现,在无液干磨的 14 次反应中有 6

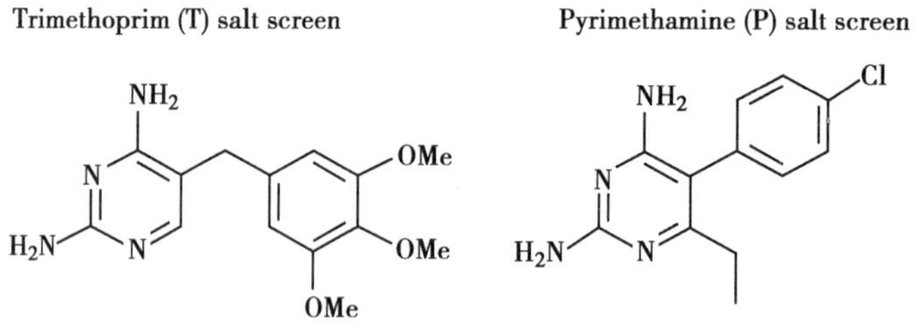

Counterion	Known crystalline salt[a]	Neat grinding[b]	Solvent-drop grinding[b]	Known crystalline salt[a]	Neat grinding[b]	Solvent-drop grinding[b]
formate	TMPFOR01	+	+	UHAYIL	√	√
acetate	FUWVAU	+	+	CIVDIU	+	++
maleate	QIKDIX	×	√	ULAXOU	×	√
fumarate	(None)	×	+	ULAXIO	×	+
succinate	(None)	×	+	ULAYAH	×	√
glutarate	CACBOY	√	√	UHAYEH	+	+
salicylate	MIFWUT	×	+	CIVDOA	×	+

图 10-3 甲氧苄氨嘧啶和乙胺嘧啶 NG 和 LAG 反应对比

次发生反应,其中得到 4 个新物质。在液体辅助研磨中,所有 14 个实验都反应,而其中 5 个产物是已知化合物。该研究表明,无液干磨的筛选盐的效率约为 40%,LAG 的筛选效率为 100%。

近年来,人们开始使用机械化学方法作为筛选工具实现"最多盐形式多样性"。以拉莫三嗪为例[14-16],迄今已通过 LAG 研磨研究了 34 种盐的溶剂化物。Galcera 及其合作者在不同溶剂(如 DMSO,丙酮,THF 或丙烯醛)和 12 种二羧酸可以得到一系列基于氢键结合的结构坚固的包合物。此外,拉莫三嗪与庚二酸或己二酸可以扩展形成四种三组分的盐包合物,其中 THF 或乙酸正丁酯作为内含客体分子包在其中。拉莫三嗪也通过机械研磨筛选方法形成了与肉桂酸,阿魏酸,水杨酸和香草醛的新盐形式。

通过机械化学研究的另一种药物材料的合成途径是离子共晶体的制备,即有机分子通过和无机碱或碱土金属盐的反应形成经典的离子共晶体。因为这类有机 - 无机杂化固体结合了分子晶体和离子盐的特性,所以这些材料可能克服药物制剂中遇到的许多挑战(例如固体的稳定性,溶解性,分解性)。例如,Braga 和其合作者报道了巴比妥酸和碱金属盐(KBr,RbBr,CsBr)之间形成的离子共晶是第一个实例[17]。氯化钙也已成功地用于生产具有吡拉西坦和 API 类似物的类似离子共晶[18,19]。

一、药物共晶的机械化学筛选

通过对机械研磨(包括 NG 法与 LAG 法)和溶液法制备共晶的筛选效率的对比研究,表明 LAG 法在药物共晶筛选上具有明显的优越性。以卡马西平药物共晶为例[20],Weyna 等人通过 LAG 微量液体辅助研磨得到了以羟基酸 - 吡啶和苯酚 - 吡啶超分子合成子结合的新型共晶,共产生了 17 个新共晶(表 10-1),证明 LAG 是发现新共晶以及制备现有共晶的有效、绿色和可靠方法。

表 10-1　卡马西平与多种共晶形成物在不同溶剂中的溶剂辅助研磨结果

共晶形成物	氯仿	水	DMF	DMSO	甲醇	环己烷	甲苯	乙酸乙酯
4,4'- 联吡啶	√	√	√	√	√	√	√	√
对氨基苯甲酸	×	Hyd	×	Hyd	√	×	×	√
2,6- 二甲基吡啶	×	√	√	√	√	×	×	√
苯醌	×	×	√	√	×	×	×	×
对苯二甲醚	√	×	√	√	×	×	×	×
糖精	×	√	√	√	√	×	×	√
烟酰胺	×	√	√	√	×	×	×	√
阿司匹林	×	×	√	√	×	×	×	×

注:"√= 形成共晶, × = 不能形成共晶,Hyd= 形成水合物"

结构确定对于 API 共晶和成盐的研究非常重要,需要粉末 X 射线衍射及其他相关技术(如热分析、红外、固态核磁等)作为支持,如 LAG 筛选合成三种或更多种组分的共晶研究是特别有价值的。其中一个著名的例子是由 Kuroda 和 Harris 小组早期提供的,通过机械研磨得到的通过电荷转移和氢键相互作用的三组分共晶[21],由于共晶无法从溶液中获得,通过粉末 X 射线衍射数据进行晶体结构表征(图 10-4)。

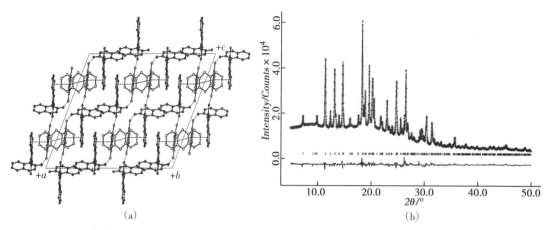

图 10-4　（a）rac-BN,BQ,and anthracene（AN）三者共晶;（b）粉末衍射解析结构的 rietveld 修正

通过 LAG 法也可用于研究不具有任何明显氢键或卤素键合官能团的 API 共晶快速筛选。以青蒿素为例,青蒿素被认为是不容易形成共晶的药物分子,因为其不具有任何功能基团来形成强超分子合成子,而且含有青蒿素分子骨架的新药物形式合成也是一项艰巨任务,通常需要将醇或羧酸部分引入青蒿素骨架上。因此,一般无法采用超分子方法设计合成青蒿素共晶。Karki 等人利用 LAG 法和 NG 法研究了抗疟药物青蒿素的共晶性质,采用 75 种潜在与青蒿素形成共晶的化合物进行了系统筛选,表明只有苯二酚和苔黑酚可以和青蒿素形成共晶。通过比对晶体结构,包括偶极矩,分子形状和杂原子数目,表明偶极距和氢键强度是形成青蒿素共晶的关键[22,23]。同样的,机械研磨可以系统性筛选性激素类化合物,如固醇孕酮,孕烯醇酮,雌酮和 β- 雌二醇,对不同取代的芳香族分子的共晶形成的亲和力,研究显示孕酮具有与芳烃形成共晶的特殊倾向[24]。这使得人们发现了之前不知道的类固醇识别基序,称为 α-π 相互作用（图 10-5）。

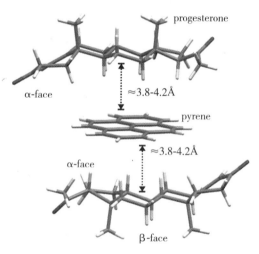

图 10-5　黄体酮与芳香环之间的 α-π 相互作用

为了理解少量溶剂如何加速共晶的形成,Friščić 等人研究了溶剂对共晶形成的影响[25],通过参数 η,即液相体积对共晶分子量的比值,来分别比较干磨（$\eta=0$）、液体辅助研磨（η 非常小）、泥浆声波降解法（中级 η）和溶液结晶（大 η）（图 10-6）。茶碱或咖啡因与 L- 酒石酸的共晶实验表明在机械研磨共结晶时,若增加 η,结晶动力学明显加速。然而,在某一个 η 值下,由于共结晶组分的溶解度不同,增加液相的量反而会导致反应效率降低。该 η 值通常与研

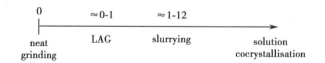

图 10-6　不同结晶方法中液相体积对共晶分子量的比值（η 值）

磨液和溶液结晶条件相关,并且可以从已知的共晶组分的溶解度进行预测。

二、原位反应监测药物共晶反应进程

通过粉末 X 射线衍射、拉曼光谱技术可以实现监测机械研磨制备 API 药物分子或共晶的形成过程。反应过程可以通过反应物质在不同研磨时间反应的非原位测定(即制备出来后再取出进行表征),也可以通过原位的实时测定。例如,研磨 2∶1 化学计量比的辛二酸和烟酰胺首先监测到了烟酰胺 - 辛二酸(1∶1)共晶的短暂形成,随后生成了最终产物烟酰胺 - 辛二酸(2∶1)共晶[26]。若通过原位 X 射线粉末衍射监测上述反应进程,不仅显示出烟酰胺 - 辛二酸(1∶1)共晶的短暂存在,而且揭示了一种亚稳态相,其寿命为几分钟[27]。

三、不同化学计量比药物共晶的机械化学控制

机械化学在制备药物分子共晶时,可以很好控制不同化学计量比的共晶生成。例如通过 LAG 和 NG 筛选烟酰胺和一系列二羧酸共晶时,由于烟酰胺具有两个可能的结合点可以和羧酸共晶,即 $R_2^2(7)$ 羧酸 - 吡啶异相合成子和 $R_2^2(8)$ 羧酸 - 酰胺环异相合成子,由于两种超分子合成子稳定性的差异,可以预测形成具有不同化学计量组成的共晶。通过机械研磨 1∶1 或 2∶1 不同化学计量比的烟酰胺与二羧酸,得到了上述预测的共晶[28]。亦有学者建立了基于热力学方法发现不同化学计量比例的水杨酸共晶方法,并通过 LAG 法成功实现了其固态合成,晶体结构分析结果显示 API 与 CCF 之间由于空间位置、氢键结合位点的不同形成了不同的化学计量比例[29]。

1,4- 二氮杂二环辛烷和双羟萘酸可以形成阴离子∶阳离子∶水化学计量比为 1∶2∶3 的水合盐。在 LAG 法中,增加双羟萘酸可以转换为化学计量比为 1∶1∶2 的水合盐,再增加 1,4- 二氮杂二环辛烷又可以转换为最初的水合盐[30]。人们对一组水合的苯并咪唑 - 磺基水杨酸共晶盐也进行了类似的观察(图 10-7)[31]。

四、机械化学控制的药物共晶竞争和置换

机械研磨同时提供了一种探索不同超分子结构在固态中的稳定性和竞争性的手段。这种研究首先由 Caira 小组[32]通过磺胺嘧啶与不同羧酸的共结晶进行了尝试,将共晶磺胺二脒 - 苯甲酸、磺胺二脒 - 水杨酸或磺胺二脒 - 乙酰水杨酸分别和邻氨基苯甲酸手工研磨可以形成磺胺二脒 - 邻氨基苯甲酸共晶并分离出苯甲酸、水杨酸或乙酰水杨酸。再如,Abourahma 等[33]人使用这个概念研究了茶碱形成的几种药物共晶稳定性。在使用对硝基苯酚、氢醌、苯甲酰胺、苯甲酸、对硝基苯甲酸、对 - 二甲基氨基 - 苯甲酸和间 - 羟基苯甲酸研磨时,茶碱 -4- 羟基苯甲酸共晶是最稳定的,但是与水杨酸、3,5- 二硝基苯甲酸、乙酰胺和三聚氰胺研磨时,其会发生分解。Braga 小组[6]研究了共晶内消旋酒石酸 - 吡嗪、DL- 酒石酸 - 吡嗪和外消旋酒石酸的共晶置换,发现外消旋酒石酸可以置换 D- 和 L- 酒石酸,但不会置换内消旋酒石酸。相反,D- 或 L- 酒石酸与 2 内消旋酒石酸 - 吡嗪或 2 外消旋 - 酒石酸 - 吡嗪的研磨不发生反应。这些结果表明酒石酸和吡嗪形成共晶的亲和力的顺序:内消旋酒石酸 >外消旋酒石酸 >D/L- 酒石酸。因此,通过机械研磨可以研究超分子竞争,并提供一种评价 API 共晶相对稳定性的方法。

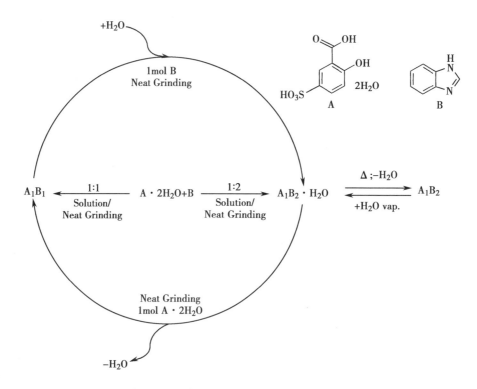

图 10-7　苯并咪唑 - 磺基水杨酸盐的不同化学计量比的机械研磨控制

第四节　活性药物成分自身的机械化学合成研究

相对于传统合成法，机械化学作为更快、更清洁的替代法不仅提供了已知 API 合成的新途径，而且提供了以前不可能合成的 API 相关分子片段的合成途径。早期报道的是从氧化铋（Bi_2O_3）和水杨酸通过 ILAG 研磨直接合成碱式水杨酸铋金属有机药物，该方法避免了之前普遍使用的有毒的可溶性硝酸铋（Ⅲ）或氯化铋盐[6]。

2014 年，Tan 等[34]人提供了两种合成抗糖尿病磺酰脲类 API 的机械化学合成途径（图 10-8）。传统的合成磺酰脲方法是利用磺酰胺和异氰酸酯两步法进行，即先是通过化学计量的碱活化弱亲核性的磺酰胺，然后与异氰酸酯反应[35]。采用图 10-8 所示的机械化学研磨法，即直接引入 K_2CO_3 化学计量碱，即可快速得到第一代甲苯磺丁脲和氯磺丙脲的抗糖尿病药物。随后这个工作通过磺酰胺和异氰酸酯的直接铜催化偶联，一步机械研磨方法[36]，进一步提供了抗糖尿病磺酰脲类 API 合成的新颖且更短的途径，有效地消除了一个合成步骤和对化学计量碱的需要。铜催化的过程很容易与碳二亚胺化的酰胺合成的机械化学方法结合，从而产生更复杂的第二代药物分子格列本脲[37]。在所有例子中，通过用乙二胺四乙酸钠水溶液简单的研磨有机产物，都可以通过用水洗涤除去铜催化剂。

最近药物相关官能团和片段的机械合成成为药物机械化学领域的一个主要研究方向，即将机械研磨应用在 API 的重要分子片段的无溶剂和快速组装上。其中，最简单和最重要的是有关酰胺基团的工作。例如，Lamaty 和 Mĕtro 通过七步无溶剂反应，结合机械化学和无溶剂的热反应合成脑啡肽[38]（图 10-9）。在脑啡肽的五肽骨架的组合中，关键的

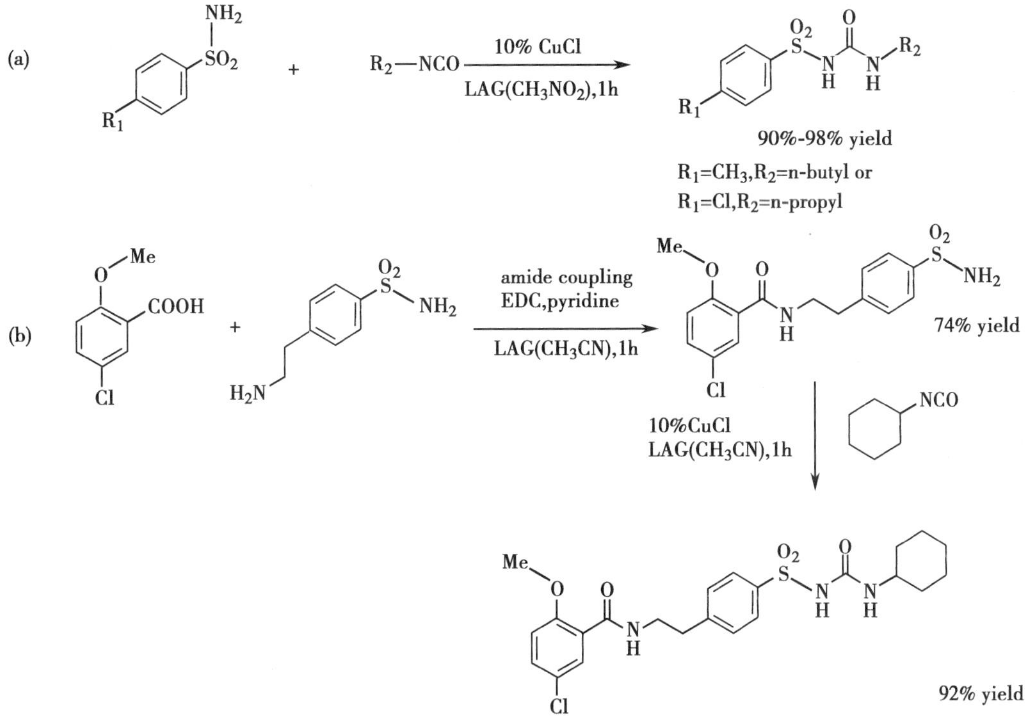

图 10-8 抗糖尿病 API 的机械化学合成

(a)甲苯磺丁脲和氯磺丙脲的合成;(b)格列本脲的合成

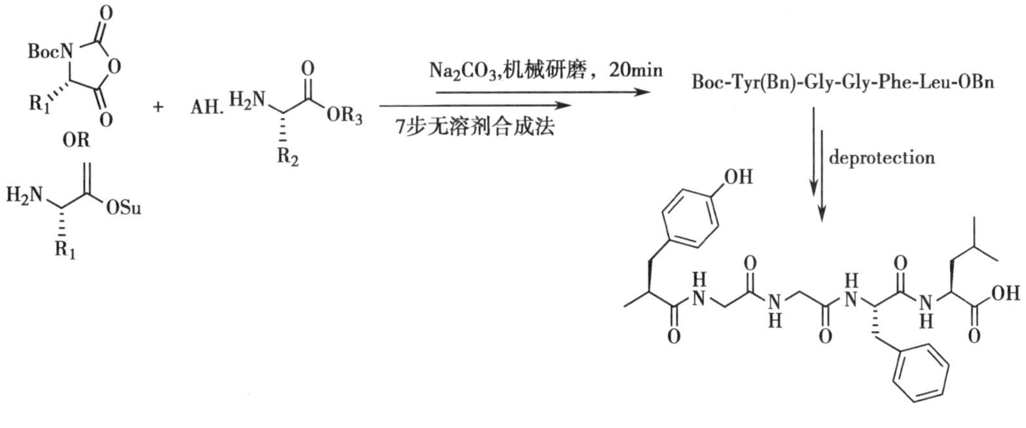

图 10-9 七步无溶剂反应合成脑啡肽

转变是在 NaHCO₃ 存在下从 N-Boc- 和 / 或 O- 苄基保护的氨基酸中形成酰胺基团。再如，Pattarawarapan 等[39]人通过廉价的 2,4,6- 三氯 -1,3,5- 三嗪（TCT）作为试剂与三苯基膦组合，在胺碱的存在下活化羧酸，实现了酰胺和肽键的机械化学合成，该偶联反应在研钵中研磨 20 分钟内得到良好的产率。在该方法中，三苯基膦首先与 TCT 形成高活性膦盐催化剂，其随后将羧酸活化成能够与仲胺反应的酯，从而形成所需的酰胺并再生膦催化剂。

含脒官能团的药物分子可以用作治疗血管扩张剂、抗败血症和结核病，也是抗肿瘤的抗氧化剂。Baltas 小组[40]报道了酰肼与固体醛的机械化学缩合反应合成脒，相对于常规回流溶液条件下的长反应时间(长达 48 小时)可以实现定量转化[图 10-10(a)]。Fülöp 和他的同事报道了邻氨基苯酰肼与芳香醛的双缩合反应,通过球磨机研磨,得到 4- 喹唑啉酮[41][图 10-10(b)]。

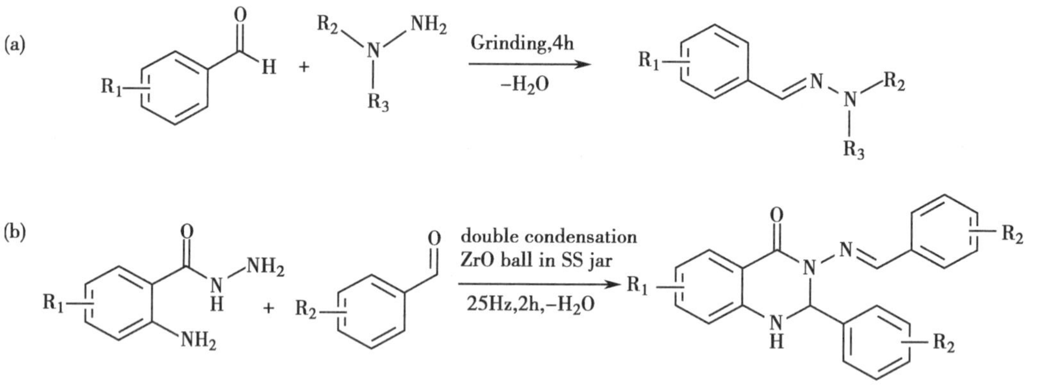

图 10-10 (a)酰肼与固体醛合成腙;(b)邻氨基苯酰肼与芳香醛的双缩合反应,得到 4- 喹唑啉酮

苯并咪唑和苯并噻唑的片段是各种生物活性化合物和天然产物中的常见骨架,包括临床药物如用于运动神经元疾病治疗的利鲁唑、埃索美拉唑、抗溃疡药和阿司咪唑,以及第二代抗组胺药。2014 年,Banerjee 等[42]人采用机械化学方法通过芳香醛和邻二氨基苯和邻硫代苯胺分别合成了各种苯并咪唑和苯并噻唑衍生物,通过筛选不同的反应条件(包括液体添加剂的选择和研磨时间),获得了优良的产率(60%~90%)(图 10-11)。

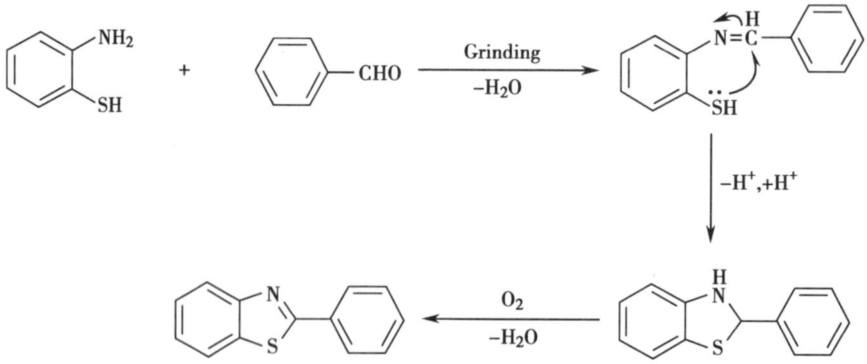

图 10-11 2-phenylbenzothiazole 机械化学合成路线图

核苷的功能化是有机合成中一直具有挑战性的领域,反应过程通常需要强极性和毒性溶剂,例如二甲基甲酰胺、二甲基亚砜和吡啶等。如果使用对湿气高度敏感的氯硅烷试剂还需使用大量干燥剂(例如 CaH_2 或 P_2O_5)和蒸馏。Vyle 小组[43]通过无溶剂研磨提供了一种有效规避这些风险的方法,可以快速、定量地合成核苷和酚醛树脂[图 10-12(a)]。随后又使用 N- 羟基琥珀酰亚胺基(NHS)酯进行快速和化学选择性酰化,将偶氮苯接枝(grafted)的炔丙基酰胺用作显色功能化的核苷和核苷酸模拟物[44][图 10-12(b)]。在球磨机中,核苷酸焦磷酸盐键的形成的研究揭示了在添加剂(如 $MgCl_2 \cdot 6H_2O$,1H- 四唑和水)的存在下可实现核苷

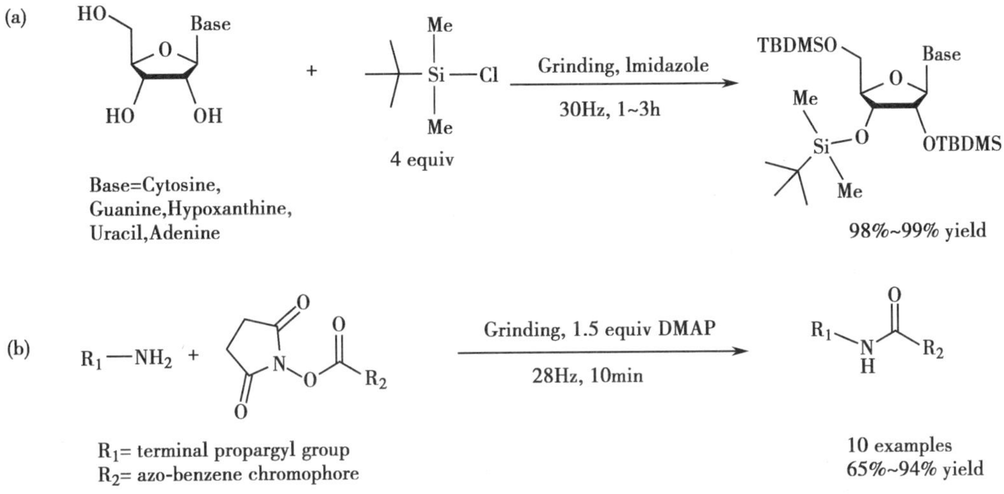

图 10-12　核苷的机械化学合成

多磷酸盐的定量转化和优异的产率,同时抑制了副产物的形成[45]。

　　近年来,机械化学在有机化学方面开始着眼于 API 相关药物分子片段的催化转化和组装。例如无溶剂的有机催化迈克尔加成[46]和比吉内利反应[47]。以醛醇反应为例,Bolm 小组研究了以脯氨酸作为有机催化剂时对映异构体过量(ee)和醛醇反应产物的非线性关系[48],并解释为是由于脯氨酸在反应介质中的部分溶解造成的。随后,Hernández 和 Juaristi 报道了[49,50]由(S)-脯氨酸衍生的有机催化剂催化的高产率和高选择性的不对称球磨醛醇反应。在与药物环境相关的 C-N 键的机械化学形成的实例中,Chauhan 和 Chimni 报道了[51,52]β-酮酯的无溶剂有机催化,对应选择性胺化以产生氨基取代的季铵立体中心。同样的,Singh 小组[53]报道了靛红、丙二腈和 1,3-二酮的多米诺脑文格缩合的机械化学反应,形成了季铵立体中心,其中的螺-羟吲哚部分具有明显的抗疟疾、抗肿瘤和抗菌性。此外,还涉及到金属催化的机械化学反应的反应,例如钌催化的烯烃复分解,铑和铱催化的 C-H 键活化,钯催化的 Sonogashira 和 Suzuki-Miyaura 反应,Heck Mizoroki 和 Glaser 偶联反应等[54-69]。

　　作为一种环境友好的绿色合成方法,机械化学无论在活性药物分子的合成,不同晶型、不同化学计量比的药物共晶、成盐筛选方面,乃至其大规模生产上,都呈现了日益多样性。由此诞生的药物机械化学,使得实验室中药物化学的无溶剂绿色合成代替大量溶剂使用逐步成为可能。医药机械化学目前主要包括:①API 药物分子各种固态形式(如共晶、成盐、溶剂化药物)的可控合成和生产;②API 药物分子自身的合成和大批量生产;③APIs 和相关生物分子依据分子识别的系统筛选。

　　医药机械化学的未来发展将对药物化学产生进一步的影响。它不仅能够提供溶液中无法实现的反应性和物质,而且能够实现药物生产在化学合成和材料处理上更环保和有效的要求。但是,在此领域中存在的复杂的反应机理的理解、研磨装置中的反应分布和能量消耗等问题仍需要深入研究。为此,药物机械化学的发展需要化学、材料、药学、晶体学、光谱学和理论化学工作者的共同努力,特别是通过粉末 X 衍射或者结合固体核磁等光谱技术直接测定机械化学产物的分子结构至关重要,采用理论泛密度函数模型实现机械化反应的产物预测和产出也可为医药机械化学的发展带来影响。

(郭　放　周政政)

参考文献

1. James S L., Adams C J, Bolm C, et al. Mechanochemistry: opportunities for new and cleaner synthesis. Chem Soc Rev. 2012, 41 (1): 413-447.

2. Delori A, Friščić T, Jones W. The role of mechanochemistry and supramolecular design in the development of pharmaceutical materials. CrystEngComm, 2012, 14 (7): 2350-2362.

3. Friščić T, Trask A V, Jones W, et al. Screening for inclusion compounds and systematic construction of three-component solids by liquid-assisted grinding. Angew Chem Int Ed, 2006, 45 (45): 7546-7550.

4. Hasa D, Rauber G S, Voinovich D, et al. Cocrystal formation through mecchanochemistry: from neat and liquid-assisted grinding to polymer-assisted grinding. Angew Chem Int Ed, 2015, 127 (25): 7371-7375.

5. Friščić T, Reid D G, Halasz I, et al. Ion-and liquid-assisted grinding: improved mechanochemical synthesis of metal-organic frameworks reveals salt inclusion and anion templating. Angew Chem Int Ed, 2010, 49 (4): 712-715.

6. André V, Hardeman A, Halasz I, et al. Mechanosynthesis of the metallodrug bismuth subsalicylate from Bi_2O_3 and structure of bismuth salicylate without auxiliary organic ligands. Angew Chem Int Ed, 2011, 50 (34): 7858-7861.

7. Trask V, Motherwell W D S, Jones W. Solvent-drop grinding: green polymorph control of cocrystallisation. Chem Commun, 2004, 7 (7): 890-891.

8. Patterson J A, James M B, Forster A H, et al. The influence of thermal and mechanical preparative techniques on the amorphous state of four poorly soluble compounds. J Pharm Sci, 2005, 94 (9): 1998-2012.

9. Chierotti M R, Ferrero L, Garino N, et al. The richest collection of tautomeric polymorphs: the case of 2-thiobarbituric acid. Chem. Eur. J., 2010, 16 (14): 4347-4358.

10. Friščić T, Trask A V, Motherwell W D S, et al. Guest-directed assembly of caffeine and succinic acid into topologically different heteromolecular host networks upon grinding. Cryst Growth Des., 2008, 8 (5): 1605-1609.

11. 陈嘉媚, 吴传斌, 鲁统部. 超分子化学在药物共晶中的应用. 高等学校化学学报. 2011, 32 (9): 1996-2009.

12. Etter M C, Reutzel S M, Choo C G. Self-organization of adenine and thymine in the solid state. J Am Chem Soc, 1993, 115 (10): 4411-4412.

13. Trask A, Haynes D A, Motherwell W D S, et al. Screening for crystalline salts via mechanochemistry. Chem Commun, 2006, 7 (1): 51-53.

14. Galcera J, Friščić T, Hejczyk K, et al. Isostructural organic binary-host frameworks with tuneable and diversely decorated inclusion cavities. CrystEngComm, 2012, 14 (23): 7898-7906.

15. Galcera J, Friščić T, Molins E, et al. Isostructurality in three-component crystals achieved by the combination of persistent hydrogen bonding motifs and solvent inclusion. CrystEngComm. 2013, 15 (7): 1332-1338.

16. Thipparaboina R, Kumar D, Mittapalli S, et al. Ionic, neutral, and hybrid acid-base crystalline adducts of lamotrigine with improved pharmaceutical performance. Fuel, 2012, 97: 233-240.

17. Braga D, Grepioni F, Maini L, et al. From unexpected reactions to a new family of ionic co-crystals: the case of barbituric acid with alkali bromides and caesium iodide. Chem Commun, 2010, 46 (41): 7715-7717.

18. Braga D, Grepioni F, Lampronti G I, et al. Ionic co-crystals of organic molecules with metal halides: a new prospect in the solid formulation of active pharmaceutical ingredients. Cryst Growth Des, 2011, 11 (12): 5621-5627.

19. Braga D, Grepioni F, Lampronti G I, et al. Crystal form selectivity by humidity control: the case of the ionic co-crystals of nicotinamide and $CaCl_2$. CrystEngComm, 2014, 16 (32): 7452-7458.

20. Weyna D R, Shattock T, Vishweshwar P, et al. Synthesis and structural characterization of cocrystals and

pharmaceutical cocrystals：mechanochemistry vs slow evaporation from solution. Cryst Growth Des. 2009,9(2)：1106-1123.

21. Cheung E Y,Kitchin S J,Harris K D M,et al. Direct structure determination of a multicomponent molecular crystal prepared by a solid-state grinding procedure. J Am Chem Soc,2003,125(43)：14658-14659.

22. Haynes R K,Fugmann B,Stetter J,et al. Artemisone—a highly active antimalarial drug of the artemisinin class. Angew Chem Int Ed,2006,45(13)：2082-2088.

23. Surov A O,Solanko K A,Bond A D,et al. Polymorphism of felodipine co-crystals with 4,4'-bipyridine. CrystEngComm,2014,16(29)：6603-6611.

24. Friščić T,Lancaster R W,Fábián L,et al. Tunable recognition of the steroid α-face by adjacent π-electron density. Proc Natl Acad Sci USA,2010,107(30)：13216-13221.

25. Friščić T,Childs S L,Rizvi S A A,et al. The role of solvent in mechanochemical and sonochemical cocrystal formation：a solubility-based approach for predicting cocrystallisation outcome. CrystEngComm. 2009,11(3)：418-426.

26. Karki S,Friščić T,Jones W. Control and interconversion of cocrystal stoichiometry in grinding：stepwise mechanism for the formation of a hydrogen-bonded cocrystal. CrystEngComm,2009,11(3)：470-481.

27. Halasz I,Puškarič A,Kimber S A J,et al. Real-time in situ powder X-ray diffraction monitoring of mechanochemical synthesis of pharmaceutical cocrystals. Angew Chem Int Ed,2013,52(44)：11538-11541.

28. Trask A V,Streek J van de,Motherwell W D S,et al. Achieving polymorphic and stoichiometric diversity in pharmaceutical cocrystals：importance of solid-state grinding,powder x-ray structure determination and seeding. Cryst Growth Des. 2005,5(6)：2233-2241.

29. Zhou Z,Chan HM,Sung HHY,et al. Identification of new cocrystal systems with stoichiometric diversity of salicylic acid using thermal methods. Pharm Res,2016,33(4)：1030-1039.

30. Loots L,Wahl H,Westhuizen L van der,et al. Interconversion between different stoichiometric forms of a three-component crystal via liquid-assisted grinding. Chem Commun,2012,48(94)：11507-11509.

31. Guo F,Zhang MQ,Famulari A,et al. Solid state transformations in stoichiometric hydrogen bonded molecular salts：ionic interconversion and dehydration processes. CrystEngComm,2013,15(31)：6237-6243.

32. Tumanova N,Tumanov N,Robeyns K,et al. Structural insight into cocrystallization with zwitterionic co-formers：cocrystals of S-naproxen. CrystEngComm. 2014,16(35)：8185-8196.

33. Abourahma H,Urban J M,Morozowich N,et al. Examining the robustness of a theophylline cocrystal during grinding with additives. CrystEngComm. 2012,14(19)：6163-6169.

34. Tan D,Štrukil V,Mottillo C,et al. Mechanosynthesis of pharmaceutically relevant sulfonyl-(thio)ureas. Chem Commun,2014,50(40)：5248-5250.

35. Heinrich R,Walter A,Gerhard K,et al. US Pat.,US2968158A,1961.

36. Cervello J,Sastre T. An Improved Method for the Synthesis of Sulfonylureas. Synthesis. 1990(3)：221-222.

37. Štrukil V,Bartolec B,Portada T,et al. One-pot mechanosynthesis of aromatic amides and dipeptides from carboxylic acids and amines. Chem Commun. 2012,48(99)：12100-12103.

38. Bonnamour J,Métro T X,Martinez J,et al. Environmentally benign peptide synthesis using liquid-assisted ball-milling：application to the synthesis of Leu-enkephalin. Green Chem. 2013,15(5)：1116-1120.

39. Duangkamol C,Jaita S,Wangngae S,et al. An efficient mechanochemical synthesis of amides and dipeptides using 2,4,6-trichloro-1,3,5-triazine and PPh₃. RSC Adv. 2015,46(44)：52624-52628.

40. Oliveira P F M,Baron M,Chamayou A,et al. Solvent-free mechanochemical route for green synthesis of pharmaceutically attractive phenol-hydrazones. RSC Adv. 2014,46(18)：56736-56742.

41. Magyar T,Miklós F,Lázár L,et al. Application of a ball milling technique for the condensation of anthranilic hydrazides with aromatic aldehydes towards 4-quinazolinone derivatives. Chem Heterocyclic Compd. 2015,46(26)：1464-1470.

42. Banerjee M, Chatterjee A, Kumar V, et al. A simple and efficient mechanochemical route for the synthesis of 2-aryl benzothiazoles and substituted benzimidazoles. RSC Adv. 2014, 4 (74): 39606-39611.

43. Giri N, Bowen C, Vyle J S, et al. Fast, quantitative nucleoside protection under solvent-free conditions. Green Chem. 2008, 10 (6): 627-628.

44. Ravalico F, James S L, Vyle J S. Synthesis of nucleoside analogues in a ball mill: fast, chemoselective and high yielding acylation without undesirable solvents. Green Chem. 2011, 13 (7): 1778-1783.

45. Ravalico F, Messina I, Berberian M V, et al. Rapid synthesis of nucleotide pyrophosphate linkages in a ball mill. Org Biomol Chem. 2011, 9 (19): 6496-6497.

46. Veverková E, Poláčková V, Liptáková L, et al. Organocatalyst efficiency in the michael additions of aldehydes to nitroalkenes in water and in a ball-mill. ChemCatChem. 2012, 4 (7): 1013-1018.

47. Sahoo P K, Bose A, Mal P. Solvent-free ball-milling biginelli reaction by subcomponent synthesis. Eur J Org Chem. 2015, 47 (11): 6994-6998.

48. Bruckmann A, Rodríguez B, Bolm C. Nonlinear effects in proline-catalysed aldol reactions under solvent-free conditions based on the ternary phase behaviour of scalemic proline. CrystEngComm. 2009, 11 (3): 404-407.

49. Hernández J G, Juriasti E. Asymmetric aldol reaction organocatalyzed by (S)-proline-containing dipeptides: improved stereoinduction under solvent-free conditions. J Org Chem. 2011, 76 (5): 1464-1467.

50. Hernández J G, uriasti E. Efficient ball-mill procedure in the 'green' asymmetric aldol reaction organocatalyzed by (S)-proline-containing dipeptides in the presence of water. Tetrahedron. 2012, 43 (4): 6953-6959.

51. Chauhan P, Chimni S S. Mechanochemistry assisted asymmetric organocatalysis: a sustainable approach. Beilstein J Org Chem. 2012, 8 (1): 2132-2141.

52. Chauhan P, Chimni S S. Grinding-assisted asymmetric organocatalysis: a solvent-free approach to the formation of vicinal quaternary and tertiary stereocenters. Asian J Org Chem. 2012, 1 (2): 138-141.

53. Srivastava M, Rai P, Singh J, et al. Bmim (OH)/chitosan/C_2H_5OH synergy: grinding induced, a new route for the synthesis of spiro-oxindole and its derivatives. RSC Adv. 2014, 4 (58): 30592-30597.

54. Do J L, Mottillo C, Tan D, et al. J Am Chem Soc. 2015, 137 (7): 2476-2479.

55. Hermann G N, Becker P, Bolm C. Mechanochemical rhodium (Ⅲ)-catalyzed C-H bond functionalization of acetanilides under solventless conditions in a ball mill. Angew Chem Int Ed. 2015, 127 (25): 7522-7525.

56. Hernández J, Bolm C. [Cp*RhCl₂]₂: mechanosynthesis and applications in C-H bond functionalisations under ball-milling conditions. Chem Commun 2015, 51 (63): 12582-12584.

57. Fulmer D A, Shearouse W C, Mendoza S T, et al. Solvent-free Sonogashira coupling reaction *via* high speed ball milling. Green Chem. 2009, 11 (11): 1821-1825.

58. Thorwirth R, Stolle A, Ondruschka B. Fast copper-, ligand-and solvent-free Sonogashira coupling in a ball mill. Green Chem. 2010, 12 (6): 985-991.

59. Stolle A, Ondruschka B. Solvent-free reactions of alkynes in ball mills: It is definitely more than mixing. Pure Appl Chem. 2011, 83 (7): 1343-1349.

60. Schneider F, Ondruschka B. Mechanochemical solid-state Suzuki reactions using an in situ generated base. ChemSusChem. 2008, 1 (7): 622-625.

61. Schneider F, Stolle A, Ondruschka B, et al. The Suzuki-iyaura Reaction under Mechanochemical Conditions. Org Process Res Dev. 2009, 13 (1): 44-48.

62. Nielsen S F, Peters D, Axelsson O. The Suzuki reaction under solvent-free conditions. Synth Commun. 2000, 30 (19): 3501-3509.

63. Klingensmith L M, Leadbeater N E. Ligand-free palladium catalysis of aryl coupling reactions facilitated by grinding. Tetrahedron Lett. 2003, 44 (4): 765-768.

64. Tullberg E, Peters D, Frejd T. The Heck reaction under ball-milling conditions. J Organomet Chem. 2004, 689 (23): 3778-3781.

65. Tullberg E, Schacher F, Peters D, et al. Solvent-free Heck-Jeffery reactions under ball-milling conditions applied to the synthesis of unnatural amino acids precursors and Indoles. Synthesis. 2006, 2006 (07): 1183-1189.

66. Zhu X, Liu J, Chen T, et al. Appl Organomet Chem. Mechanically activated synthesis of (E)-stilbene derivatives by high-speed ball milling. 2012, 26 (3): 145-147.

67. Declerck V, Colacino E, Bantreil X, et al. Poly (ethylene glycol) as reaction medium for mild Mizoroki-Heck reaction in a ball-mill. Chem Commun. 2012, 48 (96): 11778-11780.

68. Schmidt R, Thorwirth R, Szuppa T, et al. Fast, ligand-and solvent-free synthesis of 1,4-substituted buta-1, 3-diynes by Cu-catalyzed homocoupling of terminal alkynes in a ball mill. Chem Eur J, 2011, 17 (29): 8129-8138.

69. Chen L, Lemma B E, Rich J S, et al. Freedom: a copper-free, oxidant-free and solvent-free palladium catalysed homocoupling reaction. Green Chem. 2014, 16 (3): 1101-1103.

第十一章

晶型药物的表征及评价方法

当我们发现或制备出不同晶型固体药物时,使用鉴别分析技术,正确认识晶型物质状态,利用现代分析技术建立晶型物质纯度评价方法与标准,就成为晶型药物研制中的关键技术问题。目前,用于固体化学药物多晶型鉴别与分析的技术有很多,尽管不同晶型的药物其固态理化性质存在一定差异,但由于不同仪器的检测原理及分析方法差异,可能导致一种检测技术无法独立完成对晶型药物从晶型物质鉴别、晶型纯度评价、晶型质量控制等全部检测分析任务[1,2]。所以,在晶型药物的研制过程中,多种检测分析技术联用,可获得晶型药物的各类信息,为晶型物质的发现、鉴定、质控提供技术支撑和晶型质量保证。

第一节　晶型药物常用的检测分析方法

在晶型药物的检测分析中,常用的鉴别分析方法包括显微技术、热分析技术、红外光谱技术、X射线衍射技术等。随着分析技术的不断发展,近年来又涌现固态核磁共振技术、近红外光谱技术、拉曼光谱技术、热载台显微镜技术、原子力显微镜技术等。在这些技术中包含了定性分析与定量分析技术,它们通过不同的原理,利用不同的视角,为人类认识微观晶型物质世界提供各种信息。

一、显微技术

显微镜技术(microscope)可分为光学显微镜(LM)与电子显微镜(EM)两种。

(一)光学显微镜技术

光学显微镜(light microscope,LM)能够反映固体药物的光学特点,例如:双折射与折射等。光学显微镜可以用于观察晶体的形态特征。光学显微镜与其他不同原理设备联用,大大提升了光学显微镜的应用领域和功能。

1. 光学显微镜　光学显微镜可将微小物体放大。由于晶型固体药物有一定的外形,所以利用光学显微镜可直观的观察晶型样品的外形变化。晶型物质的外形可以是块状、柱状、片状、针状、玻璃状、粉末状等。在已知某种药物的不同晶型物质的外形特征后,可利用光学显微镜分析判断该药物的晶型种类。

2. 热载台显微镜　热载台显微镜是将显微技术与熔化技术相结合,用于观察晶型物质转变的有效检测方法。热载台显微镜除具备光学显微镜功能外,还可以用于晶型物质的相变过程分析。热载台显微镜检测仅需微量样品即可进行晶型相变点和相变过程的观察,可获得晶型物质样品的熔点、转晶点信息、观察在不同温度状态下晶型样品的稳定性,掌握由于温度因素产生的多晶型物质状态种类和转晶温度。

3. 红外光谱显微镜　红外光谱显微镜是将红外光谱技术与光学显微镜技术联用,可用于对单晶体样品的微观检测,实现对微量样品的分析目的。

4. 偏光显微镜　偏光显微镜是在光学显微镜上增加了一个或多个偏光镜,偏光显微镜在观测不同晶型药物样品时,由于晶型固体物质不同,通过偏光射入双折射现象,在上下偏光镜的正交作用下,晶型样品在载物台上旋转 360° 时会出现短暂的隐失和闪亮变化,实现对晶型物质的消光角测定,鉴别出不同晶型物质所属晶系。偏光显微镜法还可用于不同晶型间的相变测定分析。

5. 扫描隧道显微镜　扫描隧道显微镜可以直接观测到晶体内部的微观晶格变化和原子结构、晶面分子排列、晶面缺陷等。

显微镜技术是一种晶型物质定性鉴别的分析技术,对晶型物质种类定性鉴别,必须借助其他分析技术给予的信息支持。对于全未知晶型物质,显微镜技术则无法独立进行晶型类别的鉴别分析。晶体的三维形态与晶型有着天然的相关性,基于晶体立体形态参数,建立以硫酸氢氯吡格雷的晶型辨识方法与模型。采用同步辐射光源 X 射线显微 CT 技术(synchrotron radiation X-ray microscopic CT technology,SR-μCT)和多层感知器(multilayer perceptron,MLP)神经网络数学建模相结合的方法,以两种晶型硫酸氢氯吡格雷晶体与微晶纤维素丸芯的混合物为样本,通过对样本进行 CT 扫描并重构,构建三维结构模型,得到三维形态参数,再基于多层感知器神经网络算法建立数学模型,用于晶型的辨识和预测[3]。

(二)电子显微镜

电子显微镜(electron microscope,EM)的分辨率远远高于光学显微镜,在观测微观状态下的晶体外部形态应用较广,可用于快捷地鉴别微小晶型药物样品。电子显微镜检测晶型样品需将晶型样品放在真空中,使用电子束轰击样品,但可能会造成晶型物质原有状态改变,而发生转晶现象。

近来出现的原子力显微镜(AFM)特别适合用于研究晶型样品的生长机制。

二、X 射线衍射技术

X 射线衍射分析技术(X-ray diffraction,XRD)作为一种物理分析手段,是利用了原子对 X 射线的衍射效应,完成了对物质结构、物质成分、物质晶型的研究。根据研究原理和对象不同,分为单晶 X 射线衍射分析和粉末 X 射线衍射分析。

单晶 X 射线衍射分析技术是以一颗单晶体作为研究对象,可提供药物晶型物质的定量分子立体结构信息和表征不同晶型药物的物质特征。粉末 X 射线衍射分析技术则是以无数粉晶物质(含无定型态)样品作为研究对象,以物相分析理论为基础,可用于物质状态(晶态与无定型态)、物质成分(两个样品物质成分异同性鉴别)、晶型状态(种类)、晶型纯度、晶型质量控制等分析研究。单晶 X 射线衍射技术与粉末 X 射线衍射技术的联合应用,已成为国际公认的晶型药物定量质量控制的常用分析技术和重要手段。

(一)单晶 X 射线衍射分析

单晶 X 射线衍射分析技术(single crystal X-ray diffraction,SXRD)是一种直接、准确、独立、

定量的确定药物晶型的分析方法,也是目前国际上公认研究固体化学药物多晶型问题的权威方法。单晶 X 射线衍射分析技术可以揭示晶型物质形成不同晶型物质的微观差异性,给出不同晶型药物的分子排列规律、分子构象结构信息、氢键或盐键等连接方式和作用力值变化、晶型物质中的共晶溶剂种类与结晶水的含量等方面的定量信息。

晶态物质是由原子、分子或离子在三维空间,按照确定的周期排列规律形成的固体物质,应具有对称性、均匀性、各向异性、自范性、最小内能性及相对稳定性等基本特征。

单晶 X 射线衍射技术的分析过程可概括为实现两次傅立叶变换过程。第一次傅立叶变换是在衍射实验中完成的,即当 X 射线照射到晶体时,在晶体周围产生了衍射而形成一幅具有规律的衍射图像,这就是第一次傅立叶变换;第二次傅立叶变换是在结构计算中完成的,即根据衍射实验中获得的衍射图像数据,利用各种晶体学数学计算方法,建立分子立体结构模型。

通过单晶 X 射线衍射结构分析技术,可以获得形成固体化学药物多晶型现象的原因,揭示药物分子的空间排列、药物分子互变异构体的存在、同种药物分子局部构象差异、同种药物分子的氢键盐键联系的变化、不同溶剂分子的介入、药物与其他物质形成共晶或包晶等而产生的固体化学药物多晶型问题。

一般而言,引起多晶型的原因有时是一种因素,但多数情况下则是由多种因素共同作用的结果。通过对不同晶型药物的单晶 X 射线衍射分析可获得:①不同晶型物质的定量晶体学数据;②利用单晶结构分析所获得的晶型物质定量数据,通过理论计算方法获得每种晶型物质纯品的专属性粉末 X 射线衍射图谱和数据,作为各种晶型药物的 100% 晶型纯度的对照粉末衍射图谱;③以理论计算的晶型纯品粉末衍射图谱为晶型检测依据,通过对不同实验条件筛查或制备的晶型样品进行分析,以确定晶型物质的种类和晶型纯度。

(二)粉末 X 射线衍射分析

粉末 X 射线衍射分析(powder X-ray diffraction,PXRD)的理论基础为布拉格公式:$2d_{hkl}\sin\theta = n\lambda$。粉末 X 射线衍射分析的样品中存在着许多随机取向的小晶体,由于这些小晶体取向的无规律性,导致它们的倒易点阵取向无序,但是它们倒易点阵的原点是相同的。设取某一个倒易点 hkl 来考察,它的倒易矢量长度 $H_{hkl} = 1/d_{hkl}$。由于样品中小晶体数目巨大而且取向无规律,因此整个样品中所有晶体在该衍射指标的倒易点均匀分布在以倒易点阵的原点为中心、H_{hkl} 为半径的球面上。同样,其他指标的倒易点分别在相应半径的同心球面上,它们与反射球相交形成一系列圆,并与相应的衍射线束形成一系列顶点相同、张角不同的圆锥面。当这些圆锥面上的衍射线束投射到与入射线束垂直的平板底片上时,就形成同心的一系列圆环,即德拜环。如果用感光底片和图像板、计数器等进行记录,就获得通常所见的衍射图谱。

X 射线入射到粉末样品上,当满足布拉格公式时产生衍射。测定值 2θ 可以按照 Bragg 公式计算出晶面间距,以此作为记录衍射峰的特征值。从实验测得的衍射角 θ 可获得一系列不同晶面组的 d 值。衍射峰的强度是 X 射线粉末衍射另一个重要参数。对于粉末 X 射线衍射,通常所测量的是某一衍射面的积分衍射强度 I,它与被测样品的温度因子、结构因子等结构参数成正比。

在晶型药物研究中,由于药物原料是由很多样品聚集组成,但单晶衍射分析给出的结果仅是一颗晶体的数据,不具代表性。为了全面掌握晶型样品物质状态,引入了粉末 X 射线衍射分析技术。粉末 X 射线衍射分析技术是对众多微小颗粒样品的共同检测分析。此外,粉末衍射分析在取样要求上,要求样品必须具有代表性,故粉末 X 射线衍射分析给出分析结果,具有良好的晶型物质代表特性。

　　不同化学药物由于组成成分变化,其粉末衍射图谱具有特定的专属性;相同化学药物的不同晶型物质,其粉末衍射图谱亦具有特定的专属性。

　　粉末衍射图谱如同人的指纹一样,是由衍射峰数量、衍射峰位置、衍射峰强度组成。在晶态下,晶胞参数决定了不同晶型物质的衍射峰数量和位置,而组成晶型物质的分子则决定了每个衍射峰的强度。所以,那些仅考虑衍射峰数量和位置,而忽略衍射峰相强度(相对强度,绝对强度)的晶型分析方法是十分错误的认识。

　　为了说明粉末 X 射线衍射峰位置与强度同样重要,我们以吡罗昔康药物为例,利用单晶结构分析获得的晶体学参数和原子坐标定量数据,通过理论计算获得吡罗昔康药物晶型纯品的粉末 X 射线衍射图谱。其中,图 11-1a 中给出了吡罗昔康一水合物($C_{15}H_{13}N_3O_4S_1 \cdot H_2O$)的理论粉末衍射图谱,图 11-1b 中给出了吡罗昔康无水物($C_{15}H_{13}N_3O_4S_1$)的理论粉末衍射图谱。两者的晶体学参数完全相同,其空间群:$P\bar{1}$,晶胞参数:a=10.942(1)Å,b=12.930(1)Å,c=12.739(1)Å,α=102.67(1)°,β=108.90(1)°,γ=99.32(1)°。

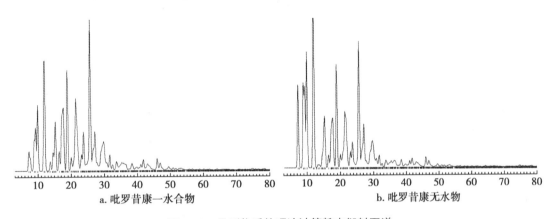

a. 吡罗昔康一水合物　　　　　　　　　　b. 吡罗昔康无水物

图 11-1　晶型物质的理论计算粉末衍射图谱

　　通过比较两者关系,我们充分认识了衍射峰数量、衍射峰位置以及各衍射峰间的相对强度,均是反映晶型物质内部指纹性特征的重要参数,各个参数代表了晶型药物物质中的不同含义,任何参数的变化均表示了晶型物质内部发生了改变。

　　当晶型固体物质是由两种或两种以上的混合晶型物质组成时,其样品粉末 X 射线衍射图谱也将严格按照每种晶型物质特征性图谱进行物理方式的叠加,混晶样品的衍射图谱的衍射峰强度将会随着样品混晶比例的改变而呈现不同的变化趋势,其衍射图谱的叠加结果即能反映晶型物质的种类,也能反映每种混晶物质在样品中的相对含量值。因此,利用粉末 X 射线衍射分析技术可以实现对晶型固体药物单一晶型物质或混合晶型物质的晶型种类、晶型纯度、晶型含量的有效的定量分析。粉末 X 射线衍射分析技术是国际公认的晶型药物鉴别与产品质量控制的定量检测分析技术。例如:尼莫地平药物存在多种晶型状态,其中晶 H 型与晶 L 型固体物质的粉末 X 射线衍射特征峰存在显著差异,利用两者的晶型衍射特征峰差异,可达到对尼莫地平两种晶型物质的鉴别[4]。

　　此外,粉末 X 射线衍射分析技术亦可实现对固体晶型药物有序到无序状态变化过程的识别和鉴定。晶态物质呈现的衍射峰为锐锋,而无定型态的衍射峰比较弥散,有时呈现馒头状。所以,对由分子周期有序排列规律造成的晶型物质状态改变,粉末 X 射线衍射分析技术具有绝对的权威性。

粉末 X 射线衍射技术不仅是固体化学原料药的晶型检测分析的主要技术手段,还可以应用于由混合物质组成的固体化学药物制剂中晶型种类及晶型含量定量分析。鉴于多晶型固体化学药物制剂是由化学药物(原料药)和多种辅料组成,而且原料药在制剂成分总量中所占比例较低。当使用 3kW 封闭管产生的 X 射线强度时,可以完成占总成分大于 1.0% 固体晶型物质的识别及含量测定;当使用 18kW 旋转阳极靶产生的 X 射线强度时,可以完成占总成分大于 0.1% 固体晶型物质识别及含量测定。杨世颖[5]采用粉末 X 射线衍射分析技术,使用物相分析方法,以上市药品作为研究对象,成功实现了药品制剂中原料晶型状态的定性鉴别分析目的。

粉末 X 射线衍射分析对被测样品的要求低,不需要任何化学前处理,仅需将样品研磨过筛后即可直接进样分析,该技术属无损检测。但是,若被检测的晶型物质存在压力转晶现象时,应考虑制备前处理中研磨对晶型物质的影响。

自 1972 年始,《美国药典》已将粉末 X 射线衍射技术应用于对化学药物的检测分析。目前,我国在中国药典以及新药指导原则中对创新类化学药物研究,都要求其原料药及其固体制剂附有粉末 X 射线衍射对照图谱[6]。

三、红外光谱技术

在晶型固体药物研究中,红外光谱技术(infra-red spectrometry,IR)是最早用于晶型物质识别与鉴定的分析方法,并作为常规分析技术应用于化学药物物质的检测分析,且被各国药典收载。目前,在化学药物研究中应用领域较广的属中红外光谱技术,而近红外光谱技术近年来发展也异常迅速。

(一)中红外光谱法

分子的振动能量比转动能量大,当发生振动能级跃迁时,不可避免地伴随有转动能级的跃迁,所以红外光谱技术无法测量到纯粹的振动光谱,而只能同时得到分子的振动 - 转动光谱,这种光谱被称之为红外吸收光谱。红外光谱属分子吸收光谱。当被测样品受到来自频率连续变化的红外光照射时,分子吸收了某些频率的辐射,并由其振动 - 转动运动引起偶极矩的变化,产生了分子振动 - 转动能级从基态到激发态的跃迁,使这些吸收区域相应的透射光强度减弱。记录红外光的百分透射比与波数或波长关系曲线,就得到红外吸收光谱图。中红外光谱法(mid-infrared spectrometry,MIR)又简称为红外光谱法。绝大多数有机化合物和无机离子的基频吸收带出现在该光区。由于基频振动是红外光谱中吸收最强的振动,所以该区最适于进行红外光谱的定性和定量分析。同时,由于中红外光谱仪最为成熟、简单,而且目前已积累了该区大量的数据资料,因此它是应用极为广泛的光谱区。

由于固体晶型药物的晶胞内部的分子之间存在着较弱的相互作用力,例如范德华作用力、氢键作用力、盐键作用力等,造成了不同晶型物质的分子内共价键强度存在差异。红外吸收光谱是针对分子中共价键运动能级跃迁的检测分析结果,晶型物质的共价键强度差异,必然会导致红外吸收光谱发生改变。不同晶型固体药物的红外吸收光谱差异,主要表现在峰形变化、峰位偏移、峰强改变等。由于各种晶型物质的分子内作用力较弱,造成红外吸收光谱的指纹特征性变化较小,有时对不同晶型物质使用红外吸收光谱则无法区分。

红外吸收光谱样品制备方法主要有:石蜡糊法、漫反射法、KBr 压片法及衰减全反射法。样品在研磨过程中产生的热量更易为液状的石蜡油所分散,所以石蜡糊法较为常用;漫反射光谱法在多数情况下可以最低限度地减少晶型物质转变,更适合于晶型样品的分析。而 KBr 压片法因其在压片过程中可能导致晶型物质转变,也应慎用[7]。

(二)近红外光谱法

红外光谱法根据使用红外线波长不同,可分为近红外、中红外及远红外区域。近红外光谱法是近年来应用于晶型检测分析的新方法。近红外波长被定义在 780~2526cm^{-1} 的非可见光区域。近红外光谱技术的优势为操作简捷快速、不破坏样品、不需试剂、可透过玻璃或石英测定样品。因此,其既可以应用于实验室的检测分析,也可以应用于药厂的药物生产过程在线检测分析。由于晶型物质最常见的共价键作用力是氢键作用力,只有在近红外区才能观测到,所以近红外光谱技术(near-infrared spectrometry,NIR)已成为分析由于氢键连接方式不同而形成药物多晶型的有力手段。但远红外光谱技术的应用领域远远少于中红外光谱技术。

红外光谱技术具有操作简便快速,需要样品量少等优势。但鉴于不同晶型样品在红外图谱上特征性差异较小,有时难以区分,吸收图谱差异可来自于样品纯度、压片过程的转晶现象等。所以,使得红外吸收光谱仅能用于晶型物质的定性识别或半定量分析。例如在《中国药典》2015 年版[8]中收载了晶型药物甲苯咪唑,该化学药物有 A、B、C 三种晶型物质状态。其中,晶 C 型为有效晶型,晶 A 型与晶 B 型均为无效晶型。药典规定药品中晶型主成分为晶 C 型,但允许混有少量晶 A 型,药典中明确规定甲苯咪唑药物中的晶 A 型成分含量必须低于 10%。药典规定采用红外吸收光谱技术检测,要求供试品在 640cm^{-1} 与 662cm^{-1} 波数处的吸收校正之比,不得大于晶 A 型为 10% 的甲苯咪唑对照品在该吸收处的校正吸收值之比。当然,红外吸收光谱法不是对所有固体晶型药物都适用,例如:苯乙阿托品的晶 I 型和晶 II 型的红外吸收光谱就完全一致[9]。耿颖建立了 4 个厂家普伐他汀钠片剂的近红外一致性模型,预测成功率均为 100%;4 种原料药和 1 种无定型粉末的近红外光谱图显示不同晶型光谱图具有差异。建立的近红外光谱法能够用于快速鉴别质量工艺稳定的普伐他汀钠片产品,对制剂工艺进行考察,并能够区分不同晶型的原料药[10]。

四、热分析技术

热分析技术(thermal analysis,TA)是在温度控制变量条件下,观察记录被测固体物质的理化性质随温度变化的关系,研究晶型物质在受热过程中发生的晶型转变、熔融、升华、吸附等物理变化和脱水、氧化、还原等化学变化过程。通常用于对固体晶型物质的物理常数、熔点值和沸点值测定,可作为晶型鉴别和纯度检查的方法之一。热分析技术可以观察待测物的相变过程,例如:熔融过程、升华过程、转晶过程等。其以化学反应产生的特征吸热峰和特征放热峰来表示,其中吸热峰与放热峰的个数、形状大小、温度位置等均可作为晶型物质的定性鉴别[11]。此外,热分析技术也是测定晶型样品稳定性的主要手段之一,在获得热力学参数的基础上,可判断晶型系统是单变性(相转移温度高于熔点温度)还是互变性(相转移温度低于熔点温度)。热分析技术对揭示溶剂类或结晶水类晶型物质具有特殊的优势,其分析方法有助于提高化合物熔点值测定结果的准确性[9]。热分析技术又包括热重分析法、差热分析法和差示扫描量热分析法。

(一)热重分析法

热重分析法(thermo gravimetric analysis,TGA)是在程序控温条件下,测定物质的质量随温度变化的一种分析技术。热重分析仪关键部件是热天平,它的设计基本原理是根据样品重量变化所引起的天平位移量转化成电磁量,其微小的电量经过放大器放大后被记录下来,而电量的大小正比于样品的重量变化量。当被测物质在加热过程中有升华或汽化现象时,其分解出了气体或失去了结晶水时,被测物质质量就会发生变化。这时,热重曲线就不是直线而是有所下降。通过分析热重曲线,就可以知道被测物质在什么温度下产生变化,并且根据所失重量,可以计算失去了多少物质量。热重分析法可以获得样品热变化产生的热量,适用于检查晶型物质中的结晶溶剂或结晶水分子的丧失或样品升华、分解的过程和量值,也可有效区分物质是否含有结晶溶剂或结晶水。

(二) 差示扫描量热法

差示扫描量热法(differential scanning calorimeter,DSC)是采用程序控制升温或降温,测量样品与惰性参比物(常用 α-Al_2O_3)之间的热量差随温度变化的技术。差示扫描量热仪记录到的曲线被称为 DSC 曲线,它以样品的吸热峰或放热峰速率为纵坐标,以温度或时间为横坐标,可用于测定多种热力学和动力学参数。DSC 适用于分析样品的熔融分解状态、混晶物质状态、转晶物质状态等。

(三) 差热分析法

差热分析法(differential thermal analysis,DTA)同差示扫描量热法较为相似,差热分析法是通过同步测量样品与惰性参比物的温度差来判定物质的内在变化。首先选择一种对热稳定的物质作为参比物,将其与样品一起置于可按设定速率升温的电炉中,分别记录参比物的温度以及样品与参比物间的温度差。以温差对温度作图就可以得到一条差热分析曲线,或称差热图谱。各种物质都有自己特有的差热曲线,因此差热分析法是固体晶型物质特性量值分析的手段之一。

例如:利用差示扫描量热法对足叶乙苷化合物进行检测分析,其晶 B 型的差示扫描量热法图谱在 250℃处出现 1 个放热峰,原因是在该温度时发生了由晶 B 型到晶 A 型的物质转晶现象[12]。

(四) 熔点技术

不同晶型药物由于存在晶格能差,其熔点值可能会存在差异。常见的熔点测定技术(melting point analysis,MP)包括毛细管法与熔点仪法。

1. 毛细管法 毛细管法(capillary method)是《中国药典》2015 年版收载的检测分析方法之一,具有操作简便、样品用量少的特点,但其测得的数值常略高于真实熔点值,且主观性较强,需要操作者具有较熟练的实验技能。尽管如此,它的精确度已可满足一般要求,适用于对晶型物质间熔点差别较大的样品的检测分析。

2. 熔点仪法 熔点仪法(melting point instrument method)是借助光学显微镜观察,利用热载台技术对样品加热处理,采用不同升温速率或方式持续升温,当样品熔化时,可通过观测加热台上温度计温度,即测得该样品的熔点值。采用该种方法,精确度高,主观性低,可同时清楚地记录不同晶型物质的外形与熔化中的固相变化过程[13]。

一般来说,晶型物质的稳定性越强其熔点值也越高。通过检测不同晶型物质的熔点值差距,可以估计出不同晶型物质的稳定性关系。由于有些药物的不同晶型之间熔点差值极小,甚至无法区分。因此,该技术不适用对熔点数值差异小的晶型物质鉴别。此外,熔距可以反映晶型物质的纯度。高纯度的晶型物质,其熔点的熔距值较小;混合晶型物质的熔距值一般较长。例如:尼莫地平两种晶型物质的熔点值差距较大,H 型熔点值为 123~125℃,L 型熔点值为 112~114℃,由于两者差异十分显著,所以可利用熔点仪法进行样品的晶型鉴别。

五、拉曼光谱法

当受到入射光照射时,激发光与原来处于基态的散射物分子发生相互作用,使电子跃迁到激发态,激发态是一个不稳定的状态,处于高能级上的电子会立即跃迁回下面的能级而发光,即形成散射光。而散射光中既有与入射光频率相同的谱线,也有与入射光频率不同的谱线,前者称为瑞利线,后者称为拉曼线,形成的效应即为拉曼效应。拉曼光谱法(Raman spectroscopy,RM)是以拉曼效应为基础研究分子振动的一种方法,与红外吸收光谱相反,拉曼光谱是研究分子和光相互作用散射光的频率,可以看作是分子内某个简正振动体系和光量子发生非弹性碰撞后导致能量交换,使光的频率发生迁移。一般红外吸收不明显的非极性基团拉曼光谱吸收很明显。在红外光谱中难以反映的振动在拉曼光谱中却很强。拉曼光谱样品不需要制备可以直接使用,它对分子水平的环境很灵敏,所以固体药物的不同晶型或晶态与非晶态之间的差异很容易在拉曼光谱中看出。不需专门的样品制备以及对固体药物样品晶型变化的灵敏性使得拉曼光谱成为理想的晶型分析方法之一。尼莫地平的2种晶型在构象和空间群存在差异,分子基团或分子骨架的振动频率不同,在拉曼光谱图存在明显差异,通过拉曼光谱和红外图谱对照,从分子水平解释不同晶型产生不同特征峰和峰强度改变的原因,从而有效区分2种晶型[14]。此外拉曼光谱亦可用于晶型的定量分析,例如:甘露醇存在两种晶型物质状态,晶β型与晶δ型,造成两种晶型物质的影响因素是甘露醇的分子构象变化。利用拉曼光谱检测分析了两种晶型物质(图11-2)。我们可以看到,其在$2900cm^{-1}$附近、$1000cm^{-1}$附近的拉曼峰存在有明显差异性。因此,可以根据$1037cm^{-1}$与$1052cm^{-1}$处拉曼峰强度的比值(图11-3)对甘露醇晶β型进行定量分析[15]。

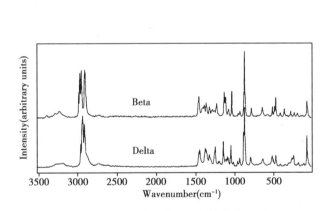

图 11-2　甘露醇两种晶型的拉曼光谱图

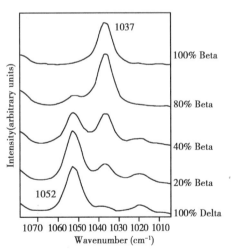

图 11-3　甘露醇两种晶型含量变化的拉曼光谱图

综上所述,各种分析技术在固体药物多晶型的鉴别与定量分析方面起着重要的作用。X射线衍射分析方法是全面提供固体晶型药物分子的组成成分、分子排列规律、分子构象变化、分子间作用力和晶型指纹性图谱等信息量最多的权威方法,而其他分析方法则只能反映固体多晶型药物的某一侧面特征,可作为辅助手段使用。

近些年来,随着计算机及分析软件的发展,近红外傅立叶变换和拉曼光谱技术也应用在晶型药物的定性或定量分析研究,它融合了近红外光谱技术速度快、不破坏样品、不需试剂等优势,又吸收了拉曼光谱技术不需专门制备样品以及对固体药物晶型变化灵敏的特点,是利用传统红外光谱法研究药物多晶型的一种新技术探索。中红外光谱法是化学药物的常用分析方法,但由于在制样过程中需要对被测样品研磨、压片等处理,易造成多晶型样品的晶型转化,故中红外不适用于对多晶型固体药物样品的检测。

六、固态核磁共振技术

固体核磁共振技术(solid nuclear magnetic resonance,SNMR)是以固态样品为研究对象的分析技术。在液体样品中,分子的快速运动将导致核磁共振谱线增宽的各种相互作用(如化学位移各向异性和偶极 - 偶极相互作用等)平均掉,从而获得高分辨的液体核磁谱图;对于固态样品,分子的快速运动受到限制,化学位移各向异性等各种作用的存在使谱线增宽严重,因此固体核磁共振技术分辨率相对于液体的较低。由于不同晶型药物分子中的原子所处化学环境存在细微差异,导致其在 ^{13}C-SNMR 谱图中的化学位移发生变化。通过对不同晶型图谱的对比,可以判断是否存在多晶型现象。尤其是近年来出现的高功率去偶、交叉极化、魔角旋转等新技术的应用,使得我们能获得高分辨率的 ^{13}C-SNMR 谱,这种谱图能给出有关动力学和局部化学环境的详细原子水平的信息。一般利用这种高分辨率的 ^{13}C-SNMR 谱图可进行多晶型的混晶分析以及某种特征晶型的测定。但是由于收集数据时间较长,因此不宜作为晶型分析的常规方法。

例如药物罗昔非班(roxifiban)有两种晶型,形成多晶型原因是由于罗昔非班分子的构象变化造成。图 11-4 为药物罗昔非班的结构式[16]。图 11-5 为罗昔非班两种晶型物质的

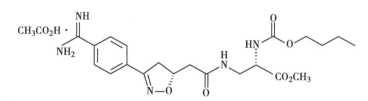

图 11-4　罗昔非班的结构式

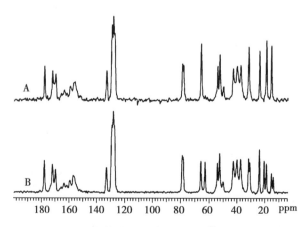

图 11-5　罗昔非班两种晶型的 C^{13}-SNMR 图

固态核磁共振 C^{13}-SNMR 图，晶 A 型与晶 B 型。从样品的 C^{13}-SNMR 图谱中可以看出，两种不同晶型物质的主要区别在于正丁基的碳原子的化学位移差异影响。晶 A 型的—CH_2—在 66ppm、32ppm、19ppm 处为单峰；而晶 B 型的—CH_2—在 63ppm 与 66ppm、31ppm 处与 32ppm、19ppm 与 21ppm 处分别为双峰；晶 A 型的—CH_3 在 16 ppm 处为单峰，而晶 B 型的—CH_3 在 16ppm 处与 14ppm 处为双峰。

七、其他新技术与新方法

核电四极矩共振探测技术是近些年发展起来的新兴探测技术，类似于核磁共振法。电荷分布偏离球对称的原子核为四极核。四极核总是处于自身及周围电荷所形成的电场中。若电场梯度不为零，四极核会与电场发生作用，形成电四极矩。因此即使是同一种原子核，处在不同的物质中，或同一种物质的不同结构中其四极核的振动频率都不相同。有文献报道该技术可用于多晶型的研究。

此外，还可根据不同晶型药物因分子或原子在晶格空间排列不同所导致在密度、溶解度、折射率、吉布斯自由能等方面的差异，通过测定药物的密度、折光率或采用磁性异向仪和膨胀计[17]等仪器来鉴别药物的不同晶型。随着对化学物质细微结构认识的加深，相信还会有新的技术手段可用于药物晶型的研究。

八、小结

单晶 X 射线衍射分析能清晰、直观、定量反映多晶型药物每个不同晶型间分子结构的微观差异，包括晶胞参数、氢键、构象和分子空间排列规律等。粉末 X 射线衍射分析所给出的多晶型样品的粉末衍射图谱具有指纹性特征，可用于晶型的鉴别和分类。利用单晶与粉末 X 射线衍射分析联合技术是可以全面定量提供固体晶型药物分子结构、分子排列规律、分子构象变化、分子间作用力等信息的权威方法，而其他分析方法则只能定性地反映多晶型固体化学药物的局部特征，一般可以作为一种辅助手段进行使用。通过 X 射线衍射分析与熔点分析、红外光谱分析、热分析等多种方法的综合分析，可以确定不同分析方法鉴别不同晶型的特征量值。多晶型样品需要通过单晶 X 射线衍射和粉末 X 射线衍射分析进行鉴别分析，并与其他分析方法结果相互结合、综合使用，可以全面反映出每种晶型的特殊性和晶型间的差异性。

目前在新药的质量标准制订中，一般采用熔点、红外光谱等分析手段作为初步判定方法；而对某些性质上不易判断晶型差异的药物，则需采用其他特征性更强的分析方法。许多多晶型药物样品在使用热分析法、显微镜检查法或红外光谱法无法分辨出差别的情况下，用 X 射线衍射法却能得到满意的结果。一般分析方法很难对样品进行准确的定量分析，而 X 射线衍射法可以达到对晶型的鉴别与含量测定的目的。

由于不同晶型的固体化学药物特点各异，所以使用一种方法往往难以奏效，有时需要借助联用分析技术达到综合分析的目的。因此，对多晶型固体化学药物研究时应在采用 X 射线衍射分析的基础上，使用熔点、红外光谱和差热分析进行平行试验，与 X 射线衍射分析法对所获得的晶型数据结果进行比对，为固体化学药物的晶型定量质量控制提供依据。因此，不同分析手段的综合运用，可以实现对不同晶型药物全面准确的认识。

第二节　晶型药物的活性评价

一、前言

已有大量文献报道,不同晶型药物可存在几倍、甚至数十倍以上的临床药效活性差异。同时,我国也已经发现了一些品种的固体药物在临床应用时,其国产药物与进口药物间存在有明显疗效差异。排除制剂种类与技术差异外,很大程度上都是因为两者使用了不同晶型物质作为药物的原料。

由于不同晶型固体物质的理化性质变化,造成了其在人类这个复杂生物体内呈现了药物治疗作用的多样性,不同晶型药物可以引起生物体内的吸收过程、转运过程、代谢过程、排泄过程的变换,从而引发临床疗效差异。

二、影响晶型药物活性的因素

影响固体化学药物不同晶型物质生物活性差异的重要因素包括:溶解度差异、溶解速率差异及生物利用度差异等。

(一)溶解度差异

不同晶型药物间存在着溶解度的差异,导致了药物在生物体内相同时间其吸收量不同,从而造成药物的临床活性差异。

药物被机体摄取的过程被称之为吸收过程。药物要在生物体内发挥作用,需要有从用药部位开始进入循环系统的过程。固体药物主要吸收部位包括:胃、肠、口腔、直肠、皮肤等。对于不同晶型的药物来说,在一定温度与压力下只有一种是稳定型,其熵值最小、熔点最高、溶解度最小、化学稳定性好。其他晶型为亚稳定型,它们最终可转化为稳定型。亚稳定型的熵值高、熔点低、溶解度大,故溶出速度也较快。因此药物可由于晶型不同而呈现不同的吸收速率,而稳定晶型药物往往在生物体内吸收速率较低。

亚稳定晶型与稳定晶型在非极性表面自由能上基本相同,但亚稳定晶型的极性表面自由能大于稳定晶型,因此其总的单位表面自由能较大,更易被水润湿。在固体制剂崩解后形成的混悬液中,由于亚稳晶型的颗粒表面易于水化,较厚水化膜的反絮凝作用优于稳态晶型药物。因此亚稳晶型的晶体颗粒更易分散,提高了溶出度,从而有利于生物体吸收[18]。

(二)溶解速率差异

不同晶型药物间存在着溶解速率的差异,导致了药物在生物体内分布状态与瞬间血药浓度发生变化,从而造成药物的临床活性作用差异。

Aguiar 等人在研究氯霉素棕榈酸酯的三种晶型物质在人体内的吸收情况时,通过多晶型药物的溶出速率与溶解度实验数据,计算出晶型转变时的自由能、熵、热焓等热力学参数的变化规律,并将这些参数的变化与药物在人体内的吸收数据相比较。研究结果说明当固体药物不同晶型物质间的自由能相差较大时,可能对药物的吸收产生影响,否则将无显著差别[19]。王晋等[4]用不同有机溶剂重结晶制备尼莫地平的两种晶型——晶 H 型和晶 L 型,通过实验测定两种晶型的溶解度曲线,并计算热力学参数,结果表明:在 5 种温度条件下,尼莫地平晶 L 型溶解度大于晶 H 型,这与两种晶型的自由能相关性很大,提示高能态亚稳定晶 L 型样品的生物利用度高于低能态稳定晶 H 型。

（三）生物利用度差异

不同晶型药物的生物活性差异,除了表现在药物的溶解性外,还表现在吸收速度与吸收程度上。此外,胃肠动力与小肠渗透性也是影响晶型药物生物利用度的重要因素[20]。因此,某些药物,虽然溶解性质相同,但受到胃肠吸收因素影响,产生了生物利用度差异。不同晶型固体药物可以由于晶型物质的溶解度、吸收率及溶出速度等不同因素而影响药物在生物体内的生物利用度,致使药物临床疗效产生差异。

1. 吲哚美辛(溶解度不同)　吲哚美辛有 α、β、γ 三种晶型物质。其中,晶 β 型属不稳定型,极易转变为晶 α 型或晶 γ 型,而晶 α 型与晶 γ 型的溶解度、溶出速率亦不同,晶 γ 型溶解度小,体内释放缓慢,有利于吸收,且晶 α 型的毒性大于晶 γ 型,故选择晶 γ 型作为药用晶型物质。《美国药典》40 版[21]收载了粉末 X 射线衍射图谱作为对该药物的晶型控制技术指标,要求各企业生产的吲哚美辛药用晶型与晶 γ 型标准粉末衍射图谱一致。

2. 无味氯霉素(溶解度不同)　无味氯霉素(棕榈氯霉素)药物为前药,化合物本身无效,但在体内经酯酶水解,可释放出氯霉素。其存在的 A、B、C 三种晶型中,晶 A 型属稳定型,在水中的溶解度较小,很难被酯酶水解,故被称为"非活性晶型",晶 A 型在人体内的血药浓度仅为晶 B 型的 1/7。无味氯霉素晶 B 型与晶 C 型虽然均属亚稳定晶型,但晶 C 型极易转变为晶 A 型,因此,采用晶 B 型作为药用晶型物质[22]。

3. 利福定(吸收不同)　研究发现利福定固体药物存在 Ⅰ、Ⅱ、Ⅲ、Ⅳ四种晶型物质状态,其中晶Ⅳ型为药用晶型。动物试验表明,市售利福定晶Ⅳ型在生物体内的吸收血药浓度是市售利福定晶Ⅱ型的 10 倍。

4. 法莫替丁(溶出速度不同)　法莫替丁为带有胍基的碱性化合物,法莫替丁不同的晶型药物并不影响其在酸性胃液中的迅速溶出,程卯生等的实验证明了法莫替丁晶 A 型与晶 B 型的片剂口服制剂的生物利用度分别为 46.8% 和 49.1%,晶 B 型稍高,但经统计学处理表明在人体内部无显著性差异[23]。

5. 奥扎格雷(药代动力学不同)　奥扎格雷是一种 TXA2 合成酶抑制剂,具有抗血小板聚集和解除血管痉挛的作用,临床用于蛛网膜下腔出血手术后血管痉挛及其并发脑缺血症状的改善。大鼠口服不同晶型奥扎格雷后,晶Ⅱ型血药浓度 - 时间曲线下面积大于晶Ⅰ型,半衰期较长,为优势晶型,提示在该药物的生产中需要注意晶型的控制[24]。

三、小结

人体本身是一个复杂的生物体系,通常人们认为固体制剂药物进入人体后,由于体液作用,药物的固体状态将迅速转变为液体形式,所以晶型固体药物在临床疗效上不应该存在差异性。但是,在临床用药过程中人们却发现由于晶型物质状态不同而引起药物疗效作用差异的例子比比皆是。事实说明,晶型固体药物在生物体内的吸收过程与临床疗效作用间有着特定的规律,并不是固体药物进入人体后马上从固体转变为液体,其固体向液体转化的程度和速度与晶型固体物质有着某种必然的联系。

研究结果表明,不同晶型固体药物可在生物利用度上存在显著差异。晶型物质与生物活性关系多表现为药物在水或有机溶剂中存在难溶现象,或不同晶型物质间存在较大的能量差异,或不同晶型物质在生物体内存在吸收差异等。通过对不同晶型药物与临床活性关系研究,有助于阐明药物在生物体的作用过程和作用规律,揭示临床治疗作用差异及各种影响因素与药物作用机制,有助于提高人类认识晶型药物的水平,对晶型药物研究属国际药领域的前沿性热点问题,也属药学研究中的重要问题之一。

第三节　晶型药物的毒副作用

俗话说"是药三分毒",药物作为一把保护人类健康的双刃剑,在对人体疾病发挥治疗作用的同时,也会不可避免地对人体产生毒副作用。不同晶型的固体化学药物亦是如此。我们通过对不同晶型药物的毒副作用研究,发现某些晶型药物的毒副作用是来自分子自身结构特征,有些来自不同晶型物质的剂量、有些来自有机溶剂的介入,上述原因均可以增加晶型药物的毒副作用。所以,在晶型药物研制中,需要增加对晶型药物的毒副作用评价内容,以剔除对人体有害的不良晶型品种,这是保证人类用药安全的重要科学问题。

一、前言

随着我国在创新药物研究中的力度不断增加,新发现存在有多晶型现象的化学药物数量在不断扩大,晶型已经严重影响了药物的有效性和安全性,晶型药物质量控制问题也日显突出。不同晶型固体药物在理化性质、溶出速率、临床疗效、体内吸收、毒副作用等方面均存在差异,因此必须在创新药物的初期就开始药物的多晶型研究与筛选工作,以期达到对多晶型固体药物的有效性和安全性的质量控制目标。

二、晶型物质引起毒副作用

存在多晶型问题的固体药物,其毒副作用主要来自于晶型物质自身、晶型物质剂量、不同晶型物质作用时间控制等。

(一)晶型物质产生的毒副作用

目前,对固体化学晶型药物认知上存在有误区,即认为只有当药品使用固体制剂时才会存在有晶型问题,才会引起药物的毒副作用;对于粉针剂等其他药物制剂则不需要考虑晶型问题等。这些认识是非常错误的。因为粉针剂药物在用药过程中虽然需要事先将固体转变为液体状态,但是,不同晶型的固体原料由于其溶解度和溶解速率不同,亦存在药物在水中的溶解性质问题(全部溶解、部分溶解、悬浮液等),可能某些药物由于不能完全溶解,也可影响药物的临床疗效。此外,不同晶型药物若使用了含有有机溶剂的晶型物质,则增加了该药物的毒性。所以,即使不是固体制剂药物也应考察晶型物质对药物的临床有效性和毒副作用的影响,以确保晶型药物的用药安全。

《中国药典》2015 年版[8]中明确了对人体有毒有害的溶剂,并对其残留量进行了含量限量。例如:丙酮不得超过 0.5%,乙酸乙酯不得超过 0.5%,乙醇不得超过 0.5%,乙腈不得超过 0.041%,氯仿不得超过 0.006%。因此,因溶剂介入而形成不同晶型的药物而言,溶剂种类及溶剂残留量也应该作为衡量药物安全性的一个重要指标。对于含有结晶溶剂的晶型药物,应该从源头物质——晶型药物原料层面加以严格控制,以保证原料药中不含或少含对人体健康有害的结晶溶剂物质和保障药物与制剂的安全性。此外,晶型物质的不稳定性也会影响药品的质量,所以对于晶型药物的稳定性有相关的要求。

(二)剂量引起的毒副作用

用药剂量意味着生物体内接受的药物数量,是决定毒副作用对机体造成损害的重要因素之一。用药剂量是指给予机体的药物数量、与机体接触的数量、吸收进入机体的数量或靶器官中的药物含量或血药浓度等。药物与机体接触直至产生毒性效应经过三个时相,即接触相、动力相、毒效相。在接触相阶段,根据药物存在的量和形态,决定了机体接触的量,称为接触量。以一定给药方式(如口服、注射等)给予机体的量称为给予量。但机体接触的量并不等于进入体内的量,因此吸收量与毒性作用关系更密切。然而,最终决定毒性作用的是毒效相的剂量,即毒效量。但测定毒效量较为复杂,而一般情况下接触量越大,毒效量也越大。因此,实际中以接触量来衡量剂量与毒性效应的关系,对于晶型药物应该考察合理的用药剂量。

抗生素棕榈酸氯霉素,就是不同晶型物质在毒副作用上存在巨大差异的一个很好的实例。已有研究发现,这种药物存在有四种晶型,即三种晶态晶型和一种无定型态晶型。其中,一种晶型的生物活性是目前上市药物晶型的 8 倍以上,但是按照市售晶型剂量给予这种晶型药物时,在正常剂量下会引发严重的不良反应,甚至致人死亡[20]。正是由于不同晶型药物的生物活性与毒副作用的巨大差异,因此要在新药研发、生产、制剂、储存等过程中严格控制晶型药物的种类及含量,以确保晶型药物的用药安全性。

(三)体内蓄积与代谢时间引起的毒副作用

不同晶型的固体化学药物在生物体内作用时间不同,其作用量与作用时间亦是我们需要对多晶型药物研究和考察的重要指标之一。不同晶型药物由于其理化性质的差异,因而在体内作用时间不同,药物具有的生物半衰期也不同。在晶型药物研究中,应增加对合理选择不同晶型药物的给药次数与服用时间的内容。

对于晶型药物应选取保持药物作用持续时间长、可提供较平稳的血药浓度平台期的晶型种类作为最终药用晶型物质,这样可以减少用药次数,避免或减轻药物在血液中浓度高低起伏变化,确保药物有效的血药浓度值,减轻因血药浓度起伏时过高的药物浓度引起对生物体的毒副作用。

三、小结

通过研究发现,不同晶型固体化学药物在生物利用度上存在差异的同时,在毒副作用上也可能存在较大差异。用药史上的一幕幕悲剧一再提醒我们,药物在治疗疾病、减轻痛苦的同时,也会给人类健康带来巨大的威胁。因此,应加强对晶型药物的毒副作用研究,以确定最终药品使用的晶型具有良好的安全性和有效性。提高对已有或创新药物的晶型原料药和固体制剂的严格晶型质量控制标准,是提高我国晶型药物产品质量,保障人们用药安全的重要措施。

第四节　晶型药物的稳定性研究

对多晶型药物的晶型稳定性考察,可借鉴《中国药典》2015 年版[8]四部附录 9001 中"原料药与药物制剂稳定性试验指导原则"中的"影响因素试验""加速试验""长期试验"的方法进行。

多晶型的转晶是相变化和平衡的物理过程。从微观看,一些情况下仅仅是小范围内的晶格部分弱键断裂引起少量分子重排或形状变化产生的新晶格结构,转变过程中固体物理状态不发生改变;也有可能是原晶格完全破裂并重组成新的晶格结构,这种变化往往伴随着固体物理状态的变化[25]。通过晶型药物的稳定性考察,为优势药用晶型物质的选择提供科学数据。

　　一般言之,对固体化学药物的原料药及其固体制剂,均需要进行晶型问题研究。由于不同晶型化学药物的物理与化学性质各异,所以了解固体化学药物晶型物质的规律,有助于保证固体晶型药物及其制剂药品在药物生产、制剂加工、运输贮存过程中的产品稳定性,防止转晶现象发生,从而确保晶型药物产品质量。

　　我们应选择合适的晶型药物检测技术,建立固体化学药物的原料药及其固体制剂相应的晶型鉴别方法。此外,还需要从晶型药物的安全性、有效性和产品质量的可靠性等综合考虑,选择稳定性较高、生物活性较优、毒副作用最小的晶型物质作为药用晶型原料。对于晶型固体化学药物还需保证每个批号生产的原料药及固体制剂中原料药的晶型含量的质量一致性(包括:选择单一晶型或混合晶型作为固体原料药的有效晶型),这就要求我们必须建立相关晶型原料药和晶型制剂的晶型纯度含量检测方法和质量标准。

　　鉴于固体化学药物的多晶型现象会对药品质量产生巨大影响,所以如何获得各种晶型物质、如何鉴别晶型物质、如何选择药用晶型物质、如何对晶型药物实施有效的晶型质量控制,是保障晶型药物品质的重要科学研究问题。

（张　丽　吕　扬）

参考文献

1. 张涛,赵先英.药物研究和生产过程中的多晶型现象.中国新药与临床杂志,2003,22(10):615-620.
2. Ray Rowe. Computational approaches in pharmaceutical development. The Pharmaceutical Journal,1999,263(7068):683.
3. 陈龙,汪六一,殷宪振,等.基于药物晶体的立体形态参数辨识硫酸氢氯吡格雷的不同晶型.药学学报,2013,48(9):1459-1463.
4. 王晋,张汝华,孙淑英.尼莫地平多晶型的研究.药学学报,1995,30(6):443-448.
5. 杨世颖,邢逞,张丽,等.基于粉末X射线衍射技术的固体制剂晶型定性分析.医药导报,2015,34(7):930-934.
6. 聂晶,田颂九,王国荣.中药指纹图谱的研究现状.中草药,2000,31(12):881.
7. Pöll~nen K,H~kkinen A,Reinikainen S P,et al. IR spectroscopy together with multivariate data analysis as a process analytical tool for in-line monitoring of crystallization process and solid-state analysis of crystalline product. Journal of Pharmaceutical & Biomedical Analysis,2005,38(2):275-284.
8. 国家药典委员会.中华人民共和国药典[M].北京:中国医药科技出版社,2015.
9. 冒莉,郑启泰,吕扬.固体药物多晶型的研究进展.天然产物研究与开发,2005,17(3):371-375.
10. 耿颖,程奇蕾,何兰.近红外光谱法鉴别普伐他汀钠片及其原料药晶型的一致性研究.现代药物与临床,2014,29(10):1105-1108.
11. Gehenot A,Rao RC,Maire G,et al. Value of thermal analysis in the critical evaluation of classical methods of melting point determination. Int J Pharm,1988,45(1):13-17.
12. 易大年.足叶乙甙同质异晶的研究.药学学报,1992,27(8):609-612.
13. 王洪亮,董燕.药物多晶型的鉴别方法.河北医科大学学报,2002,23(5):307-309.
14. 焦凌泰,张丽,杨德智,等.尼莫地平两种晶型的拉曼光谱分析和溶出度实验.医药导报,2017,36(10):1175-1179.
15. S.N. Campbell Roberts,A.C. Williams,I.M. Grimsey,et al. Quantitative analysis of mannitol polymorphs. FT-Raman spectroscopy. Pharm Biomed Anal. 2002,28(6):1135-1147.

16. R.D. Vickery, G.A. Nemeth, M.B. Maurin. Solid-state carbon NMR characterization of the polymorphs of roxifiban. Pharm. Biomed. Anal. 2002, 30(1):125-129.

17. H.W. Sheng, H.Z. Liu, Y.Q. Cheng, et al. Polyamorphism in a metallic glass. Nature Materials, 2007, 6(3):192.

18. 张伟国, 刘昌孝. 多晶型药物的生物利用度研究概况. 天津药学, 2007, 19(2):59-61.

19. Aguiar AJ, Zelmer JE.. Dissolution behavier of polymorphschormphenicol palmitate and Metenamic Acid. J Pharm Sci, 1969, 58(8):983-987.

20. Roberta Censi, Piera Di Martino. Polymorph Impact on the Bioavailability and Stability of Poorly Soluble Drugs development. Molecules 2015, 20(10), 18759-18776.

21. United States Pharmacopoeia 40-National formulary35. The United States Pharmacopeial Convention.2017.

22. 陈国满. 无味氯霉素的多晶型物. 中国药学杂志, 1982, 17(2):93-96.

23. 程卯生, 王敏伟, 廖锦来, 等. 法莫替丁的多晶型与生物利用度. 中国药物化学杂志, 1994, 4(2):110-117.

24. 秦至臻, 陈芊茜, 宋俊科, 等. 奥扎格雷两种晶型在大鼠体内的药代动力学研究. 药学学报, 2015, 50(2):218-221.

25. 郝甜媛, 刘欢, 陈常青. 晶型转化对药物稳定性的影响研究进展. 现代药物与临床. 2013, 28(3):457-460.

第十二章

药物工业结晶及在线监控技术

工业结晶是一种高效、低能耗、低污染的多相、多组分的传热传质过程,在现代工业中的应用非常普遍。几十年来,新型工业结晶技术层出不穷,取得了突出的进展,已发展成为跨学科的分离与生产技术。新型的结晶技术与设备不但在食品工业、化肥农药、无机盐生产等传统领域中获得了长足的发展,更是拓展到了医药工业结晶技术,并且取得了日新月异的进步[1,2]。在线监控就是通过直接安装在生产线上的设备,利用软测量技术实时检测、实时反馈,以便更好地指导生产,减少不必要的浪费。工业结晶过程常常伴随着物理化学反应和相变过程,其本身就存在大量的不确定性和非线性因素。随着科学技术的迅猛发展和市场竞争的日益激烈,为了保证产品的质量和经济效益,先进控制和优化控制纷纷被应用于工业结晶过程中。然而,不管是在先进控制策略的应用过程中还是对产品质量的直接控制过程中,一个最棘手的问题就是难以对产品的质量变量进行实时在线测量。在线监控检测技术正是为了解决这类变量的实时测量和控制问题而逐渐发展起来的。在线监控检测技术,根源于推理控制中的推理估计器,即采集某些容易测量的变量(也称二次变量或辅助变量),并构造一个以这些易测变量为输入的数学模型来估计难测的主要变量(也称主导变量),从而为过程控制、质量控制、过程管理与决策等提供支持,也为进一步实现质量控制和过程优化奠定基础。在线连续监控检测技术已是现代流程工业和过程控制领域关键技术之一,它的成功应用将推动在线质量控制和各种先进控制策略的实施,使生产过程控制地更加理想。

第一节　药物工业结晶

按国际科学界与工业界的预测,在 21 世纪,大化工中功能固体,特别是颗粒产品将得到重点的发展。在固体产品的生产链中"工业结晶"不但是必经的精制步骤,而且也是制作功能固体的必经环节。因此,"工业结晶科学与技术"的研究开发已成为当今科学界与工业界研究的热点之一[3]。世界各国都已充分认识到发展高端功能晶体粒子产品的重要性,都在迅速开发其核心关键技术。从近年来国际上发表的工业结晶技术学术论文和产业化相关的专利技术的数量与日俱增的趋势来看,现代工业结晶技术在国际学术界和工业界重视程度非同一般。

现代工业结晶技术已由传统工业结晶技术向高端晶体工程技术发展,即从产品的分离与提纯,发展成为以构效关系理念为依据。在分子及超分子层次上,研究其结构与性能的关系,研究构成高端功能晶体材料的分子空间构象、微观结构及其组装方式对其材料功能的影响,按照功能的需求去进行分子及超分子结构设计,进而开拓高新的结晶技术和智能化设备以制造出所需结构的功能晶体[4]。

由于结晶过程的多样性,工业结晶未见严格的统一分类方法,一般按照结晶相变的特征分为溶液结晶、熔融液结晶和蒸汽直接结晶三大类。如果按照结晶技术而言,可以分为一般结晶与重结晶两大类。溶液结晶是工业结晶的主要方法,按照结晶过程中过饱和度形成的方式,可将溶液结晶分为两大类:移除部分溶剂的结晶和不移除溶剂的结晶,其中不移除溶剂的结晶又称为冷却结晶法,它利用溶液的过饱和度在不同温度下的差异来进行结晶,适用于溶解度随温度降低而显著下降的体系。移除部分溶剂的结晶法,又可根据具体操作分为蒸发结晶和真空冷却结晶。蒸发结晶是使溶液在常压或减压下蒸发,部分溶剂汽化,从而获得过饱和溶液。此法适用于溶解度随温度变化不大的体系结晶。真空冷却结晶是使溶液在较高真空度下绝热闪蒸的方法,在这种方法中,溶液经历的是绝热等焓过程,在部分溶剂被蒸发的同时,溶液也被冷却。因此,此法实质上兼有蒸发结晶和冷却结晶共有的特点,适用于具有中等溶解度体系的结晶。另外还包括其他结晶方法,如反应结晶法:该方法由于放热效应移去溶剂产生过饱和度。加压结晶法:该方法通过改变压力,降低溶解度来产生过饱和度。等电点结晶法:该方法通过控制 pH 值,降低溶解度来产生过饱和度。沉淀结晶法:该方法由于外加物质以降低溶解度产生过饱和度。沉淀结晶方法中又有盐析结晶、萃取结晶、乳化结晶、加合结晶不同的路线。盐析结晶的特点是往溶液中添加某些物质,它可较大程度地降低溶质在溶剂中的溶解度致使结晶。水析结晶也属于这个范畴,只要控制加水量,就可由与水共溶的有机溶剂中分离其中某种溶质。欲分离碳氢异构体或沸点相近的混合物时,还可考虑采用萃取结晶法。它的特点是往二元体系中加入第三组分来改变其固 - 液相平衡曲线,然后选用再结晶方案达到两个组分的分离[3]。

常见的十大工业结晶器主要包括:冷却结晶器、蒸发结晶器、导流筒结晶机(DTB 型蒸发结晶器)、OSLO 流化床型冷却结晶器、外循环型结晶器、真空式结晶器、真空冷却结晶器、转鼓结晶机、表面连续结晶器(套管结晶机)、卧式结晶机。

在医药工业中,由于口服固体制剂良好的普适性和便捷性,约有 70% 以上的化学药物是以这种形式应用于临床。由于这些化学药物"特殊"的最终用途,需要严格控制它们的纯度、结晶粒度及其分布、晶体形貌以及多晶型现象。所有这些特征都是由结晶过程控制的,是药物工业结晶所面临的重要挑战。很显然,对于保证人类健康的药品来说,其纯度的控制是非常重要的,这样可以减少有非治疗效果或有毒性的杂质侵入,保证药品的安全性。药物的粒度及粒度分布能显著地影响药物的体内溶解,这是因为通常小颗粒较大颗粒而言具有更好的溶解速率,因此对于那些在水溶液中具有疏水性和有限溶解度的药物,适宜的结晶粒度及粒度分布,能够保证药物具有良好的溶出速率与溶出度,从而确保药物在体内发挥疗效的血药浓度。晶体形貌是衡量药物结晶质量的另一重要指标,甚至还影响着晶体的物理性质,如机械强度、热膨胀等,是药物制剂工艺研究的重要内容。晶体形貌的变化,受内部结构和外部生长环境的控制,是其成分和内部结构的外在反映。不同的结晶体系,结晶环境决定了药物晶体的结晶机制,进而导致产生不同的形貌。通过结晶控制技术,可控制晶体生长过程和外形,这些重要调控参数包括溶剂、温度、过饱和度、搅拌强度、晶种以及 pH 值等,如溶液低饱和度、自然结晶、介稳区内加入晶种和较高结晶温度有利于粒径较大、结晶较为完整、分散性较好的产物。低温,高搅拌转速有利于获得形态较好的细小颗粒[5]。药物多晶型现象自上世纪50年代以来,受到了药学工作者的广泛关注。药物的多晶型是由于自身分子排列规律与堆积方式改变,或者是其他化学物质分子介入(如溶剂何物和共晶),导致化合物各种物理化学性质的改变,如溶解性、稳定性、生物活性等,进而影响药物的临床疗效。因此,寻找并制备一种临床疗效最佳的化学固体存在状态——优势药用晶型,是药物工业结晶所面对的重要课题[6]。

第二节 在线监控技术

随着现代工业结晶技术的发展,过程分析技术的提出,通过过程在线监测、过程分析与研究定量关键过程参数的影响,避免批间差异性,提高过程的稳定性,从而达到控制最终产品质量的目的。

过程分析技术(process analytical technology,PAT)起源于2001年7月美国制药科学顾问委员会(the Advisory Committee for Pharmaceutical Science,ACPS)的讨论。PAT作为药品生产过程的分析和控制系统,这一系统依据生产过程中的周期性检测、关键质量参数的控制情况、原料和中间产品及其生产过程的特性,以确保生产全过程完成以后能够获得可接受的成品质量[7]。

运用PAT制订一整套的设计、分析和控制原则,通过评定原料和生产过程中材料的质量,以保证产品的质量和生产过程的可靠性,提高工作效率[8]。具体来说就是运用物理、化学或生物的方法,得到被测对象的量化信息,通过自动控制手段和设备,依据生产过程中的周期性检测、关键质量参数的控制,使生产过程稳定、优化,以达到提高质量、节省资源、降低能耗的目的。在线PAT的潜在优势是可以自动实时检测过程参数,从而有效控制产品质量。产品质量是在进行产品设计时就决定了固有的和内在的特征,它是基于对原料和过程中物质和产品关键属性进行实时测量来控制的。这就将药物生产从质量源于检验(quality-by-testing,QbT)的理念转变为质量源于设计(quality-by-design,QbD)[9],根据这种理念上的改变,就要求药品质量监管的控制点要逐渐前移,从过去单纯依赖终产品检验,到对生产过程的控制,再到产品的设计和研究阶段的控制。简单讲,就是从源头上强化注册监管,确保药品质量和安全。

过程分析技术的提出与应用对于药物结晶过程的分析与控制提供了先进的科学研究手段。目前,应用比较成功的技术有气相色谱,质谱、核磁共振波谱、红外光谱(近红外和中红外光谱)、紫外-可见光谱、拉曼光谱、X射线衍射和X射线荧光光谱等技术,本章节将着重简介其中在药物工业结晶领域应用较为成熟的技术,主要包括在线红外、在线拉曼、在线X射线衍射、在线热载台偏光显微镜、在线太赫兹光谱、在线粒度及图像分析技术等[10]。

一、红外光谱

过程分析技术的红外光谱技术包括近红外光谱和中红外光谱。

近红外光谱是介于紫外-可见和中红外之间的电磁波。近红外区域实际上是不同分子中氢原子的化学光谱,频率范围约为 $4000 \sim 12\,500\mathrm{cm}^{-1}$,主要覆盖了由低能量分子振动引起的倍频及组合频,其中至少有一个X-H键振动。相对于它们来源的基频振动带,这些振动吸收显著较弱,但这些分子结构中邻近的X-H近红外吸收谱带频率和强度具有高灵敏度。

局部的电子环境对 X-H 的键力常数有很强烈的影响,并由此在近红外光谱中派生出非常大的信息量。在 NIRS 中,几乎只是涉及那些含氢原子的官能团:C—H、N—H 和 O—H,这些基团是响应它们中红外基频的合频或倍频,在 NIR 中产生有用强度的吸收带。因为振动的倍频和合频带的吸收非常弱,在采用 NIRS 的 PAT 应用绝大部分是对样品直接测量[11-12]。

中红外光谱正常工作频率范围是 $400\sim4000cm^{-1}$,反映了物质分子振动和转动的光谱信息,绝大多数有机化合物和无机离子的基频吸收带出现在该区域,与 NIR 区域相比,MIR 区域的吸收强信息相对丰富,基团分辨能力也较强,能区别结构极为接近的物质,这也是红外光谱长期以来主要用于物质分子结构解析的原因。在过去的几十年中,为克服中红外测量附件上的限制,开发了多种用于红外光谱的取样接口,可适用于样品的所有物理形式,以适应近线的生产控制或在线的过程检测监测应用[13-16]。

（一）应用

在药物工业生产中,红外光谱最早应用于在线或近线的原料药的定性与定量分析中。随着 PAT 的发展,红外光谱的应用已经扩展到原料药的水分、多晶型、光学活性、稳定性;药物制剂的溶出度、硬度、含量均匀度等的在线分析中[17-24]。衰减全反射傅里叶变换红外光谱（ATR-FTIR）是最近发展起来的一种在线红外测试技术,它克服了传统透射法测试的不足,简化了样品的制作和处理过程,极大地扩展了红外光谱的应用范围。

Schaefer 等[25]利用在线 NIR 光谱作为分析工具去控制原料药的工业结晶过程。Sarraguca 等[26]利用在线 NIR 技术建立对制剂中原料药和辅料含量进行定量分析的方法。Pollanen 等[27]用在线 ATR-IR 技术监测磺胺噻唑的结晶过程,并使用 DRIFT-IR 技术检测不同晶型含量,结果采用 PXRD 法进行了验证。Yu 等[28]利用 ATR-FTIR 技术监控对乙酰氨基酚反溶剂结晶过程,通过实时检测过饱和度的变化,来优化溶析剂的流加速率。Chen 等[29]利用 ATR-FTIR 技术分别在线监测单钠谷氨酸不加晶种和 L- 谷氨酸加入晶种的冷却结晶过程。Schöll 等[30]利用在线 ATR-FTIR 技术并结合其他分析技术,在线监控溶剂介导的 L-谷氨酸多晶型转化过程,为过程控制提供了有效的检测手段。

（二）优缺点

红外光谱技术已发展成为最重要的 PAT 技术之一。具有穿透力强、无需制样、不破坏样品、分析速度快、适于定量分析、可通过光纤进行远距离在线检测等优点。其不足之处在于对含电荷分布中心对称的键如 N≡N 等的化合物,由于其红外吸收较弱,因此不利于该过程的在线自动监控[31-32]。

二、拉曼光谱

拉曼光谱是基于入射光和被照射的化合物之间能量转移的非弹性散射过程。由于每个被照射化合物分子振动频率的相互作用,小部分入射光从其起始波长迁移至一个或多个不同波长。分子振动能级确定波长迁移的大小和不同迁移位移的数量。这相当于直接探测到分子键的状态和特性,这也是拉曼光谱对于化学鉴定、结构鉴定和其他定性分析工作非常有用的原因。在分子结构分析中拉曼光谱与红外光谱是相互补充的。例如电荷分布中心对称的键如 C—C、N≡N 等红外吸收很弱而拉曼散射却很强,因此一些红外光谱仪无法检测的结构信息在拉曼光谱仪上能很好地表现出来。

拉曼技术作为过程分析工具的吸引力主要来自三个方面。首先,该技术对于任意相态的几乎各类样品,提供了丰富的化学结构（分子指纹）信息。由于每个分子中化学键都有特定的振动能量，光子的拉曼散射可以用来区分分子中的有机或无机官能团。其次，样品几乎不需要制备，分析过程中不破坏样品。最后，生物物质中最丰富的分子——水，在拉曼光谱中不会干扰有机官能团。拉曼光谱被称为无损光学分析技术，其原理基于光子的非弹性散射。

拉曼光谱识别和定量分析多晶型物或不同的晶体形式的应用，在医药行业中出现了爆炸式的增长[33-39]。拉曼光谱具有独特的物理基础，是一种能反映分子特性、依靠激光激发、敏感而详细的分析工具，几乎可用于各种材料和成分分析。在过程分析技术领域是一种受欢迎的分析工具，即具有取样方便，又具有分子特异性的优点。拉曼光谱技术物理上基于光在不同频率的非弹性散射，描述为相对于单色入射频率的位移（拉曼位移）。收集由于光散射引起的不同的拉曼位移，作为分子指纹工具，拉曼光谱可以探测过程中物质的化学结构。该技术基于激光技术，正向在更短的时间内提供质量更好的信号方向发展。

（一）应用

"在线拉曼光谱"技术是在传统拉曼光谱技术中引入光纤 - 将探头和光谱仪的主体分开，用探针探测试样，依据拉曼信号强度与试样区域物质浓度关系，对所测定区域进行定量测定[40]，提高了应用的灵活性和可靠性。由于水分的拉曼散射很微弱，因此拉曼光谱是在线监测溶液结晶过程的理想工具。Tian 等[41]用拉曼技术在线监测丙酮 - 水体系中呋喃妥因单水合物两种晶型的结晶行为，结果显示，最终产物中亚稳态一水化合物的比例随水分分数的降低而增加，这表明随着水的活度降低，一水化合物的成核率增加。此外，两种一水合物晶型也受到溶剂中水分含量的影响，首先形成稳定的一水化合物（晶 II 型），而亚稳态一水化合物的成核则是在降低水过饱度水平之后发生的。这表明，丙酮 - 水溶液体系中，结晶类型和晶体堆积受到了水分的饱和活度的影响。Savolainen 等[42]使用原位拉曼光谱结合偏最小二乘算法监控以及量化溶解过程中吲哚美辛和卡马西平由无定型向晶态的转变，结果显示无定型态吲哚美辛的溶解度优于其晶态晶型（α 和 β 晶型），而无定型态卡马西平与溶解介质接触后即开始结晶，最终形成二水合物。拉曼光谱最适合于监测不同固态形式之间的转换动力学。Hu 等[43]证明了从实时拉曼数据中获得的多晶型转变图谱可以估计过渡温度，利用该方法获得的氟灭酸晶型转变温度值与文献报道值一致。Starbuck 等[44]利用原位拉曼光谱技术研究化合物 MK-A 不同晶型转化至晶 A 型（一种无水晶型）动力学过程，通过拉曼光谱提供的数据，结合热力学分析来调节过程参数，从而得到想要的产品晶型。O'Brien 等[45]利用傅里叶变换拉曼技术研究卡马西平晶型在不同温度下向晶 I 型转化动力学，结果可应用于原位和近线过程控制。拉曼光谱还可与其他多种技术联合进行在线检测。Seefeldt 等[46]应用热台偏光显微镜（HSPM）、热台拉曼显微镜（HSRM）、差热扫描仪（DSC）及 X 射线粉末衍射仪（PXRD）联合在线研究了卡马西平和烟碱由无定型态向共晶转化的结晶途径和动力学，该发现对于由无定型态介导的共晶物合成具有重要的研究意义。

此外，制药工业中，拉曼光谱还可应用于制剂包衣、溶解过程的监测以及主成分及杂质含量测定[47-49]。

（二）优缺点

拉曼光谱分析方法不需要对样品进行前处理，也没有样品的制备过程，避免了误差的产生，并且在分析过程中具有操作简便，测定时间短，灵敏度高等优点，常用于化合物的定性、定量分析。与红外光谱相比，拉曼光谱特别适合于研究水溶液体系，分辨率更高，且对于结构上的不同更敏感。尽管如此，拉曼光谱仍存在许多缺陷：不同振动峰重叠和拉曼散射强度容易受光学系统参数等因素的影响;荧光现象对傅里叶变换拉曼光谱分析的干扰;在进行傅里叶变换光谱分析时,常出现曲线的非线性问题;任何一种物质的引入都会对被测物体系带来某种程度的污染,引入误差,对分析的结果产生影响等。

三、粉末 X 射线衍射技术

粉末 X 射线衍射(PXRD)技术又称多晶 X 射线衍射技术,是进行微观结构与物相分析的权威方法之一。由于 X 射线具有电磁波的性质,当一束单色 X 射线入射到晶体时,由于晶体是由原子规则排列成的晶胞组成,这些规则排列的原子间距离与入射 X 射线波长有相同数量级,故由不同原子散射的 X 射线相互干涉,在某些特殊方向上产生强 X 射线衍射,衍射线在空间分布的方位和强度,与晶体结构密切相关。粉末 X 射线衍射技术适用于对晶态物质或非晶态物质的定性鉴别与定量分析。常用于固体物质的结晶度定性检查、多晶型种类、晶型纯度等分析[50]。

(一) 应用

粉末 X 射线衍射数据与晶体结构直接相关,因此可用 X 射线衍射直接、实时监测药物的结晶及晶型转变过程。如 Lukin 等[51]采用在线粉末 X 射线衍串联拉曼光谱分析方法,研究了烟酰胺与蒽类酸或水杨酸之间的机械化学共晶形成的选择性。Halasz 等[52]采用实时在线粉末 X 射线衍射技术,对基于机械研磨法的共晶形成过程进行研究,该法的应用可加快共晶制备进程和合成工艺的改进。Dematos 等[53]利用原位能量色散 X 射线衍射技术对吡拉西坦的晶型转换进行研究,结果显示溶剂系统对晶型的转化速率和转变温度存在较大的影响。Du 等[54]开展了溶剂对普拉格雷盐酸盐多晶型形成和成核的影响研究,采用原位拉曼光谱、红外光谱和粉末 X 射线衍射对两种无溶剂晶型和五种溶剂合物进行了表征,结果表明药物晶型的形成主要依赖于溶剂的氢键供体能力。Davis 等[55]利用在线 X 射线粉末衍射,在原位监测了氟芬酸的亚稳态晶型的转变过程,所得到的数据用于测试过程诱导转换速率模型,该模型允许通过调整造粒时间来控制湿造粒过程中晶型转变的范围和发生几率。

(二) 优缺点

X 射线衍射技术在线监测药物结晶过程具有以下优点:①测量时不会破坏试样,即对样品无损;②实验技术及数据分析方法已经比较成熟,便于快速反馈反应系统进行过程控制[56];③测定结果可靠性高。但 XRD 技术不能获得有关溶液浓度及晶体粒度分布方面的信息是其主要的不足之处,此外应用 XRD 时,必须考虑安全防护问题。

四、热载台偏光显微镜

热台偏光显微镜(hot-stage polarizing microscope,HSPM)是在偏光显微镜的基础上加装了热台。热台偏光显微镜同时具有热分析和光学分析两大功能,可通过加载的摄录装置,实时监测晶体的相变、熔融、分解、重结晶等热力学动态过程,以及对晶体光学性质的研究,在药物晶型鉴别方面发挥着重要的作用[57]。

(一) 应用

热台偏光显微镜不仅能得到药物晶体形貌方面的信息,也能给出药物晶体熔化或转晶的温度信息,在过程分析中,通常与其他技术联用以获得更为丰富的实时监测信息。Djokić 等[58]利用 HSPM 结合 DSC,ATR-FTIR,研究螺旋喷气研磨过程对药物多晶型的物理化学特性的影响,结果表明应用实验设计方法能够预测材料的性能,有助于更好的了解研磨过程中物料行为。Upadhyay 等[59]采用熔体造粒技术制备了盐酸二甲双胍缓释颗粒,并采用 HSPM,PXRD 和 DSC 测定并发现了制备颗粒结晶度的显著降低,证明了甘油酯熔体可以作为高水溶性药物的有效载体。Mirza 等[60]研究了红霉素(EM)二水合物与聚乙二醇 6000(PEG 6000)固体分散体熔融时发生的物理现象,联合应用变温 X 射线粉末衍射、DSC 和 HSPM 在线监测红霉素脱溶剂与晶型转变过程,结果发现 PEG6000 不存在时仅观察到了红霉素二水合物的失水转变,而有聚合物参与的热熔过程则使药物经历了多重相变,即从 EM 二水合物到 EM 脱水物再到 EM 无水物,这一现象的发生是由于 PEG6000 对 EM 无水物晶型具有促进成核和晶体生长的作用。

(二) 优缺点

热台偏光显微镜是一种"所见即所得"的在线监测分析技术,样品用量少,可以直观的理解与分析其他检测技术获得的检测结果,且随着计算机软硬件技术以及显微镜、在线摄录设备的快速发展,HSPM 将成为更为精细的监测工具。但热台加热具有一定范围限制,约为 $-200\sim400$℃,且多数为开放的测温体系,使得温度测定结果与 DSC 结果存在一定的偏差。

五、太赫兹光谱

太赫兹(terahertz,THz)光谱,通常指的是频率在 $0.1\sim10$THz(波长在 3mm~30μm)之间的电磁波,该波段在微波和红外之间,属于远红外和亚毫米波范畴。由于太赫兹波在电磁波谱上所处的特殊位置,使其具有频率高、带宽宽、波束窄,高穿透性、瞬态性、宽带性、相干性和指纹谱性等特点,使得太赫兹技术在很多方面可以成为傅里叶变换红外光谱技术和 X 射线技术的互补技术。由于每种分子都有特定的振动和转动能级,通常分子内的化学键的振动或转动吸收频率主要在普通的红外波段,但对于分子间的弱相互作用,大分子骨架振动,偶极子的旋转和振动跃迁以及晶体中晶格的低频振动吸收都在 THz 波段[61],因此在太赫兹波段存在特征吸收峰,可用于物质识别和结构表征。太赫兹时域光谱技术(terahertz time domain spectroscopy,THz-TDS)是基于宽波段太赫兹脉冲,发展起来的最新的太赫兹技术,可同时获得太赫兹波形的幅度和相位信息,它利用有机分子结构及相关环境信息在 THz 波段内表现为不同吸收峰的位置或吸收峰强度的光谱特征,对化合物的结构、构型及晶型等进行鉴别[62]。THz 成像技术是利用 THz 射线照射被测物,通过物品的透射或反射获得样品的信息,进而成像。利用所获得的 THz 电磁波强度和相位的二维信息,THz 成像技术不仅可以得到样品的表面特征,而且可以对样品的内部结构、物质组成和其空间分布进行探测,实现功能性成像[63]。

(一) 应用

THz 光谱的无损检测及扫描成像的技术特点,使得该技术极其适于进行在线过程分析与监控,在药物活性成分的检测、异构体的区分、药物多晶型的鉴别以及混合物的定性与定量分析等方面得到了应用。Lin 等[64]利用太赫兹脉冲成像和光学相干断层摄影技术,解决了在薄膜涂层操作过程中原位快速测量单个制药片的涂层厚度问题,这两种技术都是直接的结构成像技术不需要多变量校准。Liu 等[65]使用了 THz-TDS 技术开展了咖啡因、茶碱、d-葡萄糖和氨苄西林等水合物的研究,发现其水合物形式由于分子间振动模式及氢键结合方式的不同,表现出不同的 THz 吸收光谱。同时还记录了咖啡因水合物的温度依赖性 THz 光谱,证明了 THz-TDS 可以用来监测药物水合物的脱水过程,可用于制药生产和质量控制过程分析。药物多晶型的转变过程,是药物分子晶格结构的改变,伴随着相互作用力的变化,从而使药物不同晶型具有不同的太赫兹谱。硫代巴比妥酸是目前多晶型种类较丰富的一类固体药物,张琪等[66]利用 THz-TDS 技术对其晶型 I-Ⅳ和水合晶型进行表征分析,得到明显不同的太赫兹光谱,表明 THz 光谱技术能够用作该药物多晶型鉴别的直接证据,并在药物合成、生产及存储过程中发挥作用。太赫兹光谱还可对药物结晶过程中浓度(折射率)改变、药剂厚度、储存过程中的水分含量以及均一性进行实时监测与分析,从而改进药品生产过程的控制[67]。

(二)优缺点

太赫兹技术被誉为“改变未来世界的十大技术”之一,THz-TDS 和 THz 成像是该技术在实际应用中的重要方法和手段,具有良好的透视性、安全性、波谱分辨,以及对样品无损检测的技术优势。然而该技术仍存在一些缺陷,如太赫兹辐射无法穿透导体;由于极性液体中分子的转动和整体振动对太赫兹波有强烈的吸收,导致太赫兹辐射在极性液体(如水)中穿透率非常低,导致在水溶液体系药物分析方面的应用受到限制;由于晶体的声子振荡能级位于太赫兹波段,因此它们对于太赫兹波在某些特定的波段存在强烈的共振吸收。此外,运用太赫兹成像技术进行无损检测,还需要满足以下两个条件:媒质对载波的损耗率必须较低,这样载波才能透过媒质看到内部结构;媒质对载波必须有一定的损耗,这样才能有足够的对比度[68-69]。目前,太赫兹技术正处于技术发展的机遇期与转折点,需要不断克服瓶颈技术问题,在生物医药等领域发挥更为重要的作用。

六、在线粒度监测技术 FBRM 和粒子成像技术 PVM

聚焦光束反射测量技术(focused beam reflectance measurement,FBRM)是一种对结晶过程晶体颗粒变化动力学数据信息(颗粒数目、粒径分布等)进行量化检测的工具,能在原位条件下迅速灵敏地在线追踪颗粒及颗粒结构的变化程度和变化速率,可实时报告对于颗粒粒径和粒数敏感的高度精确的弦长分布。近年来,经过不断研究与完善,FBRM 技术已可在全工艺浓度下对颗粒体系进行实时测量,确保在高浓度及不透明的溶液体系下,依然能够对颗粒粒径和相对颗粒数进行高重复性和重现性的测量。FBRM 与其他粒径分析技术不同,该技术的测量方式不假设颗粒的形状,没有多余的复杂数学模型假设,而是通过基本测量直接追踪颗粒体系的变化,避免了在测量过程中引入重大的误差。颗粒录影显微镜技术(particle video microscope,PVM)使得结晶过程的颗粒信息由数据可“测”过渡到过程可“见”,PVM 直接将探头式的高分辨率显微镜浸入结晶溶液,实时原位获取结晶粒、颗粒图像信息,可作为 FBRM 的补充,加深对结晶过程的理解。FBRM 结合 PVM 技术在结晶过程研究领域得到广泛的应用,如结晶成核的检测与判断,结晶过程可能发生的晶体生长、晶型转变、颗粒溶解、团聚及破碎现象的监测等[70-75]。

(一)应用

FBRM 是一种非破坏性的技术,它利用激光反向散射光通过测量它们的弦长度分布来测量分散系统中的粒子,结合 PVM 技术,在过程控制研究中,可以获得非常有价值的信息。

Dang 等[76]利用 FBRM 和 PVM 技术监测甘氨酸 β 晶型到 α 晶型的转化过程,研究溶剂组成和温度对甘氨酸不同晶型转化的影响。Liu 等[77]利用近红外光谱结合 FBRM 和 PVM 技术检测野黄芩素钠的反溶剂结晶过程,并获得了结晶器内样品的结晶形貌与粒度。Liu 等[78]使用原位 FBRM 和 PVM 技术系统地研究了卡马西平晶Ⅲ型到卡马西平二水合物的转变过程中搅拌速率、温度、初始晶体大小、溶剂组成和晶种的影响,结果表明搅拌速度的增加可以加快转变;较高的温度或更大的初始晶体尺寸则大大延长了转变时间;种晶可缩短转换时间;添加乙醇诱导成核加速了转变过程。

　　值得说明的是,天津大学国家工业结晶工程技术研究中心在联用 FBRM 与 PVM 对多种抗生素结晶过程研究中,取得了诸多成绩,指导了多个结晶过程的放大与产业化工作。如王冠[79]利用在线 Raman 及 PVM 对头孢呋辛酸的晶型 I 与晶型 II 的溶液介导转晶过程进行了监测,并对其转晶机理进行了分析,确定出不同温度下的转晶动力学规律及 JMA 模型的相关参数,并分别考察了溶剂配比、固体悬浮量和搅拌速率对于转晶过程的影响。苏敏等[80]则利用 FBRM 和 PVM 对 6-APA 变体积双流加结晶过程进行了初步研究和探索。张海涛[81]借助 FBRM、PVM、粒度分析仪、扫描电镜(SEM)及显微镜实时观测等手段对头孢噻肟钠溶析结晶过程中的成核、生长及二次过程进行了分析。谌怡[82]用 FBRM 研究了克林霉素磷酸酯结晶过程,实时观测多种手段对冷却结晶过程中的成核、生长过程和 Ostwald 熟化、晶型转变、聚结、磨损等的影响。武洁花等[83]用在线红外反应器、FBRM 和 PVM 对头孢唑林钠在水中的溶解过程进行了表征,并监测了仅晶型头孢唑林钠向无定型转化过程,揭示了头孢唑林钠晶型转换的主要影响因素。王永莉等[84]通过 FBRM 和 PVM 考察了头孢哌酮钠晶体的聚结和破碎过程。王占忠[85]借助 FBRM、PVM、粒度分析仪、扫描电子显微镜(SEM)及电子显微镜等手段对红霉素溶析结晶过程中的成核、生长及二次过程进行了分析。

(二) 优缺点

　　FBRM 结合 PVM 技术的优点在于其探头式技术无需取样与制样即可实现在线拍照颗粒形貌,计算颗粒的粒径分布;在原位工艺条件下追踪颗粒的变化程度与变化速率,运用在线数据理解和优化动态过程;可在小规模内确定结晶问题,优化晶种的方式以及表征和监控多晶型的转变,保证从实验室到生产的工艺稳定性等。该技术不足之处在于其是一种介入技术,会影响结晶过程,并且对于某些固液混合程度不佳或者黏稠、固体含量较高的体系的检测与分析会产生较大的偏差。

　　FDA 倡导的 PAT 是以实时监测原材料、中间体和过程的关键质量和性能特征为手段建立起来的一种设计、分析和控制生产的体系,为制药企业提供了法规框架。在工业结晶中,PAT 技术的应用不仅有助于快速准确的得到结晶过程的热力学和动力学等基础数据,还有助于对结晶过程机理的进一步理解,获得科学合理地控制药物优势晶型原料药结晶工艺,从而保证科学的药物研发、生产和质量控制,实现药品质量源于设计(QbD)的目标。

　　然而,PAT 技术目前还存在着诸多问题,如 PAT 技术毕竟是一种二次分析技术,应用前需要以传统分析技术为基础建立科学的校正模型,且需要对校正模型进行严格的验证或确认,方可投入实际使用;PAT 仪器在运行过程中还需要根据样品变异情况对校正模型进行维护和重新验证,才能确保检测结果的可靠性;PAT 的使用要求企业的生产员工有相应较高的素质,特别是对工艺有较好的理解,对仪器较熟悉;PAT 工具投入需要较高的成本等[86],PAT 在制药企业完全实现还需要一个较长的过程。

　　人类健康是社会发展永恒的主题,固体医药产品快速发展的今天,对于药物优势晶型的筛查、药物构效关系的要求以及生化药物稳态结晶的技术难题,都对工业结晶技术提出了更为严峻与苛刻的挑战,也是工业结晶技术发展新的推动力。可以预见,工业结晶作为跨世纪发展的化工技术,必将成为推动我国医药研究领域高新技术发展的基础手段。

(杨德智　邢逞　龚宁波　吕扬)

参考文献

1. 李安军.工业结晶影响因素及工程实践中应注意的问题分析.现代化工,2010,(s2):328-330.

2. 王静康.工业结晶技术前沿.现代化工,1996(10):19-22.

3. 王静康.工业结晶科学与技术进展.中国工程院第五次院士大会.2000.

4. 王静康.现代工业结晶技术发展前景.中国工业结晶科学与技术研讨会.2012.

5. 张荣,陈静.结晶控制技术对晶体形貌的影响.广州化工,2011(3):30-31.

6. 吕扬,杜冠华.晶型药物.2009.

7. 许华玉,张志芬,王平.生产过程分析技术中所提倡使用的快速微生物检查法的作用.中国药品标准,2005,6(3):79-82.

8. Gnoth S,Jenzsch M,Simutis R,et al. Process analytical technology(PAT):Batch-to-batch reproducjbility of fermentation processes by robust process operational design and control. J Biotechnol,2007,132(2):180-186.

9. Yu Z Q,Chew J W,Chow P S,et al.Recent advances in crystallization control-An industrial perspective. Chem Eng Res Des,2007,85(A7):893-905.

10. 刘胜,侯静美,龚俊波.在线过程分析技术在抗生素等药物结晶中的应用.中国抗生素杂志,2010,35(11):801-808.

11. W.F. McClure.Near-infrared instrumentation,in Near-Infrared Technology in the Agricultural and Food Industries,2nd edn,P. Williams and K. Norris(eds),2nd American Association of Cereal Chemists,Inc.,St Paul,MN,2001.

12. D. A. Burns,E. W. Ciurczak(eds). Handbook of Near-Infrared Analysis,2nd edn,Marcel Dekker,New York,2001.

13. J.P. Coates,P.H. Shelley.Infrared Spectroscopy in Process Analysis,' in *Encyclopedia of analytical chemistry*,Ed. R.A. Meyers. John Wiley & Sons,Ltd.,Chichester UK,2006:8217-8240.

14. N.B. Colthrup,L.H. Daly,S.E. Wiberley. Introduction to Infrared and Raman Spectroscopy. Academic Press,San Diego,1990.

15. D. Lin-Vien,N.B. Colthrup,W.G. Fateley,et al. Infrared and Raman Characteristic Group Frequencies of Organic Molecules. Academic Press,San Diego,1991.

16. J.P. Coates. A practical approach to the interpretation of infrared spectra,in Encyclopedia of Analytical Chemistry,R.A. Meyears(ed.),John Wiley & Sons,Ltd.,Chichester UK,2000:10815-10837.

17. Rosa S.S.,Barata P. A.,Martins J.M.,et a1. Near-infrared reflectance spectroscopy a process analytical technology tool in Ginkgo biloba extract qualification. *J Pharm Biomed Anal*,2008,47(2):320-327.

18. Cogdill R.P.,Anderson C.A.,Drennen J.K. .Using NIR spectroscopy as an integrated PAT tool. Spectroscopy,2000,19(12):100-109.

19. Blanco M.,Alcala M.,Gonzalez J.M.,et al. A process analytical technology approach based on near infrared spectroscopy:Tablet hardness,content uniformity,and dissolution test measurements of intact tablets. *J Pharm Sci*,2006,95(10):2137-2144.

20. Zhang-Plasket F.,Duda R.J.,Childers J.H.,et a1. Process analytical technology(PAT):Broad applications of in situ real-time FT-IR in chemical process research. Abstracts Papers Am Chem Soc,2004,228:U85-U86.

21. Shah R.B.,Tawakkul M.A.,Khan M. A..Process analytical technology:Chemometric analysis of Raman and near infrared spectroscopic data for predicting physical properties of extended release matrix tablets. *J Pharm Sci*,2007,96(5):1356-1365.

22. Mafalda Cruz Sarraguc,Joao Almeida Lopes. Quality control of pharmaceuticals with NIR:From lab to process line. *Vibr Spec*,2009,49(2):204-210.

23. Zidan A.S., Habib M.J., Khan M.A. Process analytical technology: Nondestructive evaluation of cyclosporine A and phospholipid solid dispersions by near infrared spectroscopy and imaging. *J Pharm Sci*, 2008, 97(8): 3388-3399.

24. El-Hagrasy A.S., Delgado-Lopez M., Drennen J.K. A process analytical technology approach to near-infrared process control of pharmaceutical powder blending: Part Ⅱ: Qualitative near-infrared models for prediction of blend homogeneity. *J Pharm Sci*, 2006, 95(2): 407-421.

25. Schaefer C., Lecomte C., Clicq D., et al. On-line near infrared spectroscopy as a Process Analytical Technology (PAT) tool to control an industrial seeded API crystallization. Journal of Pharmaceutical & Biomedical Analysis, 2013, 83(5): 194-201.

26. Sarraguça M.C., Lopes J.A.. Quality control of pharmaceuticals with NIR: From lab to process line. Vibrational Spectroscopy, 2009, 49(2): 204-210.

27. Pollanen K., Hakkinen A., Reinikainen S.P., et al. IR spectroscopy together with multivariate data analysis as a process analytical tool for in-line monitoring of crystallization process and solid-state analysis of crystalline product. J Pharm Biomed Anal, 2005, 38(2): 275-284.

28. Yu Q.Z., Chou P.S., Tan R.B.H.. Application of attenuated total reflectance-fourier transform infrared technique in the monitoring and control of anti-solvent crystallization. Ind Eng Chem Res, 2006, 45(1): 439-444.

29. Chen Z.P., Morris J., Borissova A., et al. On-line monitoring of batch cooling crystallization of organic compounds using ATR-FTIR spectroscopy coupled with an advanced calibration method. Chemometr Intell Lab Syst, 2009, 96(1): 49-58.

30. Scholl J., Bonalumi D., Lars Vicum, et al. In situ monitoring and modeling of the solvent-mediated polymorphic transformation of L-glutamic acid. Cryst Grow Des, 2006, 6(4): 881-891.

31. 刘明杰, 王钊, 孙素琴. 傅里叶变换红外光谱法在药学研究中应用的最新进展. 药物分析杂志, 2001(5): 373-377.

32. Sulub Y., LoBrutto R., Vivilecchia R., et al. Content uniformity determination of pharmaceutical tablets using five near-infrared reflectance spectrometers: A process analytical technology (PAT) approach using robust multivariate calibration transfer algorithms. Aanal Chim Acta, 2008, 611(2): 143-150.

33. Saal C. Quantification of polymorphic forms by Raman spectroscopy. Am Pharm Rev, 2006(9): 76-81.

34. Threlfall T.L., Chalmers J.M. Vibrational spectroscopy of solid-state forms-introduction, principles and overview, in Applications of Vibrational Spectroscopy in Pharmaceutical Research and Development, Pivonka, D.E., Chalmers, J.M., Griffiths P.R. (Eds), Willey-Interscience, New York, 2007.

35. Igo D.H., Chen P.. Vibrational spectroscopy of solid-state forms-applications and examples, in Applications of Vibrational Spectroscopy in Pharmaceutical Research and Development, Pivonka, D.E., Chalmers, J.M., Griffiths P.R. (Eds), Willey-Interscience, New York, 2007.

36. Zhou G., Guenard R., Ge Z. Infrared and Raman spectroscopy for process development, in Applications of Vibrational Spectroscopy in Pharmaceutical Research and Development, Pivonka, D.E., Chalmers, J.M., Griffiths P.R. (Eds), Willey-Interscience, New York, 2007.

37. Laplant F., Paepe De A., Raman spectroscopy for identifying polymorphs, in Pharmaceutical Applications of Raman Spectroscopy, Sasic S. (Ed), Technology for the Pharmaceutical Industry Series, John Wiley & Sons, Ltd, Hoboken, 2008.

38. Chalmers J.M., Dent G. Vibrational spectroscopic methods in pharmaceutical solid-state characterization, polymorphism, 2006, 9(3): 1-15.

39. Févotte G. In Situ Raman Spectroscopy for In-Line Control of Pharmaceutical Crystallization and Solids Elaboration Processes: A Review. Chemical Engineering Research & Design, 2007, 85(7): 906-920.

40. Hausman D.S., Cambron R.T., Sakr A. Application of on-line Raman spectroscopy for characterizing relationships between drug hydration state and tablet physical stability. Intern J Pharm, 2005, 99: 19-33.

41. Tian F., Qu H., Louhi-Kultanen M, et al. Mechanistic insight into the evaporative crystallization of two polymorphs of nitrofurantoin monohydrate. J Cryst Growth, 2009, 311 (8): 2580-2589.

42. Savolainen M, Kogermann K, Heinz A, et al. Better understanding of dissolution behaviour of amorphous drugs by in situ solid-state analysis using Raman spectroscopy. European Journal of Pharmaceutics & Biopharmaceutics, 2009, 71 (1): 71-79.

43. Hu Y., Wikstrom H., Byrn S.R., el al. Estimation of the transition temperature for an enantiotropic polymorphic system from the transformation kinetics monitored using Raman spectroscopy. J Pharm Biomed Anal, 2007, 45 (4): 546-551.

44. Starbuck C., Spartalis A., Wai L., el al. Process optimization of a complex pharmaceutical polymorphic system via in situ raman spectroscopy. Cryst Growth Des, 2002, 2 (5): 515-522.

45. O' Brien L.E., Timmins P., Williams A.C.. Use of in situ FT-Raman spectroscopy to study the transformation of carbamazepine polymorphs. J Pharm Biochem Anal, 2004, 36 (2): 335-340.

46. Seefeldt K., Miller J., Alvarez-nunez F., et al. Crystallization pathways and kinetics of carbamazepine-nicotinamide cocrystals from the amorphous state by in situ thermomicroscopy, spectroscopy and calorimetry studies. J Pharm Sci, 2007, 96 (5): 1147-1158.

47. Kim J, Lim Y I, Han J, et al. At-Line Raman Spectroscopy Determination of Tablet Mass Gains during the Tablet Coating Process: At-Line Raman Spectroscopy Determination of Tablet Mass Gains. Bulletin-Korean Chemical Society, 2018, 39 (6).

48. Subaihi A, Trivedi D K, Hollywood K A, et al. Quantitative on-line liquid chromatography-surface-enhanced Raman scattering (LC-SERS) of methotrexate and its major metabolites. Analytical Chemistry, 2017, 89 (12).

49. Wan B., Zordan C.A., Lu X., et al. In-line ATR-UV and Raman Spectroscopy for Monitoring API Dissolution Process During Liquid-Filled Soft-Gelatin Capsule Manufacturing. Aaps Pharmscitech, 2016, 17 (5): 1173-1181.

50. 国家药典委员会. 中国药典分析检测技术指南. 中国医药科技出版社, 2017, 142-158.

51. Lukin S, Lončarić I, Tireli M, et al. Experimental and Theoretical Study of Selectivity in Mechanochemical Cocrystallization of Nicotinamide with Anthranilic and Salicylic Acid [J]. Crystal Growth & Design, 2018, 18 (3).

52. Halasz I, Puškarić A, Kimber S A J, et al. Inside Back Cover: Real-Time In Situ Powder X-ray Diffraction Monitoring of Mechanochemical Synthesis of Pharmaceutical Cocrystals (Angew. Chem. Int. Ed. 44/2013). Angewandte Chemie International Edition, 2013, 52 (44): 11538-41.

53. Dematos L.L., Williams A.C., Booth S.W., et al. Solvent influences on metastable polymorph lifetimes: real-time interconversions using energy dispersive X-ray diffractometry. Journal of Pharmaceutical Sciences, 2010, 96 (5): 1069-1078.

54. Du W, Yin Q, Gong J, et al. Effects of Solvent on Polymorph Formation and Nucleation of Prasugrel Hydrochloride [J]. Crystal Growth & Design, 2014, 14 (9): 4519-4525.

55. Davis T.D., Morris K.R., Huang H., et al. In situ monitoring of wet granulation using online X-ray powder diffraction. Pharm Res, 2003, 20 (11): 1851-1857.

56. 杨传铮, 汪保国, 张建. 二维X射线衍射及其应用进展. 物理学进展, 2007, 27 (1): 69-91.

57. 徐维盛, 周浩辉, 吕扬. 热载台显微分析技术在晶型研究中的应用. 中国晶型药物研发技术研讨会. 2010.

58. Djokić M, Djuriš J, Solomun L, et al. The influence of spiral jet-milling on the physicochemical properties of carbamazepine form III crystals: Quality by design approach. Chemical Engineering Research & Design, 2014, 92 (3): 500-508.

59. Upadhyay P, Pandit J K. Dissolution, HSPM, PXRD, DSC studies on gastro retentive multi-particulates of metformin hydrochloride for the treatment of diabetes using gelucire. Latin American Journal of Pharmacy,

2011,30(9):1675-1681.

60. Mirza S.,Heinamaki J.,Miroshnyk I.,et al. Understanding processing-induced phase transformations in erythromycin-PEG 6000 solid dispersions. J Pharm Sci,2006,95(8):1723-1732.

61. 姚建铨.太赫兹技术及其应用[J].重庆邮电大学学报(自然科学版),2010,22(6):703-707.

62. 范少杰.太赫兹技术概述及其应用.电光系统,2008(2):62-64.

63. Zeitler J A,Taday P F,Newnham D A,Pepper M,Gordon K C,Rades T. J. Pharm. Pharmacol.,2007,59(2):209-223.

64. Lin H.,Dong Y.,Mark D.,et al. Measurement of the Intertablet Coating Uniformity of a Pharmaceutical Pan Coating Process With Combined Terahertz and Optical Coherence Tomography In-Line Sensing. Journal of Pharmaceutical Sciences,2017,106,1075-1084.

65. Liu H.B.,Chen Y.,Zhang X.C. Characterization of anhydrous and hydrated pharmaceutical materials with THz time-domain spectroscopy. Journal of Pharmaceutical Sciences,2007,96(4):927-934.

66. 张琪,方虹霞,张慧丽,等.硫代巴比妥酸多晶型的太赫兹光谱和DFT理论分析[J].光谱学与光谱分析,2017,37(12):3677-3682.

67. Korasa K,Vrečer F. Overview of PAT process analysers applicable in monitoring of film coating unit operations for manufacturing of solid oral dosage forms. European Journal of Pharmaceutical Sciences Official Journal of the European Federation for Pharmaceutical Sciences,2018,111,278-292.

68. 王凤霞,张卓勇,张存林.太赫兹时域光谱技术在化学领域中应用的新进展.分析化学,2006,34(4):576-581.

69. 刘晓鸿,赵红卫,刘桂锋,等.太赫兹技术在药物化学研究领域中的应用.化学进展,2010,22(11):2191-2198.

70. Zhang D,Liu L,Xu S,et al. Optimization of cooling strategy and seeding by FBRM analysis of batch crystallization. Journal of Crystal Growth,2018,486.

71. Dave K,Luner P E,Forness C,et al. Feasibility of Focused Beam Reflectance Measurement(FBRM)for Analysis of Pharmaceutical Suspensions in Preclinical Development. Aaps Pharmscitech,2017,19(1):1-11.

72. 龚俊波,李斯,陈明洋,等.氯吡格雷硫酸氢盐的溶析结晶过程研究.中国医药工业杂志,2018,49(5),677-683.

73. Hartwig A,Hass R. Monitoring lactose crystallization at industrially relevant concentrations by Photon Density Wave spectroscopy. Chemical Engineering & Technology,2018,41(6).

74. 王娜,陶晓龙,史欢欢,等.过程分析技术在晶体多晶型研究中的应用[J].化学工业与工程,2017,34(2):1-9.

75. Zhao H,Xie C,Xu Z,et al. Solution Crystallization of Vanillin in the Presence of a Liquid-Liquid Phase Separation. Industrial & Engineering Chemistry Research,2014,51(51):14646.

76. Dang L,Yang H,Black S,et al. The Effect of Temperature and Solvent Composition on Transformation of β-to α-Glycine As Monitored in Situ by FBRM and PVM. Organic Process Research & Development,2009,13(6):1074-1079.

77. Liu X,Sun D,Wang F,et al. Monitoring of antisolvent crystallization of sodium scutellarein by combined FBRM-PVM-NIR. Journal of Pharmaceutical Sciences,2011,100(6):2452-2459.

78. Liu W,Wei H,Black S. An Investigation of the Transformation of Carbamazepine from Anhydrate to Hydrate Using in Situ FBRM and PVM. Organic Process Research & Development,2009,13(3):494-500.

79. 王冠.头孢呋辛酸多晶型及其结晶过程研究[D].天津大学,2015.

80. 苏敏.直通法生产6-APA系统过程研究[D].天津大学,2009.

81. 王永莉.头孢哌酮钠间歇结晶过程优化研究[D].天津大学,2009.

82. 张海涛. 头孢噻肟钠结晶技术研究[D]. 天津大学, 2008.

83. 谌怡. 克林霉素磷酸酯结晶过程研究[D]. 天津大学, 2008.

84. 武洁花. 头孢唑林钠结晶过程研究[D]. 天津大学, 2008.

85. 王占忠. 红霉素结晶过程研究[D]. 天津大学, 2007.

86. 荣晓阳, 梁毅. 浅谈 PAT 在 GMP 管理中的应用. 机电信息, 2010(5): 24-26.

第十三章

晶型药物的生物利用度

药物的生物利用度（bioavailability）是指在机体接受一定量的药物后，能够吸收进入体内发挥作用的药物量。评价药物生物利用度，可以了解药物作用的规律和特点，因此药物生物利用度是评价药物、尤其是固体口服制剂药物的重要指标。由于晶型药物的研究主要属于固体口服制剂范围，所以，评价晶型药物的生物利用度是研究晶型药物的重要内容。

与晶型药物的生物利用度直接相关的过程是药物吸收，药物吸收的速度和程度决定了药物的生物利用度，因此，研究晶型药物的生物利用度，必然要研究药物的吸收机制和吸收过程。

药物吸收（drug absorption）指的是药物从给药部位进入血液的早期分布过程。药物吸收与给药途径有关。目前常用的给药途径包括：注射给药（静脉注射、肌内注射、皮下注射、椎管内注射）、口服给药、直肠给药、舌下给药、黏膜给药、吸入给药等。血管内给药（动脉给药或静脉给药）时，药物直接入血，没有吸收步骤，而对于非血管给药的情况下，药物需要通过吸收过程进入到血液才能分布到作用部位，发挥药效作用。

一般认为，药物的晶型状态仅仅影响物质的溶解度，因此对体内过程的影响也是由于溶解度的变化导致的结果。实际上，这仅仅是对一般现象的认识，药物不同晶型对药物吸收和代谢以及药物作用的影响机制，至今尚有许多问题没有科学的解释，阐明晶型药物对药物体内过程的影响，还需要大量的研究工作。

本章重点讨论晶型药物的吸收及其生物利用度的相关内容，包括药物的给药方式、药物的吸收以及影响晶型药物生物利用度的因素。为了便于理解晶型药物的吸收和生物利用度，对药物的一般给药途径和药物代谢过程作简要论述。

第一节　药物的生物利用度

生物利用度是指从药品中吸收的活性成分或活性组分到达作用部位的速度和程度。但是，测定作用部位的药物浓度并不总是可行的，因此，口服生物利用度常用体循环中的药物浓度表示。

一、药物的生物利用度

计算一种药物的生物利用度，对于了解药物在体内的作用、确定给药剂量具有重要的意义。计算药物生物利用度的技术方法有多种,但由于药物进入体内的过程受到多种因素影响,准确评价药物生物利用度仍然是一件艰难的事情。

通常认为,药物被吸收进入血液就可发挥其药理作用,因此,药物生物利用度就是指给予药物以后被吸收进入血液循环的药物量与最初给予的药物量之比。吸收越多,生物利用度越高,反之,吸收进入血液循环的药物量越少,其生物利用度就越小。对于静脉注射的药物,其生物利用度为100%,因为这些药物全部进入了血液循环。而对于口服或其他途径给予的药物,由于药物不一定全部吸收,其生物利用度一般小于1。

评价药物的生物利用度具有重要的临床意义,因此,研究人员设计了多种评价药物生物利用度的方法,常用的方法如下:

生物利用度可用以下公式计算:

$$生物利用度 = A/D \times 100\%$$

式中,A 为机体吸收的药物总量,D 为用药剂量。

在上述公式中,药物的实用剂量是可以准确获得的数据,是已知的量,但是,对于机体吸收药物的量的计算则存在极大的困难,因此,根据计算机体吸收药物剂量的不同,也就出现了多种计算药物生物利用度的方法。常用的方法是通过检测血药浓度,计算血药浓度 - 时间曲线下面积(AUC),来计算药物非静脉给药时的生物利用度。AUC 是计算药物生物利用度重要数据,这种计算方法是以 AUC 表示药物在体内的总吸收量。

药物的生物利用度可分为绝对生物利用度和相对生物利用度。

二、药物的绝对生物利用度

绝对生物利用度是将等剂量血管外给药的 AUC 与静脉注射给药的 AUC 进行比较,等于生物可利用的药物剂量分数 F。由于在计算中参照的静脉注射的药物剂量,而静脉注射的药物剂量被认为是 100% 吸收,因此这种方法计算的生物利用度即绝对生物利用度。绝对生物利用度的计算方法有多种,常用的是根据血药浓度的计算方法和根据尿液药物排泄量的计算方法。

1. 根据血药浓度计算绝对生物利用度的方法　根据血药浓度计算生物利用的方法如下式所示,应用的数据实际上是应用了 AUC 来计算:

$$绝对生物利用度(F) = \frac{AUC_{血管外给药}}{AUC_{静注给药}} \times 100\%$$

上述公式仅适用于计算静脉给药剂量和血管外给药剂量相同时的绝对生物利用度,当给药剂量不同时,绝对生物利用度的计算公式需要计算相同的单位给药剂量,计算公式表示为:

$$绝对生物利用度(F) = \frac{AUC_{血管外给药}/给药剂量_{血管外给药}}{AUC_{静注给药}/给药剂量_{静注给药}} \times 100\%$$

上述公式是目前常用的计算药物绝对生物利用度的方法,也是被公认的计算方法,这种计算公式在理论上是合理的,但是,对于不同的药物,上述公式计算的结果并不能反映药物的真实吸收情况,甚至计算出的结果是错误的。

应用上述公式的基本条件是 AUC 能够反映药物在体内的总量,或者静脉给药和非静脉给药后的 AUC 能够成比例的反映药物在体内的情况。但事实上,对于多数药物而言,静脉注射给药后药物的分布、代谢和排泄过程与非静脉给药后药物的分布、代谢和排泄过程是不相同的,不仅非静脉给药存在吸收的过程而静脉注射不经过吸收过程,而且由于药物分布、代谢和排泄过程多数与药物浓度有密切关系,由于两种给药方式形成的血药浓度不一致,也就必然导致两者的分布吸收、代谢和排泄过程也不相同。因此,这种方法计算的绝对生物利用度并不适用于多数药物,更不适用于晶型药物的评价。

严格地讲,上述计算方法仅适用于特殊的情况,对于多数药物,特别是对于具有多晶型现象的药物,这种计算方法是存在显著的缺陷的,其计算获得的数据并没有实际参考价值。

2. 根据尿液排泄药物量计算的绝对生物利用度　绝对生物利用度的另一种计算方法是根据尿液中排泄的药物剂量计算的绝对生物利用度。

尿药排泄数据也可用于度量绝对生物利用度和相对生物利用度。用 D_u^∞ 表示累积尿药排泄量,则:

$$绝对生物利用度(F) = \frac{D_{u\,血管外给药}^\infty}{D_{u\,静注给药}^\infty} \times 100\%$$

由于尿液中排泄的药物必然是吸收的药物,所以,这种计算方法显然更加直接和合理。但是,对于肝肠循环并能够通过肠道排泄的药物,这种计算方法也存在显著的误差,因为有些药物虽然吸收进入了血液循环,但又可以进入肠道而经肠道排泄,在尿液中检测的药物量就不能准确反映药物的实际吸收量。

口服给药后,药物的生物利用度受多种因素的影响。如:药物溶解度和溶出度、通过时间、胃肠道稳定性、肠道通透性、胃肠道及肝中药酶的代谢等[1]。

需要注意的是,口服生物利用度不等同于吸收[1]。Sinko[2]把吸收定义为通过肠道进入门静脉的药物量。而药物在体循环前,不仅要经过肠道,还要经过有首过代谢的肝脏。

但是,由于药物的体内过程是一个动态过程,各种计算方法都有一定不足之处,因而计算的结果也就存在误差。尤其对于难吸收的药物和不同晶型的药物,计算方法的误差可能导致错误的结果。

绝对生物利用度是药物吸收和消除共同作用的结果。或者说绝对生物利用度是能够发挥药理作用的药物量,无论采用何种定义,都应该全面考虑药物的体内过程,对此本章不做深入的讨论。

三、药物的相对生物利用度

相对生物利用度将等剂量、相同血管外给药途径时,某种药物制剂的 AUC 与同种药物标准制剂的 AUC 进行比较。

相对生物利用度的计算可以根据血药浓度进行计算,其计算公式如下式:

$$相对生物利用度 = \frac{AUC_{受试制剂}}{AUC_{标准制剂}} \times 100\%$$

上式用于给药剂量相同的情况,当给药剂量不同时,则采用下式进行计算:

$$相对生物利用度 = \frac{AUC_{受试制剂}\,/\,给药剂量_{受试制剂}}{AUC_{标准制剂}\,/\,给药剂量_{标准制剂}} \times 100\%$$

药物的相对生物利用度也可以通过尿液中排泄药物量来计算,其计算公式如下:

$$相对生物利用度 = \frac{D_{u\text{受试制剂}}^{\infty}}{D_{u\text{标准制剂}}^{\infty}} \times 100\%$$

药物的相对生物利用度是两种制剂的比较,可以显示两种制剂的药物被机体吸收的情况。

四、药物晶型对生物利用度的影响

药物晶型对生物利用度的影响主要表现为直接影响药物的生物利用度,或者对药物的生物利用度没有明显的影响。

(一)药物晶型改变导致生物利用度的变化

研究表明,多数难溶性药物在体内的生物利用度与晶型相关,如:氯霉素棕榈酸酯,卡马西平,氯四环素,以及一些磺胺类药物等。

无味氯霉素即氯霉素棕榈酸酯,其水溶性极差,需要在体内受胃肠道的酯酶水解,释放出氯霉素而发挥疗效。无味氯霉素共有 A、B、C 三种晶型以及无定型。其中 B 型为亚稳态晶型,自由能较高,在水中的溶出速率比稳定的 A 型快得多,而且易被酯酶水解而吸收。B 型的血药浓度约为 A 型的 7 倍。C 型也是亚稳态晶型,但由于它易变为 A 型,因此溶出速率介于 A 型、B 型之间,血药浓度较低,与 A 型同称为"非活性型"。我国在 1975 年以前生产的无味氯霉素原料、片剂、胶囊都为无效的 A 型,后来经过进一步研究,才改进生产工艺。生产出有生物活性的 B 型,并在质量标准中增加了非活性晶型的含量限度,从而提高了药品质量,确保了临床疗效。

文献报道不同晶型间存在生物利用度或吸收差异的药物还有阿司匹林、卡马西平、磺胺甲噁唑、华法林、头孢呋辛酯、吲哚美辛、利福定、西咪替丁、甲灭酸、尼莫地平和盐酸金霉素等[3-10]。

(二)药物晶型变化不影响生物利用度

体内实验也发现,一些药物的生物利用度与其晶型无关,如马来酸谷丙他新[11],苯巴比妥等[12]。

1994 年,程卯生等[13]分析、鉴定了组胺受体 H_2 拮抗剂法莫替丁的两种晶型实验中发现,两种晶型的片剂在健康人体内的生物利用度无显著差异。这是因为法莫替丁是带有胍基的碱性化合物,不同晶型药物均在酸性胃液中迅速溶出,形成溶液状态,因此,生物利用度无显著差异。与此类似,雷尼替丁有两种晶型,但由于盐酸雷尼替丁极易溶于水,因此药物的溶出速率并非吸收的限速步骤。与此对应的是,两种晶型的生物利用度无明显差异[14,15]。

马来酸依那普利是 ACE 抑制剂,有 Ⅰ 型、Ⅱ 型两种晶型,其中 Ⅱ 型是热力学稳定型。但是,不同晶型的药物的溶解性、溶出性质、溶解热、红外色谱、拉曼色谱、DSC 曲线均相似。此外,虽然 Ⅱ 型的化学稳定性较差,容易降解,但只要制作片剂时加入碳酸氢钠或其他一些合适的稳定剂,即可消除两种晶型在化学稳定性上的差异。因此,不同晶型的马来酸依那普利药学性质相似,其片剂不需要控制晶型[16,17]。

磺胺噻唑不同晶型自由能差别小,口服吸收差异不明显。但是,直肠给药却能观察到不同晶型药物吸收的差异。这可能是直肠吸收条件较为单纯,而消化道由于消化液、消化酶的存在,吸收条件复杂,甚至可能促进药物晶型的转化。

(三) 无定型态的吸收与生物利用度

头孢呋辛酯和乙酰麦迪霉素的吸收与药物晶型有着密切的联系,其有效晶型为无定型态。我国科学家考察了国产头孢呋辛酯胶囊与进口片剂的溶出度[6],发现即使在表面活性剂、助崩剂等辅料的作用下,前者的溶出度仍低于50%,而进口片剂的溶出度则在95%以上,经显微镜观察、差热分析、熔点测定及红外光谱测定,证实是晶型的差异所致。目前,进口的头孢呋辛酯、乙酰麦迪霉素等原料需用偏光显微镜检查结晶度,确定其为无定型态。

目前,已有较多报导指出,无定型态药物固体分散剂可有效改善药物的溶出和吸收性质。Tashtoush 等[18]人对 6 个健康男性志愿者的研究表明,与市售片剂相比,用 PEG-6000 制成的格列本脲固体分散剂,具有更高的 AUC 和 C_{max}。利托那韦的溶解性和通透性均较差,用熔融等方法制备无定型态固体分散剂后,其特性溶出速率提高至晶态的 10 倍,在比格犬中的 AUC 和 C_{max} 也得以显著改善[19]。ER-34122 是一种新型的 5- 脂加氧酶 / 环氧化酶双重抑制剂,其无定型态分散剂与晶态药物相比,不仅体外溶出性质更佳,而且,在比格犬体内的 AUC 和 C_{max} 增加了近 100 倍[20]。

在科研工作中,科学家们尝试了多种新方法考察无定型态药物的吸收速度和生物利用度。2007 年,Sumio 等[21]人将难溶于水的普仑司特与白明胶以等比混合研磨,产物通过 X- 粉末衍射和 DSC 鉴定,确证为无定型态。无定型态混合物在 3.0、5.0、7.0 的 pH 值下,溶出速度显著高于未经研磨的普仑司特;生物利用度则是后者的 3 倍;在体外的通透性实验中,通过 Caco-2 单细胞层的药物量也有所增加。表明,通过共研磨得到的无定型态混合物通过提高溶出速度,改善胃肠道吸收。Joshua 等[22]人制备无定型态阿普唑仑和普鲁氯嗪的热喷雾剂,通过肺吸入给药,发现吸收速度极快,左心室药物浓度的达峰时间比静注给药短,且绝对生物利用度大于80%,有助于急性焦虑症、偏头痛等症状的快速缓解。

无定型态在改善药物生物利用度方面的优势为新药开发带来新的契机,同时无定型态对吸收速度的促进作用又有助于实际应用中急性症状的瞬间缓解。目前,越来越多的难溶性药物成为药物研发中的候选药物。不少医药公司开始关注稳定化的无定型系统,这一点,参照在过去十几年间的专利申请可见一斑。一种引起广泛兴趣的方法是,将难溶性药物的二元无定型态分散剂与多元辅料共同制备,增加药物溶解性、溶出速率,从而增加生物利用度。但是,由于无定型态与晶态相比,属于亚稳态,因此在储存中存在晶型转变的风险,限制了其应用。选用适当的辅料和制剂技术可增加无定型态的稳定性,有助于新药开发。

第二节　晶型药物与给药途径

晶型药物的给药途径实际上主要指的是不同晶型的药物存在差异的给药途径。一般情况下,晶型药物主要在固体状态下才显示出其特点和差异,因此,晶型药物的给药途径实际上主要是指固体给药途径。但是,对于以溶液形式给予的药物,如各种注射剂,有时由于固体状态下晶型的不同可以影响到溶解的速度,因此可能引起后续药物作用的差异,但这种情况一般比较少见。

一、晶型药物的给药途径

药物吸收与给药途径密切相关,不同部位的吸收差异就更为明显。口服给药时,药物吸收的主要部位在肠道。其他给药途径的吸收部位各不相同,如皮下注射的药物主要在结缔组织吸收,肌内注射的药物主要通过肌肉吸收,而经皮肤、眼睛等部位给药则主要通过黏膜吸收。而在某种给药途径下,药物吸收的速度和程度与药物自身性质以及患者个体因素有关[23]。

药物的给药途径通常分为肠道给药和肠道外给药,主要是根据药物吸收的部位确定的,凡是能够通过肠道吸收的给药途径称为肠道给药,其他的给药途径称为非肠道或肠道外给药。每种给药途径都有其优缺点。血管内给药,药物可立即到达作用部位,起效迅速。其他一些给药方式也可直接将药物送至作用部位,因而药物吸收入血的过程对药物的疗效无影响(如支气管扩张喷雾剂用于治疗哮喘以及激素软膏用于治疗湿疹等)。

在所有给药方式中,口服给药(p.o.)是安全简便的给药途径之一,可应用于速释和缓释制剂的给药。但是,一些药物可能在胃肠道发生理化性质的变化,或者在肠道发生不利于药物作用的代谢反应,因此不宜口服给药,例如生物药大多因为太不稳定而不宜口服,常采用注射给药。即使对于那些可经口服利用的药物,也可能在胃肠道不稳定,或在进入体循环前被代谢,导致吸收程度存在不确定性。为了精确控制血药水平,既保证疗效,又避免可能的不良反应,需要对口服药物的吸收进行研究。

用于衡量吸收的参数主要有两个:吸收的药物剂量与给药剂量的比值、吸收速率。这两个参数都影响药物在血液中的起始浓度,从而影响给药后血药浓度的变化,当药效与浓度相关时,还会影响药效强度。因此,每种新药都需要设计成通过特定途径给药的剂型,并进行充分的验证。选择的给药途径应能使药物透过机体屏障。不同给药途径的特点见表 13-1。

表 13-1　主要给药途径的特点比较

给药途径	优点	缺点
胃肠内 (口服,灌胃)	简单、便宜、方便、无痛、无感染	药物暴露于胃肠环境,有首过效应,需经吸收,到达药理作用部位较慢
胃肠外 (肌内,静脉,皮下等)	快速到达药理作用部位,生物利用度高,无需经历首过效应或强烈的胃肠环境	不可逆、感染、疼痛、需要技术熟练的人员给药
黏膜 (吸入,局部给药)	局部吸收,易达药理作用部位,无首过效应或胃肠环境,简单、方便、有可能直接应用于病变部位	给药部位和剂型的局限性
经皮 (表面涂抹)	简单、方便、无痛、连续或延长时间使用,无首过效应或胃肠环境	要求能够透皮吸收,到达药理作用部位较慢,可能皮肤刺激

不同给药途径的药物,晶型对其吸收的影响有所不同,对于注射给予的完全溶解的溶液状态药物,药物晶型的影响较小,既不会影响其吸收,一般也不会影响其药效的发挥。而对其他固体形式的药物,包括一些混悬形式的液体制剂,在经过肠内给药途径或非血管给药途径给药时,晶型的变化就会产生明显的影响,这是在药物晶型研究过程中需要特别关注的问题。

二、肠内给药

肠内给药或口服给药是最简单的给药途径。肠内给药是利用机体防御系统存在的薄弱环节,达到使药物进入体内的目的。此给药途径可以由病人自行实施,过程简单,方法方便,与其他途径相比,口服剂型引起治疗并发症的危险性相对较小。但由于这种给药途径将药物暴露于强烈的酸(胃)碱(十二指肠)环境中,常会限制药物的吸收。因此,口服给予的药物要求在通过胃肠道时具有良好的稳定性。

胃肠道上皮细胞连接使透过完整上皮的旁细胞转运很难进行,但药物通常必须穿过细胞膜的上下表面才能进入血液。这个过程的效率是由药物分子的大小、脂溶性决定的,也与直接接触细胞膜表面的药物晶型状态有一定关系,有时也依赖协助药物进入和(或)离开细胞的载体的存在。总体而言,脂溶性和中性的药物比水溶性或带电荷的药物可以更高效地透过细胞膜,除非细胞膜上存在有利于水溶性物质通过的载体分子。

药物经过胃肠道上皮吸收后,先由肝门脉系统转运至肝脏,然后才能够进入全身血液循环系统。肝门循环将摄入的物质转运至肝脏进行解毒,可以保护机体免受摄入毒素引起的全身侵害作用。肝门循环的存在会使给药复杂化。几乎所有口服药在肝脏都有首过效应(first-pass metabolism),在这个过程中,肝酶会使一部分摄入的药物失活。具有明显首过效应的药物必须应用足够的剂量,以保证通过肝脏进入全身血液循环和到达靶器官的活性药物的有效浓度。非肠内给药的药物无首过效应。

三、肠外注射

肠外注射是直接穿过机体的屏障防御系统给药,可使药物绕过限制口服药疗效的首过效应屏障,进入全身血液循环或到达其他组织。药物可经胃肠外途径注入组织,或直接注入血液或脑脊液(表13-2)。药物在不同的机体组织中起效的速度不同,取决于组织血流的速度。皮下给药(*s.c.*)使药物进入血管分布较少的脂肪组织,因而起效要慢;而肌内注射给药使药物进入血管丰富的肌肉组织,药物的吸收会比较迅速,起效要快,因此,脂溶性药物常肌注给药。将药物直接注入静脉(静脉注射,*i.v.*)、动脉(动脉注射,*i.a.*)或脑脊液(鞘内注射,*i.t.*),药物到达靶器官速度最快。静脉注射一般不像皮下或肌注一样特意限制给药的体积。连续静脉输注可以控制给药,因此药物的剂量可以随时调整。

表 13-2　注射给药途径

肠外注射给药途径	优点	缺点
皮下注射	起效慢,可用于油性药物	起效慢,注入液体量小
肌内注射	快速起效,可用于油性药物	影响实验室检查值(肌酸激酶),肌内出血
静脉注射	起效快,给药可控	峰浓度相关的药物毒性
鞘内注射	可绕过血脑屏障	感染、需要非常熟练的专业人员

虽然由于药物物理特性(如分子大小、晶型状态和脂溶性)的差异,对给药途径存在一定的要求,但临床医师常可在几种不同的给药途径中进行选择。肠外注射给药可能存在几种不利因素,包括感染的风险增大和需要专业的护理人员给药等。另外,肠外注射给药起效速度通常很快,如给药速度过快或剂量有误,可能会导致毒性增加。这些缺点应与其优点(如起效迅速和剂量可控)及疾病治疗的迫切性结合进行综合权衡。

四、黏膜给药

黏膜给药可能具有吸收快、感染率低、给药方便、避免胃肠道环境干扰和首过效应的特点。舌下、眼内、肺部、鼻腔、直肠、尿路和生殖道上皮均可用于液体、快速溶解的片剂、气雾剂和栓剂等剂型的给药。由于黏膜高度血管化，药物可迅速吸收进入全身血液循环，并以最短的滞后时间到达靶器官。另外，也可直接给药至靶器官，给药同时即在靶器官起效，这在紧急情况下是非常有利的，如急性哮喘发作时，药物如 β 受体激动剂可以喷雾剂的形式直接给药至气管。

通过黏膜给予的药物，当给药形式为固体药物时，如粉末，就需要考虑晶型对吸收的影响，在这种情况下，影响吸收的不仅是药物的溶解度，与药物的粒径和晶型状态也就有着密切的关系。

五、经皮给药

部分药物的脂溶性高，可通过被动扩散透过皮肤，从而提供了另外一种可行的给药途径。经皮给药的药物经皮肤和皮下组织吸收直接进入血液，这种给药途径对需要在较长时间内缓慢、连续给予的药物是较为理想的。经皮给予的药物使用简单、方便，无感染的风险，如经皮给予的烟碱、雌激素、东莨菪碱贴剂等，都显示了这种给药途径的实用价值。

经皮给药通常采用半固体剂型，多数药物是处于溶解状态，因此药物晶型的状态主要影响的是经皮给药剂型的选择以及药物制备和储存过程中的稳定性，而不会对吸收产生直接影响。

第三节　药物体内过程基本概念

药物的体内过程是指药物进入体内以后在体内经过机体对药物作用的全过程，包括药物在体内的吸收（absorption）、分布（distribution）、代谢（metabolism）和排泄（excretion）。药物的吸收、分布、代谢、排泄（常简称 ADME）是药代动力学过程。

一、药物的体内过程

药物要发挥临床疗效，必须满足的最低要求就是能够在靶器官或靶组织中达到有效的浓度。肠内给药的药物，除了阿卡波糖（acarbose）等在肠腔内发挥作用的药物，大多数必须穿过机体限制外界物质入侵的生理屏障进入血液循环，才能继续到达靶器官和靶组织，发挥临床疗效，这个过程即药物的吸收。吸收的药物在体内要经过机体的处理，最终还要排出体外。这个全过程称为药物的体内过程。药物的吸收主要通过利用或突破胃肠道上皮层和黏膜层来实现。固体药物的不同晶型，对药物通过这些胃肠道屏障有一定的影响。

药物吸收后可通过机体的分布（distribution）系统，如血管和淋巴管，以合适的浓度到达靶器官。药物到达靶点之前会遇到更多的屏障。大多数药物必须从血液分布到组织，这个过程也可能会被一些结构（如血脑屏障）阻挡。一般情况下，药物离开血管内室的浓度与毛细血管中的药物浓度相同，毛细血管由于内皮细胞间间隙较大，药物可以通过。药物的分布主要是通过被动扩散完成的，其速度受局部离子条件和细胞条件的影响。

药物的最终结果大致可分为两种：一为代谢（metabolism），即人体通过酶的作用（主要在肝脏）使药物失活；二为排泄（excretion），即药物直接从机体内排出（主要通过肾脏和肝脏，在排泄物中）。

影响药物吸收特点的最主要动力学过程是吸收和分布。

二、药物的吸收

前文已经初步讨论了药物的吸收,是指药物由机体用药部位进入体内循环的过程。口服药物通过胃肠道吸收,肌内注射或皮下通过注射部位的肌肉毛细血管吸收,静脉注射可使药物直接进入体内循环,而通过黏膜如口腔、鼻腔直肠等部位给药则通过黏膜吸收。大多数药物在体内均通过被动转运吸收入血,不同的部位对药物吸收的速度和特点不同,药物吸收的速度和程度与给药部位的药物浓度和血流量有密切关系。

药物吸收的速度和程度决定药理效应起始的快慢和作用强度。如某些药吸收迅速而完全,一般会产生快速而明显的药理作用;反之则产生作用缓慢、效能较弱。药物理化性质、给药途径、药物剂型与机体状态等诸因素均可影响药物的吸收。一般情况下给药途径不同,吸收速度亦不同,其吸收速度的一般顺序是:静脉 > 吸入 > 肌内 > 皮下 > 黏膜 > 口服 > 皮肤。

但是,由于药物吸收受到多种因素的影响,需要根据具体情况,判断药物的吸收特性。例如氨基糖苷类抗生素口服不会在胃肠道吸收,只能采取静脉注射、肌内注射等给药途径。也可以利用药物的特点,进行局部给药,如口服氨基糖苷类抗生素可以在肠道内达到较高的药物浓度,满足肠道消毒的需求。

如果药物在靶器官达不到有效浓度,即使看来最有希望的药理学治疗在临床试验中也会面临失败。机体具有许多抵御外来侵入物和毒性物质损害的屏障,这些屏障限制了药物进入体内发挥治疗作用,对影响药物疗效的诸多因素以及这些因素的动力学特征进行评价,对于指导药物的临床应用是非常重要的。

下面介绍几个与吸收有关的生物学概念:

(一)生物膜

人类细胞均具有双层脂质膜,膜上有一个疏水性脂质中心,且能为水性的细胞内外环境提供亲水表面。生物膜的主要脂质成分为两性分子,包括磷脂、胆固醇等,作为磷脂头部的亲水性磷酸盐和胆固醇的极性羟基基团暴露在膜的内外表面,而疏水性的尾巴则朝向膜的内侧。除脂质成分外,生物膜还含有多种蛋白质,其中一些蛋白质仅暴露在膜的内表面或外表面,另一些则贯穿脂质双分子层,同时暴露于膜的内外侧表面,称为跨膜蛋白(transmembrane proteins)。生物膜的这种构造对药物治疗具有重要的意义。对一个药物来讲,无论是影响细胞内靶点,还是透过细胞,都必须穿越至少一个或几个生物膜。

(二)药物透过生物膜

生物膜的疏水中心是药物转运的主要屏障。小分子非极性药物,如甾体激素,很容易扩散通过生物膜,而许多药物由于分子较大,极性较强,扩散跨膜转运机制无效。

有些药物可以借助体内生物膜的特殊结构达到透过生物膜的效果,如人类可溶性连接载体(human solute linked carrier,SLC)超家族中的跨膜蛋白,有机阴离子转运体(organic anion transporter,OAT)和有机阳离子转运体(organic cation transporter,OCT)等,可以协助药物透过生物膜。这些蛋白的生物膜外侧部分与药物结合后,蛋白发生变构,通过变构将药物转运至细胞内部,然后释放出药物分子。这种变构可能不需要能量,称为易化扩散(facilitated diffusion),也可能需要能量,称为主动转运(active transport)。另外,还有一些药物结合于细胞表面的特异受体,引发胞吞作用(endocytosis),细胞膜内陷包裹药物分子形成封闭的空腔或小囊,药物最终从这些空腔或小囊释放到细胞内部。

（三）膜扩散

若无其他因素的影响,药物会一直扩散进入细胞直至细胞内外的浓度达到平衡。扩散的速率取决于膜内外两侧药物的浓度梯度及生物膜的厚度、面积和通透性。Fick 扩散定律描述了药物跨膜转运的通透量:

$$通透量 =(C_2-C_1)\times (面积 \times 通透系数)/ 膜厚度$$

C_1、C_2 分别表示细胞内、外的药物浓度。此公式适用于无离子、pH、电荷梯度等因素影响的理想状态。但在体内,这些因素会影响药物进入细胞的趋势。例如,细胞外药物浓度较高通常有利于药物进入细胞,但如果细胞内部和药物均带负电荷,则药物进入细胞的过程就会受到阻碍;而带正电荷的药物因具有相反的电趋势,一般有利于进入细胞内部。

酸性和碱性药物透过脂质双层的单纯扩散也会受电荷现象(pH 捕获,pH trapping)的影响,药物在生物膜一侧捕获的程度取决于药物的解离常数(pKa)和膜两侧的 pH 梯度。对于弱酸性药物,如苯巴比妥和阿司匹林,在胃的强酸性环境中主要以质子化形式存在,呈电中性,这种非解离型药物易穿过胃黏膜的脂质双层,加速药物的吸收。弱酸性药物在相对碱性的血浆环境中去质子化成为解离形式,这种形式使药物通过胃黏膜扩散回胃的可能性降低。

从定量角度看,药物的 pKa 代表半数药物处于离子状态时的 pH。Henderson-Hasselbalch 公式描述了酸性或碱性药物 A 的 pKa 与药物所处的生物介质的 pH 之间的关系。

$$pKa=pH+logHA./A^-.$$

HA 是药物 A 的质子化形式。

例如,假设一个弱酸性药物的 pKa 为 4,胃中的 pH 值接近于 1,则上述公式可变为:

$$pKa_{药物}=pH_{胃}+logHA./A^-.,$$

简化为:

$$3= logHA./A^-.,$$

最后:

$$1000= logHA./A^-.。$$

因此,在胃中质子化药物的浓度是去质子化的 1000 倍,99.9% 的药物是呈电中性的。同理,血浆的 pH 接近于 7(实际 7.4),情况正好相反,99.9% 的药物是去质子化的。

三、药物的分布

尽管药物的吸收是其在血浆中达到足够浓度的前提条件,但药物也必须在靶器官达到治疗浓度才能对病理生理过程产生预期的作用。药物分布主要通过血液循环系统完成,小部分通过淋巴系统完成。一旦药物吸收进入全身血液循环,就具有了分布到达任何靶器官(像大脑和睾丸这种特殊部位可能例外)的能力。由于靶器官中实际的药物量很难测定,血浆中的药物浓度常用于解释和监测药物的治疗水平。虽然在有些情况下血浆中药物浓度不能较好地代表组织中实际的药物浓度,但多数情况下药物在靶组织的作用和血浆中的药物浓度具有良好的相关性。

各种器官和组织在摄取不同药物的能力及组织血流占全身血流比例方面差异很大。决定药物在不同组织和隔室中分布(表 13-3)的因素极大地影响着血浆中的药物浓度。血流在不同的器官的变化也很显著,肝、肾、脑(CNS)血流量最大(表 13-4)。这些动力学因素决定给药的剂量,即必须在血管室获得预期的浓度。非血管组织和血浆蛋白摄取和(或)结合药物的能力增加了给药方案的复杂性,要获得药物治疗的有效浓度必须考虑这些因素。

表 13-3 药物在体内不同隔室的分布

隔室	举例
体液	分子量小的水溶性分子(如:乙醇)
细胞外液	分子量大的水溶性分子(如:甘露醇)
血浆	血浆蛋白结合率高的分子,非常大的分子,高度荷电的分子(如:海普林)
脂肪	高脂溶性分子(如:地西泮)
骨和牙	特定的离子(如:氟化物、锶)

表 13-4 成人组织器官总血流量和重量标化(weight-normalized)的血流量

灌注器官	血流量(ml/min)	器官重量(kg)	重量标准化的血流量 [ml/(min·kg)]
肝	1700	2.5	680
肾	1000	0.3	3333
脑	800	1.3	615
心	250	0.3	833
脂肪	250	10.0	25
其他(肌肉等)	1400	55.6	25
总计	5400	70.0	—

(一)表观分布容积

稳态时血浆和组织内药物达到平衡,体内吸收的药物总量按此时的血浆药物浓度在体内分布时所需体液容积称表观分布容积(volume of distribution, V_d)。

药物在体内组织分布较大时,机体作为一个整体摄取药物的程度较高。因而,主要停留在血液中的药物,分布容积相对较小,在肌肉、脂肪或其他非血管组织中分布较多的药物,分布容积相对较大,有些药物的分布容积常远远超过实际的体液容积,稳态时血中的药物浓度很低。许多药物的分布容积很大,如胺碘达隆(70kg 体重者为 4620L),阿米替林(1050L),氨氯地平(1120L),阿奇霉素(2170L)等。

血液和各种器官组织摄取和保留药物的能力既依赖于组织的体积(重量),又决定于该组织中药物特异性和非特异性结合位点的密度。能被体内组织如脂肪和肌肉组织大量摄取的药物,在达到血浆稳态浓度时大量药物从全身血液循环中扩散出去。多数情况下这些组织必须被药物饱和后血浆药物浓度才能够升高到足以影响靶器官的水平。因此,对于具有相同效力的药物,体内组织分布较高的药物与分布较低的相比,通常需要较高的起始剂量以达到血浆中药物的治疗浓度。

(二)血浆蛋白结合

肌肉和脂肪组织结合药物的能力增加了药物由血液向非血管组织的扩散,但这种趋势一定程度上被药物与血浆蛋白的结合抵消。白蛋白是最丰富的血浆蛋白(浓度约 4g/dl),也是最主要的药物结合蛋白,许多药物通过疏水性和静电作用与白蛋白以低亲和力结合。血浆蛋白结合有降低药物扩散或转运至靶器官的趋势,原因是一般而言只有游离的或未结合的药物才能扩散通过生物膜。血浆蛋白结合也会降低药物向非血管部位如脂肪组织和肌肉的转运。由于蛋白结合率高的药物主要保留在血管中，所以此类药物的表观分布容积相对较小（一般 70kg 体重者 7~8L）。

理论上，血浆蛋白结合是一些药物 - 药物相互作用的重要机制。同时使用两种或两种以上蛋白结合率高的药物，会导致其中一种或两种药物血浆中游离药物的浓度高于预期，这种现象发生的原因是同时使用的药物相互竞争血浆蛋白上相同的结合位点。游离药物浓度升高可能会引起治疗作用和（或）毒性的增加，在这种情况下，需要对一种或两种药物的给药方案进行调整，从而使游离药物的浓度重新回到治疗浓度范围。但事实上两种药物与血浆蛋白竞争性结合很难在临床上表现出显著的药物 - 药物相互作用，这可能是由于药物被从血浆蛋白结合位点置换游离后清除率增加的缘故。

第四节　影响晶型药物吸收的因素

药物的体内吸收主要取决于药物本身的理化性质、药品的性质、药物吸收部位的生理和解剖学特征。口服是最常用的给药方式之一，只有充分了解药物吸收的特点，才能适当地选择药物及药物剂量，确保药物疗效，减轻或避免潜在的不良反应。因此。药物的设计常需要考虑以下因素：pH 范围、食物的影响、酶的降解、肠道的各部分对药物的渗透性及胃肠道的蠕动等[24]。

对于晶型药物而言，在影响吸收的诸多因素之中，自身晶型的变化是最重要的影响因素。而在晶型确定以后，除了导致药物转晶的因素之外，其他影响晶型药物吸收的因素与普通药物的影响因素基本上是一致的。

一、胃肠道生理因素

通过胃肠道进入体内的药物，其吸收受到消化道各种解剖因素、生理功能及内容物的影响。药物经口服给药后，经口腔、食管及整个胃肠道，最终残渣由肛门排出，持续时间为 0.4~5 天。期间，需经历胃排空、小肠输送、结肠输送等过程[25]。

在消化道各部分，药物均可经由被动扩散吸收，包括舌下、口腔、胃肠道及直肠吸收。对于大多数药物，口服药物主要在胃肠道吸收。

胃液的 pH 很低，可将酸性药物转变为非离子态。然而，由于胃表面积小，胃排空相对较快，因此对于大多数药物而言，并非主要的吸收作用部位。

口服给药的最主要吸收部分是小肠，这归因于小肠巨大的表面积（约 250m²），以及具有特殊结构的小肠上皮细胞。小肠的输送时间（SITT）为 3~4 小时。小肠上段，即十二指肠，是吸收最佳的部位。这是因为十二指肠内褶皱及黏膜上具有绒毛状突起；绒毛上还有更小的微绒毛形成毛刷状边缘，从而极大地增加了吸收面积。另外，十二指肠有丰富的毛细血管网，可维持肠道与血管内的药物浓度差，使被动扩散持续进行。结肠也能吸收较少量的药物，尤其在缓释剂吸收过程中，扮演了重要的角色；但是对于绝大多数药物而言，如果不能在离开小肠之前完成吸收，则其吸收可能不完全。这是因为小肠内通常充满了消化液和流体物质，管腔内呈溶液状态，有助于药物的吸收，而在结肠内，由于液体会被重吸收，管腔内的物质呈半固体或固体状态，且由于缺少食糜和消化液，药物很难溶解，因此不易被吸收。结肠内有需氧和厌氧性微生物，可对某些药物进行代谢，有促进或减少吸收的作用。L- 多巴、乳果糖、某些黄酮类药物[26]会被肠道细菌代谢。克罗恩病使结肠壁增厚，厌氧微生物群增多，使克林霉素和普萘洛尔的吸收增加，而其他一些药物的吸收则减少[27]。

一部分药物在吸收入血后重新排回胃肠道。重新进入胃中的碱性药物被离子化，从而不能重吸收进入循环，这种现象称为"胃肠碱诱捕（gastric base trapping）"。

饮食、药物、疾病状态等因素，以及神经及体液系统的调节作用可影响消化道的正常生理过程，因此也影响口服药物的吸收。

一般来讲，大剂量或快速给药，局部药物浓度迅速升高，从而增加了药物扩散通过生物膜或进入血液的趋势，随后引起局部药物浓度下降。因此，能够使药物从给药部位向其他部位分布速度增加的因素，也可增加药物在生物膜两侧的浓度差，从而促进药物的吸收。

局部的血流量是药物吸收的最大影响因素，在血流灌注丰富的部位，进入这个室的药物分子快速地被血流带走，使这个室的药物浓度保持较低的水平，从而允许新的药物分子在驱动力的作用下进入此室，以获得较高的药物浓度。例如，挥发性的全身麻醉药通过吸入给药，由于肺部血流灌注丰富，药物快速地从肺部转移进入全身血液循环。此外，由于肺部血流速度很快，在肺部的局部血液循环中麻醉药的浓度不会升高，因此阻碍药物进入血液的扩散力很小，许多麻醉药快速地进入血液直至血液中的药物达到饱和。在体重较大的患者中可以观察到同样的趋势，这些患者药物扩散通过的表面积大，同时药物进行分布的组织容量也大，这些因素增加了药物吸收的趋势。一些口服药物的吸收还受胃肠道内是否有食物存在的影响。

二、药物的理化性质及制剂因素

药物的整个吸收由一系列不同的速度过程组成。对于固体口服速释药品，吸收过程包括：药物的崩解和溶出，药物在水环境中的溶解，跨膜吸收进入血液循环。在一系列动力学过程中，最慢的一步为限速步骤。对于水溶性差的药物，其溶出速率（dissolution）通常是最慢的，因此是药物吸收的限速步骤；而对于水溶性好的药物，尤其溶解速度很快的药物而言，其限速步骤为药物跨越细胞膜。在药物设计中常涉及的理化性质如表 13-5 中的内容。

表 13-5　药物制剂设计中理化性质的因素[24]

理化性质	制剂影响
pKa 值与 pH 值的关系	最适稳定性与最终药品溶解性的要求
粒子大小	影响药物溶解性，从而影响药物的溶解速度
多晶态	药物的不同晶型影响溶解性和稳定性，适当条件下可发生转晶
吸湿性	影响药物的物理结构及稳定性
分配系数	亲油好的药物从药品中溶解和溶出的性质差
pH 稳定性关系	介质和胃肠道的 pH 影响药物在溶液中的稳定性

（一）溶解性

药物及辅料均是药品设计中的重要因素，其物理化学性质影响溶解动力学，从而影响药物的吸收。

药物晶型、颗粒大小或药物的其他物理特性，以及处方和生产质量控制等方面的因素都可能影响制剂的崩解和溶解,从而改变药物的吸收速度和程度。

为了达到治疗目的,病人服用的通常是药物制剂(药品),而不是药物的纯化学物质。药物从药品中释放的速度和药物吸收的速度及程度是决定药物分布、起效、作用强度和作用持续时间的重要因素。选择适当的辅料,可改变药物的溶解介质与药物的相互作用,从而影响药物的溶解动力学。通过合理的药品设计,不同治疗目的的有效药物生物利用度可在一个大的范围内波动,从快速吸收到缓慢持久吸收到不吸收。

(二)通透性:肠有效通透系数

除了溶解性,药物在肠黏膜的通透性也是影响其吸收的重要原因。低通透率是药物成功开发的主要障碍之一。

药物在肠壁的转运较为复杂,是多个平行过程共同作用的结果。包括:浓度依赖的被动扩散;以蛋白为载体介导的主动转运,这些载体包括寡肽载体、单羧酸协同转运载体、氨基酸载体等;同时,药物还通过外排蛋白质进行反向转运,限制其在肠道吸收的速度和程度,人体肠腔中的外排蛋白质有 P- 糖蛋白(P-gp)、多药耐药相关转运蛋白(MRP-family 1~6)、抗乳腺癌转运蛋白(BCRP)等[28]。

根据美国食品药品管理局生物药剂学分类系统指导原则,可以用质量平衡、绝对生物利用度或肠灌流法作为药物通透性和吸收分数的测定手段。药物的肠通透性主要用以下方法测定[29]:

(1)人体内肠灌流试验;

(2)动物模型的体内或在体小肠灌流试验;

(3)人体或动物被切除组织扩散池方法;

(4)通过人工培养的小肠细胞单分子层的体外转运模型体内胃肠道灌注法研究[30]。

肠有效通透系数(P_{eff})是药物在肠黏膜的主要膜转运系数,可以在不考虑膜转运机制的情况下使用。对于单层细胞来说,体外 P_{eff} 的测定包括药物通过顶侧细胞膜、胞质和基侧细胞膜;Ussing 模型(切除组织扩散池方法)则包括间隙液及结缔组织[31]。

(三)肠腔内的降解及结合

药物在肠内降解,或者形成难吸收的药物复合物,也是减少吸收的因素。

奥美拉唑等一些药物,在胃的酸性条件下容易降解,而在肠的 pH 条件下则很稳定;另一些药物则刚好相反,药物也可被肠内的酯酶以及肠腔内和刷状体膜上特定的羧酸酯酶水解。位于结肠区域的肠道菌群也可降解一些能到达此区域的药物。

少数情况下,药物能与肠中的成分相互作用,形成难吸收的复合物,使吸收减少。如阳离子型药物与胆酸结合成溶解性差的盐产生沉淀,影响吸收。

(四)生物药剂学

生物药剂学(biopharmaceutics)是研究药物的理化性质、剂型、给药途径与全身药物吸收速度和程度之间关系的科学。生物药剂学以基本科学原理和实验方法学为基础,采取体外(*in vitro*)和体内(*in vivo*)两种方法进行研究。

1995 年,Amidon 等[32]根据药物在水中的溶解度和药物进入胃肠道的渗透性,建立了将药物体外溶出试验与体内利用度相关联的方法,以此用固体口服速释制剂的体外溶出性质预测体内吸收。生物药剂学分类系统(BCS)依据基本的生物药剂学性质,如药物的溶解度和肠道有效通透率,为预测药物在肠道的吸收及限速步骤的研究提供了科学依据。

根据药物的溶解度和渗透性,生物药剂学分类系统将药物分为四类(表 13-6)。

表 13-6 生物药剂学分类系统

等级	溶解度	渗透性	特性
Ⅰ类	高	高	药物迅速溶解且易于吸收 速释药物不存在生物利用度问题
Ⅱ类	低	高	药物溶解受到限制,但能很好吸收 生物利用度受到剂型和释药速度的控制
Ⅲ类	高	低	药物的渗透受到限制 如果药物在吸收相不溶解或释放,则生物利用度不完全
Ⅳ类	低	低	难以成药,难以提供稳定的生物利用度 需另选给药途径

在药物开发中,发现了一些新的药理作用靶点,如:细胞受体及包括通透率筛选的高通量技术的应用,为新药开发带来更多的亲脂性药物。这些新的候选化合物通透性较好,而在水中的溶解性较差,在一定程度上可能限制药物的生物利用度。但通过一定的制剂方法可以提高药物的溶出度和溶解度,从而使之免遭淘汰。反之,通过制剂手段改善通透性较差的药物的吸收,尚存在争议,目前,已有通透促进剂提高通透性的报道,但还处于研究阶段。

三、影响晶型药物吸收的主要因素

对于单一的药物成分而言,溶液中药物分子的物理化学性质,如 pKa,亲脂性,化学稳定性等,均与固态时不同。因此,口服给药时,药物在体内的吸收将受到其固体性质的影响,主要是溶出速率和溶解度。固体药物的不同晶型存在多种物理化学性质的差异,在 ADME 的研究中,晶型药物在液态介质中的溶解度、溶出速率,吸湿性、化学稳定性均是重要参数。

现有的研究表明,绝大多数情况下,亚稳态晶型和无定型药物的吸收优于较为稳定的晶型。

(一)溶解度

溶解度是一个静态特征,它是指:在给定温度下,在一定质量或体积的溶剂中溶质溶解的质量。药物的特性溶解度(intrinsic solubility)是指药物不含任何杂质,在溶剂中不发生解离或缔合,也不发生相互作用时所形成的饱和溶液的浓度。但是,现有药物多数是弱酸弱碱性化合物,实际测定中不能完全排除药物解离和溶剂成分及微量杂质的影响,因此实际测定的药物溶解度多是平衡溶解度(equilibrium solubility),即表观溶解度(apparent solubility)[33]。

药物的表观溶解度受药物固体性质的影响,如多晶型、溶剂化物、无定型的含量等。在生物体系中,药物在水介质中的溶解是被吸收的前提。对于水溶性差的药物,在胃肠道中溶解的速度,往往是控制其整体吸收的限速步骤。

药物的晶型之所以影响溶解度,是因为晶体结构不同的化合物,由于分子在空间构型、构象与排列上的不同,分别处于不同的能量状态。通常无定型的药物能量状态高,粒子间的结合强度较晶态药物小,总的单位表面自由能较大,粒子表面易水化,在溶液中时只需要较少能量即可克服晶体/固体形态,因此,相对晶态药物来说较易溶解。如:头孢孟多 γ 晶型结晶的溶解热为 –33.64kJ/mol,α 晶型的溶解热为 –4.19kJ/mol,冻干法制备的无定型溶解热为 –18.42kJ/mol,喷雾干燥法制备的无定型溶解热为 –14.24kJ/mol。溶解热的差异导致了不同晶型的药物溶解速度和程度的不同,同时也可能使药物的稳定性发生变化。

不同晶型的药物在溶解度上的差异使其吸收的情况有所不同。主要是用反映的吸收速度有所差别。一些情况下,药物的 AUC 也会改变,从而改变口服生物利用度。

研究口服生物利用度的模型之一是最大吸收剂量(MAD)。最大吸收剂量的含义是,将某种药物的饱和溶液充满小肠,270 分钟内小肠所能吸收的药量。该模型忽略肠和肝脏的首过效应。

$$MAD = S \times Ka \times SIWV \times SITT$$

S:pH=6.5 时,药物的溶解度(mg/ml),反映药物在小肠的溶解度;Ka:药物跨肠吸收速度常数(min^{-1}),用大鼠肠灌流实验求得,人的 Ka 约是大鼠的 1.4 倍;$SIWV$:小肠水容量(ml),一般是 250ml;$SITT$:小肠转运时间。

根据该 MAD 公式,药物的最大吸收剂量与溶解度成正比。假设人的 Ka 是 $0.004min^{-1}$,而某种药物的溶解度是 0.01mg/ml,通过改变药物晶型(从稳态晶型向亚稳态晶型和无定型转变)将药物的溶解度增至 3 倍,则可将 MAD 从 2.7mg 增至 8.1mg。但是,实际应用中,药物可能需要吸收 50mg 才能起效,因此,如果生物利用度仅仅与上述公式相关,则仅靠改变晶型并不能将难溶药物的生物利用度提高到令人满意的程度。

事实上,药物在溶液中溶解时,短期内可能发生过饱和现象。在沉淀从过饱和溶剂中析出及平衡达到之前,初相溶解度比平衡溶解度大得多。理论上,溶液最终将达到最稳定的固体形式和具有最小溶解性的热力学平衡状态,但这是一个漫长的过程,有时需要几天。由于对时间的依赖性,以及药物固体性质的影响,平衡溶解度的测定很难得到准确的数据。特别是,当晶型药物在水环境中不稳定时,其平衡溶解度与口服吸收并不一致。因此,用晶型药物的平衡溶解度研究其在小肠的吸收,并不完全合理。为了使晶型药物的溶出与其吸收及生物利用度相一致,在评价药物吸收时,需要参考药物的特性溶出速率(IDR)和 4~6 小时内的溶解动力学[34]。

(二) 溶出速率

固体制剂口服给药后,必须经过药物的溶出,才能经胃肠道上皮细胞膜吸收进入血液循环中,发挥其治疗作用。特别是对一些难溶性药物来说,药物的溶出过程是吸收的限速步骤。若溶出速率小,则吸收慢,血药浓度就难以达到治疗的有效浓度。晶型、颗粒大小或药物的其他物理化学特性,以及处方和生产质量控制等方面的因素都可能影响制剂的崩解和溶解,从而改变药物的吸收速度和程度。

相对于静态的溶解度,溶出速率是一个动态参数。对于给予低剂量的高通透性、低溶解度的药物,其限速步骤是溶出速率,而不是饱和溶解度[28]。

Noyes 和 Whitney 等[35]研究者研究了固体药物的溶出过程,根据其观察,药物的溶出步骤包括:药物从固体颗粒表面溶解,在粒子周围形成饱和溶液(停滞层),停滞层的药物按浓度梯度扩散,分散到整个溶剂中。溶出速率(dissolution rate,DR)根据 Noyes-Whitney 方程描述,其含义是用溶出介质中药物浓度的变化来表示单位时间内药物的溶出量:$\dfrac{dC}{dt} = \dfrac{D \cdot A}{h}(Cs - C)$

其中 dC/dt 是 t 时刻的药物溶出速率,可由溶液浓度的变化表示,D 是扩散速度常数,A 是药物颗粒表面积,Cs 是药物饱和溶解度(即在停滞层的浓度),h 是与溶解表面相邻的停滞层厚度。

药物在晶型上的差异可能导致制剂在体内有不同的溶出速率,直接影响制剂在体内的吸收、分布、排泄和代谢,最终因其生物利用度不同而导致临床药效的差异。阿莫西林的四种晶型分别含三分子、二分子、一分子和零分子的水,体外溶出实验结果依次为:三水合物95.5%,一水合物83.5%,无水物67.6%,二水合物15.8%;体内实验(尿药数据)显示的排泄快慢顺序与体外溶出快慢顺序相同。

但是,晶型对药物溶出速率的影响并非绝对。以中性的嘌呤衍生物 MKS492 的三种晶型为例,晶型对溶出速率的影响不大,这是因为药物 20 分钟内就溶出。表明晶型的差异对药物溶出有影响,主要的一个前提是药物的溶出速率较慢。

溶出试验用于研究特定条件下,药物在体外的溶出性质,以区分影响生物利用度的制剂因素。为了研究一种新药或某种物质在没有辅料或制作工艺影响的条件下的溶出,需要测定特性溶出速率。特性溶出速率(intrinsic dissolution rate,IDR)指的是单位表面积的溶出速率,它与颗粒体积无关,因此适用于多晶型的研究。圆片法中,药粉被压紧成圆形片剂(该方法参见《美国药典》),再把片子固定在一个夹具上,使片子只有一面暴露于溶出介质中,用紫外色谱测定单位表面积的累积溶出量,直到 10% 的固体溶出;与常规溶出速度的测定方法相比,该法的特点是:溶出过程中,固体表面积不变[33]。用时间 - 单位表面积溶出量曲线的斜率表示特性溶出速率,单位可表示为:$mg/(min \cdot cm^2)$。当斜率发生变化时,说明试验过程中,暴露于溶液的固相发生变化,可能是非游离态溶出,或者晶型转变。两相的特性溶出速率之比与溶解度之比相同。Kaplan 认为[36],当 IDR>1 时,药物易于溶出,因此 IDR 是用于预测新药的一种好方法。使用无定型的药物,可能提高溶出速率,从而增加药物的生物利用度。表 13-7 给出一种难溶药物多晶型的特性溶出速率[34,37]。无定型态能使溶出改善,但不超过 5 倍。

表 13-7　一种晶型药物的特性溶出速率 $mg/(min \cdot cm^2)$

碱性药物		中性药物		碘番酸	
多晶型	在含 0.2%LDAO 的水中的 IDR	多晶型	水中的 IDR	多晶型	水中的 IDR
无定型	0.048	无定型	0.269	无定型	0.0703
晶型 B	0.035	晶型 A	0.117	晶型 I	0.00739
晶型 D	0.011	晶型 B	0.085	晶型 II	0.0117

注:IDR:特性溶出速率;LDAO:十二烷基二甲基氧化胺

多晶型药物内在溶出速率的大小与口服吸收的快慢相关性较好。例如,亚稳态晶型可迅速溶出,使溶液中药物浓度相对较高,易于吸收。与此对应,在药代动力学参数上,表现为 C_{max} 较高;但是 AUC 不变。而当药物在小肠转运过程中均以分散形式存在时,AUC 可能增加。这是因为,在一些情况下,亚稳态晶型的内在溶出速率较大,形成亚稳态过饱和溶液,使小肠腔内的药物浓度瞬间达到很高,大大高于稳态晶型所能达到的浓度。因此,小肠中的药物剂量可暂时高于稳定型的 MAD。如果药物在肠腔内不会快速沉淀,则 MAD 可以大大提高。

尽管 IDR 可用于单参数描述两种晶型的相对溶出速率,但是仍需考虑影响口服吸收的其他因素,包括:一种晶型在胃肠道转变为另一种较低溶解度的晶型的速度,以及因此导致的药物在胃肠液中的沉淀。药物的亚稳定晶型或无定型态的过饱和程度,或者晶型之间的转变一般无法很好的预测。然而,这些过程可以用药物在人工胃肠液中的过饱和程度量化。

$$过饱和浓度比:SCR=\frac{C_{max,for\,m1}}{C_{max,for\,m2}} \times 100\%$$

$$过饱和\,AUC\,比:ASR=\frac{AUC_{for\,m1}}{AUC_{for\,m2}} \times 100\%$$

其中,$C_{max,for\,m1}$ 和 $C_{max,for\,m2}$ 是药物晶型 1 和晶型 2 在体外溶解时的最大浓度,$AUC_{for\,m1}$ 和 $AUC_{max,for\,m2}$ 是药物晶型 1 和晶型 2 在体外的药物浓度 - 时间曲线下面积。给予高浓度药物(高于稳态晶型的 MAD),且在药物吸收过程中,过饱和溶液的状态维持时间较长,则药物的吸收极有可能超出稳态晶型的 MAD。

晶型药物或无定型药物的溶出速率和过饱和溶液主要对高通透性、低溶解性的药物产生影响,且与剂量相关。如 BCS Ⅱ类药物,在大部分吸收阶段处于分散状态。而对于胃肠液中易溶解的药物,如 BCS Ⅰ类或Ⅲ类化合物而言,多晶型的 AUC 可能无差异或差异较小,这是因为对于此类药物而言,溶出并非口服吸收的限制因素。

(三) 吉布斯自由能

多晶型固体药物表面自由能大小是影响其溶出的因素之一。亚稳态的非极性表面自由能与稳态晶型基本相同,但极性表面自由能大于稳态,因而总的单位表面自由能较大,更易被水润湿。在固体制剂崩解后形成的混悬液中,由于亚稳态粒子表面易水化,较厚的水化膜的反絮凝作用优于稳态晶型物,因此亚稳态的晶体粒子更易分散,从而提高了溶出度。例如难溶于水的皮质类激素,如醋酸泼尼松及泼尼龙均存在多晶型现象。分别进行溶解度及片剂溶解度实验,发现 PNA 与 PL 的稳态与亚稳态晶型的片剂,其溶出度存在显著差异。

Aguiar 等[38]人在研究氯霉素棕榈酸酯的三种晶型物在人体内吸收情况时,从多晶型物的溶出速率及溶解度的数据,计算出多晶型转变时的自由能、熵、焓等热力学参数的变化,并将这些参数的变化与药物在人体内吸收的数据相比较,结果说明当多晶型间的自由能差异大时,则可能影响药物的吸收情况。

当药物不同晶型之间的自由能相差较小时,口服吸收差异则不明显。如:口服吸收吲哚美辛和磺胺噻唑不同晶型的药物差异不明显,通过计算发现,吲哚美辛和磺胺噻唑多晶型之间自由能相差较小。Aguiar 据此得出:"多晶型之间自由能相差小,经消化道给药吸收差异也小"的推论。但这只适用于口服给药,而非直肠给药。其原因在于:消化道口服给药时,药物与消化液接触促进了药物晶型的转变,加之消化道内酶类对代谢的影响,使药物在消化道的吸收条件比较复杂。而制成栓剂,通过直肠吸收的条件则比较单纯。直肠给药之所以能观察到不同晶型的吸收差异,主要原因是药物多晶型尚未转型。因此,即使药物多晶型之间自由能相差小时,在特定给药途径下,也可能存在吸收差异。

这些研究试图将药物多晶型的热力学性质与其在人体内的生物利用度加以联系,将为探讨药物活性与晶型的关系,提供另一启示。

(四) 稳定性

多晶型可能影响药物的物理稳定性和化学稳定性[33]。某些晶型药物的物理稳定性较差,尤其亚稳态晶型和某些药物的无定型态,可能在胃肠道的水环境中转化为另一种更为稳定的晶型,或者在储存、制剂过程中就发生晶型的转变,从而影响药物的吸收,并使其生物利用度与晶型的溶出速率、自由能等失去一致性。

Kobayashi 等在用人工胃肠液(pH=1.2)中研究卡马西平时发现,二水合卡马西平的溶出明显慢于无水合卡马西平的两种晶型(晶Ⅰ和晶Ⅲ)。在试验中,亚稳态晶型(晶Ⅲ)的溶出速率最大;然而,晶Ⅲ比晶Ⅰ更快地转变为二水合化合物,因此,随着时间推移,溶出速率随之下降。与溶出实验相符,将卡马西平按200mg的剂量给予比格犬时,发现二水合物的AUC最低,而亚稳态晶型的AUC则低于稳态晶型,可能与亚稳态晶型在体内转变为二水合物有关。进一步的研究表明,加入赋形剂聚乙二醇或羟丙基甲基纤维素能抑制药物向二水合物的转变。因此,这种方法可能用于增强亚稳态晶型在胃肠道的溶出[37]。

如上所述,由于亚稳态晶型潜在的不稳定因素,将其开发为药物难度很大,尽管可提高 C_{max} ,但未必能保证AUC与起初开发的稳态晶型药物一致。然而,通过一定的制剂方法可能抑制亚稳态晶型向性质更为不佳的晶型转变,以维持一定的溶出速率,得到与稳态晶型生物等效的新剂型。因此,在新药开发时,不应轻易放弃对亚稳态晶型的研究。

化学稳定性以化学动力学理论为基础,影响药物储存、使用的有效期。固相药物的化学活性与晶体性质有关。在绝大多数情况下,热力学最稳定的晶型,往往晶体填充密度大,化学稳定性也更高。然而,最近的研究发现,还有其他诸多因素共同影响晶型药物的化学稳定性。如:分子的优势排列方向,晶格中氢键或其他作用力的影响等。与晶态相比,无定型态由于不具备规则的三维晶格结构,自由空间大,分子自由运动剧烈,因此,通常情况下,无定型态的化学稳定性相对较差。无定型药物不但可能有更大的活性,其降解机制也可能与晶态药物不同。Walkling[39]发现,在25℃放置4周,全反式维甲酸衍生物芬维A胺(fenretinide)的稳定型未检测到降解,而不稳定型则降解了8%。此外,药物多晶型在不同pH环境中的降解差异还可能影响到药物在胃肠腔内的降解及结合,从而影响药物吸收。

四、晶型影响药物吸收的案例

药物的临床疗效与晶型物质状态有着密切的关系。不同晶型物质可以通过影响药物的生物利用度,进而影响药物临床疗效与药物安全性。因此,当药物研制成固体口服制剂时其需要对药物存在的不同晶型状态进行系统的比较研究,明确不同晶型之间的稳定性、溶解度和溶出速度的差异,并重点研究不同晶型之间的吸收及生物利用度的差异,从而有助于为选择优势药用晶型提供充分数据支持。本部分内容对文献报道的晶型影响药物吸收及生物利用度的案例进行了描述。

(一)氯霉素棕榈酸酯

氯霉素棕榈酸酯是氯霉素的前药,具有抗生素活性,是晶型存在状态影响药物生物利用度的经典例子。据报道,氯霉素棕榈酸酯具有3种晶型,分别为稳定的晶A型、亚稳定的晶B型以及不稳定的晶C型[40-42],并且这些晶型已经用拉曼光谱、傅立叶变换红外光谱等技术进行了表征。晶A型虽然热力学稳定性较好,但是其在人体的生物利用度明显低于晶型B[38]。研究表明,氯霉素棕榈酸酯晶B型在35%叔丁醇水溶液中的溶解度和溶解速度明显高于晶A型[43]。兔体内药代动力学性质研究表明,晶B型在兔体内各个时间点的血药浓度明显高于晶A型,并且晶B型的AUC约为晶A型的2.25倍[44]。值得注意的是,研磨时间的长短也会对晶型的溶解度产生显著影响,未经过研磨的晶A型、研磨10分钟的晶A型和研磨600分钟的晶A型溶解度分别为0.185mg/ml、0.320mg/ml和0.371mg/ml,从中可以看出,晶A型在研磨10分钟或600分钟后,其溶解度会增加为原先的2倍左右;而晶B型研磨60分钟后会比未经过研磨的晶B型的溶解度(0.505mg/ml)增加约30%。晶B型研磨180分钟后会由于向晶A型转化程度增加,而溶解度降低为0.285mg/ml,但该值仍比未经研磨的晶A型的溶解度高很多[40]。

(二)土霉素

George W. Brice[1]对 13 个不同供应商的 16 批土霉素胶囊的血药浓度水平进行了严格的交叉试验。试验中选取辉瑞公司的制剂作为参比制剂。试验结果发现,在测试的 16 批次中,7 个批次的制剂的血药浓度水平低于可接受的 $0.6\mu g/ml$ 的最低治疗水平。并且,所有 16 批次产品的血药浓度水平均低于辉瑞公司产品的血药浓度水平。随后,Groves 报道了[45]不同来源的土霉素片剂的体外溶出性能差异很大。Wilna Liebenberg[46]的进一步研究发现,含有晶 B 型土霉素的片剂比含有晶 A 型土霉素的片剂的溶解速度更快。从而证明了,土霉素片剂体内吸收程度的差异是晶型状态不同造成的。

(三)利托那韦

利托那韦是雅培公司开发的用于治疗 HIV-1 感染的蛋白酶抑制剂类抗逆转录病毒药物,于 1996 年成功上市。利托那韦具有多晶型现象,并且多晶型现象对其溶解度和溶解速度有较大的影响,雅培公司在利托那韦上市时只发现并采用了晶 I 型。但是,在市售过程中发现了数批次利托那韦的溶出试验失败。进一步研究发现,利托那韦产品中形成了一种热力学稳定的晶 II 型,但是晶 II 型利托那韦易从溶液中析出,其溶解度比晶 I 型低约 50%。这最终迫使雅培公司 1998 年从市场召回生产的产品,并重新开发工艺和制剂。John Bauer 等[47]应用固体 NMR、近红外光谱、粉末 X 射线衍射和单晶 X 射线衍射等技术对这两种晶型进了表征,并发现晶 I 型在多种溶剂比例条件下的溶解度均高出晶 II 型数倍。

(四)阿托伐他汀钙

阿托伐他汀钙是 3- 羟基 -3- 甲基戊二酰辅酶 A(HMG-CoA)还原酶的抑制剂,率先由辉瑞公司开发,能够降低血液中的胆固醇。阿托伐他汀不稳定,羟基羧酸形式可以转化为内酯形式。在 30℃,pH 在 2.1 至 6.0 的范围内,羟基羧酸形式的阿托伐他汀表观溶解度从 $20.4\mu g/ml$ 增加到 $1.23mg/ml$,增加了约 60 倍。相比之下,在 30℃,2.3 至 7.7 的 pH 范围,内酯形式的阿托伐他汀表观溶解度变化很小,平均仅为 $(1.34\pm0.53)\mu g/ml$。一定条件下羟基羧酸形式的溶解度比内酯形式的溶解度高约 15 倍[48]。阿托伐他汀钙绝对生物利用度仅为 14%,其不稳定易转化的特性是其生物利用度低的主要原因,提高其稳定性有利于提高其生物利用度[49]。阿托伐他汀具有多种晶型、溶剂合物和水合物的特点[50-52]。这些晶型、溶剂合物和水合物的存在,使不同厂家、不同批次的阿托伐他汀质量差异很大。并且,由于专利到期,很多制药公司开始生产阿托伐他汀的仿制药,对这些仿制药进行稳定性和生物利用度试验是非常有必要的。

(五)保泰松

保泰松是一种有效的抗风湿药物,其存在多种晶型状态和溶剂化形式[53-55]。其中,两种晶型在溶解度和溶解速率上有明显差异。进一步犬体内试验研究结果发现,其中一种晶型的生物利用度为 56%,而另一种晶型的生物利用度为 76.9%,两者的口服吸收程度上具有明显差异[56]。

(六)利福昔明

利福昔明是利福霉素的合成衍生物,具有非常低的胃肠吸收,主要在胃肠道发挥抗菌活性。利福昔明存在多晶型现象,包括 α、β、γ、δ、ε 五种晶型。Viscomi 等人的体外研究显示,这些晶型具有不同的溶出速度和溶解度。其进行一步体内试验发现,犬口服 100mg/kg 利福昔明 α、β、γ、δ、ε 五种晶型后的 C_{max} 分别为 2.6ng/ml、1.1ng/ml、1085.1ng/ml、308.3ng/ml 和

6.9ng/ml，AUC_{0-24h} 分别为 17ng·h/ml、10ng·h/ml、4795ng·h/ml、801ng·h/ml 和 42ng·h/ml，γ 晶型具有最高的生物利用度[57]。Blandizzi 等人的研究发现无定型利福昔明比 α 晶型具有更高的 C_{max} 和 AUC[58]。X 射线衍射分析表明，原研药中只含有 α 晶型，而仿制利福昔明中同时含有 α 晶型和无定型，无定型状态的存在提高了利福昔明的生物利用度。但是，对于一种只在胃肠道发挥作用的抗菌药物来说，增加其吸收反而可能会带来药效或毒副作用方面的改变，这种变化需要引起药品生产厂商的重视。

（七）阿西替尼

阿西替尼是内皮生长因子的酪氨酸激酶抑制剂，其能够抑制肿瘤血管发生，从而阻止癌细胞的生长。阿西替尼分子灵活性较高，排列产生多种晶型和溶剂合物[59-61]。研究表明，阿西替尼晶Ⅳ型制剂在隔夜禁食后服用比不禁食服用有着更高的血浆暴露量。而阿西替尼晶 XLI 型制剂与晶Ⅳ型制剂相比，具有更优的热力学稳定性和光稳定性，其在禁食和不禁食情况下的血浆暴露量没有显著性差异，因此其在饭前或饭后均可服用，具有明显的晶型优势[62]。

（八）卡马西平

卡马西平是一种用于治疗癫痫和三叉神经痛的药物，已被报道其具有多种晶型[63-67]。卡马西平有多批次由于临床试验失败或市售药品溶出试验失败而被召回的案例，Meyer 等[68]人对 3 批次已从市场召回的卡马西平的试验结果表明，3 批次中有 2 批次的 C_{max} 为原研药的 61%~74%，而另一批次为原研药的 142%，而 3 批次的 AUC 则介于原研药的 60%~113% 之间。Kobayashi 等人的研究表明，犬口服 200mg/kg 卡马西平后晶Ⅰ型、晶Ⅱ型和二水合物型的生物利用度分别 68.7%、47.8% 和 33.1%[69]。

（九）利培酮

利培酮在临床上常用于治疗精神分裂症等疾病。对利培酮Ⅰ、Ⅱ、Ⅲ 三种晶型在大鼠体内的吸收研究表明，晶Ⅰ型的吸收速度和程度要高于晶Ⅱ和Ⅲ型，达峰时间最大差值达 3 小时，曲线下面积最大差距为 18%，峰浓度也有 4.5% 的差距。而利培酮晶Ⅲ型吸收缓慢，但是其平台期相对较长，在体内滞留时间长，半衰期的最大差距达 69%。利培酮三种晶型在大鼠体内的生物利用度差异可能不大，但在起效时间和持续时间方面存在一定差异，这些结果可以为药物制剂的质量控制提供参考[70]。

（十）硫酸氢氯吡格雷

硫酸氢氯吡格雷是 1997 年被美国 FDA 批准的噻吩并吡啶类抗血小板药物。大鼠经口服给予硫酸氢氯吡格雷不同晶型固体物质后，硫酸氢氯吡格雷 4 种晶型的代谢产物曲线下面积有显著性差异，晶Ⅰ型吸收后代谢产物曲线下的峰面积最大，约为晶Ⅳ型的 2.23 倍。并且，晶Ⅰ型的平台期持续约 8 小时，因此晶Ⅰ型可能为硫酸氢氯吡格雷的优势晶型物质[71]。

（十一）沙利度胺

沙利度胺在 20 世纪 50 年代被作为镇静剂治疗孕妇早孕症状的药物，后因其会导致严重的婴儿畸形而被禁用。近年来研究发现，沙利度胺具有抗血管生成、免疫调节和抗肿瘤活性等活性。1998 年和 2006 年，沙利度胺先后被美国 FDA 批准为麻风性结节性红斑和多发性骨髓瘤的治疗药物。大鼠口服沙利度胺多晶型固体粉末的药代动力学参数显示，沙利度胺 α 晶型和 γ 晶型的 C_{max} 和 AUC 均明显高于 β 晶型。而 γ 晶型 C_{max} 和 AUC 虽然低于 α 晶型，但两者之间的差异没有显著性。以上研究结果表明，沙利度胺的 α 晶型和 γ 晶型在体内吸收上优于 β 晶型，说明不同沙利度胺晶型的体内吸收可能存在差异[72]。

（十二）利巴韦林

利巴韦林临床用于病毒引起的病毒性肺炎、支气管炎、皮肤疱疹等病毒感染的治疗。药代动力学实验研究表明，不同利巴韦林晶型样品在大鼠体内的血药浓度和吸收速率存在一定的差异，其中晶 A 型有显著优势。另外，利巴韦林的晶 D 型不稳定，晶 C 型含有溶剂，晶 B 型的生物利用度低，均不适合作为药物原料使用，因此利巴韦林晶 A 型可能为其优势药用晶型物质[73]。

（十三）盐酸吡格列酮

盐酸吡格列酮属于新一代噻唑烷二酮类抗糖尿病药。市售国产和进口的盐酸吡格列酮片剂质量差异很大，并且其中许多药物制剂生产过程中使用的原料药缺乏多晶型的研究与质量控制。通过研究不同晶型盐酸吡格列酮在大鼠体内的药动学特征发现，晶Ⅲ型的吸收最好，晶Ⅰ型次之，而晶Ⅱ型和晶Ⅳ型的吸收较差。其中，晶Ⅲ型样品的 C_{max} 明显优于晶Ⅱ型和晶Ⅳ型，并且其 AUC 也明显优于晶Ⅱ型。可见不同晶型物质在大鼠体内表现出不同药动学特征，可能会产生不同的疗效[74]。

药物的不同晶型间的生物活性和临床疗效差别很大，产生这些差别的一个主要原因就是药物不同晶型的理化性质（如溶解度、溶出速率和稳定性等），而最有希望开发成为药物的晶型，即优势药用晶型。优势药物晶型是指对于具有多种物质状态的晶型药物而言，物质晶型相对稳定，不良反应较轻微，并且能最大程度的发挥防治疾病作用的晶型物质状态。晶型药物的生物学研究方法是评价优势药物晶型的重要手段。

第五节　晶型药物的生物等效性

一、药物生物等效性

如果药品含有同一有效成分，而且剂量、剂型和给药途径相同，则它们在药学方面是等同的。两个药学等同的药品，如果所含有效成分的药代动力学性质无显著差异，则称为生物等效。同种药物不同制剂的生物等效包括全身吸收速度和程度的等效。药代动力学性质是衡量不同制剂是否具有生物等效性的依据。

药物之间的小差别，甚至在统计学上的显著差异，对于其药效而言，可能是没有差异的。对于生物等效性的研究，采用的技术方法实际上是药物代谢的方法，通过比较药物代谢动力学的特点，确定药物是否为等效的。

二、晶型药物生物等效性

一般认为，生物等效性是指一种药物的不同制剂在相同的试验条件下，给予相同的剂量，反映其吸收速率和程度的主要动力学参数没有明显的统计学差异，因而可以产生相同的生物学效应，这一概念的基础是"等量等效"。

虽然溶解性是影响晶型药物吸收的重要因素，溶解性的差异却不一定导致生物不等效。托拉塞米是一种利尿药，有三种非溶剂化物（non-solvated modifications）Ⅰ型、Ⅱ型和一种含水和乙醇的 A 型。托拉塞米较难溶解，理论上，药物溶出是吸收过程中的限速步骤，因此药物的晶型可能影响药品的生物利用度和生物等效性（BA/BE）。但是，尽管Ⅱ型的溶解度约为Ⅰ型的 3 倍，Ⅰ型和Ⅱ型托拉塞米的药品却是生物等效的[75]。

应用生物等效这一概念评价药物,或比较药物存在不合理之处,除非是对于简单的完全仿制的药物,可以要求生物的等效;除此之外,生物等效简单的理解是不适合创新药物研究的,对于晶型药物,应对生物等效性概念进行拓展。这是因为,对于晶型药物的研究,其核心内容是发现优势药物晶型,也就是说通过生物的不等效的比较,发现更适合药用的晶型。同一种药物的不同晶型物质在体内可能具有不同的溶出度和溶解速率,进而造成不同晶型物质在体内的血药浓度差异。对于同一种药物的不同晶型物质,在达到相同作用效果时所用的剂量存在差异是正常的,即"等效不等量",这正是评价晶型特点的重要指标。

对于生物等效性的理解还有另一个层面的问题是等效的比较标准,如果选择的标准并不是最佳的,这种狭隘的认识将会直接影响到药物研发。因此,正确理解生物等效性,对于晶型药物的研究和开发是至关重要的。所谓生物等效性,其基本的认识是药物的靶器官暴露在同等的药物浓度环境中,可以产生同样的疗效。也可以理解为不同晶型的药物,吸收的相对量。而对于等效,更重要的是药物在等效条件下的剂量的比较,或者可以认为不同晶型的药物在一定条件(但不一定是剂量相同的条件)下,是否可以达到相等的生物学效应。

晶型药物的吸收差异是结合晶型药物的特征,对传统生物等效性概念的补充和拓展,故同样属于生物等效性研究范畴。研究晶型药物,探讨其生物等效性和生物利用度的特点,对于发现优势药物晶型,开发适合临床应用的新型晶型药物具有十分重要的意义。

第六节　晶型药物的生物学研究

晶型药物的制备技术为药物新晶型的发现奠定了基础,而其生物学评价技术则为从众多晶型中发现优势药物晶型创造了条件。在药物发现过程中,对新晶型药物进行相关的生物学研究是十分必要的。评价药物的吸收速度和强度是评价不同晶型物质的药用价值关键,研究晶型药物的生物等效性和生物利用度,是晶型药物生物学研究的重要内容[76]。在研究过程中常需参考《人用药品注册技术要求国际协调会议(ICH)指导原则》《以药动学参数为终点评价指标的化学药物仿制药人体生物等效性研究技术指导原则》《中国药典》2015 年版附录Ⅳ《9011 药物制剂人体生物利用度和生物等效性试验指导原则》《9012 生物样品定量分析方法验证指导原则》《药物非临床药代动力学研究技术指导原则》和《化学药物临床药代动力学研究技术指导原则》等。

一、生物利用度和生物等效性评价方法

生物利用度是指药物经血管外途径给药后,其有效成分吸收进入全身血液循环的相对量。晶型的状态、颗粒大小、自由能、溶解度和溶出度等都会对药物的生物利用度产生影响[77]。生物利用度的确定有直接和间接的方法。药物的体内生物利用度可用药物吸收的速度和程度来确定,如比较测定的参数,这些参数包括活性药物成分的血药浓度、累积尿排泄速度或药理作用等。对于不吸收入血的药物,则可以通过测定其活性成分在作用部位的作用速度和强度来衡量。生物等效性研究的是同一有效成分药物的不同制剂在相同实验条件、相同剂量下的吸收速度与程度的差别。药物制剂所用晶型的不同,会影响药物的生物等效性。

美国食品药品管理局(FDA)建议,对于全身吸收的药物,试验药物和参比药品满足以下条件可视为生物等效:①在治疗成分剂量相等、试验条件相似的单剂量或多剂量试验中,试

验药物与参比药品的吸收速度和程度没有显著性差异;②在治疗成分剂量相同、试验条件相似的单剂量或多剂量试验中,试验药物与参比药品的吸收程度没有显著性差异,并且吸收速度的差异是可以预料的,在长期的使用中不影响其达到有效的血药浓度,作为药物来讲其差异在临床上不重要。当体外试验和人体内的生物利用度数据相关时,生物等效性可用体外的等效标准证明。其他条件下,有时可采用临床试验对比或者药效学研究来证明[78]。常用的评价生物利用度和生物等效的研究方法如表 13-8 所示。

表 13-8　评价生物利用度和生物等效性的方法

研究方法	相关参数
血浆药物浓度	血浆(或全血)中药物的达峰时间:t_{max}
	血药峰浓度:C_{max}
	血药浓度 - 时间曲线下面积:AUC
药物的尿排泄	累积尿排泄量:D_u
	尿药排泄速度:dD_u/d_t
	最大尿排泄时间:t
急性药效作用	最大药效作用:E_{max}
	最大药效作用时间
	药效 - 时间曲线下面积
	药效起效时间
临床观察	精确控制的临床试验
体外试验	药物溶解度

目前常用的药物吸收的研究方法,可分为计算模拟(*in silico*)、体外(*in vitro*)、体内(*in vivo*)三个层次[79]。本节主要探讨临床前体内和体外研究方法。

二、物理化学方法用于生物学性质预测

晶型药物的理化性质对其吸收影响的研究方法有很多,如电离常数与电离谱;溶出与溶解度;亲脂性、极性与疏水性;药物发现中的药物通透性研究、人工膜技术;化学稳定性;固态物理化学等。本节主要介绍药物的溶解与药物的溶出测试,关于晶型药物的制备、鉴定及稳定性研究请参考其他章节。

药物的溶解与溶出测试均是体外测试,一般在水性环境中,测定特定条件下药物从药品中溶解或溶出的速度或程度。对药品而言,溶解测试是一项非常重要的控制程序,且常与药物在体内的表现相关联。这种质量试验可用于:

1. 批间药物释放的均一性;
2. 稳定性;
3. 外推和核准后变更(SUPAC);
4. 预测体内表现。

常用溶解仪器如表 13-9 所示:

表 13-9　常用测定药物溶解度的仪器

名称	药品
转篮	片剂
桨	片剂、胶囊、改良药品、混悬剂
摆动圆柱	缓释药物
流室	含低水溶性药物的药品
盘上桨法	透皮药物
圆柱体	透皮药物
摆动圆盘	缓释药物
转瓶	控释药物(珠)
扩散室	软膏剂、乳剂、透皮贴剂

为了研究没有辅料或制作工艺影响下某种物质的溶出,可用转篮法测定药物粉末的特性溶出(intrinsic dissolution)。特性溶出速率常用 $mg/(min \cdot cm^2)$ 表示。测试时,将粉末放在一个通过钳子连在篮子底部的盘子里。测定药物的特性溶出速率的常规方法是旋转和静止圆片法,本章第四节对此进行了简要介绍。

理想情况下,对于特定药品,体外溶解的方法与体内的生物利用度相关,即体内体外相关(in vitro-in vivo correlation,IVIVC)[80]。IVIVC 建立了药物生物学性质(如药动学影响与血浆药物浓度)与药物理化性质(如溶解速度)之间的联系[81]。例如,以人工胃液为溶解介质研究不同阿司匹林制品的体外溶解时,发现血药浓度与药物溶解的百分数相关。这是因为阿司匹林在胃的吸收迅速,溶解是限速步骤。溶解速度的差异可导致每分钟阿司匹林血药浓度的不同。

但是,一些药物的溶解与吸收无明显相关性。这包括溶解性好的药物吸收不佳,也包括药物溶解测试不合格而吸收良好的情况。生物利用度与溶解之间无关的原因可能是由于药物吸收的复杂性以及溶解环节设计的不合理。如:含脂肪多的药品可能受制于在胃肠道中的长久耐受力;消化酶在体内药物溶解中扮演了重要角色等。这些因素不能用简单的溶解介质模拟。

三、细胞和组织学方法

(一)体外培养细胞

在细胞模型上研究药物进入细胞膜、药物吸收机制,以及药物与载体蛋白和酶等的相互作用,是常见的研究方法。最常用的评价肠内屏障的系统是 Caco-2 细胞和 MDCK 细胞系[82,83]。

Caco-2 细胞株来源于人结肠腺癌细胞,由不同的细胞群组成,是至今发现的唯一可以自发经历上皮细胞分化的人肠细胞株。细胞的性质可以随培养时间改变,包括细胞形态、细胞旁路转运途径的透过性以及酶和转运蛋白表达的差异。因此,细胞株要在特定的传代数中使用。Caco-2 细胞株形成紧密连接,并表达许多位于小肠刷状边缘的酶,如:碱性磷酸酶、氨肽酶等;小肠上皮中的一些主动转运系统也在细胞模型中得到确定。Caco-2 细胞模型不仅可以用来研究被动转运机制,也可以研究含转运蛋白的转运机制,这是相对于其他简单人工膜系统的主要优点。但由于细胞来源于结肠以及紧密的细胞间结构,经细胞旁路转运的化合物的渗透性将被低估。

MDCK 细胞株来源于犬肾细胞,有高电阻和低电阻两种细胞株。MDCK 细胞的优点是,3~7 天后细胞单分子层即可达到完全分化。由于转运蛋白在 MDCK 细胞单层中的表达与人肠内完全不同,因此该细胞株不能用于研究透过机制或预测经肠上皮细胞的主动吸收和外流。但是,由于 MDCK 细胞自身转运蛋白表达低,通常用来转染不同的转运蛋白,研究其对经上皮细胞转运的贡献。

(二) 人体和动物组织 Ussing Chamber 模型研究

将动物离体肠段固定在扩散池中间,测定药物通透性。扩散池常用 Ussing Chamber 体系[84]。为了维持离体组织的活性,一般通入 95%O_2+5%CO_2 混合气体。该模型通过微电极检测细胞膜离子通道的电流变化,对肠道药物吸收、通透性和分泌情况进行研究,常用于考察促进剂作用的部位差异及促进剂的筛选。

四、动物器官在体灌流

(一) 大鼠在体肠灌流

与离体法和体内法相比,在体法保证了肠道神经以及内分泌输入的完好无损,同时也保证了血液及淋巴液的供应,提高了生物活性。过去常采用设备较为简易的"在体循环法"评价药物在肠道的吸收,即在分离肠段的两端插入导管,与蠕动泵和药物溶液连成一个循环体系[85]。通过测定药物从体系消失的速度或测定血药浓度来考察药物的吸收。但由于流速高、时间长,回流液易损伤肠黏膜,导致药物吸收增大,测得值偏离真实值。

目前,国外普遍采用单向灌流法(single-pass intestinal perfusion,SPIP),借助肠插管,用低流速对某一肠段进行单向灌流,根据考察进出入口处灌流液中的药物浓度差,研究药物在该肠段的吸收[86]。该方法组织活性高、易操控,与人体有良好的相关性。

其基本方法是:麻醉动物,置于小电热毯上和灯光下,保持正常的体温;沿腹中线切口 4cm 打开腹腔,靠近十二指肠处插入胆汁导管,分别在十二指肠、空肠、回肠和结肠两端插聚乙烯管,用灭菌的手术线固定,实验时用等渗生理盐水浸渍的纱布覆盖于肠组织表面以保湿,用等渗生理盐水冲洗肠内容物后换灌流液,以用 pH 6.8 的 Kreb-Ringer's 缓冲液作为肠灌流液基质用恒速泵灌流肠腔。每隔 30 分钟收集出口管中灌流液,灌注前收集一次胆汁样品,随后每隔 30 分钟收集一份,灌注后测量小肠的长度。出口管中药物浓度用 HPLC 检测。胆汁样品用缓冲液按(1∶10)比例稀释,加入葡萄糖醛酸酶和硫酸酯酶,反应 6 小时,HPLC 检测。

大鼠肠灌注模型中药物吸收公式如下:

$$M_{ab}=Q_\tau(CA_{in}-CA_{out})$$

式中:Q 为流速(ml/min),τ 为取样间隔时间 30 分钟,CA_{in}、CA_{out} 为进口管和出口管中药物浓度。

通过小肠排泄量的计算公式如下:

$$M_{gut}=Q_\tau CM_{out}$$

式中,CM_{out} 为肠腔出口代谢物浓度。

通过胆汁排泄的变化量计算公式如下:

$$M_{bile}=VCM_{bile}$$

式中,CM_{bile} 为胆汁中代谢物的浓度;V 为每 30 分钟收集的胆汁体积。

吸收百分比和代谢百分比以下面的公式计算：

$$吸收百分比 = \frac{M_{ab}}{M_{total}} \times 100\%$$

$$代谢百分比 = \frac{M_{gut}}{M_{total}} \times 100\%$$

式中，M_{total} 为 30 分钟内灌注的药物总量。

（二）肝门静脉插管灌流

实验动物肝门静脉插管灌流有助于找出生物利用度低的特定原因[87]。根据前文所述，口服给药后的总生物利用度可表述为：

$$生物利用度 = \frac{AUC_{p.o.}/给药剂量_{p.o.}}{AUC_{i.v.}/给药剂量_{i.v.}} \times 100\%$$

式中，$p.o.$ 和 $i.v.$ 分别指口服和静脉注射途径。

口服生物利用度还可以理解为，药物进入人体循环过程中不同阶段损失情况的综合，即：

$$生物利用度 = (1-f_G)(1-f_H)(1-f_{abs})$$

式中，f_{abs} 指未被胃肠道吸收的部分；f_G、f_H 分别指药物在肠壁和肝中消除的部分。

除了口服和静脉注射给药时常用的静脉取血方法外，还可以用肝门静脉插管灌流给药的方式测定不同阶段的作用。大鼠麻醉后肠插管连接原位灌流装置，肝门静脉予以引流，可用于研究肠壁清除；而肝门静脉插管连接原位灌流装置，并在下腔静脉插管予以引流，则可用于研究肝清除。

$$f_G = 1 - \frac{AUC_{p.o.}}{AUC_{hpv}}$$

$$f_H = 1 - \frac{AUC_{hpv}}{AUC_{i.v.}}$$

五、整体动物模型

药物在体内的代谢是一个复杂的过程，是多方面因素共同作用的结果。比起体外模型来，动物模型更接近人体内药物代谢的实际状况，尽管由于种属差异，药物的吸收速率会有很大不同，但物种间包括人在内的吸收程度却是相似的。

临床前药代动力学研究的动物主要有小鼠、大鼠、犬和非人灵长类动物。非人灵长类动物是重要的药物代谢动力学研究模型。虽然伦理学的要求和实际操作难度限制了非人灵长类动物的使用，但是通过兼顾动物福利和合理设计实验可以得出比啮齿类动物更加可靠的实验数据，从而更有利于支撑后续的临床试验。大鼠是药代动力学研究中的主要物种，这主要归结于它在药理学和毒理学研究中的广泛应用。大量研究表明，同样的化合物给予大鼠和人后，其体内的动力学过程有着一定的相关性。与大鼠相比，犬的细胞间通道孔隙较大，且空隙率较高，因此在预测人体内吸收情况时有所偏差。但是由于犬的体型较大，便于给予片剂等制剂，在临床前药代动力学研究中发挥了重要作用，是预测人体分布容积较为理想的模型[88]。小鼠可利用的血液容积小，为生物分析带来麻烦，一直以来，较少作为药代动力学的实验动物。但随着技术的进步,微透析技术的发展,使生物样品的微量分析成为可能。此外,转基因小鼠模型在药理学研究中的作用越来越重要,也预示着小鼠作为药代动力学研究对象的比例将逐渐增加。

六、晶型药物生物学研究的意义

20 世纪 80 年代,Aguiar 及其同事在研究中发现,氯霉素棕榈酸酯的溶出速率及生物利用度与药物的晶型有关[38,43]。此后,药物的多晶型现象在学术界和工业界引起了广泛的关注。

根据热力学原理,晶型的自由能越低越稳定。因此,大家普遍认为,在药物开发中,需要鉴定、选择最低能态的晶型药物。实践中也发现,如果未能在药物上市前对晶型进行有效控制,其结果可能是灾难性的。例如雅培公司开发的抗艾滋病药物——HIV 蛋白酯酶抑制剂利托那韦就是一个最典型的反面教材。利福平的不同晶型也存在稳定性的差异。1976 年前,国产的利福平都是使用无定型态物质,稳定性较差,无法保证有效期。1977 年改变工艺后,通过晶型控制改善了药品稳定性,产品质量得以提高。

但是,并非所有药物都应选择自由能最低的晶型。这些例外的情况包括:①自由能最低的晶型由于晶格中相邻分子的两个活性基团并置,反而是化学性质不稳定的;②药物吸收受溶解度的限制,需要开发具有较高溶解度的形式,以达到预期的疗效;③对于需要快速缓解的急性症状,需要增加药物的溶出速率,以缩短 t_{max},增加 C_{max}。对于第一种情况而言,需要考察不同晶型的化学稳定性,选择最适宜的晶型药物;而对于后两种要求,通常情况下,常考虑亚稳态晶态药物和无定型药物,虽然这两类药物的稳定性可能相对较差,但通过合理巧妙的制剂方式可有效提高其稳定性。因此,在药物开发的晶型控制方面,应慎重考虑这两类药物的应用。

药物是用来治疗疾病的,其所对应的对象是人体,因此,研究药物晶型对生物体作用特点和作用规律,是晶型药物研究中极为重要的课题。只有结合生物学的研究,药物晶型研究才能够真正得到发展。

(宋俊科　杜立达　应　剑　吕　扬)

参考文献

1. Brice G.W., Hammer H.F. .Therapeutic nonequivalence of oxytetracycline capsules. J. Am. Med. Assoc. 1969, 208:1189-1190.

2. Sinko P J. Drug selection in early drug development:screening for acceptable pharmacokinetic properties using combined in vitro and computational approaches[J]. Curr Opin Drug Discov Devel,1999,2(1):42-48.

3. Singhal D,Curatolo W. Drug polymorphism and dosage form design:a practical perspective. Adv Drug Deliv Rev,2004,56(3):335-347.

4. Y Kobayashi,S Ito,S Itai,et al. Physicochemical properties and bioavailability of carbamazepine polymorphs and dihydrate. Int J Pharm,2000,193(2):137-146.

5. Tawashi R. Gastrotestinal absorption of two polymorphic forms of aspirin. J Pharm Pharmacol,1969,21(10):701-702.

6. Kahela P,Aaltonen R,Lewing E,et al. Pharmacokinetics and dissolution of two crystalline forms of carbamazepine. International Journal of Pharmaceutics,1983,14(1):103-112.

7. 陈梅娟,陈鸣,徐美香. 头孢呋新酯胶囊处方工艺及晶型研究. 上海医药,2000,21(4):34-35.

8. 邹元概,李玉琛,毕兴福. 对不同晶型利福定的研究. 中国药物化学杂志,1992(3):68-72.

9. 袁恒杰,陈大为,刘艳丽. 尼莫地平多晶型家兔体内药动学研究. 中国药学杂志,2005,39(8):609-611.

10. Miyazki S,Arita T,Hori R,et al. Effect of polymorphism on the dissolution behavior and gastrointestinal absorption of chlortetracycline hydrochloride. Chem Pharm Bull,1974,22(3):638-642.

11. Yasutomo T,Shirai S,Sato T,et al. Effect of polymorphism of proglumetacin maleate on its dissolution profiles and blood lebel. J Pharm Sci Tech,2001,61:97-108.

12. kato Y,Watanabe F. Relationship between polymorphism and bioavailability of Phenobarbital. J Pharm Soc Japan,1978,98(5):639-648.

13. 程卯生,王敏韦,缪锦来,等. 法莫替丁的多晶型与生物利用度,中国药物化学杂志,1994,4(2):110-117.

14. Shen J,Lee D,Mckeag R.G.,et al. Bioequivalence of two forms of ranitidine. New Zealand Pharm,1995,15:24.

15. Bawazir SA,Gouda MW,ElSayed YM,et al. Comparative bioavailability of two tablet formulations of ranitidine hydrochloride in healthy volunteers. Int J Clin Pharm,1998,36(5):270-274.

16. Eyjolfsson R. Enalapril maleate polymorphs:instability of form II in a tablet formulation. Pharmazie,2002,57(5):347.

17. Eyjolfsson R. Enalapril maleate form Ⅱ:stabilization in a tablet formulation. Pharmazie,2003,58(5):357.

18. Tashtoush BM,Al-Qashi ZS,Najib NM. In vitro and in vivo evaluation of glibenclamide in solid dispersion systems. Drug Dev Ind Pharm,2004,30(6):601-607.

19. Devalina Law,Eric A.Schmitt,Kennan C.Marsh,et al. Ritonovir-PEG8000 amorphous solid dispersion:in vitro and in vivo evaluations. J Pharm Sci,2004,93(3):563-570.

20. Kushida I,Ichikawa M,Asakawa N,et al. Improvement of dissolution and oral absorption of RE-3421,a poorly watersoluable dual 5-lipoxygenase/cyclooxygenase inhibitor with anti-inflammatory activity by preparing solid dispersion. J Pharm Sci,2002,91(1):258-266.

21. Chono S,Takeda E,Seki T,et al. Enhancement of the dissolution rate and gastrointestinal absorption of pranlukast as a model poorly water-soluble drug by grinding with gelatin. Int J Pharm,2008,347(1):71-78.

22. Rabinowitz JD,Lloyd PM,Munzar P,et al. Ultra-fast absorption of amorphous pure drug aerosols via deep lung inhalation. J Pharm Sci,2006,95(11):2438-2451.

23. 杨宝峰. 药理学. 第6版. 北京:人民卫生出版社,2005.

24. Leon S. Applied Biopharmaceuticals & Pharmacokinetics. 5th edition. McGraw-Hill Medical Publishing.

25. Kirwan WO,Smith AN. Gastrointestinal transit estimated by an isotope capsule. Scand Gastroenterol,1974,9(8):763-766.

26. 屠世忠. 黄酮类化合物的生物活性. 国外医学(药学分册),1979,4:200.

27. Encyclopedia of Pharmaceutical Technology. James Swarbrick. Informs healthcare Press,New York,2007:215.

28. Fricker G,Miller DS. Relevance of multidrug resistance proteins for intestinal drug absorption in vitro and in vivo. Pharmacal Toxicol,2002,90(1):5-13.

29. Han van de Waterbeemd,Bernard Testa. Drug Bioavailability:Estimation of solubility,Permeability,Absorption and Bioavailability. Wiley-VCH. 2009.

30. FDA. Guidance Waiver of In Vivo Bioavailability and Bioequivalence Studies for Immediate-Release Solid Oral Dosage Forms Based on a Biopharmaceutics Classification System. http://www.fda.gov/cder/ guidance/3618fnl. htm.

31. Lennemas H. Human jejunal effective permeability and its correlation with preclinical drug absorption models. J Pharmacol,1997,49(7):627-638.

32. Lennemas H,Crison JR,Amidon GL. Permeability and Clearance Views of Drug Absorption:A Commentary. J Pharm Biopharm,1995,23(3):333-343.

33. 苏德森,王思玲. 物理药剂学. 北京:化学工业出版社,2004:53.

34. Giron D,Gamier S,Mutz MJ. Solid-state of pharmaceutical compounds. Therm Anal Calorim,2004,77:709.

35. 郑颉. 片剂溶出速度的理论、估算法与影响因素. 世界临床药物,1986,1:26-32.

36. Kaplan S A. Biopharmaceutical considerations in drug formulation design and evaluation. Drug Metabolism Reviews,1972,1(1):15-33.

37. Stagner WC,Guillory JK. Physical characterization of solid iopanoic acid forms. J Pharm Sci,1979,68(8): 1005-1009.

38. Aguiar A.J.,Krc J.,Kinkel A.W.,et al. Effect of polymorphism on the absorption of chloramphenicol from chloramphenicol palmitate. J. Pharm. Sci. 2010,56(7):847-853.

39. Walkling WD,Sisco WR,Newton MP,et al. Stability of Fenretinide polymorphs. Acta Pharmaceutica Technologica,1986,32(1):10-12.

40. Kanenewa N.,Otsuka M. Effect of grinding on the transformation of polymorphs of chloramphenicol palmitate. Chem. Pharm. Bull. 1985,33(4),1660-1668.

41. Gamberini M.C.,Baraldi C.,Tinti A.,et al. Solid state characterization of chloramphenicol palmitate. Raman spectroscopy applied to pharmaceutical polymorphs. J. Mol. Struct. 2006,785(1):216-224.

42. Mishra R.,Srivastava A.,Sherma A.,et al. Structural,electronic,thermodynamical and charge transfer properties of chloramphenicol palmitate using vibrational spectroscopy and DFT calculations. Spectrochim. Acta Part A Mol. Biomol. Spectr. 2013,101(2):335-342.

43. Aguiar A.J.,Zelmer J.E. Dissolution behavior of polymorphs of chloramphenicol palmitate and mefanamic acid. J. Pharm. Sci. 1969,58(8):983-987.

44. Maeda T.,Takenaka H.,Yamahira Y.,et al. Use of rabbits for absorption studies on polymorphs of chloramphenicol palmitate. Chem. Pharm. Bull. 1980,28(2):431-436.

45. Groves M.J. Solution tests on generic brands of oxytetracycline tablets. Pharm. J. 1973,210:318-319.

46. Liebenberg W.,de Villiers M.,Wurster D.E.,et al. The effect of polymorphism on powder compaction and dissolution properties of chemically equivalent oxytetracycline hydrochloride powders. Drug Dev. Ind. Pharm. 1999,25(9):1027-1033.

47. Bauer J.,Spanton S.,Henry R.,et al. Ritonavir:An extraordinary example of conformational polymorphism. Pharm. Res. 2001,18(6):859-866.

48. Kearney A.S.,Crawford L.F.,Mehta S.C.,et al. The interconversion kinetics,equilibrium,and solubilities of the lactone and hydroxyacid forms of the hmg-coa reductase inhibitor,CI-981. Pharmaceutical research. 1993,10 (10):1461-1465.

49. Khan F.N.,Dehghan M.H.G. Enhanced bioavailability of atorvastatin calcium from stabilized gastric resident formulation. AAPS Pharm. Sci. Technol. 2011,12(4),1077-1086.

50. Jin Y.S.,Ulrich J. New crystalline solvates of atorvastatin calcium. Chem. Eng. Technol. 2010,33(5):839-844.

51. Shete G.,Puri V.,Kumar L.,et al. Solid state characterization of commercial crystalline and amorphous atorvastatin calcium samples. AAPS Pharm. Sci. Technol. 2010,11(2):598-609.

52. Chadha R.,Kuhad A.,Arora P.,et al. Characterisation and evaluation of pharmaceutical solvates of atorvastatin calcium by thermoanalytical and spectroscopic studies. Chem. Cent. J. 2012,6(1):114-129.

53. Matsunaga J,Nambu N,Nagai T. Polymorphism of phenylbutazone. Chemical and Pharmaceutical Bulletin, 1976,24(6):1169-1172.

54. Ibrahim H.G.,Pisano F.,Bruno A. Polymorphism of phenylbutazone:Properties and compressional behavior of crystals. J. Pharm. Sci. 1977,66(5):669-673.

55. Matsuda Y.,Kawaguchi S.,Kobayashi H.,et al. Polymorphism of phenylbutazone by a spray dring methods. J. Pharm. Pharmacol. 1980,32(8):579-580.

56. Pandit J.K.,Gupta S.K.,Gode K.D.,et al. Effect of crystal form on the oral absorption of phenylbutazone. Int. J.

Pharm. 1984,21(1):129-132.

57. Viscomi G.C.,Campana M.,Barbanti M.,et al. Crystal forms of rifaximin and their effect on pharmaceutical properties. Cryst. Eng. Commun. 2008,10(8):1074-1081.

58. Blandizzi C.,Viscomi G.C.,Scarpignato C. Impact of crystal polymorphism on the systemic bioavailability of rifaximin,an antibiotic acting locally in the gastrointestinal tract,in healthy volunteers. Drug Des Dev Ther. 2015,9:1-11.

59. Campeta A.M.,Chekal B.P.,Abramov,Y.A.,et al. Development of a targeted polymorph screening approach for a complex polymorphic and highly solvating API. J. Pharm. Sci. 2010,99(9):3874-3886.

60. Abramov Y.A. QTAIM application in drug development:prediction of relative stability of drug polymorphs from experimental crystal structures. J. Phys. Chem. A 2011,115(45):12809-12817.

61. Vasileiadis M.,Pantelides C.C.,Adjiman C.S. .Prediction of the crystal structures of axitinib,a polymorphic pharmaceutical molecule. Chem. Eng. Sci. 2015,121(2606):60-76.

62. Pithavala Y. K.,Chen Y.,Toh M.,et al. Evaluation of the effect of food on the pharmacokinetics of axitinib in healthy volunteers. Cancer Chemotherapy and Pharmacology,2012,70(1):103-112.

63. Lisgarten J.N.,Palmer R.A.,Saldanha,et al. Crystal and molecular structure of 5-carbamyl-5H-dibenzo[b,f] azepine. Crystallogr. Spectrosc. Res. 1989,19(4):641-649.

64. Rustichelli C.,Gamberini G.,Ferioli V.,et al. Solid-state study of polymorphic drugs:carbamazepine. J. Pharm. Biomed. Anal. 2000,23(1):41-54.

65. Lang M.D.,Kampf J.W.,Matzger A.J. Form Ⅳ of carbamazepine. J. Pharm. Sci. 2002,91(4):1186-1190.

66. Grzesiak A.L.,Lang M.,Kim K.,et al. Comparison of the four anhydrous polymorphs of carbamazepine and the crystal structure of form I. J. Pharm. Sci. 2003,92(11):2260-2271.

67. Fleischman S.G.,Kuduva S.S.,McMahon J.A.,et al. Crystal engineering of the composition of pharmaceutical phases:Multiple-component crystalline solids involving carbamazepine. Cryst. Growth Des. 2003,3(6):909-919.

68. Meyer M.C.,Straughn A.B.,Jarvi,E.J.,et al. The bioinequivalence of carbamazepine tablets with a history of clinical failures. Pharm. Res. 1992,9(12),1612-1616.

69. Kobayashi Y.,Ito S.,Itai S.,et al. Physicochemical properties and bioavailability of carbamazepine polymorphs and dihydrate. Int. J. Pharm. 2000,193(2):137-146.

70. 孙加琳,陈芋茜,田硕,等. 利培酮不同晶型状态对大鼠口服吸收的影响. 中国药学杂志,2011,46(24):1919-1922.

71. 于晓彦,陈芋茜,白晓宇,等. 大鼠口服硫酸氢氯吡格雷的多晶型吸收特点研究. 药学学报,2011,46(10):1268-1272.

72. 王凤博,陈芋茜,方莲花,等. 沙利度胺多晶型大鼠体内药代动力学研究. 中国药理学通报,2012,28(8):1131-1135.

73. 邢逞,宋俊科,张丽,等. 利巴韦林的多晶型研究及药动学评价. 中国药学杂志,2013,48(8):621-628.

74. 吴媛媛,靳桂民,杜冠华,等. 盐酸吡格列酮四种晶型的大鼠体内药动学研究. 中国药师,2014,17(8):1253-1257.

75. Rollinger JM,Gstrein EM,Burger A. Crystal forms of torasemide:new insights. Eur J Pharm Biopharm,2002,53(1):75-86.

76. Brittain H G. Polymorphism in pharmaceutical solids. CRC Press,2016.

77. 张伟国,刘昌孝. 多晶型药物的生物利用度研究概况. 天津药学,2007,19(2):59-61.

78. United States Food and Drug Administration,Code of Federal Regulation title 21,section 320(21CFR320),2003.

79. Han van de Waterbeemd,Lennernäs H,Artursson P. Drug Bioavailability:Estimation of Solubility,Permeability,Absorption and Bioavailability. Wiley-VCH,2004.

80. Leeson L J. In vitro/in vivo correlations. Drug Information Journal,1995,29(3):903-915.

81. Leon Shargel,Andrew B.C. Yu. Applied Biopharmaceutics & Pharmacokinetics,Seventh Edition M. McGraw-Hill Education,2015.

82. Hubatsch I,Ragnarsson E G,Artursson P. Determination of drug permeability and prediction of drug absorption in Caco-2 monolayers. Nature Protocols,2007,2(9):2111-2119.

83. Irvine J D,Takahashi L,Lockhart K,et al. MDCK(Madin-Darby canine kidney)cells:a tool for membrane permeability screening. Journal of Pharmaceutical Sciences,1999,88(1):28-33.

84. Lennernäs H,Nylander S,Ungell A-L. Jejunal permeability:a comparison between the Ussing chamber technique and the single-pass perfusion in humans. Pharmaceutical Research,1997,14(5):667-671.

85. 谭晓斌,贾晓斌,陈彦. 在体肠灌流模型及其在中药研究中的应用. 中成药,2007,29(11):1665-1668.

86. Zakeri-Milani P,Valizadeh H,Tajerzadeh H,et al. Predicting human intestinal permeability using single-pass intestinal perfusion in rat. Journal of Pharmacy & Pharmaceutical Sciences,2007,10(3):368-379.

87. Matsuda Y,Konno Y,Satsukawa M,et al. Assessment of intestinal availability of various drugs in the oral absorption process using portal vein-cannulated rats. Drug Metabolism and Disposition,2012,40(12):2231-2238.

88. Obach R S,Baxter J G,Liston T E,et al.The prediction of human pharmacokinetic parameters from preclinical and in vitro metabolism data[J]. Journal of Pharmacology and Experimental Therapeutics,1997,283(1):46-58.

第十四章

晶型药物的固体制剂

第一节 药物制剂中的晶型问题

一、概述

随着我国科技实力的不断增强,国家科技投入日益增大。药物作为保障人民健康和提高人类生存质量的特殊物质,新药品种与数量呈逐年上升趋势,国际对各种药品质量要求亦越来越高。随着人类对晶型药物的认识不断深入,自然界中新晶型物质状态被不断发现,寻找优质晶型物质、提高我国药典现有化学药物品种的晶型质量,缩小国产与进口药物产品质量差距,实现与国际晶型药物研制水平接轨,已经成为我国新药研究发展的必然趋势。中国作为人口大国,每年对药品需求量很大,但目前我国在临床疾病治疗中,使用的新药、特药等主要是依赖进口产品,同种药物临床疗效差异的问题尤为突出。

在化学药物中,以固体给药方式的药物占药品总数的80%左右,晶型药物又占化学药物的70%左右。为保证晶型药物产品的有效性、安全性及质量的可靠性,我国新药指导原则特别规定了固体药物制剂中使用的晶型物质应该与原料药晶型一致。此项要求打破了过去药物制剂可以通过各种技术或方法任意改变原料药晶型物质状态,加强晶型药物规范性管理,以确保药物发挥最佳临床疗效。

随着晶型药物品种的增多,固体制剂如何保持晶型药物物质状态的问题日显突出。药物制剂作为临床用药的形式,应具备能够充分表达药物自身的药效特征,并具备良好的稳定性和安全性。目前研发药物制剂时大多会考虑主药的晶型控制,但作为辅助的药用辅料常被忽略。实际上,辅料也会存在晶型问题,它也可能在一定程度上影响主药的晶型[1]。《中国药典》2015年版[2]不仅扩大了药用辅料定义的内涵,增加了辅料品种和标准收载数量,也加强了安全性指标控制,质量要求更加严格,逐渐重视辅料的功能性项目评价,并首次增加了《药用辅料功能性指标研究指导原则》。该原则在药用辅料的稀释剂和润滑剂中都提出了需要评价结晶性、多晶型等功能性指标[3]。

对于晶型药物制剂研究我国尚属刚刚起步阶段,相关的系统性研究工作较少,特别是在如何避免制剂生产过程引发的原料药转晶重要影响因素的研究方面基本属空白。我们通过对晶型药物制剂的分析研究,总结了在固体制剂制备生产过程中可能影响药物原料转晶的几种影响因素,为制剂研制提供前期科学基础数据。

二、制剂对晶型药物的影响

晶型药物制剂研究需要考虑的主要影响因素包括:①辅料自身的影响;②辅料对晶型药物原料的影响;③制备工艺的影响;④制剂处方与制剂中原料药的晶型质量控制标准和控制检测方法。目的是保证晶型药物原料与制剂产品的质量一致性。

(一)辅料

辅料作为固体药物制剂中不可缺少的物质,一般占固体药物制剂80%以上。为保证晶型药物原料不发生转晶现象,这就要求晶型药物制剂使用的辅料自身具有良好的稳定性质,以避免因辅料物质自身不稳定性,而导致晶型药物发生转晶现象。

(二)辅料与晶型原料药

晶型药物固体制剂应确保使用的辅料物质与晶型原料药具有良好的相容性,两者物理混合后,不会发生任何不良反应。这种反应包括物质变化与晶型变化。药物辅料可能影响原料药在制剂中的晶型状态,这种影响是在制剂制备过程中产生的,因此保证制剂中原料药的晶型状态以及与辅料的良好相容性,是保证药品质量的重要内容。由于药物制剂通常由多种辅料共同做成,对晶型的影响就更为复杂,需要通过大量实验进行选择,确定能够保证原料药优势药物晶型状态的适宜辅料,确定合理的制剂处方[4]。

(三)制备工艺

对于晶型药物固体制剂,在制备过程中,应尽量避免选择影响晶型物质的物理化学条件而引发的药物转晶现象。例如:敏感有机溶剂的介入产生的转晶现象,由于干燥温度引起的晶型变化,由于压力造成的晶型转变等。

(四)处方设计

晶型药物制剂处方设计:①避免使用理化性质不稳定的辅料物质;②避免使用能够或可能与晶型药物原料发生反应的辅料物质;③制剂处方筛选,除需要具备一般制剂基本要求外,需要避免辅料物质在定量检测分析时与晶型原料药物的特征峰重叠而引起的干扰。

(五)制剂晶型质量标准

优势药物晶型制备的药物制剂的质量标准,除了与普通固体药物一样需要控制药物原料的物质种类、纯度、含量、比例等之外,要保证晶型药物的质量,还必须建立控制原料药物晶型状态的相关质量标准。通过控制制剂中药物的晶型状态,不同晶型状态物质的比例或纯度,达到控制药物质量的目的。

(六)制剂中的晶型物质检测分析方法

晶型药物固体制剂为复杂成分物质,需要建立针对药用晶型原料物质特征的检测分析方法,有效的评价晶型药物制剂的产品的质量,为晶型固体制剂的产品质量提供技术支撑。

晶型药物制剂中使用药用晶型物质作为药物原料,是已经过前期大量基础研究证明了的优势药物晶型物质。为了保证药物的最佳临床疗效及晶型药物产品质量,需要保证固体制剂中使用的晶型原料药物质与优势药物晶型物质一致,即为有效晶型物质。因此,晶型药物除需按照一般药物制剂质量要求进行检测分析外,还需对固体制剂中原料药的晶型类型、晶型纯度进行质量监控,以避免在制剂过程中发生转晶现象。由于晶型药物制剂属复杂成分体系,多种因素可以引起原料药晶型物质发生转变,同时原料药与多种辅料成分的混合及制备工艺均会给制剂中的晶型原料药物质检测带来难度。检测分析时除需要考虑原料药外，尚需综合考虑制剂中各种辅料、制剂工艺等对药物晶型的影响，以达到对药物制剂中晶型质量控制的目的。杨世颖[5]等利用建立的固体制剂中晶型原料药鉴别方法，通过对尼莫地平、罗红霉素不同厂家生产的不同批次固体制剂进行分析研究，获得不同厂家生产固体制剂中原料药的晶型粉末 X 射线衍射图谱，通过与晶型标准图谱比对，成功实现了对固体制剂中原料药晶型状态的定性鉴别。谭菊英等[6]通过差示扫描量热分析、傅里叶红外光谱、粉末 X 射线衍射谱测定吡罗昔康原料的晶型；通过近红外光谱使用相关系数模型快速筛查吡罗昔康片的原料晶型；使用光纤溶出仪测定不同晶型原料的固有溶出速率及不同晶型原料片剂的溶出度。

三、晶型药物制剂研究的重要意义

过去人们普遍持有"化学结构决定药效"的观念，认为药物的药理活性作用仅仅与药物分子的成分和立体结构相关。随着科学技术的进步，人们逐渐认识到药物制剂对药效学的直接影响，通过改变制剂类型可有效改善药物的理化性质，促进药物吸收，延长药物在体内的释放时间、减少每日服用次数等。然而，人类对药物研究的不断深入，发现药物制剂能够改善药物临床作用的科学奥秘的内涵是制剂技术改变了原料药原有的晶型物质状态，通过制剂处方和制剂工艺的筛选，实现了对原料药优势晶型物质的筛选目标。

制剂是一个复杂成分体系，利用复杂体系完成优势药物晶型物质的筛选，是采取了一种将单一化学成分置于复杂体系的研究模式。认识到制剂改善药物作用的原理后，国际制药企业率先将简单的问题复杂化处理——制剂改变晶型模式，转变为对简单的问题简单处理——原料改变晶型的研究模式。

事实上，并不仅仅是固体制剂药物存在晶型问题，在药物产品的各种悬浮液物质中也存在着晶型问题。例如：短效、中效、长效的胰岛素注射液，即使用的原料药为不同晶型物质，依靠晶型物质自身在溶解性、溶解速率及在生物体内的吸收变化而达到不同的药效学目的。粉针类剂型药物在用药过程中需要先将固体物质状态转变为液体状态。但是，由于固体原料药晶型物质状态不同，药物自身仍存在有溶解性、溶解速率等问题。此外，若使用不同晶型粉针剂样品则可能由于结晶溶解残留种类和含量不同而引发药物的毒副作用。《中国药典》2015 年版[2]对有毒害的溶剂残留进行了限量，其中丙酮、乙酸乙酯、乙醇等含量不得超过 0.5%，乙腈不得超过 0.041%，三氯甲烷不得超过 0.006%。晶型药物溶剂残留量是影响药物安全性和稳定性的重要因素之一，所以应该引起研究者的高度重视。

根据以上分析可以看出，研究晶型药物制剂不仅可以实现药物的最佳临床治疗效果，而且有利于控制药物制剂的临床疗效，使药物制剂的生产、检测、应用达到稳定可控的水平，提高药物的质量。晶型药物制剂研究对提高药物质量和临床疗效均具有重要意义。

四、小结

目前，我国与发达国家在晶型化学药物产品的研制水平上存在较大的差距。我们通过对《中国药典》2015 年版[2]收载的部分化学药物品种进行的多晶型研究发现有百余种化学药物存在多晶型现象。但由于我国现行药典中缺少对这些晶型药物研究结果以及对晶型药物的质量控制要求，给相关制剂研究及产品质量控制带来了困难。因此在我国开展晶型药物制剂的相关研究工作、并与国际晶型药物制剂研究接轨,是我们药学工作者的共同努力的目标。

第二节　晶型药物的常用制剂剂型

一、概述

任何晶型药物在临床应用时,都必须借助某种制剂剂型作为依托。制剂剂型是发挥药物临床治疗作用的一种传递体,剂型选择应满足临床诊断、治疗或疾病预防等需求,并考虑给药途径的顺应性与普适性。同种晶型药物可能在不同剂型中会发生晶型转变,所以制剂剂型必须能够准确反映药物的有效性、安全性与稳定性。药物制剂剂型在一定程度上也反映了国家的制药水平。

有人将药物在生物体内的药理作用形象比喻成导弹头,因为药物对疾病具有杀伤能力;将药物制剂及各种辅料比喻成导弹运载火箭,因为药物制剂将按照规定的时间,将药物送达到治疗疾病的目的地[7]。因此,我们需要根据晶型药物自身性质和对疾病预防治疗的目的来选择合理的药物制剂剂型。

二、药物剂型种类

药物剂型发展按时代划分可分为六代。第一代:传统剂型,包括丸、散、膏、丹,主要用于口服和外用治疗药物;第二代:常规剂型,包括片剂、胶囊剂、注射剂、气雾剂等;第三代:缓释和控释给药系统,有效地免除了频繁的给药次数,延长了药物的有效维持浓度时间;第四代:靶向给药系统,将药物集中于靶器官、靶组织、靶细胞,提高了药物疗效并降低全身不良反应;第五代:脉冲式给药系统,利用生物学技术与人类生理节律同步脉冲式给药;第六代:个性化给药剂型[8]。目前,第二代剂型类型仍是临床一线药物使用最多的主要剂型。

临床上药物的各种剂型种类繁多,常用的大概有40余种,其分类方法也多种多样,但主要按以下三种方式划分。

(一) 按给药途径分类

这种分类方法与临床应用密切相关,是将给药途径相同的各种药物剂型作为一类。其药物剂型分为以下两类。

1. 经胃肠道给药剂型 经胃肠道给药剂型是指药物制剂经口服途径给药后,药物进入胃肠道,起到局部或经吸收而发挥全身治疗作用的剂型,如常用的散剂、片剂、颗粒剂、胶囊剂、溶液剂、乳剂、混悬剂等。制作该种剂型药物时,应该考虑药物可能受到来自人体胃肠道中的酸或酶破坏影响。口腔黏膜吸收的剂型不属于胃肠道给药剂型。

2. 非经胃肠道给药剂型 非经胃肠道给药剂型是指除口服给药途径以外的所有其他剂型,这些剂型可在给药部位起局部作用或被吸收后发挥全身作用,主要包括以下几类。

(1) 注射给药剂型:如注射剂,包括静脉注射、肌内注射、皮下注射、皮内注射及腔内注射等多种注射途径;

(2) 呼吸道给药剂型:如喷雾剂、气雾剂、粉雾剂等;

(3) 皮肤给药剂型:如外用溶液剂、洗剂、搽剂、软膏剂、硬膏剂、糊剂、贴剂等;

（4）黏膜给药剂型：如滴眼剂、滴鼻剂、眼用软膏剂、含漱剂、舌下片剂及贴膜剂等；

（5）腔道给药剂型：如栓剂、气雾剂、泡腾片、滴剂及滴丸剂等，用于直肠、阴道、尿道、鼻腔、耳道等。

（二）按分散系统分类

按照药物分散性质进行药物剂型分类，主要包括以下几类。

（1）溶液型：如芳香水剂、溶液剂、糖浆剂、甘油剂、醑剂、注射剂等；

（2）胶体溶液型：如胶浆剂、火棉胶剂、涂膜剂等；

（3）乳剂型：如口服乳剂、静脉注射乳剂、部分搽剂等；

（4）混悬型：如合剂、洗剂、混悬剂等；

（5）气体分散型：如气雾剂；

（6）微粒分散型：如微球制剂、微囊制剂、纳米囊制剂等；

（7）固体分散型：如片剂、散剂、颗粒剂、胶囊剂、丸剂等。

（三）按形态分类

按药物制剂的物质状态不同进行的药物剂型分类，主要包括以下几类

（1）液体剂型：如芳香水剂、溶液剂、注射剂、合剂、洗剂、搽剂等；

（2）气体剂型：如气雾剂、喷雾剂等；

（3）固体剂型：如散剂、丸剂、片剂、膜剂等；

（4）半固体剂型：如软膏剂、栓剂、糊剂等。

状态相同的药物剂型，其制备工艺也比较相近，例如，制备液体剂型时多采用溶解、分散等方法，制备固体剂型多采用粉碎、混合等方法，半固体剂型多采用熔化、研磨等方法。

（四）晶型药物制剂

固体剂型在药物制剂中占 70% 以上，常用的有片剂、胶囊剂、颗粒剂、散剂、滴丸剂、膜剂等。

1. 片剂　片剂的种类很多，一般包括普通片、糖衣片、咀嚼片、缓释片、控释片、泡腾片、多层片等。

（1）普通片：药物与辅料混合、压制而成的未包衣释片剂。

（2）包衣片：在普通片的外表包上一层衣膜的片剂。根据包衣材料不同可分为：糖衣片、薄膜衣片和肠溶衣片。

（3）泡腾片：含有泡腾崩解剂的片剂。泡腾崩解剂是指碳酸氢钠和枸橼酸等有机酸成对构成的混合物，遇水时两者反应产生大量的二氧化碳气体，从而使片剂迅速崩解。应用时将片剂放入水中迅速崩解后使用。

（4）咀嚼片：在口中嚼碎后再咽下去的片剂。常加入蔗糖、薄荷、使用色素和香料以调整口味或掩盖其他味道，适合于小儿服用。

（5）缓释片或控释片：缓释片及控释片是能够控制药物释放速度，延长药物作用时间的片剂。

（6）多层片：多层片是由两层或多层不同物质构成的片剂。一般为两次或多次加压而制成，每层含有不同的药物或辅料，这样可以避免复方制剂中不同药物之间的配伍变化，达到缓释、控释的效果。

2. 胶囊剂　胶囊剂是指将药物填装于空心硬质胶囊中或密封于弹性软质胶囊中而制成的固体制剂。目前临床使用最多的是第二代胶囊剂型，其填充物为普通微球与粉末，较新

的为缓释微球及固体分散体。根据装入药物所用胶囊材料不同,分为硬胶囊剂、软胶囊剂与肠溶胶囊剂等。

(1) 硬胶囊:硬胶囊系将一定量的药物加辅料制成均匀粉末或颗粒,充填于空胶囊中或将药物直接分装于空胶囊中制成,包括速溶胶囊、冷冻干燥胶囊、磁性胶囊、双室胶囊、肠溶胶囊、缓释胶囊、植入胶囊、气雾胶囊、泡腾胶囊。

(2) 软胶囊:软胶囊系指一定量的药液密封于球形或椭圆形的软质囊材中,包括速效胶囊、骨架胶囊、缓释胶囊、包衣胶囊、直肠胶囊、阴道胶囊。

3. 其他制剂　如颗粒剂、栓剂、贴剂等。

三、晶型药物的剂型选择

(一) 剂型选取原则

在我国化学药物制剂研究基本技术指导原则中规定[9],剂型的选择和设计着重考虑以下三个方面:

(1) 药物的理化性质和生物学特性;

(2) 临床治疗的需要;

(3) 临床用药的顺应性。

此外,剂型选择还要考虑制剂工业化生产的可行性及生产成本。例如:抗菌类药物在剂型选择时,应考虑尽量减少耐药菌的产生,延长药物临床应用周期。所以,药物剂型必须与给药途径相适应。

(二) 晶型药物剂型

晶型药物对剂型有特殊的要求,即该剂型应具备可以保证晶型药物原料在剂型中保持稳定的晶型状态,而不易产生转晶现象。所以,作为晶型药物制剂应重点考虑以下三个方面。

(1) 剂型应具备良好的自身稳定性;

(2) 剂型应具备能够保持固体原料药的晶型物质状态;

(3) 剂型中各种辅料物质与晶型药物原料间有较好的相容性质,不会发生任何反应,包括:化学反应与晶型转变。

选择适宜的晶型药物剂型,可保证药物最大限度的发挥临床疗效作用,尽量降低毒副作用,使药物对疾病的治疗功能发挥到极致[10]。

四、小结

药物最终是以各种制剂剂型形式为临床提供服务。晶型药物的原料、辅料、剂型与药物的临床作用密切相关。同种晶型药物采用不同剂型,可造成药物在临床作用中的巨大差异。因此,在晶型药物制剂的剂型选择上需要格外慎重,在考虑给药途径时,更应该注意晶型药物原料在剂型中的稳定性要求。

第三节　晶型药物制剂中常用辅料

晶型药物制剂是由晶型药物原料和各种辅料共同制成。由于晶型药物多数是固体口服的给药形式,所以这里仅重点讨论固体口服制剂中常用辅料问题。

一、概述

辅料是药物制剂中的基本物质材料,是药物固体制剂中的主要填充物质,是药物组成不可缺少的组成部分。当同种药物选择不同的辅料时,药物产品质量、溶出度、溶出速率、生物利用度、临床作用等会产生不同影响[11]。作为晶型药物的辅料,除要具备一般药物辅料的基本特性外,还需要考虑其对晶型药物原料物质的影响因素。

二、常用辅料种类

晶型药物的固体制剂是由两类物质构成:第一类是发挥药物临床治疗作用的药物原料;第二类是没有直接生理活性的辅料,但它可作为药物佐剂,在临床应用中起到改善或促进药物作用。

辅料在药物制剂中起到的主要作用包括:填充作用、黏合作用、崩解作用、润滑作用、着色作用、矫味作用、美观作用等。在药剂学中,通常将这些物质根据它们作用分成四大类:稀释剂、黏合剂、崩解剂、润滑剂。某一种辅料,它的作用往往并不唯一。例如:淀粉在片剂中既可以是稀释剂又可以是崩解剂。

(一)稀释剂

稀释剂(diluents)也被称为填充剂,在辅料中的主要作用是用来填充片剂的重量或增加片剂体积,便于压片成形工艺。常用的填充剂物质包括淀粉类、纤维素类、无机盐类等。由于一般药物原料在片剂中占有少量成分(例如:每片制剂中的药物含量在几毫克或几十毫克),若不加入适量的填充剂,将无法制成片剂。因此,稀释剂有增加固体制剂体积及助型的作用。

1. 乳糖　乳糖是从牛奶中分离出奶油后剩下的乳清中提取得到的一种双糖类物质,具有较高的营养价值,是固体制剂辅料中优良的填充剂。使用该辅料压片时,稍有压力变化不会明显影响到片剂的硬度,较少出现黏冲、脱片等现象。由于采用乳糖加工出来的片剂表面光滑漂亮且不容易破碎,常作为直压片剂中的重要辅料物质。但是需要注意,乳糖作为胺类药物填充剂时,长期放置可能会使药物制剂颜色变黄。

2. 淀粉　淀粉作为一种天然高分子聚合物,属常用固体药物制剂辅料物质,呈白色无定型粉末,不溶于水或乙醇,在空气中稳定,与多数药物不易发生反应,有一定的吸湿性,但不易潮解,遇水膨胀,遇酸或碱在潮湿或加热情况下会失去膨胀作用。由于淀粉安全无毒,制备容易,价格低廉,可广泛应用在各种固体片剂中充当填充剂、崩解剂与湿黏合剂[12]。玉米淀粉为常用淀粉种类,在实际生产中,淀粉常与糖粉、糊精等辅料混合使用。

3. 预胶化淀粉　预胶化淀粉也称为可压性淀粉,是一种新型的药用辅料。目前已在英国、美国、日本及中国药典中作为药物辅料被收载。预胶化淀粉是由淀粉经物理或化学变性得到的产物,为干燥白色粉末,无味,性质稳定,无毒安全,不溶于有机溶剂,可溶于10%~20% 的冷水中。预胶化淀粉为多功能辅料,可作填充剂,具有良好的流动性、可压性、自身润滑性和干黏合性;并有较好的崩解作用和溶出性能;预胶化淀粉具有润滑作用,可以减少润滑剂量;预胶化淀粉的黏胶性较低,生产过程中会改善粉末混合物与机器金属部分的黏胶作用;预胶化淀粉还可用作为胶囊剂的填充物,能降低填充量变化系数和胶囊中药物的溶出时间,大量使用预胶化淀粉可改进溶解度较差的药物溶出,且不影响胶囊的最大填充量。

4. 糊精 糊精为白色或微黄色粉末,微溶于水,能溶于沸水中成黏胶状溶液,不溶于醇和醚类有机溶剂。在片剂生产中,糊精经常与淀粉、糖粉混合用作填充剂。应用时要严格控制糊精与润湿剂的用量,否则容易使颗粒过硬而造成片剂表面出现麻点、水印等现象,影响片剂的崩解;糊精在用作药片黏合剂时,需要快速干燥、快速散开、快速黏合,要求具有吸湿可溶性,可选择白糊精或低黏度黄糊精产品。

5. 环糊精 环糊精是将淀粉经环糊精葡萄糖基转移酶作用后,产生糊精两端的葡萄糖分子以 α-1,4 糖苷键相连而形成立体闭合的中空筒状结构,称为环糊精。常见的环糊精包括:α 环糊精、β 环糊精、γ 环糊精三种类型,目前应用较多的为 β 环糊精。β 环糊精是一种新型辅料,为白色结晶性粉末,水溶性差,易随温度变化而改变。环糊精结构外部呈亲水性,环糊精结构内部呈疏水性,可作为主体分子将一些大小和形状合适的客体分子包合于环状结构中,形成超微囊状包合物,其空穴大小较适合药物分子,故常用于药物的包合材料。

6. 微晶纤维素 微晶纤维素(microcrystalline cellulose,MCC)是纤维素被水解后而制得的聚合度较小的结晶性纤维素,为白色或类白色,无味,多孔性微晶颗粒或粉末,具有良好的可压性,有较强的结合力,对药物原料有较大容纳性,可作为片剂的填充剂、黏合剂使用,并具有良好的崩解功能作用。微晶纤维素不仅是黏合剂类药用辅料,而且还是口腔速崩片的基本辅料。尤其适合直压片剂工艺,片剂有较好的硬度,可作为粉末直接压片的"干黏合剂"使用。

7. 甘露醇 甘露醇(mannitol)是常用作片剂的填充剂,由于它无吸湿性,所以用于对水分敏感的药物压片剂型特别有价值。甘露醇颗粒易干燥,可作为直接压片的赋形剂或咀嚼片的矫味剂。甘露醇在溶解时吸热,同时散发一定甜味,对口腔有舒适感,故更广泛应用于咀嚼片等口服制剂中,甘露醇颗粒剂属直接压片赋形剂。

(二)黏合剂

某些药物粉末本身具有黏性,只需加入适当的液体就可将其本身固有的黏性诱发出来,此时加入的液体称为湿润剂。某些药物粉末本身不具有黏性或黏性较小时,需要加入淀粉浆等增加黏性,才能使其与药物黏合起来,这时所加入的黏性物质就称黏合剂(adhesives)。因为它起到的作用实际上都是使药物粉末结合起来,所以也可以将上述的湿润剂和黏合剂总称为黏合剂。

1. 蒸馏水 在药物制剂中一般起到湿润剂作用。有些药物往往对水的吸收较快,因此,容易发生湿润不均匀现象,最好采用低浓度的淀粉浆或乙醇代替。

2. 乙醇 也是一种湿润剂。可用于遇水易分解的药物,也可用于遇水黏性太大的药物。随着乙醇浓度的增大,湿润后所产生的黏性降低,因此醇的浓度要视原料药和辅料的性质而决定。

3. 羧甲基淀粉钠 羧甲基淀粉钠(carboxymethyl starch sodium,CMS-Na)是一种白色无定型态粉末,也称为淀粉乙醇酸钠,系淀粉羧甲基化衍生物。羧甲基的引入,使淀粉粒具有较强的吸湿性和吸水膨胀性,故可用作优良的片剂崩解剂。羧甲基淀粉钠具有良好的流动性和可压性,可改善片剂的成型性,增加片剂的硬度,而又不影响其崩解性。既可用于直接压片,又适用于湿粒法压片。一般用量较少就可以显示出优良的崩解性能。对于疏水性药物用量就更少,用量过多会延长崩解时间。羧甲基淀粉钠水溶液有较高的黏度,还可以用作增稠剂。

4. 羟丙基纤维素 羟丙基纤维素(hydroxypropylcellulose,HPC)是纤维素的羟丙基醚化物,含羟丙基53%~77%,其性状为白色粉末,易溶于冷水,加热至50℃时可产生胶化或溶胀现象,可溶于甲醇、乙醇、异丙醇、丙二醇中,羟丙基纤维素既可作为湿法制粒的黏合剂,也可作为粉末直接压片的黏合剂。

5. 羟丙甲纤维素　羟丙甲纤维素(hydroxypropylmethyl cellulose, HPMC)是一种非离子型纤维素醚,不带离子电荷,不与离子或盐发生反应。具有较强的抗敏性和代谢惰性,对酸或碱比较稳定,具有乳化作用。在药剂学中被广泛应用,常用作黏合剂、崩解剂、助悬剂、稳定剂、抗酸剂或润湿剂。此外,羟丙甲纤维素还可以作为薄膜衣材料,用于缓释控释药物的制备。例如:阿司匹林缓释片,加入羟丙甲纤维素延长了药物在体内的有效血浓度。

6. 其他黏合剂　包括① 5%~20% 的明胶溶液;② 50%~70% 的蔗糖溶液;③ 3%~5% 的聚乙烯吡咯烷酮的水溶液;④醇溶液等均可用于可压性比较差的晶型药物。但是,应注意这些黏合剂的黏性很大,制成的片剂较硬,稍稍过量就会造成片剂的崩解超限。

（三）崩解剂

崩解剂(disintegrants)是可使片剂在胃肠液中迅速裂碎成细小颗粒的物质,它可促进药物释放。除了缓(控)释片以及某些特殊用途的片剂以外,一般片剂中都应加入崩解剂。由于崩解剂具有很强的吸水膨胀性,能够瓦解片剂的结合力,使片剂从一个整体片状物碎裂成许多颗粒,缩短片剂自然崩解过程,所以有利于片剂中原料药的溶解和吸收。除了常用的淀粉、羧甲基淀粉钠等以外,还包括其他种类。

1. 低取代羟丙基纤维素　低取代羟丙基纤维素(low-hydroxypropylcellulose, L-HPC)是国内近年来应用较多的一种崩解剂。由于具有很大的表面积与孔隙度,所以它具有很好的吸水速度与吸水量,其吸水膨胀率在500%~700%,崩解后的颗粒较细小,故利于药物的溶出,一般用量为2%~5%。

2. 交联聚乙烯比咯烷酮　交联聚乙烯比咯烷酮(cross-linked polyvinyl pyrrolidone, 交联PVP)是线性N-乙烯basi-2-吡咯烷酮的聚合物,为流动性良好的白色粉末,具有吸潮性,无毒,对皮肤、黏膜无刺激性,不易使人体产生过敏现象。在水、有机溶剂、强酸强碱溶液中均不易溶解。交联PVP在水中会迅速发生溶胀,因而崩解性能十分优越,已被《英国药典》《美国药典》收载作为药用辅料物质。交联聚乙烯比咯烷酮的水溶液有一定黏度,在固体制剂中常用于黏合剂、分散剂、稳定剂、崩解剂、薄膜包衣等材料,其在缓释控释制剂中也有一定应用。

3. 交联羧甲基纤维素钠　交联羧甲基纤维素钠(croscarmellose sodium, CCNa)是交联化的纤维素羧甲基醚,由于交联键的存在,故不溶于水,但能吸收数倍于本身重量的水而膨胀,所以具有较好的崩解作用。当与羧甲基淀粉钠合用时,崩解效果更好,但是,交联聚乙烯比咯烷酮与干淀粉合用时崩解作用会降低。

（四）润滑剂

在药剂学中,润滑剂(lubricants)是一个广义的概念,是助流剂、抗黏剂、润滑剂总称,其中助流剂(Glidants)是为降低颗粒之间摩擦力,从而改善粉末流动性的物质。抗黏剂(Antiadherent)是为防止原料药和辅料黏着于压片冲头表面的物质。润滑剂是为降低药片与冲模孔壁之间摩擦力的物质,这是一种真正意义上的润滑剂。因此,理想的润滑剂应该兼具助流、抗黏、润滑三种基本作用。但是,目前现有的各种润滑剂中,尚没有这种理想的润滑剂效果,它们往往仅在某一个或某两个方面有较好性能,但其他作用则相对较差。按照习惯分类方法,一般将具有上述任何一种作用的辅料都统称为润滑剂。

1. 硬脂酸镁　为疏水性润滑剂,易与颗粒混匀,压片后片表面光滑美观,应用最广。用量一般为 0.1%~1%,用量过大时,由于其疏水性,会造成片剂的崩解或溶出迟缓。此外,硬脂酸镁不宜在乙酰水杨酸药物、抗生素类药物、有机碱或有机盐等类药物的片剂中使用。

2. 微粉硅胶　微粉硅胶(aerosil)为优良的片剂助流剂,可在粉末直接压片中起到助流作用。微粉硅胶性状呈白色粉末,无味,比表面积大,常用量为 0.1%~0.3%,但因其价格较贵,在国内的药物制剂中应用尚不广泛。

3. 滑石粉　主要作为助流剂使用,它可将颗粒表面的凹陷处填满,减低颗粒表面的粗糙性,从而达到降低颗粒间的摩擦力,较好的改善颗粒流动性目的,常用量一般为 0.1%~3%,最多不要超过 5%。

4. 氢化植物油　由喷雾干燥法制得,是一种润滑性能良好的润滑剂。应用时可将其溶解于轻质液体石蜡或正己烷中,然后将溶液喷至颗粒上以利于均匀分布。

5. 聚乙二醇类与月桂醇硫酸镁　两者均为水溶性滑润剂的典型代表。前者主要使用聚乙二醇 4000 和聚乙二醇 6000,制得的片剂崩解时溶出不受影响;后者为目前正在开发的新型水溶性润滑剂。

除了上述几类辅料外,在制剂中还常常会加入一些着色剂、矫味剂等,以改善药物的口味或外观。但是,无论加入何种辅料,都应符合药用的要求,辅料均不能与晶型药物原料发生反应,不应妨碍药物的溶出度和吸收,更不能使晶型药物发生转晶现象。因此,应根据晶型药物的理化性质和生物学性质,结合具体的生产制备工艺,通过相关的制剂体内外试验,选用适当的辅料物质。

三、辅料作用

(一) 常规作用

1. 填充作用　通常起活性作用的原料药在制剂中用量较少,不用辅料药物将无法成型。

2. 改变给药途径　同种药物,采用不同辅料可制成不同给药途径的制剂。当给药途径变化时,不同药物制剂的药物起效时间、疗效维持时间、治疗效果等也会发生变化。

3. 促进药物吸收　某些辅料介入可以促进药物的吸收,这与药物和辅料的性质相关。例如:乳糖可以增加苯妥英钠的吸收。适当加入低浓度的表面活性剂,也有助于药物的吸收。

4. 增加药物稳定性　某些辅料可对药物的化学性质、晶型物质起到稳定作用。选用特定辅料,例如:化学稳定剂、物理稳定剂(助悬剂、乳化剂)、生物稳定剂(防腐剂)等可以增加药物的化学稳定性,通过前体药物、包合物、微囊等技术也可以增加药物稳定性。

5. 改变药物性质　某些辅料介入可增加药物的溶解度,提高药物的生物利用度,是制剂中经常采用的方法。例如,将难溶性药物制成盐、固体分散体等形式,即可改变药物性质。

6. 控制药物释放速度及释放部位　加入不同辅料可能会影响到药物的崩解释放。例如:乳糖能降低或增加硝呋妥因、呋喃西林、盐酸四环素、土霉素的释放速度;而淀粉作黏合剂使用时,能影响磺胺甲基嘧啶、氢氧化铝等片剂的崩解度;淀粉浆还能妨碍钙离子的扩散,影响吸收。

7. 增加制剂可接受性　辅料还可以使制剂具有更好的味道及外观,因而改善病人尤其是儿童的可接受性,可使不同药品间便于区别。

8. 促进制剂形成　固体制剂中加入助流剂、润滑剂可改善药物的粉体性质,使固体制剂的生产更加顺利。

（二）特殊作用

晶型药物是一类特殊的药物物质。所以在我们选择药物的晶型时,常常会选择具有生物活性好、毒副作用小的特点的晶型物质作为药用晶型物质,而这类晶型物质可以是稳定态或亚稳定态晶型物质。当我们使用的药用晶型物质为亚稳定状态的晶型物质时,可以在药物制剂中加入某种辅料,使其起到增加原料药晶型稳定性的作用。因此,针对晶型药物制剂,辅料在起到一般制剂中的常规作用外,有时也扮演着增加晶型药物稳定性的重要角色。

（三）晶型药物辅料选择

1. 稳定性　是指所选择的辅料物质在常规环境条件下,应具有良好的物理、化学、生物学稳定性质,同时还必须保证药用晶型原料物质的稳定性。辅料作为制剂产品中的主要组分,在发挥自身作用的同时,必须做到不改变药物晶型、不降低药物疗效、不产生毒副作用、不影响药物质量。此外,由于晶型药物对温度、湿度、光照、pH 值的敏感性,以及在体内外的稳定性等也对辅料种类选择有一定的要求。

2. 辅料性质　在全面掌握晶型药物性质的基础上,也要全面掌握晶型固体制剂中每种辅料的性能、功能、质量、规格、稳定性、配伍禁忌等信息。例如:具有吸湿性质的辅料,就不宜作为晶型药物辅料使用。

四、小结

辅料的理化性质,包括分子量及其分布、取代度、黏度、性状、粒度、分布、流动性、水分、pH 值等参数的变化,均会直接或间接影响到晶型药物原料的晶型转变。因此,需要根据晶型药物自身的特殊理化性质、给药途径等,合理进行固体制剂的处方辅料种类及用量的筛选研究,以保证晶型药物制剂的产品质量。

第四节　制剂制备工艺对晶型药物影响

固体制剂的制备工艺过程可能会对晶型药物产生不良影响,例如:在制剂工艺中的粉碎、制粒、干燥、压片处理时,均可能造成药用晶型物质发生晶型转变。所以,需要对药物制剂样品中的晶型物质状态监测,确保制剂中使用的为有效药用晶型物质。

一、制粒影响

目前,我国在固体制剂的制备过程中仍以湿法制粒为主,水或含醇水溶液是常用的黏合剂,这种制粒过程极有可能造成药物分子与水结合形成水合物,导致药用晶型物质发生转晶现象。

二、压片影响

一般认为,药物晶型的稳定性可能会受到压片影响。由于稳定的晶型物质颗粒较亚稳定的晶型物质颗粒有较大的晶格能量和较小的表面自由能量,所以在不同的压力条件作用下,前者的片剂对晶型影响相对较小;亚稳定的晶型物质在机械压力作用下,可能出现晶型转变而改变制剂的溶出性质,从而影响到制剂的药效质量的均匀性。

三、干燥影响

温度可直接影响晶型药物的结晶速率与晶型种类。在特定温度下,分子具有跨越晶格间的阈值热能,从而使晶型药物发生晶型种类改变。

喷雾干燥是药剂制备过程中经常使用的干燥技术,药物经喷雾干燥处理后,其晶型种类很可能因为使用的溶剂种类、温度控制、干燥速度等条件变化而发生晶型转变,所以需要事先进行喷雾干燥,条件是否满足药用晶型物质状态的研究工作。对于那些应用喷雾干燥形成亚稳定晶型状态或无定型状态的粉末药物,在贮存过程中应注意观察它们的稳定性。

第五节　晶型药物固体制剂及常用辅料稳定性研究

一、晶型药物固体制剂的稳定性研究

(一)稳定性试验

《中国药典》2015 年版附录[13]对于药物制剂的稳定性研究有如下规定:稳定性试验的目的是考察原料药或药物制剂在温度、湿度、光线的影响下随时间变化的规律,为药品的生产、包装、贮存、运输条件提供科学依据,同时通过试验建立药品的有效期。稳定性试验的基本要求为①影响因素试验:试验使用 1 批原料药进行;②加速试验:试验使用 3 批原料药进行;③长期试验:试验使用 3 批原料药进行。

原料药供试品应是一定规模生产的,供试品量相当于制剂稳定性实验所要求的批量,原料药合成工艺路线、方法、步骤应与大生产一致。

药物制剂的供试品应是放大试验的产品,其处方与生产工艺应与大生产一致。药物制剂如片剂、胶囊剂,每批放大试验的规模,片剂至少为 10 000 片,胶囊剂至少为 10 000 粒。

大体积包装的制剂如静脉输液等,每批放大规模的数量至少应为各项试验所需总量的 10 倍。特殊品种、特殊剂型所需数量,根据情况另外规定。

供试品的质量标准应与临床前研究及临床试验和规模生产所使用的供试品质量标准一致。

加速试验与长期试验所用供试品的包装应与上市产品一致。

研究药物稳定性,要采用专属性强、准确、精密、灵敏的药物分析方法与有关物质(含降解产物及其他变化所生成的产物)的检查方法,并对方法进行验证,以保证药物稳定性试验结果的可靠性。

在稳定性试验中,应重视降解产物的检查。

由于放大试验比规模生产的数量要小,故申报者应承诺在获得批准后,从放大试验转入规模生产时,对最初通过生产验证的三批规模生产的产品仍需进行加速试验与长期稳定性试验。

(二)影响因素试验

影响因素试验在比加速试验更激烈的条件下进行。其目的是探讨药物的固有稳定性,了解影响其稳定性的因素及可能的降解途径与降解产物,为制剂生产工艺、包装、贮存条件与建立降解产物的分析方法提供科学依据。

供试品可以用一批原料药进行,将供试品置适宜的开口容器中,摊成 <5mm 厚的薄层,疏松原料药摊成 <10mm 厚薄层,进行以下实验。当试验结果发现降解产物有明显的变化,应考虑其潜在的危害性,必要时应对降解产物进行定性或定量分析。

1. 高温试验 供试品开口置适宜的密封洁净容器中,60℃下放置 10 天,于第 5 天和第 10 天取样,按稳定性重点考察项目进行检测。若供试品含量低于规定限度则在 40℃条件下同法进行试验。若 60℃无明显变化,不再进行 40℃试验。

2. 高湿试验 供试品开口置恒湿密闭容器中,在 25℃分别于相对湿度 90% ± 5% 条件下放置 10 天,于第 5 天和第 10 天取样,按稳定性重点考察项目要求检测,同时准确称量试验前后供试品的重量,以考察供试品的吸湿潮解性能。若吸湿增重 5% 以上,则在相对湿度 75% ± 5% 条件下进行试验;若吸湿增重 5% 以下且其他考察项目符合要求,则不再进行此项试验。恒湿条件可在密闭容器下部放置饱和盐溶液实现,根据不同相对湿度的要求,可以选择 NaCl 饱和溶液(相对湿度 75% ± 1%,15.5~60℃),KNO₃ 饱和溶液(相对湿度 92.5%,25℃)。

3. 光照试验 供试品开口放在装有日光灯的光照箱或其他适宜的光照装置内,于照度为 (4500 ± 500)lx 的条件下放置 10 天,于第 5 天和第 10 天取样,按稳定性重点考察项目进行检测,特别要注意供试品的外观变化。

（三）晶型固体制剂的加速试验

加速试验是在超常的条件下进行,其目的是通过加速药物制剂的化学或物理变化,探讨药物制剂的稳定性,为处分设计、工艺改进、质量研究、包装改进、运输及贮存提供必要的资料。供试品要求对 3 批制剂样品,在温度 (40 ± 2)℃,相对湿度 75% ± 5% 的条件下放置 6 个月。所用设备应能控制温度 ± 2℃相对湿度 ± 5%,并能对真实温度与湿度进行监测。在试验期间第 1 个月、第 2 个月、第 3 个月、第 6 个月末取样一次,按稳定性重点考察项目检测。在上述条件下,如 6 个月内供试品经检测不符合制订的质量标准,则应在中间条件[即温度 (30 ± 2)℃,相对湿度 60% ± 5% 的情况]下进行加速试验,时间仍为 6 个月。

对温度特别敏感的药物制剂,预计只能在冰箱(4~8℃)内保存使用,此类药物制剂的加速试验,可在温度 (25 ± 2)℃,相对湿度 60% ± 10% 的条件下进行,时间为 6 个月。

（四）长期试验

长期试验是在接近药品的实际贮存条件下进行,其目的是为制订药品的有效期提供依据。供试品要求 3 批,在温度 (25 ± 2)℃,相对湿度 60% ± 10% 的条件下放置 12 个月。每 3 个月取样一次,分别在 0 个月、3 个月、6 个月、9 个月、12 个月,按稳定性重点考察项目进行检测。12 个月以后,仍需继续考察,分别于 18 个月、24 个月、36 个月取样进行检测。

对温度特别敏感的药品,长期试验可在温度 (6 ± 2) ℃的条件下放置 12 个月,按上述时间要求进行检测,12 个月以后,仍需按规定继续考察,制订在低温贮存条件下的有效期。

二、对 13 种常用辅料的稳定性研究

选择在固体制剂中常用的 13 种辅料:CMS-Na、淀粉、甘露醇、糊精、聚乙二醇 6000、L-HPC、磷酸氢钙、PVPK30、乳糖、二氧化硅、微晶纤维素、预胶化淀粉、硬脂酸镁,进行影响因素稳定性研究,考察压力、温度、湿度、光照影响因素对辅料的稳定性影响。

（一）高温影响

1. 试验条件 高温试验条件:将辅料分别开口置恒温箱中,60℃下放置 10 天,于第 5 天和第 10 天取样。

粉末衍射分析实验条件:辅料均经研磨并过 100 目筛,精密称量 50mg,进行粉末 X 射线

衍射分析,以观察样品的晶型物质状态。

2. 结果分析 图 14-1 给出 13 种辅料样品经过 0 天、5 天、10 天高温试验的粉末 X 射线衍射图谱。

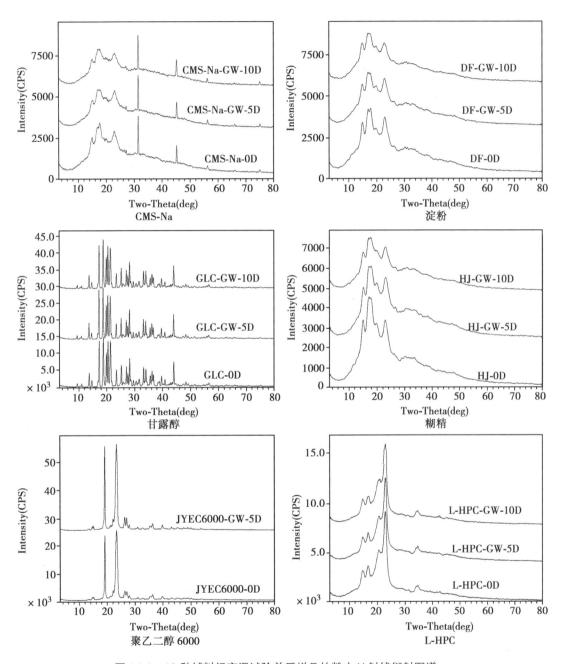

图 14-1 13 种辅料经高温试验前后样品的粉末 X 射线衍射图谱

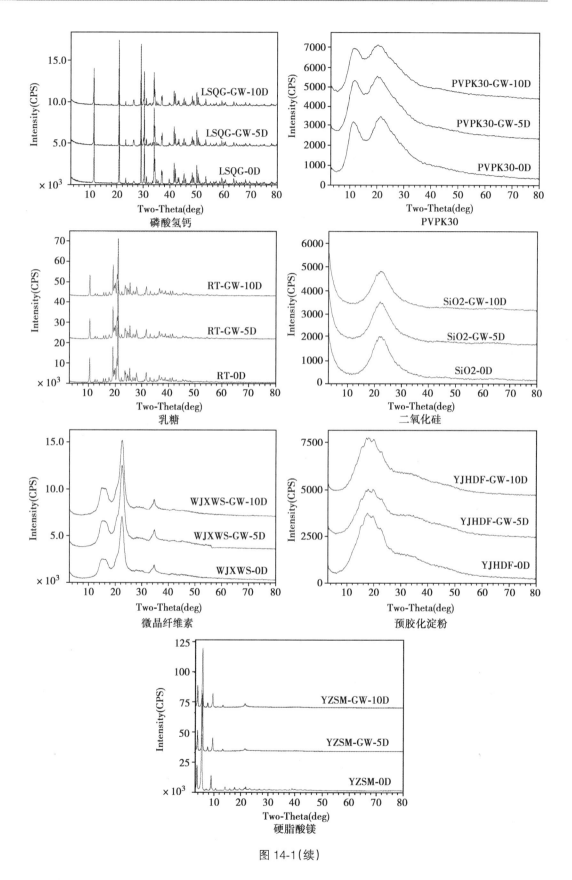

图 14-1(续)

粉末 X 射线衍射分析结果表明以下内容。

(1) 13 种辅料的物质状态①晶态物质有 4 种:甘露醇、磷酸氢钙、乳糖、硬脂酸镁;②无定型态物质有 9 种:CMS-Na、淀粉、糊精、聚乙二醇 6000、L-HPC、PVPK30、二氧化硅、微晶纤维素、预胶化淀粉。

(2) 高温对 13 种辅料物质状态影响①稳定物质有 11 种:CMS-Na、淀粉、糊精、甘露醇、L-HPC、磷酸氢钙、PVPK30、乳糖、二氧化硅、微晶纤维素、预胶化淀粉;②不稳定物质有 2 种:聚乙二醇 6000、硬脂酸镁。

(二) 高湿影响

1. 试验条件　高湿试验条件:样品开口置恒湿密闭容器中,在 25℃于相对湿度 92.5% 条件下放置 10 天,于第 5 天和第 10 天取样。

粉末衍射分析实验条件:辅料均经研磨并过 100 目筛,精密称量 50mg,进行粉末 X 射线衍射分析,以观察样品的晶型物质状态。

2. 结果分析　图 14-2 给出 13 种辅料样品经过 0 天、5 天、10 天高湿试验的粉末 X 射线衍射图谱。

粉末 X 射线衍射分析结果表明:对 13 种辅料物质状态影响①稳定物质有 7 种:淀粉、甘露醇、L-HPC、磷酸氢钙、二氧化硅、微晶纤维素、硬脂酸镁;②不稳定物质有 6 种:CMS-Na、糊精、聚乙二醇 6000、PVPK30、乳糖和预胶化淀粉。

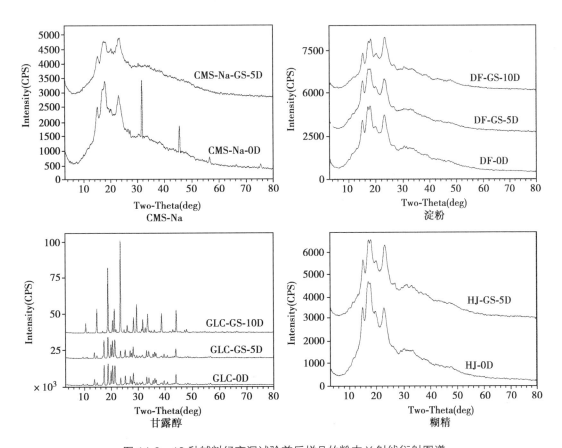

图 14-2　13 种辅料经高湿试验前后样品的粉末 X 射线衍射图谱

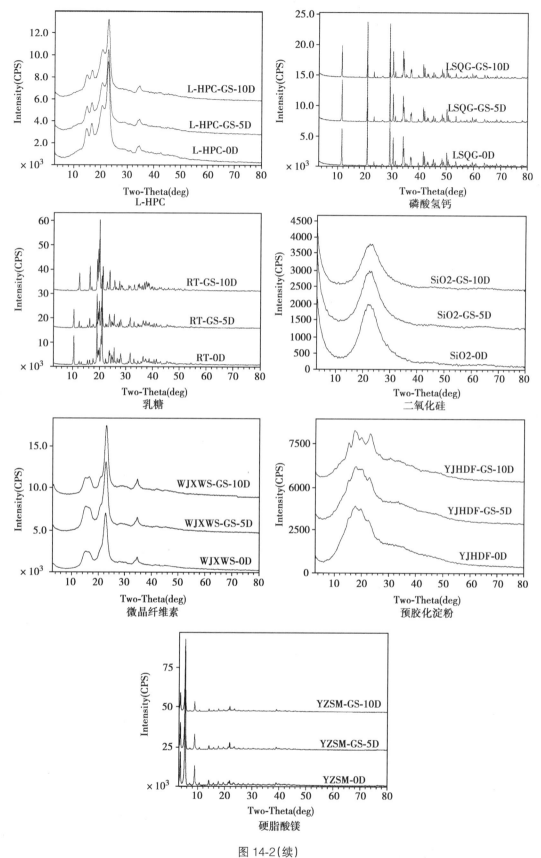

图 14-2(续)

（三）光照影响

1. 试验条件　光照试验条件：样品开口置光照箱中，于照度为 4500lx 的条件下放置 10 天，于第 5 天和第 10 天取样。

粉末衍射分析实验条件：辅料均经研磨并过 100 目筛，精密称量 50mg，进行粉末 X 射线衍射分析，以观察样品的晶型物质状态。

2. 结果分析　图 14-3 给出 13 种辅料样品经过 0 天、5 天、10 天光照试验的粉末 X 射线衍射图谱。

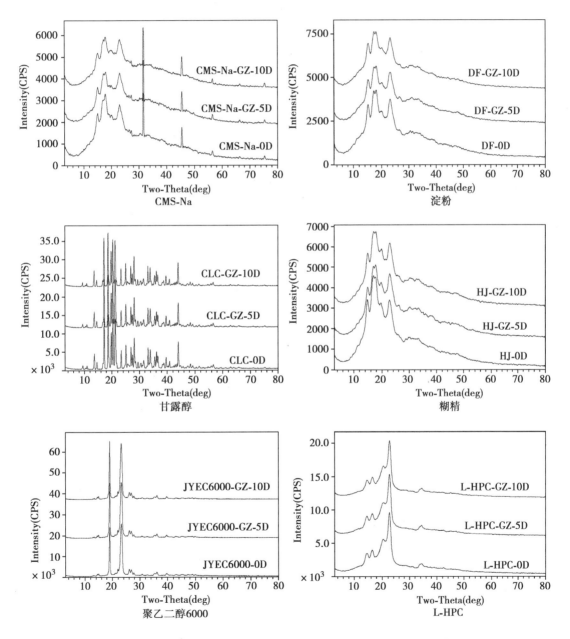

图 14-3　13 种辅料经光照试验前后样品的粉末 X 射线衍射图谱

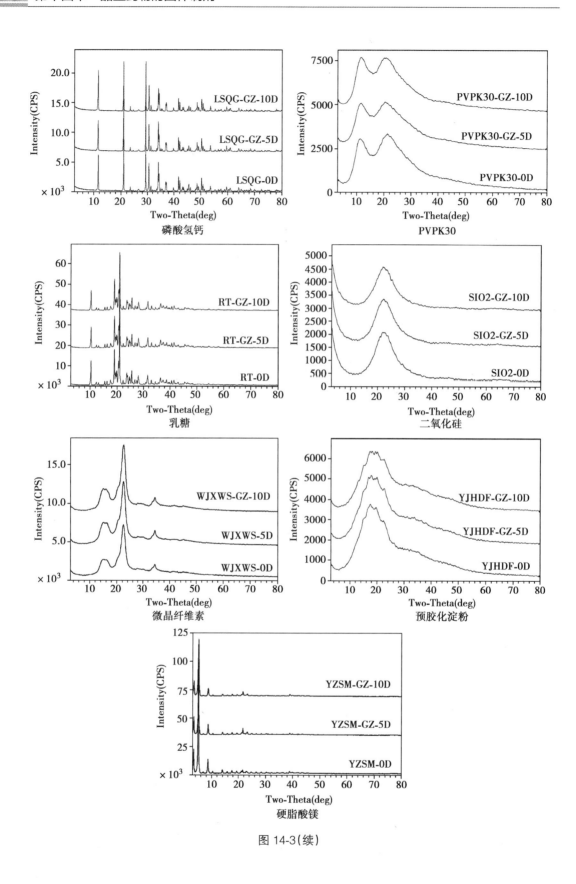

图 14-3(续)

粉末 X 射线衍射分析结果表明:光照对常用 13 种辅料物质状态没有影响,在光照条件下均可以稳定存在,可以作为晶型药物固体制剂的辅料。

(四) 压力影响

1. 试验条件　压力试验条件:使用上海天凡药机制造厂生产的 THP-4 型花篮式压片机,压力为 5~6kg。

粉末衍射分析实验条件:辅料均经研磨并过 100 目筛,精密称量 50mg,进行粉末 X 射线衍射分析,以观察样品的晶型物质状态。

2. 结果分析　图 14-4 给出 13 种辅料样品经过压力试验前后的粉末 X 射线衍射图谱。

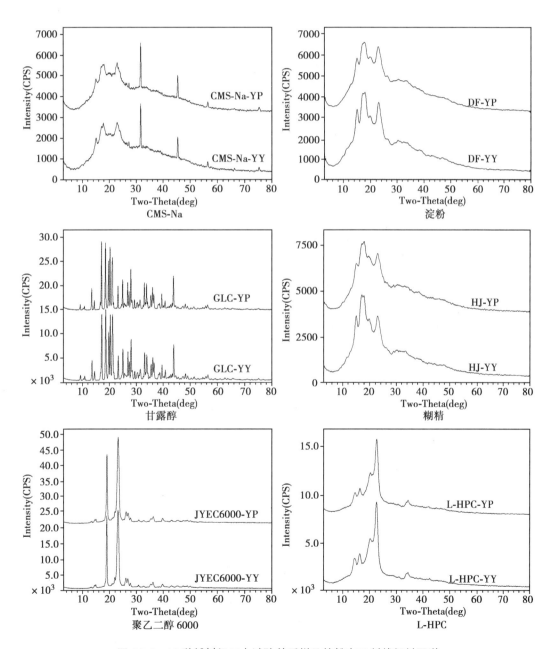

图 14-4　13 种辅料经压力试验前后样品的粉末 X 射线衍射图谱

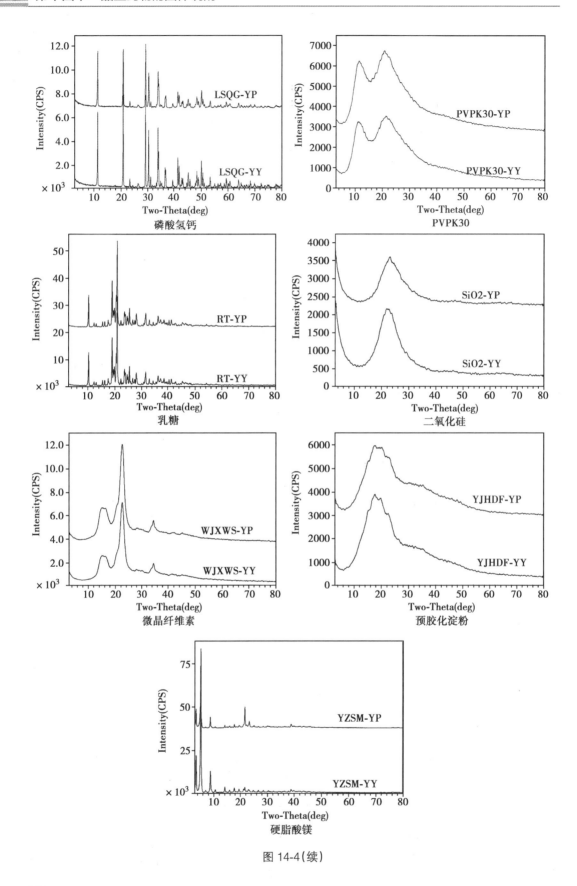

图 14-4（续）

粉末 X 射线衍射分析结果表明：

对 13 种辅料物质状态影响：①稳定物质有 12 种：CMS-Na、淀粉、甘露醇、糊精、聚乙二醇 6000、L-HPC、磷酸氢钙、PVPK30、乳糖、二氧化硅、微晶纤维素、预胶化淀粉；②不稳定物质有 1 种：硬脂酸镁。

压片后硬脂酸镁的强度下降 44%，在 2θ 小于 10°，衍射峰相对强度没有变化，2θ 在 20°~24° 之间衍射峰存在较大变化。但是在一般固体制剂中，硬脂酸镁作为润滑剂加入，含量很低。因此片剂中使用硬脂酸镁成分应避免在这个区域内选择晶型药物成分特征峰作为定量分析的特征衍射峰。

（五）小结

1. **CMS-Na**　CMS-Na 经高温与光照试验均未发生变化，但经高湿试验 5 天图谱已有较大变化，10 天由于强烈吸潮，无法压片进行粉末 X 射线衍射实验。表明该辅料在高湿环境下不稳定。不适于作为晶型药物辅料。

2. **淀粉**　淀粉经高温、高湿与光照试验均未发生变化，表明其是一种较稳定的辅料。适于作为晶型药物辅料。

3. **甘露醇**　甘露醇经高温与光照试验均未发生变化，但经高湿试验，5 天图谱没有变化，10 天由于吸潮，衍射图谱发生变化。表明该辅料在高湿环境下不稳定。不适于作为晶型药物辅料。

4. **糊精**　糊精经高温与光照试验均未发生变化，但经高湿试验 5 天图谱变化不大，10 天由于强烈吸潮，无法压片进行粉末 X 射线衍射实验。表明该辅料在高湿环境下不稳定。不适于作为晶型药物辅料。

5. **聚乙二醇 6000**　聚乙二醇 6000 经光照试验，衍射图谱未发生变化；经高温试验，5 天取样衍射图谱未见变化，10 天取样样品呈溶液态；经高湿试验，5 天、10 天取样样品均呈溶液态。表明该辅料对高温、高湿均不稳定。不适于作为晶型药物辅料。

6. **L-HPC**　L-HPC 经高温、高湿和光照试验，衍射图谱均未发生变化，表明该辅料稳定。适于作为晶型药物辅料。

7. **磷酸氢钙**　磷酸氢钙经高温、高湿和光照试验，衍射图谱均未发生变化，表明该辅料稳定。适于作为晶型药物辅料。

8. **PVPK30**　PVPK30 经高温和光照试验，衍射图谱未发生变化；经高湿试验，5 天、10 天取样样品均呈溶液态。表明该辅料在高湿环境下不稳定。不适于作为晶型药物辅料。

9. **乳糖**　乳糖经高温和光照试验，衍射图谱未发生变化；经高湿试验，5 天取样样品的衍射图谱与 0 天图谱一致，10 天取样样品的衍射图谱发生变化，表明该辅料在高湿环境下不稳定。不适于作为晶型药物辅料。

10. **二氧化硅**　二氧化硅经高温、高湿和光照试验，衍射图谱均未发生变化，表明该辅料稳定。适于作为晶型药物辅料。

11. **微晶纤维素**　微晶纤维素经高温、高湿和光照试验，衍射图谱均未发生变化，表明该辅料稳定。适于作为晶型药物辅料。

12. **预胶化淀粉**　预胶化淀粉经高温和光照试验，衍射图谱均未发生变化；经高湿试验，5 天取样样品衍射图谱没有发生变化，10 天取样样品衍射图谱发生变化，表明该辅料在高湿环境下不稳定。不适于作为晶型药物辅料。

13. **硬脂酸镁**　硬脂酸镁经高湿和光照试验，衍射图谱均未发生变化；经高温试验，5

天取样样品衍射图谱即发生变化,10 天取样样品衍射图谱与 5 天样品一致,表明该辅料在高温环境下不稳定。作为晶型药物辅料是需慎重。

通过对 13 种辅料的影响因素试验考察,结果表明:在高温、高湿、光照、压力条件下均可稳定存在的辅料有 6 种,即淀粉、低取代羟丙基纤维素、磷酸氢钙、二氧化硅、微晶纤维素和预胶化淀粉。晶型药物固体制剂中可以选择这 6 种物质作为辅料。

对辅料物质的高温、高湿、光照、压力等稳定性研究结果表明,固体制剂中的常用辅料物质,并不一定都适合作为晶型药物辅料使用。事实上,辅料的自身稳定性仅仅是一个方面,此外,作为晶型药物辅料还必须通过辅料与晶型药物原料的相容性考察试验,保证辅料不会使晶型药物发生转晶现象。鉴于辅料的晶型状态、稳定性和相容性可能会在一定程度上对主药晶型产生影响,因此在晶型药物处方筛选时,应避免选用自身不稳定或会促使晶型药物发生转晶的辅料[14,15]。

晶型药物的固体制剂研究必须建立在药用晶型物质的基础上,该研究属多相复杂体系中的难题分析。研究要涉及化学晶型药物的原料、各种性质和功能辅料,由于成分种类繁多,且性质各异,同种药物的不同剂型使用的辅料成分亦有变化,制备工艺影响因素较多。因此必须对晶型药物制剂进行认真系统研究,方可确定晶型药物的制剂处方、剂型、辅料种类、配比与制剂工艺及包装等。

在晶型药物固体制剂研究中,由于造成药物产生多晶型现象的原因不同,所以需要根据不同种类晶型药物的自身特点,重点关注关键技术问题,解决好药用晶型物质、辅料、制剂工艺三者之间的密切联系。

剂型选择一定要以晶型药物特性、理化性质、生物学特性及临床应用需求等综合分析为基础,也正是处方及制备工艺研究中的重要问题。质量研究和稳定性考察是处方筛选和工艺优化的重要的科学依据,同时在制剂的处方及工艺研究中获取的研究信息也是为药品质量控制及质量指标的设定提供了科学数据。

综上所述,晶型药物固体制剂需要有一个系统的、循序渐进的、不断完善的研究过程,并注意制剂研发过程中的各种相关信息。在制剂研发初期,需要根据药用晶型物质的稳定性研究及生物活性等数据结果为基础,保证制剂中使用的原料药为优势药物晶型物质。特别是在制剂处方、辅料选取、制备工艺等研究方面需要综合考虑各方面影响因素,避免可能对晶型药物产生的任何不利影响。

我国对于晶型药物的固体制剂研究尚处于起步阶段,缺乏系统性的研究结果支持,特别是对晶型药物固体制剂的剂型、辅料、制剂工艺及相关稳定性的研究仍处于探索阶段,需要通过我国药学同仁共同努力推进晶型药物固体制剂的研究成果。

(张 丽 吕 扬 杜冠华)

参考文献

1. 杨锐,孙会敏,于丽娜,等 . 药用辅料对药品安全性的影响 . 药物分析杂志,2012,32(7):1309-1314.

2. 国家药典委员会 . 中华人民共和国药典 . 2015 年版 . 北京:中国医药科技出版社,2015.

3. 孙会敏,杨锐,张朝阳,等 . 2015 年版《中国药典》提升药用辅料科学标准体系强化我国药品质量 . 中国药学杂志,2015,50(15):1353-1358.

4. 杜冠华,吕扬 . 药品质量的影响因素——化学固体药物的晶型研究 . 药学研究,2017,36(6):311-314.

5. 杨世颖,邢逞,张丽,等.基于粉末X射线衍射技术的固体制剂晶型定性分析.医药导报,2015,34(7): 930-934.

6. 谭菊英,黄丽丽,孙煜,等.吡罗昔康原料晶型对片剂溶出度的影响研究.药物分析杂志,2017,37(3): 550-556.

7. 邓树海.现代药物制剂技术.北京:化学工业出版社,2007.

8. 梁秉文,黄胜言,叶祖光.新型药物制剂处方与工艺.北京:化学工业出版社,2008.

9. 化学药物制剂研究基本技术指导原则.2005,指导原则编号:[H]-GPH4-1.

10. 戴罡,朱珠.HIV蛋白酶抑制剂-利托那韦.中国药学杂志,2000,35(7):495-496.

11. 崔福德.药剂学.第5版.北京:人民卫生出版社,2005.

12. 蔡丽明,高群玉.淀粉类药用辅料改性方法的研究进展.粮食与饲料工业,2006(9):21-22.

13. 国家药典委员会.中国药典.二部.(2015年版).附录9001原料药物与制剂稳定性试验指导原则.

14. 李淑娴,刘登,刘婷.多晶型药物研发及制剂最新研究进展.发酵科技通讯,2012,41(4):26-28.

15. 陈芊茜.13种药用辅料的晶型考察及对硫酸氢氯吡格雷晶型稳定性的影响.中国医药工业杂志,2016, 47(8):1034-1038.

第十五章

晶型药物的质量控制

药品质量是衡量药物品种优劣的概念,药品质量标准是评价药品质量的可监控的外在形式。药品质量的核心是药物对疾病的治疗作用,也就是药物的有效性和安全性。如何将药品的外在评价形式与药品的有效性结合,是药品质量控制的基本要求。

晶型药物的质量控制与一般化学药物的质量控制存在一定的差异性,除应具备一般化学药物质量控制要求外,还需要增加对晶型物质的种类与晶型物质的含量控制指标。我们已经知道,不同晶型药物的产品的质量间存在差异,同时在临床治疗中亦存在作用差异,因此晶型药物质量控制的关键问题是要建立药用晶型物质的纯度质量标准和质量控制方法。

晶型药物的质量控制应包括:①晶型药物原料的质量控制;②固体制剂中使用的辅料质量控制;③固体制剂中的原料药晶型质量控制等。对药物多晶型进行研究并制定合适的控制晶型的质量标准对于提高药品的有效性、安全性和质量稳定性均具有重要的现实意义,目前我国药品质量标准中对药物晶型的控制逐渐加强,《中国药典》2010年版编制大纲中明确提出增订晶型研究指导原则,经过科研工作者五年的不懈努力,《中国药典》2015年版四部通则收入"药品多晶型及其质量控制指导原则",为我国科研单位及制药企业药物晶型研究及质量控制方法指导原则提供参考,实现了我国晶型药物技术从无到有,到与国际最高技术水平匹敌的历史性跨越。《中国药典》收入药品多晶型质量控制指导原则,也为我国创新药开发、仿制药突破国际技术壁垒、晶型药品的生产和质量提升、国家药品监管、国产药品走向国际市场参与竞争提供了不可缺失的重要关键技术支撑。

第一节　晶型药物质量标准与质量控制

药物质量控制,包括药物质量标准与质量检测分析方法。晶型质量控制,则是针对晶型药物设定的晶型质量标准和用于晶型质量检测的分析方法。药物质量控制目的,是保证药物产品质量的一致性、药品的稳定性、临床的有效性、药物的安全性。

药物质量标准,可作为对药物产品质量监控检查的依据,通过各种有效的检测分析技术,实现对药物这一特殊产品物质的质量控制目标。由于药物的基本属性是应用于临床的疾病治疗,因此,药物质量表现形式是所有品种质量标准相同的药物,应具备相同的临床治疗作用和产品质量[1]。药物晶型研究与质量控制的目的是保证在制备和储存过程中药物物理、化学性质的稳定性；提高药物的生物利用度，增强治疗效果；保证每批生产药物间等效性；改善药物粉末的压片性能；防止药物在制备或储存过程中产生晶型转变而影响产品的质量[2]。

近年来，由于受程序化药物研究模式的影响，人们开始忽略对药物基本属性和内涵的科学认识，拉大了与国际药学前沿水平的差距。我国人口众多，临床用药需求量大，导致"短、平、快"的仿制化学药物大量涌现。而在药物仿制过程中，由于没有注意不同种类药物的关键技术指标要求，造成同种药物在我国有几十家甚至上百家企业生产。制药生产企业的生产能力和水平参差不齐，产品价格恶性竞争，给我国医药市场造成了极大的混乱。近年来，我国药品市场屡屡出现严重的质量问题，给人民健康带来巨大的威胁。中国的药品质量问题不仅引起了我国政府、民众的关注，也对国际声誉造成了不良的影响。改变国产药物与进口药物间的质量差异，提高我国的药物产品质量和标准，保证我国人民用药的有效性与安全性问题，已引起有关部门的高度重视。

一、临床疗效是药物质量评价核心指标

药物的基本属性是针对疾病的治疗作用，在临床中表现为药理活性作用。所以，评价药物质量的核心指标是药物在临床中的疗效作用。随着人们对药物物质基础与药物作用机制的研究不断深入，药物新靶点被不断揭示，摆脱旧的药物生物活性评价方法，借助更多的仪器设备，引入更多新的体内外评价技术方法，建立多指标的药物临床有效性评价体系，通过提高药物质量标准，达到保证药物最佳临床作用的目标。

药物作为一种特殊的商品，凡是在市场上销售的药物，都应该是符合质量标准要求的合格产品。在同样标准控制下的同种药物，应该没有等级差异，更没有好坏之分，在临床中应具有相同的疾病治疗作用。但这种说法受到很多人的质疑。有人认为，在相同的质量标准条件下，某些国产药物质量就是不如进口药物，我国不同制药企业生产的同种药物，在临床疗效中也会存在很大差异性。那么，到底是什么原因导致了这样的现象发生呢？是药物标准问题？是药物质量问题？事实上，只要是在质量标准控制下生产的药物，药物疗效及其相关作用出现任何问题，都与药物质量标准有关。而符合质量标准的药物出现了临床疗效问题，就可以归因于药物质量标准不能有效控制药物质量，是药物质量标准出现了问题。因此，研究药物的质量标准，是控制药物质量的关键问题。

二、药物质量标准中常见问题

目前，我国药物市场中确实存在药物临床疗效差异和产品质量问题，而这些临床治疗作用不一的药物均符合《中国药典》质量规定的指标要求。因此，药物临床疗效作用差异是由药典制定的药物质量控制方法不够完善或影响药物临床作用的质量控制标准参数缺失所致。若药品是按照药典质量标准生产并经过检验确认为合格产品时，其临床作用差异只能通过改进和完善该药物质量标准和控制方法，否则无法达到对问题药品的质量控制基本要求[3]。

不适用的药物质量标准或过低的药物质量标准，在目前我国临床一线用药中确实存在，药品临床质量问题，应该引起我国相关管理机构的重视，并采取有效措施以提高现有存在质量控制缺陷的药物品种的质量控制标准，真正实现对药物这一特殊产品的质量控制的目的。

（一）国产药物与进口药物比较

目前我国生产的化学药物，多数是仿制国外产品，就生产者划分，市场上的化学药物有

国产的、进口的、国外技术转移在我国境内生产的，由于后者应用的是国外的技术，其质量与进口药物基本没有区别，在此统称为进口药物。

国产药物与进口药物比较，可以认为，药物的基本物质（有效成分）的化合物结构及有效成分的纯度含量，甚至剂型中使用的各种辅料与配比都是一致的。但是，药品在临床应用中，其疗效有的相同，有的却不同，这主要表现为以下几种类型：

1. 质量标准相同，临床疗效相同的药物　实际上，在我国仿制的化学药物中，大部分药物的质量标准与国外标准一致。有报道认为，国产药物品种由于价格低廉，在实际应用中占有市场优势[4-7]。多数国产仿制药品与进口药质量一致，其临床疗效基本没有差别。这些药物或许在包装等方面与进口药物有所不同，但无论两者的价格差别多大，其在临床疗效作用上是没有差异的。例如：广谱抗真菌药物氟康唑（Fluconazole）、口服降血糖药物格列吡嗪（Glibizide）、核苷类抗病毒药物齐多夫定（Zidovudine）等已经通过临床试验证明，国产制剂与进口制剂的药代动力学参数无明显差异，提示这些药物在临床应用中应具有相同的疗效作用[8-12]。

2. 质量标准相同，临床疗效不同的药物　某些国产仿制药物质量标准与国外药物质量标准完全一致。但是，药物在临床应用中却表现出疗效的差异，一般将这种现象归因于我国与国际药物制剂技术水平差距。例如：降压药物尼莫地平（Nimodipine）在我国仿制初期，质量控制标准几乎都与国外完全一致，但是在临床疗效上却存在着数倍作用差异，通过我国科研人员对国产与进口尼莫地平药物差异性研究发现，导致两者临床作用差异的根本原因是在药品中使用了不同晶型原料药固体物质[13]。在揭示了尼莫地平产品质量原因以后，我国很快就获得了临床疗效相同的药物。其实，导致国产与进口尼莫地平药物临床差异的真正原因是原料药晶型物质控制的质量标准问题，我国未对原料药晶型种类加以质量标准要求，导致尼莫地平药品出现了质量问题。当然，这仅仅是现实中的一个实例。不断完善我国药品质量标准，实现药品质量有效控制目标，揭示药品更加深层次亟待解决的科学问题，是我们药物研究工作者的责任。

3. 质量标准不同，导致临床疗效不同的药物　在仿制化学药物中，这一类问题尤为严重。进口药物在标准或技术上有知识产权的专利保护，致使我国无法完全按照国外药物标准进行完全相同的仿制。例如：国际制药企业的药物在我国销售，并同时在我国申请了针对药用晶型物质的专利保护。因此，我国制药企业虽然可以仿制该化学药物，但却不能使用进口药物晶型物质。这就造成了国产药物标准与进口药物标准的不同，虽然两者化学药物成分相同、化学物质纯度也完全一致。当然，这类药物部分具有同样的临床效果，但不乏有相当数量的药物在临床应用中表现出明显的疗效差异。对于这类药物，是由于药物质量标准中缺少有效的控制药物作用的基本条件，而导致了药物临床疗效的差异[14,15]。

（二）我国自主研发药物的疗效差异

除了仿制化学药物外，我国自主研发的药物品种中，同样存在着不同制药企业生产的药物在临床疗效中的差异。这种现象既包括化学药物，更多的是中药或天然产物药物。以我国自主研发生产的丹参注射液为例，不同制药企业生产的药品，无论质量标准或适应证都完全一致，但是在临床疗效和不良反应方面却存在着制药企业之间的差异性。研究结果证明，我国不同厂家生产的丹参注射液产品中，实际含有的各种化学成分、成分种类、每种成分的含量、不同成分含量的比例等均存在显著差异。而目前，我国药典在丹参注射液产品的质量标准中，并未规定该药物的有效成分种类及含量要求，所以导致药物产品临床疗效差异也就不足为奇。这在我国临床应用的药物中是一种非常普遍的现象。

(三) 药物疗效差异产生的原因分析

相同质量标准的药物,产生不同治疗效果的现象是一个严重的问题,这是由于药物的特殊性质所决定的。对于需要使用药物的人,都是患有疾病需要依靠药物治疗的,对于这些应用的药物,即使没有任何毒性或不良反应发生,仅仅治疗效果不佳就足以造成极大危害甚至危及生命[16,17]。因此,分析药物疗效差异产生的原因就成为一个重要的问题。

1. 科学的药物质量标准是药物疗效的保证　可以认为,所有出现的药物疗效差异问题都与药物质量标准有关系,对不符合质量标准的药物,原则上是不应该存在的,这里我们不作讨论。对于那些经过质量检测,完全符合药物质量标准而又出现临床疗效差异的药物,其根本原因就在于其药物质量标准制定的不够科学、合理,使质量标准未能有效地控制药物的质量。因此,加强药物质量标准研究十分重要。

2. 药物质量标准是药物科学问题的表现形式　虽然,我们认为药物临床疗效差异的出现与其质量标准关系密切,但实际上,药物质量标准仅仅是一种表现形式,其中的科学内涵却是复杂的科学问题,需要经过长期的科学研究,揭示各种影响药物质量的因素,才能有效提高药物产品的质量标准,解决药物临床治疗作用问题。

控制药物质量的依据是质量标准,对于质量标准的认识必须提高到科学的层面,而不是仅仅设定几个可以检测的指标。随着现代科学技术发展,各种检测分析仪器设备的涌现,在可选择应用多种分析仪器的条件下,一味追求多种仪器设备的应用,未能全面考虑使用仪器检测分析结果对药物指标的灵敏性、精密性、重现性、特异性等,脱离了有效控制药物质量的本质,必然会导致严重的后果。

3. 国产药与进口药疗效差异的原因分析　在国产药物与进口药物的质量标准一致、药品检测结果也一致的情况下,产生临床疗效差异的原因虽可归因于质量标准的科学性与合理性存在问题,但其根本问题是对标准需要理解的证据研究不足,而导致药物质量标准不能有效控制药物临床疗效。针对我国目前常用的药物分析方法,可以认为,这种导致药物质量标准不可控的因素主要来自于两个方面,一是制剂质量,二是物质形式[18]。

制剂质量,是要解决如何有效提高药物被生物机体吸收和利用的质量问题,通过制剂技术使药物具有更好的吸收和更高的生物利用度,充分发挥药物的临床疗效。虽然国产药物在临床研究时经过了生物等效性研究和制剂相关性质的研究,但是,由于制剂技术与辅料等在质量标准中并没有明确得到严格控制,这也可能会影响到药物临床疗效。

物质形式,是药物质量标准没有控制的重要因素,也是影响药物作用最为重要的因素。众所周知,自然界中存在有固态、液态与气态三种形式。在固体状态下,由于离子、原子、分子的堆积与排列方式不同,造成同种化学药物的固体物质可以存在有多种排列方式,这些不同的排列方式可直接影响固体药物的物理与化学性质。

药物中的绝大多数制剂是以固体方式给药,属于固态物质范畴。所以,药物中存在的多种分子排列形式,即多晶型现象,也会影响药物产品的质量和临床治疗作用。

固体药物的多晶型现象会引起药物的理化性质变化。例如:同种化学药物不同晶型物质可以在硬度、密度、熔点、溶解度、溶解速率等诸多方面存在巨大的差异,这些差异将可能直接影响到药物在人体内的临床治疗作用。已有研究结果表明,一种药物的不同晶型在临床上使用,可以产生几倍甚至数十倍的疗效差异。同时,不同晶型药物在药物安全性与产品稳定性上亦可能存在一定差异。所以,固体药物的多晶型现象是产生药物临床疗效作用差异的关键影响因素之一。

4. 组分药物疗效差异的原因　对于我国研制的组分药物,其质量标准不能控制而影响疗效作用的原因可能有多种。但是,最主要的原因是科学研究的基础环节薄弱,最关键的影响因素是没有证明其中发挥作用的物质,或者说缺乏对物质基础的机制研究。尽管我国在这方面采取了一些研究措施,例如:希望通过建立组分的指纹图谱分析方法,来控制药物质量。虽然动机似乎合理,但事实上并没有控制到药物临床疗效作用的核心内容,其研究结果仍然没有达到对组分药物质量控制目的。主要原因是质量标准没有控制到核心参数内容,这也是我国药物质量标准水平普遍偏低的典型表现。

三、提高我国药物质量的措施

提高药物质量,必须提高药物的质量标准,而提高药物的质量标准,则需要以坚实的科学研究数据和资料为基础,开展针对药物质量标准的研究工作。这是有效保障药物产品质量的重要内容。

目前对于药物标准的研究越来越受到科研人员的关注,相关的实质性和基础性研究工作也在逐年展开。如果要提高我国药物质量,必须加强对药物物质基础的研究工作,必须考虑到药品生产过程中各环节的质量控制方法,其核心内容是对可能影响药物产品质量的各个环节增加质量控制,提高药物质量标准。重点研究内容包括有效物质成分或物质基础研究、固体药物存在状态研究、物质基础与药物的临床疗效作用关系研究等。

对药物有效成分物质基础研究是药物中最基本的研究内容,是保证药物发挥临床治疗作用和在生物体内产生作用机制的基础,是科学制定药物质量标准的前提。

固体药物占化学药物总量的70%以上,而多晶型现象在固体化学药物中普遍存在,《中国药典》2015年版首次收入"药品多晶型及其质量控制指导原则"[19],并于2015年12月1日正式实施。该晶型指导原则内容涉及药物多晶型的基本概念、晶型样品的制备、晶型物质状态的稳定性、晶型药物的生物学评价、晶型药物的溶解性或溶出度评价、药品晶型质量控制方法(晶型种类鉴别与晶型含量分析)等晶型药物研究的各个方面。药典中晶型指导原则的发布将为我国晶型药物的研发与质量控制提供科学依据与标准,推动我国晶型药物质量标准与国际接轨。

第二节　药物晶型的选取原则

针对晶型药物的质量控制,需要控制好两个纯度问题:一是化学纯度,即我们通常所说的物质纯度;二是晶型纯度,即药用有效晶型的纯度控制。只有"双管齐下",才能真正做到有效控制晶型药物的产品质量。

一、晶型药物选取的原则

同一固体化学药物的不同晶型可能在理化性质和临床疗效等方面存在相当大的差异,因此在进行晶型药物选取时要综合考虑溶出速度、溶解度、生物利用度、稳定性、药物作用时间和药物毒副作用等各个方面因素。

(一)晶型药物对理化性质影响

1. 溶出速度　一般来说,药物只被吸收进入血液循环系统中,并达到一定量值的血药浓度,才会产生药理活性作用。药物活性作用的强弱与持续时间等都与血药浓度直接相关,因此药物被吸收是发挥药效的重要前提。

到目前为止,关于对药物吸收过程的讨论都是从药物溶解在溶液中开始的,所以就固体药物而言,溶解度和溶出速率是药物被吸收的重要前提。药物被吸收前还需要经历溶出与扩散过程,药物在组织液中的溶出也是吸收的限速过程。药物的溶出速度正比于溶解度与粒子的表面积,药物结晶状态与粒径大小等因素均会对药物的吸收快慢造成影响[20]。不同晶型固体化学药物由于其表面自由能不同,往往导致固体样品的溶解度存在差异,由此造成药物溶出速率和生物利用度不同,从而影响了药物在体内的吸收过程,继而使药物在临床疾病治疗中产生差异。

不同晶型固体药物状态中的亚稳态晶型与稳态晶型的非极性表面自由能基本相同,但亚稳态晶型的极性表面自由能较大,更易于分散,从而可提高药物的溶出速率[21]。一般可通过选择多晶型药物中的亚稳态晶型(其一般溶解度较大)或无定型态(溶解时不需要克服晶格能,溶出速率高)作为药用晶型物质。但是需要注意亚稳态晶型和无定型态固体样品在放置过程或在生物体内可能产生晶型转变。研究表明,选择无水物晶型药物可能比一般含水分子药物的溶出速度快。

学者通过对阿昔洛韦药物的溶解度和溶出速率研究发现阿昔洛韦的两种无水晶型(不稳定型和稳定型)的溶解度和溶出速率存在很大差异[22];甲氰米胍药物存在五种晶型物质状态,五种晶型物质间在溶解度和溶出速率上亦存在明显差异[23];难溶于水的糖皮质类激素类药物醋酸泼尼松与泼尼松龙,均存在多晶型现象,分别对其进行溶解度和溶出速率试验,发现醋酸泼尼松与泼尼松龙的稳定态与亚稳态晶型物质间存在显著性差异。

2. 溶解度 固体药物的溶解度与温度环境有关,多数固体化学药物随着温度的升高,其溶解度逐渐增大。而晶型固体物质的溶解度大小与其物质的自由能相关,一般说来,自由能越大,晶型物质状态越不稳定,固体物质的溶解度也越大;反之则小。在实践中,我们常常测定各种晶型药物在不同温度下的溶解度,并绘制出溶解度(C_s)与温度(T)间的变化曲线。通过 C_s-T 曲线,可以区分出稳定态晶型和不稳定态晶型,若发现存在相交曲线亦得到了不同晶型物质的热力学转晶温度(T_p)。

对于难溶性药物,若以 $\ln C_s$ 对 $1/T$(绝对温度的倒数)回归,多数样品可获得良好的线性关系。其两者遵循亨利定律:$\ln C_s = -\Delta H/RT + const$。$\Delta H$ 为溶解熵,晶型不同时,其值不同。一般而言,ΔH 小者,则溶解度大,熔点较低,为亚稳定态或不稳定态晶型物质;ΔH 大者,则溶解度小,熔点较高,为稳定态晶型[24,25]。

例如 1:在对阿昔洛韦药物进行溶解度和溶出速率的研究中发现[26],阿昔洛韦的两种无水多晶型物(不稳定型与稳定型)的溶解度有很大差异。

例如 2:H 受体抑制剂西咪替丁药物存在五种晶型物质状态,它们在 37℃蒸馏水中的溶解速度也表现出显著性差异。

例如 3:吲哚美辛存在三种晶型物质状态,其中晶 β 型不稳定,易转变为晶 α 型或晶 γ 型。而晶 α 型物质和晶 γ 型物质的溶解度和溶出速率均不同,其中晶 γ 型物质的溶解度小,体内释放缓慢,有利于药物吸收,故最终选择晶 γ 型作为药用晶型物质。

例如 4:有人利用激光技术和间歇动态法对青霉素钠药物进行了结晶热力学和动力学分析,得到了三相平衡相图与间歇蒸发结晶模型[27-29]。上述研究结果证明,不同晶型药物间可能存在溶解度和溶出速率的差异。

3. 生物利用度 不同晶型药物与生物利用度间存在变化关系,是反映晶型药物与临床治疗作用关系的核心内容。不同晶型药物影响其生物利用度的发挥,决定了药物的临床有效性与安全性。一般认为,不同晶型药物中亚稳定态晶型物质的生物利用度较高,而稳定态晶型的生物利用度低,有时甚至为无效晶型物质;在不同种类化学药物中,难溶性药物的多晶型现象对其药物的生物利用度影响较大。因此,我们可以肯定多晶型现象是影响药品质量与临床疗效作用的重要影响因素[30]。

(1) 不同晶型药物间的生物利用度差异。不同晶型药物由于其溶解度和溶出速率不同,直接影响了药物的生物利用度,进而导致药物在临床治疗作用中差异性[21]。不同晶型固体药物对生物利用度影响的典型实例为棕榈氯霉素,棕榈氯霉素药物的水溶性极差,在体内被胃肠道的酯酶水解,释出氯霉素而发挥药物的临床疗效作用,棕榈氯霉素有四种不同晶型物质。其中,晶 B 型为亚稳态晶型,具有较高自由能,水中溶出速度比稳定态晶 A 型快得多,非常容易被酯酶水解而吸收,在血药浓度约为晶 A 型的 7 倍,晶 C 型为亚稳态晶型,容易转变为晶 A 型,其溶出速率介于晶 A 型与晶 B 型之间,血药浓度不高,与晶 A 型同样被定义为"无效晶型"。我国于 1975 年开始自己生产棕榈氯霉素药物,但原料药、片剂与胶囊均使用了无效的晶 A 型物质,后来经过研究及改进生产工艺,生产出具备生物活性的晶 B 型物质,并在产品质量标准中增加了对无效晶型物质的含量限度,提高了药品的质量,确保药物的临床有效性。例如:阿司匹林药物存在两种晶型物质状态,通过对健康志愿者试验发现,同剂量给药后测定的血药浓度结果表明,服用晶 II 型者的血药浓度超出晶 I 型者达 70%[31,32],可见在 60 年代末,对不同晶型药物的生物利用度研究就已开始[33]。

磺胺类药物属多晶型物质,例如 1:磺胺-5-甲氧嘧啶药物存在四种晶型物质状态[34],将晶 II 型物质、晶 III 型物质分别与 20% 阿拉伯胶浆及单糖浆的混合液中制成 4% 的混悬液,经口服给药后,从血药浓度与时间曲线可知,晶 II 型吸收速率高于晶 III 型 1.4 倍。例如 2:磺胺二甲嘧啶药物存在五种晶型物质状态,将其中溶解速率呈现显著差异的晶 I 型物质与晶 II 型物质制成混悬液,通过大白鼠灌胃给药观察药物吸收情况,试验结果表明,晶 II 型吸收量远高于晶 I 型吸收量。例如:利福平药物存在四种晶型物质状态。不同晶型的利福平药物在理化特性与生物利用度之间存在密切关系。

不同晶型抗生素药物的生物利用度与溶出度间存在较大关系。例如:头孢呋新酯药物的溶解性较差,为增加药物的溶解性,在胶囊制剂中加入适量的助溶剂、表面活性剂与助崩剂,这些助溶物质介入明显提高了头孢呋新酯胶囊的溶出度使其最高达到 50%。进口头孢呋新酯片剂的溶出度可达到 95% 以上,经使用显微镜分析、差热分析、熔点分析、红外光谱分析等证实,头孢呋新酯国产原料药晶型与美国药典规定的无定型态不同。所以,对头孢呋新酯、乙酰麦迪霉素等原料药需要采用偏光显微镜进行结晶度检查,以确定其有效晶型为无定型态[35]。

对动物家兔体内的不同晶型尼莫地平的药动学研究发现[36],尼莫地平的两种晶型物质的吸收与溶解速率具有相关性,晶 I 型物质溶解速率和溶解度均大于晶 II 型物质。

(2) 不同晶型药物间的生物利用度无显著差异。不是所有的不同晶型药物都存在生物利用度差异[21]。例如:组胺 H 受体阻滞药物法莫替丁存在两种晶型物质状态,但两种晶型物质在抗溃疡临床作用与人体内生物利用度无显著差异[33]。

(3) 不同晶型药物的自由能与吸收关系。不同晶型药物的自由能差异,是研究药物溶出度与吸收的重要理论依据[34]。Aguiar 等在研究氯霉素棕榈酸酯的三种晶型物质在人体内的吸收时,从不同晶型物质的溶出速率和溶解度数据,计算出不同晶型物质转晶时的自由能、熵、热函等热力学参数变化值,并将这些参数变化与药物在人体内吸收的数据比较。结果说明,当不同晶型物质的自由能差大时,则可能影响药物的吸收情况,否则无显著差异。对尼莫地平两种晶型物质[37]的溶解度曲线进行了热力学数据计算,结果表明两者的自由能相差很大 $\Delta G_{H,L}=449kJ/L$。研究不同晶型药物的热力学性质和在人体内生物利用度关系,将为探讨药物活性与晶型物质关系,提供一种新的思路和研究模式[26]。

(4) 不同晶型药物的其他问题。很多存在多晶型现象的化学药物,由于人类目前研究深度与认识方法受到局限,其不同晶型状态还未被人类认识,这些药物可能在临床的应用中被逐渐发现。近年来,我们对《中国药典》2015 年版收载的百余种化学药物进行了多晶型现象的研究,发现约有 70% 以上的药物存在多晶型现象,对于这些存在多晶型问题的药物,需要我们通过进一步的研究试验证明晶型物质与临床作用的关系。同时,研究也提示我们,目前我国对这些存在多晶型现象的药物产品缺乏晶型质量控制,可能对药品质量和临床治疗作用产生不利的影响,对我国人民用药的有效性和安全性造成了隐患。

4. 稳定性　晶型药物在稳定性方面可分为:稳定型、亚稳型、不稳型。稳定型熵值小、熔点高、化学稳定性最好,但一般溶出速率和溶解度较小,因此,生物利用度也较差;不稳型的性质与稳定型正好相反;亚稳型是介于稳定型和不稳型之间,亚稳型长期贮存可能会向稳定型转晶。当不同晶型间熔点值差异不大,且温度较低时,亚稳型也可能较快地向稳定型转变[26]。

为确保药物制剂中晶型物质为有效型,就必须掌握不同晶型药物间转变规律,并对其加以控制。晶型间的转变可分为:互变性变化(即变化是可逆的)与单变性变化(即变化为不可逆的,例如:晶型从亚稳型转晶到稳定型)。在药品的生产和贮存过程中,可能影响药物晶型转变的因素包括[20]:干燥、冷却、粒度、结晶、压片等。

(1) 干燥:每种固体药物制过程均需要经过干燥处理,其步骤是为了去除各种吸附溶剂或吸附水成分。因此,需要合理地控制干燥温度范围,防止干燥引起的转晶现象发生。《中国药典》2015 年版规定的化学药物干燥恒重温度在 105℃。对于晶型药物熔点值大于 105℃的晶型种类,干燥处理将不会引起转晶现象发生。对于晶型药物熔点值小于 105℃的晶型种类,干燥处理将会引发晶型物质的转晶现象发生。所以,对低熔点的晶型药物干燥处理温度要降低至熔点值以下。

(2) 冷却:某些晶型药物在不同的冷却温度过程中可以发生晶型转变现象,其晶型转变类型与冷却温度环境相关。例如将尼群地平原料药熔融并分别放置于 60℃、80℃与 100℃三种温度环境中,即可得到尼群地平药物的三种不同晶型物质。

(3) 粒度:多晶型药物种类中包括由于样品粒度变化不同而引发的不同晶型状态。固体药物的粒度越小,其比表面积越大,溶解度变大,溶出速率变快。当固体药物的粒度达到极小值时,就转变为无定型态。

纳米药物是利用长度计量单位来描述固体药物体积的程度,纳米级药物的粒径在纳米数量级(1 纳米 =10 埃)。无定型态有机药物分子的尺寸一般在几十埃(Å)数量级以内。所以,纳米药物的粒径尺寸远远大于无定型态药物的粒径尺寸。

(4) 结晶:结晶是指药物在纯化过程中选用不同的有机溶剂所进行重结晶处理,其目的是提高药物的化学纯度。药物在结晶过程中,由于选择不同溶剂和用量、不同浓度和结晶时间,造成结晶物质的晶型种类变化。

（5）压片：固体药物制剂中的主要剂型为片剂，而在片剂的制备过程中压片是重要的制备工艺步骤。某些晶型药物可能因为压力而发生转晶现象。所以，需要使用压力参量，考察药用晶型物质的稳定性。

（6）湿度：许多晶型药物有引湿性，引湿过程也会引起晶型药物发生转晶现象。我国许多地域常年潮湿，所以，需要考察晶型药物在较高湿度环境中的稳定性，为晶型药品的生产、包装、储存等提供科学依据，避免晶型药物发生转晶现象。

（7）混悬：多晶型不仅影响固体药物，对混悬型药物也会产生影响。在混悬型液体制剂中，亚稳型结晶物质表面的高自由能性质能使其自发凝聚，造成药物溶出性质和制剂均匀性的改变。例如胰岛素锌药物存在两种晶型物质状态，其中一种为晶态晶型，一种为无定型态晶型，晶态晶型物质的溶解速率慢，而无定型态晶型物质的溶解速率快。所以，通过调节两种晶型物质的比例，可研制出具有长效、中效或速效的混悬液胰岛素锌药物制剂[38]。

（二）晶型药物与临床疗效

1. 晶型药物作用时间　不同晶型药物在体内的吸收和血药浓度持续作用时间亦可不同。晶型药物的作用时间是我们评价药物质量的一个重要技术指标。由于不同晶型药物在体内的生物半衰期不同，因此，针对不同晶型物质需要选择不同的给药量、给药次数及药物服用时间。在药物制剂研究中，通常解决的重要问题是延缓药物作用时间，减少用药次数，保持平稳的血药浓度。由于不同晶型药物亦存在吸收、血药浓度、半衰期差异，所以，需要通过生物学试验掌握不同晶型药物的作用时间规律。

2. 晶型药物给药剂量　不同晶型药物存在不同的生物学特征，例如药物吸收量、血药浓度变化、药物半衰期不同等。吸收好的药物与吸收差的药物可以存在数倍乃至数十倍的临床作用差异。对于那些存在吸收倍数较大的晶型药物，则应考察不同晶型物质的合理给药剂量，防止因不同晶型物质造成的吸收变化，引起生物体内的血药浓度过低或过高现象产生。当血药浓度过低时，药物不能产生对疾病的治疗作用；当血药浓度过高时，药物会对人体产生较大的毒副作用。

此外，还需要考虑含有结晶溶剂的晶型药物产生的毒副作用影响。由于纯晶型物质的制备工艺困难，混晶是药用晶型物质的主要方法。如何选择药用晶型物质，如何控制混晶中"无效晶型"或"有毒晶型"的物质含量，建立科学合理的晶型药物质量标准，已经成为晶型药物产品质量控制的重要技术环节。

二、晶型药物选取的方法

我国对固体晶型药物认识深度与重视程度日益提高。目前我国在创新药物研制与药品注册管理法规中对晶型药物的研究程度、研究方法、研究结果等要求逐渐明确。

尤其是在对不同晶型药物的溶解性、溶出速率和生物利用度方面的研究越来越受到重视。此外，晶型物质的稳定性也是我们需要考察的技术指标之一，因为晶型物质的稳定性直接影响到晶型药物产品的质量，进而会影响药物的临床作用和疗效。目前，"优势药物晶型"概念的兴起解决了这一科学难题，优势药物晶型是指在同一药物的多种晶型中，可以实现最佳临床治疗效果的晶型，研究和控制药物晶型，可以提高药物的质量，保证药物的临床治疗作用[3]。

三、晶型药物研究中的关键技术问题

为了使大家了解和掌握晶型药物研究中的关键技术环节，我们给出了图 15-1 晶型药物

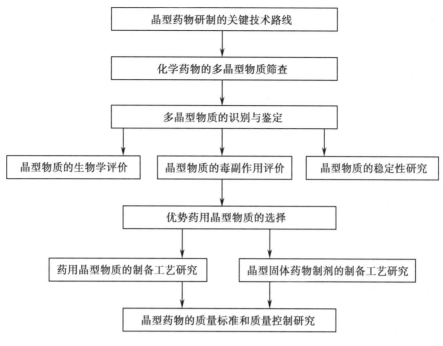

图 15-1　晶型药物研究流程图

研究的关键技术流程图。

第三节　晶型药物质量控制的意义及技术方法

一、晶型药物原料质量控制意义

药物质量控制目的是保证药品质量稳定性和用药安全性,实现最佳的药物临床治疗作用。药物质量控制是通过各种检测分析技术,通过对药品中规定的影响药物质量的各项参数指标进行有效的质量监督,防止晶型药物原料在生产、流通、储存期间发生转晶现象。

晶型药物与一般化学药物质量标准的差异在于其增加了对晶型种类和含量控制的标准参数指标,这些技术指标和检测分析方法是晶型药物产品的质量保障。在晶型药物研发与晶型药物生产中,保持晶型药物中的原料药在生产批内与生产批间产品的一致性非常重要,这是保证晶型药物产品质量的重要环节。

在药物制备与生产的各环节中,应该重复考虑到那些可能造成晶型药物原料发生转晶的各类影响因素。针对晶型物质特征,选择具有特异性的检测分析技术,实现对晶型药物原料的质量控制。

二、晶型药物原料质量控制方法

(一) 晶型药物产品的质量标准

1. 晶型种类　建立晶型药物的产品质量标准,首先要确定药用晶型种类。药用晶型物质可以是单一晶型物质,也可以是混合晶型物质。根据不同晶型药物的前期研究结果,在保证晶型药物的最佳临床疗效和最佳药品质量的基础上,制定适合的药用晶型种类标准。

2. 晶型纯度 在晶型药物的药用晶型种类确定之后,我们需要根据不同晶型物质的生物活性、毒副作用等制定合理的晶型纯度质量标准。有时,虽然我们选择的药用晶型物质为单一晶型,但受到制备工艺限制,很难得到 100% 纯晶型物质,此时我们可以根据实际生产制备工艺的可行性,在保证晶型药物产品临床质量的同时,建立相对合理的单一晶型物质纯度质量标准。

3. 晶型比例 当晶型药物以混合晶型作为药用晶型物质时,我们需要对不同晶型物质的种类、含量、比例进行有效的质量控制,在保证临床疗效和产品质量的前提下,制定混晶原料药样品的合理比例。由于受到晶型物质制备工艺的限制,晶型纯度标准不可能向化学物质那样准确,需要给出允许的晶型含量变化范围值。

4. 质量控制标准 通过前面介绍,我们知道了晶型药物的质量控制是一个十分复杂的技术问题,牵扯到药用晶型物质种类、晶型纯度、晶型比例、晶型含量允许变化范围等。所以,考虑到影响晶型药物生产的各种因素及临床用药的有效性,晶型药物标准给出的是一个范围,而非某个固定的数值。

(二)晶型药物原料的质量控制技术

目前,国际上用于晶型药物原料的质量控制检测分析技术有许多种,应用于不同目的的晶型质量控制内容包括:①药用晶型物质的成分分析;②药用纯晶型物质的标准图谱;③药用晶型物质的含量测定等。

1. 药用晶型物质的成分分析

(1) 单晶 X 射线衍射技术:单晶 X 射线衍射分析技术可定量准确地给出药用晶型物质的晶体学参数、立体结构特征、分子排列规律、分子内与分子间的各种作用力、药用晶型物质的成分、结晶溶剂或结晶水的种类与含量。单晶 X 射线衍射分析对象仅为一颗单晶体,原理是利用 X 射线对晶体产生的衍射效应,其分析数据代表了某种晶型纯品的结果。采用单晶 X 射线衍射分析数据,通过理论计算获得 100% 晶型纯品的粉末 X 射线衍射图谱和数据,作为晶型物质标准图谱。

(2) 粉末 X 射线衍射技术:粉末 X 射线衍射法是表征供试品对 X 射线的衍射效应,即衍射峰位置(d 或 2θ 值)与衍射强度关系的图谱。晶型供试品的衍射峰数量与对称性和周期性相关,各个衍射峰位置用 d(Å)或如 2θ(°)表示;衍射峰强度可用峰高度或峰面积表示,其绝对强度值等于每秒的计数点 CPS 单位,相对强度值(其他峰绝对值 / 最强峰绝对值)等于 100%;衍射峰强比例表示了供试品中各衍射峰间的相对强度关系和衍射峰形几何拓扑变化。

对制备获得的晶型药物原料样品进行粉末 X 射线衍射分析,以确定制备工艺技术的可行性。

2. 药用纯晶型物质的标准图谱 利用单晶和粉末 X 射线衍射技术获得药用晶型物质的晶型纯品的定量质量评价结果,还可利用其他分析技术进行晶型物质鉴别、鉴定与标准图谱的建立。例如:利用红外光谱技术、拉曼光谱技术、固态核磁共振技术、各种热分析技术建立已知晶型纯度含量的药用晶型物质的相关分析技术的标准图谱;利用熔点分析技术获得该晶型物质的准确熔点值等。

3. 药用晶型物质的含量测定 晶型物质含量是表征供试品中所包含的某种特定晶型物质成分量值,用百分数表示晶型含量。晶型含量分析方法指进行供试品晶型成分的定量或限量分析。

晶型药品质量控制应优先选择定量分析方法。定量分析方法有粉末 X 射线衍射法（PXRD）、差示扫描量热法（DSC）、红外光谱法（IR）等[39]。

（1）粉末 X 射线衍射技术：粉末 X 射线衍射技术是国际公认的晶型药物纯度定量分析权威技术，它可以准确地给出晶型物质的种类和不同晶型物质在样品中的含量。其基本原理是建立药物晶型物质原料的标准曲线，利用标准曲线可对不同来源晶型物质、不同生产批次的晶型物质进行定量的纯度含量测定。采用粉末 X 射线衍射技术定量分析药物的多晶型状态，将使实际工艺中药物的多晶型现象得到更明确的阐述和更合理的控制，从而建立科学的质量控制体系和严格的药物质量标准[40]。

为实现对原料药晶型物质的定量控制目的，需要①选取能够反映原料药晶型物质含量变化的 1~3 个特征衍射峰，特征衍射峰的强度应与晶型含量（或晶型质量）呈线性关系；②建立混晶原料药样品标准曲线：通过配制两种或多种晶型比例的混晶样品，建立混晶样品中的各种晶型含量与特征峰衍射强度关系的标准曲线，可以实现对原料药的混晶晶型种类和比例的含量测定；③为保证不同时间点的晶型检测，可通过建立随行标准曲线法或标准曲线加外标法进行原料药晶型含量测定，以实现对不同时间点供试品的晶型成分含量测定。

方法说明：①定量方法需要借助 SXRD 数据通过理论计算获得 100% 晶型纯品的 PXRD 图谱和数据作为晶型物质标准或使用晶型标准品获得标准图谱作为晶型物质标准。②实验用样品需经前期处理步骤，有机供试品应过 100 目筛，无机供试品过 200 目筛；定量检测时应精密称定实验用样品量。③应注意固体制剂的晶型原料药含量应在标准曲线的线性范围内。④应使用外标标准物质 Al_2O_3 对仪器及数据进行校正。徐婷等[41]用粉末 X 射线衍射法测定盐酸文拉法辛晶 2 型和晶 6 型混合物中晶 2 型的含量，为盐酸文拉法辛晶型药物的质量控制提供一种切实可行的定量分析方法。

（2）差示扫描量热技术：采用差示扫描量热技术定量分析的晶型物质一般应具有不同的熔融吸热峰值，且晶型样品质量与吸热量呈正比关系。

晶型原料药分析：精密称量不同质量晶型样品，建立质量与热量的热焓值的线性关系，绘制标准曲线，定量测定样品的晶型含量。混晶原料药分析：当不同晶型含量与热焓呈正比关系，采用精密称量配制不同晶型含量的混晶样品，建立晶型含量与热焓值的线性关系，绘制标准曲线，定量测定混晶样品中的晶型含量。

方法说明：①仅适用于晶型原料药定量分析。②对熔融吸热峰值相差大的混晶原料供试品，建立标准曲线时线性范围较宽；熔融吸热峰值相差小的混晶样品，建立标准曲线时线性范围较窄。③有时 DSC 法仅能作为限量检测方法。杨世颖[42]等采用差示扫描量热法，在分别考察晶 I 型和晶 IV 型样品质量与热量线性关系的基础上，通过配制尼群地平晶 I 型与晶 IV 型的不同含量混晶样品，建立其吸热峰热焓值与晶型含量间的线性关系，实现尼群地平混晶样品中晶型含量的定量分析。袁钻如[43]等利用差示扫描量热法对阿德福韦酯药物的不同晶型进行了定量测试方法的研究。

（3）红外光谱技术：采用 IR 法可以对晶型原料药或固体制剂进行定量分析，常用的方法为相对峰强度法。

晶型特征峰选取原则：①分别选取 2 种晶型特有的红外光谱吸收峰作为特征峰；②2 种晶型的特征峰应独立而不受对方干扰；③特征峰强度应与晶型成分含量呈对应线性关系。

对压力可致晶型状态发生转变的晶型原料供试品，制样时应避免压片法。

采用相对峰强度法时分别选择 2 种晶型成分的特征吸收峰位置 b1 与 b2，在同一红外光谱图上读取 2 种晶型成分的特征吸收峰的吸光度值 A1 与 A2,计算二者特征吸收峰的吸光度比值 r。通过配制一系列不同晶型比例的混晶样品,建立特征吸收峰的吸光度比值的对数值与晶型含量间的线性关系,绘制标准曲线,实现对混晶样品的晶型含量进行定量分析。

(4) 拉曼光谱技术:拉曼光谱可用于对晶型药物原料进行定量的质量控制,但鉴于仪器的普及率低,所以,该技术应用于晶型药物质量控制的实例较少。在获得各种晶型物质基础上,可建立晶型物质的拉曼光谱的标准曲线,用于对不同晶型样品的晶型纯度测定。

综上所述,用于药用晶型原料物质的质量控制技术有多种,随着人类对晶型药物研究的深入,更多的定性或定量检测分析技术将应用于晶型药物的质量控制中。

三、晶型药物制剂质量控制意义

晶型药物制剂是临床给药的最终形式,制剂产品的质量直接会影响晶型药物的临床作用发挥,通过对晶型药物制剂研究有助于保证药品在生产、贮存过程中理化性质的稳定性,提高药物生物利用度,减少药物毒性,增进药物疗效。

药物制剂的质量研究的主要内容应包括:①晶型药物制剂应用各种辅料的稳定性研究;②药用晶型原料物质与各种辅料的相容性研究;③固体制剂工艺对晶型药物原料的稳定性研究;④晶型药物制剂的晶型质量控制标准和晶型纯度检测控制方法等。

制剂是药物治疗疾病的物质形式,晶型药物制剂的质量直接关系到药品的临床疗效,保持固体制剂中的优势药物晶型物质状态是制剂的关键技术环节,实现晶型药物制剂的质量控制,具有重要的科学意义和临床应用意义。

(一) 固体制剂的各种影响因素

1. 辅料　晶型药物研制的基本条件是,保证药用晶型原料物质的晶型稳定性和临床治疗作用。常用固体制剂辅料并不一定均适于晶型药物制备,需要经过辅料筛选步骤,考察辅料是否会对药用晶型物质产生不良的影响。

2. 制备工艺　压力影响:通过对 13 种常用辅料物质(CMS-Na、淀粉、甘露醇、糊精、聚乙二醇 6000、L-HPC、磷酸氢钙、PVPK30、乳糖、二氧化硅、微晶纤维素、预胶化淀粉、硬脂酸镁)实施 4~5kg 压力试验,利用粉末 X 射线衍射分析方法,分别对压力前后样品进行定量检测分析发现,仅有硬脂酸镁 1 种辅料不稳定,而其他 12 种辅料对压力稳定性良好。

溶剂影响:固体药物制剂制备工艺中可能会使用有机溶剂或水,这些物质的介入可能导致原料药的晶型发生转变。因此,晶型药物固体制剂的制备工艺中应尽量减少使用溶剂或水,以避免药用晶型物质转晶现象发生。

3. 环境　按照《中国药典》规定的影响因素试验条件和方法,考察了 13 种辅料在高温、高湿及光照试验条件的稳定性。利用粉末 X 射线衍射分析方法,分别对影响因素前后样品进行定量检测分析发现,淀粉、L-HPC、磷酸氢钙、二氧化硅、微晶纤维素、预胶化淀粉等 6 种辅料经影响因素试验稳定,而 CMS-Na、甘露醇、糊精、聚乙二醇 6000、PVPK30、乳糖等 6 种辅料在高湿条件下不稳定,聚乙二醇 6000、硬脂酸镁在高温条件下不稳定。

(二) 相容性

相容性研究是指对晶型原料药与辅料间的相互作用进行研究。晶型原料药与辅料应具有良好的相容性,二者混合后不能产生转晶或物质成分改变。

通过相容性研究,可以了解辅料与辅料间、辅料与药物间相互作用的情况,以避免固体制剂处方设计的不合理性。例如:一般的口服固体制剂,可选若干种辅料,对辅料用量较大时(如稀释剂等),可按主药∶辅料 =1∶5 比例混合,若用量较小的(如润滑剂等),可按主药∶辅料 =20∶1 的比例混合,取一定量,参照药物稳定性指导原则中影响因素的实验方法或其他适宜的实验方法,重点考察性状、含量、有关物质等,必要时可用原料药和辅料分别做平行对照实验,以判别是原料药本身的变化还是来自辅料的影响。晶型药物的原料与辅料的相容性试验结果,将为晶型药物制剂处方研究提供科学数据。

四、晶型药物制剂质量控制方法

(一)晶型药物制剂的质量标准

对晶型药物而言,其制剂中使用的晶型原料物质必须是药用晶型物质。所以,对晶型药物制剂的质量标准除按一般固体药物的要求外,尚需要增加对药用晶型物质的控制技术标准和要求,其主要技术标准包括∶晶型种类、晶型纯度、晶型比例、晶型含量等。该部分内容请详见晶型药物原料的质量标准部分内容。

(二)晶型药物制剂的质量控制技术

粉末 X 射线衍射技术可实现对单一组分或复杂组分物质进行含量测定。针对晶型药物固体制剂,利用粉末 X 射线衍射分析方法,可准确的鉴别判断固体制剂中的药物晶型物质种类、纯度、含量、比例等,为固体化学药物制剂中的晶型研究提供了准确定量的科学数据。其基本原理是建立固体药物制剂辅料与药用晶型物质的标准曲线,利用标准曲线中的药用晶型物质特征峰实现对复杂体系的固体制剂中的药用晶型成分鉴定分析、含量测定的目的。

目前,人类对复杂体系成分的药用晶型物质的晶型种类和含量进行定量检测分析的方法的确十分有限。随着科学技术的发展和人类对晶型药物认识的不断深入,可用于复杂体系晶型分析技术将得到进一步的发展,人类会研制出更多的晶型定量分析仪器设备,为晶型药物质量控制提供技术支撑。

人们在对晶型药物的认识上存在误区,即认为只有固体药物才存在出多晶型问题,才需要进行晶型质量控制。事实上,这种认识是非常错误的,像粉针剂、输液剂、悬浮制剂等各种液体制剂同样存在多晶型问题,同样因为晶型而影响药物产品质量和临床疗效。因此,对晶型药物的研究和质量控制,是解决我国人民的用药安全性、有效性的关系人类健康的重要科学问题。

(吕　扬　杜冠华)

参考文献

1. 吕扬,张丽,杨世颖,等 . 多晶型药品的质量控制技术与方法应用要求 . 中国新药杂志,2014,23(7):759-763.

2. 陈桂良,李君婵,彭兴盛,等 . 药物晶型及其质量控制 . 药物分析杂志,2012,32(8):1503-1508.

3. 杜冠华,吕扬 . 药品质量的影响因素——化学固体药物的晶型研究 . 药学研究,2017,36(6):311-314.

4. 陆炜琨,邝银英,李媛 . 国产与进口氨氯地平治疗原发性高血压的成本 - 效果分析 . 现代医药卫生,2007,23(21):3300-3301.

5. 李国成,陈清霞,陈广惠,等 . 国产与进口头孢吡肟治疗急性泌尿系统感染的成本 - 效果分析 . 重庆医学,2006,35(24):2261-2262.

6. 温预关,薛立庆 . 国产与进口左氧氟沙星治疗急性细菌性感染的成本—效果分析 . 中国药业,2003,12(1):53.

7. 朱丽明,陆星华,方秀才,等. 国产潘托拉唑、克拉霉素治疗十二指肠溃疡合并幽门螺杆菌的临床研究. 临床消化病杂志,2001,13(5):197-200.

8. 吴伟文,陈友华,余伟标. 国产与进口盐酸吉西他滨的疗效对比研究. 现代医药卫生,2005,21(13):1641-1643.

9. 刘志高,何学兵. 国产和进口非洛地平缓释片治疗高血压病的疗效比较. 中国新药与临床杂志,2002,21(6):356-358.

10. 谢惠君,郑惠民. 进口与国产培高利特治疗帕金森病的疗效比较. 中国新药与临床杂志,2000,19(6):438-440.

11. 贡沁燕,姚明辉. 国产和进口十一酸睾酮雄激素活性的比较. 中国新药与临床杂志,2001,20(5):340-342.

12. 鲁映青,于榕. 国产与进口西地那非对大鼠海绵体腔内压和阴茎勃起的作用比较. 中国新药与临床杂志,2001,20(4):250-252.

13. 王晋,张汝华,孙淑英. 尼莫地平多晶型的研究. 药学学报,1995,30(6):443-448.

14. 曾红岩. 国产和进口枸橼酸他莫昔芬片的质量分析和比较. 安徽医药,2005,9(11):828-829.

15. 龚凌志,赵志刚. 四厂家氟康唑不同剂型含量与溶出度的测定. 中国药学杂志,2000,35(5):340-341.

16. 倪小毅,王健,陈雅棠,等. 国产与进口白果内酯治疗大鼠卡氏肺孢子虫肺炎的比较研究. 中国病原生物学杂志,2004,17(6):326-328.

17. 陶达人,黄赛杰,祝德秋. 国产和进口盐酸二甲双胍片的体外指标比较. 中国现代应用药学杂志,2007,24(1):44-45.

18. 冒莉,郑启泰,吕扬. 固体药物多晶型的研究进展. 天然产物研究与开发,2005,17(3):371-375.

19. 国家药典委员会. 中华人民共和国药典. 2015年版. 北京:中国医药科技出版社,2015.

20. 吴霞,易学文. 药物多晶型对药效及其理化性质影响的研究. 四川理工学院学报,2007,20(3):48-50.

21. 张伟国,刘昌孝. 多晶型药物的生物利用度研究概况. 天津药学,2007,19(2):59-61.

22. A Kristl,D Vojnovic. Polymorphism and pseudopolymorphism:influencing the dissolution properties of the guanine derivative acyclovir. International Journal of Pharmaceutics,1996,139:231-235.

23. Kitaoka H,Wada C,Morli R. Effect of dehydration on the formation of levofloxacin pseudopolymorphs. Chem Pharm Bull,1995,43(4):649-653.

24. 徐坚,平其能,刘国杰. 甲氧氯普胺多晶型特性研究. 中国药科大学学报,1996,27(12):722-725.

25. 逢秀娟,张汝华,孙淑英,等. 尼莫地平晶型转变的研究. 沈阳药科大学学报,1997,14(1):11-15.

26. Kristl A,Srcic S,Vrecer F,et a1. Polymorphism and pseudopolymorphism:influencing the dissolution properties of the guanine derivative acyclovir. Int J Pharm,1996,139(1,2):231-235.

27. 王静康,蔡志刚. 青霉素钠盐结晶热力学分析. 中国抗生素杂志,2001,26(12):432.

28. 王静康,蔡志刚. 苄青霉素钠盐结晶动力学与过程模型分析. 中国抗生素杂志,2001,26(6):432-436.

29. 尹华,杨腊虎,俞如英,等. 西咪替丁的晶型研究. 药物分析杂志,2001,21(1):39-42.

30. 张涛,赵先英. 药物研究和生产过程中的多晶型现象. 中国新药与临床杂志,2003,22(10):615-620.

31. Tawashi R. Aspirin:dissolution rates of two polymorphic forms. Science,1968,160(3823):76.

32. Tawashi R. Gastrointestinal absorption of two polymorphic forms of aspirin. J Pharm Pharmacol,1969,21(10):701-702.

33. 王哲清. 药物多晶型与有效性. 中国医药工业杂志,2005,36(7),442-446.

34. 居文政,陶开春,胡津丽. 药物多晶型与临床药效. 中国药师,2000,3(6):369-370.

35. Burger A,Lettenbichler A. Polymorphism and pseudopolymorphism of acemetacin. Pharmazie,1993,48(4):26.

36. 袁恒杰,陈大为,刘艳丽. 尼莫地平多晶型家兔体内药动学研究. 中国药学杂志,2005,39(8):609-611.

37. 王晋,张汝华,孙淑英. 尼莫地平多晶型的研究. 药学学报,1995,30(6):443-448.

38. 谢晓霞,杨建云,肖炳坤. X射线衍射法研究药物多晶型应用进展. 现代科学仪器,2013,4(2):8-12.

39. 马乐伟,杜葳,赵春顺. 药物晶型定量分析方法的研究进展. 药学学报,2011,46(8):896-903.

40. 梅梅,李煜,杨伟峰 . X- 射线粉末衍射技术在多晶型药物定量分析中的应用 . 中国现代应用药学,2017,
   34(9):1356-1360.

41. 徐婷,王彦,朱美兰,等 . 盐酸文拉法辛多晶型 X- 射线粉末衍射定量分析 . 中国新药杂志,2017,26(21):
   2614-2619.

42. 杨世颖,张丽,杜冠华,等 . 差示扫描量热法对尼群地平晶型的定量分析研究 . 中国新药杂志,2015,24
   (12):1423-1426.

43. 袁钻如,张爱明,方江邻 . 差示扫描量热法(DSC)定量测试阿德福韦酯晶型的研究 . 分析测试技术与仪
   器,2008,14(2):105-108.

第十六章

晶型药物的产权保护及专利申请

关于化学药物的发明专利,可以从多种不同角度进行保护,已有的国内外专利保护多集中于化合物分子结构、提取分离或合成制备工艺、药物临床用途、药物制剂等方面。各种形式的化学药物专利保护均具有一定的局限性,目前从专利保护的结果上只有结构专利保护难以跨越。

近些年来,随着药学科学研究的发展,发现了固体化学药物晶型与其临床生物活性密切相关,在国际与国内关于晶型物质的专利保护数量在逐年上升。事实上,晶型是一种从固体物质层面对化学药物的保护,其保护力度尽管不如化学结构,但仍为在物质基础上的专利保护,优于其他各种保护力度。2014 年美国食品药品管理局(FDA)批准了 41 个新药,其中新分子实体占 30 个,生物制剂有 11 个,在分子实体中,口服制剂占 19 个,这其中 12 个(75%)药物都申请了晶型的相关专利保护[1]。其中包括吉利德科学的选择性 PI3K 抑制剂 Zydelig (Idelalisib);美国默克制药公司首个全新机理的抗失眠药 Belsomra (Suvorexant);勃林格殷格翰公司推出的特发性肺纤维化新药 Ofev (Nintedanib) 和 Esbriet (Pirfenidone)。这些药物晶型专利有效期普遍比药物分子专利长 2~8 年,原研公司将药物的晶型保护作为继药物结构保护之后的二次知识产权专利保护,有效的延长了化学药物的专利保护期限。

应用 Thomson Reuters Integrity 数据库及各国专利数据库,搜集 2010—2014 年,5 年来 FDA 新批准小分子药物的公开专利发现,药物晶型专利约占药物专利总数的 1/9,在各类专利中排第 5 位,由此可见,晶型专利保护是创新药物专利保护的重要组成部分。

2008 年 5 月,以 polymorph 为主题词检索专利可以获得 3020 个与多晶型相关美国专利和 65 个与多晶型相关的欧洲专利,而 2017 年 2 月,以同样的主题词检索美国专利可以获得 11 732 个专利与多晶型相关,在欧洲专利局检索获得 5394 条相关专利,增长幅度分别为 3.9 倍和 83 倍。而以 polymorphism 为关键词,在美国专利中更是检索得到 45 840 项检索结果,这表明各国对于多晶型药物的保护非常重视。

据 2007 年美国联邦地方法院药品专利侵权一审案的不完全统计,涉及药品 126 种,其在美国年销售额 10 亿美元以上的药品有 31 种。如:辉瑞(Pfizer)制药诉讼南新制药专利侵权案中,涉及降血脂药立普妥(Lipotor,阿托伐他汀钙,atorvastatincalcium),其在美国年销售额高达 80 亿美元。赛诺菲——安万特(Sanofi. Aventis)诉 Apotex 制药、梯瓦制药及

Cobalt 制药公司专利侵权案中,涉及预防中风药波立维(Plavix,硫酸氯吡格雷片,clopidogerel sulfate),其在美国年销售额也有 58 亿美元[2]。2016 年的吉利德 - 默沙东 Sofosbuvir(索非布韦)专利纠纷中,Pharmasset 公司科学家于 2001 年开展 Sofosbuvir 研发工作,2011 年,吉利德以 110 亿美元收购 Pharmasset 公司,并将其旗下抗病毒药物 Sofosbuvir 收入囊中,当时尚处于Ⅲ期临床研究阶段,最终成就吉利德两款治疗丙肝的药 Harvoni 和 Sovaldi。2013 年 12 月 6 日,索非布韦被美国 FDA 批准上市,是首个获得批准用于丙肝全口服治疗的药物,被医学界视为治疗丙肝突破性的药物。2014 年 1 月 16 日经欧洲药品管理局(EMEA)批准在欧盟各国上市。吉利德丙肝药业务 2015 年销售总额高达 190 亿美元,约占公司总营收的 60%,为吉利德带来源源不断的财富。默沙东于 2002 年申请了关于 Sofosbuvir 的药物专利,并以此起诉吉利德公司就使用 Sofosbuvir 而涉嫌侵犯该专利,要求吉利德支付丙肝药销售总额的 10% 作为专利许可费。2016 年 3 月 24 日,美国法院对吉利德 - 默沙东专利侵权诉讼一案进行判决,认定默沙东丙肝药专利有效,吉利德丙肝药专利涉嫌侵权。2016 年 6 月,美国地区法院推翻此前判决结果,对吉利德与默沙东丙肝药专利侵权案件进行了改判,宣布吉利德丙肝药并未涉及专利侵权。此前,法院已判决吉利德向默沙东支付 2 亿美元巨额专利侵权赔偿金,而这次再审结果实现惊天逆转。对于最新的判决结果,默沙东表示不服,认为该判决结果无视默沙东及其合作者们对该药物的研发付出,并声明将继续保留上诉权利。这表明世界各国对于专利药物的争夺越来越激烈。

第一节　晶型药物的专利保护

晶型固体化学药物的专利保护除可以对新晶型固体物质进行保护外,还可以在药物晶型的基础上对药物晶型原料的制备工艺技术、固体药物制剂技术、晶型检测分析技术、与临床适应证等相关的技术等不同方面分别进行保护。由于保护力度不同,所以又可将晶型专利保护分为重要保护与一般保护。

一、化学药物的晶型保护

相同的化学物质由于分子构型差异、分子构象差异或者形成溶剂合物而呈现多晶型现象。对于晶型物质的保护属于力度最强的重要保护。因为不同的晶型物质是申请专利保护的物质基础。如果已有专利对固体化学药物的一种或多种晶型物质进行保护,其他企业就不能生产该种晶型物质的原料药和制剂。因此,如果在研究过程中发现其有不同于原有晶型的新晶型物质存在,一定要申请对新晶型物质进行专利保护。这种专利保护不仅保护其新的固体物质存在状态,而且从法律层面上拓展了生产空间。针对晶型化学药物的专利保护主要分为以下五类:

(一)对多晶型药物的单一晶型保护

这其中又分为三种情况,其一,研究发现新的多晶型物质的溶解性比已有的该化合物的其他多晶型优越,如在极性溶剂中的溶解性更好,溶出度高,因此,其固定量药物的生物利用度就增加,药效增加,就可减少在制剂中该活性成分的用量,进而降低成本。其二,获得的新的多晶型物质的稳定性比已有的该化合物的其他多晶型优越,降低了在活性成分的制备,药物制剂的生产,药品存储过程的要求。其三,获得新的多晶型物是一种新的溶剂化物,该溶剂属于药学上更安全的溶剂。比如,有机氯化物(氯仿,二氯甲烷等)对人体的毒害较大,专利中就对新的更安全的溶剂化物进行保护。如专利 CN1443168A［纯晶型的 5- 氯 -3-(4- 甲磺酰基苯基)-6'- 甲基 -2,3' 联吡啶及其合成方法］中涉及药物 5- 氯 -3-(4- 甲磺酰基苯基)-6'- 甲基 -2,3' 联吡啶的 V 型多晶型物,该 V 型多晶型物可用于治疗环加单氧酶 -2 介导的疾病。

（二）对多晶型药物的部分晶型保护

此种情况往往是该药物的已有相关专利中没有涉及晶型问题或涉及的多晶型形式不够全面。该专利给出了新获得的多种多晶型形式,给出相应的鉴定分析数据,并深入研究了专利中以往涉及晶型和各种新晶型之间药理、药剂学方面的优劣比较。如阿德福韦酯药物现已发现有 6 种晶型,在中国专利 CN1347695A 中公开了阿德福韦酯的四种结晶形态及其盐,其中晶 1 为无水结晶形,晶 2 为二水合物,晶 3 为甲醇溶剂化物,晶 4 阿德福韦酯的富马酸盐等。

（三）对多晶型药物的全部晶型保护

此种情况主要涉及新发现药物具有多晶型问题,通过研究发现该药物当前存在的全部多晶型形式,专利给出每种多晶型形式的制备方法,相应的鉴定数据等。但这仅限于该药物当前已发现的各种晶型的分析,不排除在后续研究中发现该药物新的多晶型的可能。如美国专利 U.S. Pat. App.20050203141 中对治疗变态反应,抗过敏药物比拉斯汀发现的 3 种晶型均进行了保护。

（四）对多晶型药物的盐型保护

此种情况主要涉及新发现药物或者已经被保护的药物具有活性的基团可以与合适的或者碱形成盐,通过专利保护该药物新的盐。长春西汀（Vinpocetine）是一种用源自长春花植物的长春胺化合物合成的、脑血管扩张药,能抑制磷酸二酯酶活性,增强血管平滑肌松弛的信使 c-GMP 的作用,选择性地增加脑血流量,适用于脑梗死后遗症、脑出血后遗症、脑动脉硬化症等。CN106117198A、CN105949188A 保护了使用 D- 酒石酸和 L- 酒石酸与长春西汀形成的盐的晶型及制备方法。

（五）对多晶型药物的共晶保护

此种情况主要涉及新发现药物或者已经被保护的药物具有活性的基团可以与共晶形成试剂以非共价键的形式形成共晶,通过专利保护该药物的共晶。将阿德福韦酯与糖精结合,形成糖精阿德福韦酯共晶,该共晶物仍然有多晶型问题,CN102827204A 保护了该共晶的晶型 α,CN104478933A 专利主要保护该共晶的晶型 β。

二、化学药物的晶型制备方法保护

在申请专利保护时,不仅可以保护其晶型物质,而且可以对晶型的制备工艺进行保护。保护制备工艺时,可以保护制备工艺路线、制备方法和技术;可以保护与晶型原料药制备相关的溶剂、制备方法、仪器、温度、压力等相关参数。在此类专利中,通过改变多晶型的制备路线、方法、仪器设备、制备时所用的溶剂、成核方法等获得已有晶型或新晶型,该方法较已有方法有优越性,比如操作更简单,制备工艺更稳定,可控性好,获得的多晶型有更适合药用的物理化学性质或能降低制备成本等。

（一）对制备工艺路线的保护

各种合成核苷在体内或体外抑制 HIV 复制的成功导致研究人员广泛关注设计和实验用杂原子取代核苷的 3' 位碳原子得到的核苷,如 1,3- 氧硫杂环戊烷核苷（例如 FTC）。多个专利保护了不同的制备工艺,美国专利 5272151 描述了一种制备 1,3- 二氧杂环己烷核苷的方法,包括使 2-O- 保护的 5-O- 酰化的 1,3- 二氧杂环戊烷与氧或氮被保护的嘌呤或嘧啶碱在钛催化剂存在下反应,美国专利 5914331 描述了其中公开的 1,3- 氧硫杂环戊烷与甲硅烷基化的 5- 氟胞嘧啶在 SnCl 存在下偶合形成 FTC 的 β（−）异构体,并可任选地除去保护基,(得到具有所要的立体构型的 1,3- 氧硫杂环戊烷核苷的方法);而美国专利 5922867 中公开了一种制备二氧杂环戊烷核苷的方法,其中包括用 2- 保护的氧甲基 -4- 卤 -1,3- 二氧杂环戊烷将嘌呤或嘧啶碱糖基化。在授予 Liotta 等的美国专利 5700937,5827727 中描述了制备具有所要立体构型的基本上纯形式的 FTC 的具体方法。在一项实施方案中,核苷外消旋物混合物的 C5'- 羟基与酰基化合物反应,形成 C5'- 酯,其中核苷位于酯的“甲醇”末端。通过用能将所要的对映体水解的酶处理(随后用极性溶剂萃取极性水解产物),或者用能将不要的对映体水解的酶处理(随后用极性溶剂除去不要的对映体),可以将所要的对映体分离。催化 1,3- 氧硫杂环戊烷嘧啶核苷的水解的酶包括猪肝酯酶、猪胰酯酶、Amano PS-800 酯酶、枯草杆菌蛋白酶和 α- 糜蛋白酶。也可以用手性层析法拆分顺式 FTC 对映体。例如,美国专利 5892025 公开了一种使顺 -FTC 流过一根乙酰化的 β- 环糊精手性柱来拆分顺 -FTC 对映体混合物的方法。

（二）对制备溶剂的保护

N-(2- 吡啶基)-2- 甲基 -4- 羟基 -2H-1,2- 苯并噻嗪 -3- 羧基酰胺 1,1- 二氧化物单乙醇胺盐作为非甾族药剂对于减轻痛苦的炎症(如由类风湿关节炎引起的)非常有效,专利 CN85108245A 对制备过程中所使用的溶剂进行了保护,这些溶剂包括乙腈、丙酮、甲基乙基酮、苯、甲苯和卤代烃溶剂。

（三）对制备湿度的保护

氟伐他汀钠是 3- 羟基 -3- 甲基戊二酸辅酶 A（HMG-CoA）的抑制剂并被用于降低血液胆固醇水平。专利 CN1536999A 中对制备的 C、D、E、F 型新型结晶水化物的制备过程中分别保护其制备湿度,湿度范围为 15%~25%、30%~50%、55%~75%、80%~90%。

（四）对制备温度的保护

帕布昔利布辉瑞制药研发的一种靶向性 CDK4/6 特异性抑制剂,2015 年 2 月经美国 FDA 批准,能够选择性抑制细胞周期蛋白依赖性激酶 4 和 6,恢复细胞周期控制,阻断肿瘤细胞增殖,已成功用于转移性乳腺癌疾病的治疗。世界专利 WO2014128588A1 公开了帕布昔利布的游离碱晶型 A 和晶型 B。中国专利 CN105085517A 公开了其游离碱水合物晶型,CN1062206265A 通过混合溶剂升温至 40~60℃,完全溶解后降至室温,加入晶种后控制析晶温度 −20~10℃,获得一种新的晶型 C,该制备方法获得的晶型纯度较高,制备方法简单,溶剂用量少且无毒,生产成本低,在工业化方面具有明显优势。

三、化学药物的晶型检测技术保护

在对晶型药物进行专利保护时,也可以保护晶型药物的检测技术和特征参数。在检测技术方面,我们可以选择单晶 X 射线衍射、粉末 X 射线衍射、IR 光谱测定、拉曼光谱测定、热分析测定（DSC、TG、TGA）、熔点测定和固态核磁共振测定等方法来对晶型固态化学药物进行专利保护,也有同时采用多种方法联用来对晶型固态化学药物进行专利保护。

（一）单晶 X 射线衍射技术

单晶 X 射线衍射技术可提供定量的晶型药物的化学成分、三维立体结构、构型与构象、分子排列与分布特征等参数。药物不同晶型样品,其特征量参数会存在一定的差异性,据此可作为晶型药物种类判断依据。在晶型专利保护中,通常可使用晶体样品的化学成分、晶胞参数、空间群、原子坐标、键长键角值、分子构型与构象、分子排列规律等参数作为晶型药物的保护特征量参数。例如美国应用专利 US.20050203141 中利用单晶 X 射线衍射分析保护了 bilastin 药物的晶型 1,晶型 1 属单斜晶系,空间群 P21/c,晶胞参数 a=23.38(5)Å,b=8.829(17)Å,c=12.59(2)Å,α=90°,β=90°,γ=90°,晶胞体积 V=2600Å³,晶胞内分子数 Z=4,计算晶体密度 ρ=1.184mg/m³。

(二)粉末 X 射线衍射技术

粉末 X 射线衍射是国际通用的晶型药物分析技术,由于不同晶型药物具有不同的衍射图谱指纹性特征,因此,可用于确定晶型药物的固体物质状态识别与鉴定。如晶态或非晶态、不同晶型种类、混晶样品中不同晶型固体物质间的比例等。通常在申请晶型药物的专利保护时,不仅要保护衍射峰位置(2θ 值或 d 值),而且要保护衍射峰的相对(或绝对)强度(或面积)值。在这里需要指出的是衍射特征峰的相对强度(或面积)值较绝对强度具有更大的意义,因为当使用不同功率的实验仪器或不同的样品量时,实验获得的衍射峰强度或面积的绝对值间可以存在较大的差异性,所以,衍射峰的相对强度或相对面积在专利保护中具有更好的特征性质。

5-6-[(2-氟苯基)甲氧基]-2-奈基]甲基]-2,4-噻唑烷二酮是一种 PPAR γ 激动剂化合物,用作非胰岛素依赖性糖尿病的治疗剂。如美国专利 5594016 中指出该化合物有良好的降血糖和减少血清脂质作用,专利 CN1423639A 保护了一种新的 E 型晶型,利用粉末 X 射线衍射图谱与其他专利晶型相区分。

(三)红外光谱技术

红外光谱技术通常可用于对晶型药物的定性或半定量检测,由于红外光谱反映的是基团特征,不同晶型药物在红外光谱中仅有局部图谱存在一定差异,甚至以下不同晶型药物在红外图谱中不存在差异性质。所以当利用红外光谱进行晶型药物的专利保护时,除需要保护样品给出的全部吸收峰外,尚需要特别指出哪些吸收峰是该种晶型药物的特征量吸收峰参数,并注意由于药物的晶型变化而引起的吸收峰位置、吸收峰强度及吸收峰形状变化等。氯吡格雷具有血小板抑制活性使得其可有效地降低主要由血管性疾病所引起的缺血性中风、心脏病发作或跛行。氯吡格雷减少了动脉阻塞的几率,由此预防了中风和心脏病发作。专利 CN1620293A 保护了氯吡咯雷硫酸氢盐晶Ⅲ和无定形态,其中晶Ⅲ的 FTIR 图谱为 581cm⁻¹、707cm⁻¹、755cm⁻¹、971cm⁻¹、1057cm⁻¹、1196cm⁻¹、1252cm⁻¹、1436cm⁻¹、1476cm⁻¹、1748cm⁻¹、2590cm⁻¹、2670cm⁻¹、2963cm⁻¹;无定形态的 FTIR 图谱为 583cm⁻¹、723cm⁻¹、762cm⁻¹、846cm⁻¹、1040cm⁻¹、1167cm⁻¹、1223cm⁻¹、1438cm⁻¹、1478cm⁻¹、1638cm⁻¹、1752cm⁻¹、2585cm⁻¹、2960cm⁻¹。

(四)拉曼光谱技术

拉曼光谱是以拉曼效应为基础研究分子振动的一种方法,与红外吸收光谱相反,光照射到物质上发生弹性散射和非弹性散射,弹性散射的散射光是与激发光波长相同的成分,非弹性散射的散射光有比激发光波长长的和短的成分,统称为拉曼效应,与红外吸收光谱类似,对拉曼光谱的研究,也可以得到有关分子振动或转动的信息。一般红外吸收不明显的非极性基团拉曼光谱吸收很明显。在红外光谱中难以反映的振动在拉曼光谱中却很强。拉曼光谱可以提供快速、简单、可重复且更重要的是无损伤的定性定量分析,它无需样品准备,样品可直接通过光纤探头或者通过玻璃、石英和光纤测量。拉曼光谱的分析方法不需要对样品进行前处理,也没有样品的制备过程,避免了一些误差的产生,并且在分析过程中具有操作简便,测定时间短,灵敏度高等优点,可以用于晶型物质的不同晶型或晶态与非晶态之间的定性分析、结构分析和定量分析。

在晶型物质专利保护时,拉曼光谱的谱线数目、位移大小和谱线长度可以作为特征量参数。5-［4-［2-(甲基-(2-吡啶基)氨基)乙氧基］苄基］噻唑烷-2,4-二酮苯磺酸盐(苯磺酸盐)或它们的溶剂化物可以用于治疗和/或预防糖尿病、与糖尿病有关的疾病和其某些并发症。专利 CN1612875A 利用拉曼光谱保护了该化合物的三种晶型,其中晶Ⅰ型的拉曼光谱的峰在 $3065cm^{-1}$、$896cm^{-1}$ 和 $654cm^{-1}$,晶Ⅱ型的拉曼光谱的峰在 $1695cm^{-1}$、$1550cm^{-1}$ 和 $664cm^{-1}$,晶Ⅰ型的拉曼光谱的峰在 $2920cm^{-1}$、$1442cm^{-1}$、$1207cm^{-1}$、$1144cm^{-1}$、$658cm^{-1}$ 和 $308cm^{-1}$。

(五)热分析技术

固体化学药物的不同晶型状态,在加热过程中均是由于熔融、转晶、氧化、分解、升华、脱水、脱溶剂等变化,造成相应的吸热或放热峰存在,表现出样品的能量、温度及质量变化,故可作为晶型药物的检测分析技术。目前常用的热分析技术主要有三种方法:热重分析(TG)、差热分析(DTA)与差示扫描量热法(DSC)。在晶型物质专利保护时,不同的热分析技术将以每种分析技术的特有形式提供特征量参数,如:吸热、放热焓和温度值等。专利 CN1520403 中利用 DSC 保护了托拉塞米的新颖多晶型物 V,DSC 采用 10℃/min 的加热速率,在约157.59℃(在约 150.74℃下开始)下放热最大值。

(六)熔点分析技术

熔点分析技术是热分析技术中的一种,由于晶型药物可能由于种类不同而存在熔点值差异,所以熔点分析技术常被用于晶型药物检测分析。目前我们使用的熔点仪器种类亦有不同,但基本原理相同,一般分为毛细管法和热载台偏光显微镜等方法。熔点分析技术不仅可以给出晶型药物的熔点值外,尚可给出晶型药物的熔距值,熔距值越短,表示药物的晶型纯度含量越高,而熔距值越长,则表示药物所的晶型纯度含量越低。在申请专利保护时,药物晶型的熔点值和熔距值均可作为特征量参数使用。依匹乐酮是醛固酮受体拮抗剂的药物活性剂,专利 CN1433427A 保护了依匹乐酮的多晶型 L,晶型 L 的熔点为223~242℃。

(七)固态核磁共振测定

常规的核磁共振技术主要用于在溶液状态下化合物的结构信息,近年来随着交叉极化(CP)、魔角旋转(MAS)和高功率去偶(HPD)技术等的出现,实现了固体条件下核磁共振信号的高分辨观察,能够利用特定的化学结构以及相同原子在不同化学环境下的有不同的化学位移等特性来观测各种不同原子的信号,可以用于含有 ^{13}C、^{31}P、^{15}N、^{25}Mg 和 ^{23}Na 原子的化合物的结构确认和定性定量分析。偶合常数与化学位移值通常作为固态核磁共振的特征量参数。沃泰克斯药物公司申请的作为 DNA-PK 抑制剂的(S)-N-甲基-8-(1-((2'-甲基-［4,5'-联嘧啶]-6-基)氨基)丙-2-基)喹啉-4-甲酰胺及其氘化衍生物的共晶专利 CN105814036A 中采用了 ^{13}C 固态核磁共振波谱峰作为其鉴别特征。

四、化学药物的晶型活性评价保护

生物活性评价技术是药物研究与新药开发过程中必不可少的关键技术,近年来涌现了许多新技术、新方法,如高通量药物筛选技术、生物芯片技术、亲和层析(affinity chromatography)技术、血清药理学(Plasma pharmacology)等。随着这些新技术、新方法的应用，必将推进晶型固态化学药物研究的发展进程。

对于化学药物晶型的生物活性评价方法，最常用的是通过实验动物进行的药物代谢动力学研究，通过口服给药，检测给药后动物血液、尿液、粪便等中药物含量，评价不同晶型的差异，对于评价优势药物晶型至关重要。在药物代谢动力学研究中，能够与临床给药方式接近的固体灌胃给药方法是重要的试验方法。

五、化学药物晶型制剂类型保护

只要是以固体形式给药的药物，均存在晶型问题。药物的制剂对保证药品质量稳定有重要作用，是药品工业化生产的重要基础。我们进行专利保护时不仅要保护原料药的晶型，更要保护制剂的晶型，确保原料药和制剂的晶型一致性，而且可以保护多种制剂形式，制剂的工艺，以确保最大范围的专利保护。

除此之外，还可对晶型固体物质的每日给药剂量范围进行保护。

六、化学药物新治疗用途的保护

唑泊司他，也称为 3,4- 二氢 -4- 氧代 -3-((5- 三氟甲基)-2- 苯并噻唑基) 甲基 -1- 酞嗪乙酸，专利 US4939140 公开了唑泊司他及其抑制醛糖还原酶的用途，特别是用于治疗由糖尿病所引起的并发症如糖尿病性白内障、视网膜病和神经病的用途，而专利 US5391551 则保护了唑泊司他用于降低血脂水平，专利 US5064830 保护了其降低血尿酸水平的用途。

七、临床应用药物晶型相关专利

大量的临床研究结果表明，同一固体化学药物的不同晶型物质状态在临床适应证和临床疗效作用上可以存在很大的差异性，所以对固体晶型药物的研究已经成为国际药学研究的重要热点问题之一，寻找药物的优势药用晶型固体物质，从物质基础上对其进行自主知识产权保护，也已成为国际药物的发展方向。

表 16-1 为以晶型保护为主的多晶型药物的专利保护信息列表。

表 16-2 为以制备方法为主的多晶型药物的专利保护信息列表。

表 16-3 为以晶型与制备方法均加以保护的多晶型药物的专利保护信息列表。

表中的检测方法中 SXRD 表示单晶 X 射线衍射分析、PXRD 表示粉末 X 射线衍射分析、IR 表示红外光谱分析、DSC 表示差示量热分析，TG 表示热重分析、sNMR 表示固态核磁分析。综合统计结果知，100 个多晶型药物中，使用到 SXRD 作为检测方法的 17 个，占总数的17%，使用到 PXRD 作为检测方法的 96 个，占总数的 96%，使用到 DSC 作为检测方法的 62 个，占总数的 62%，使用到 IR 作为检测方法的 88 个，占总数的 88%，使用到 Raman 作为检测方法的 9 个，占总数的 9%，使用到 sNMR 作为检测方法的 19 个，占总数的 19%，使用到 TG 作为检测方法的 22 个，占总数的 22%。

表 16-1 以晶型保护为主的多晶型药物的专利分析列表

序号	中文名/英文名/化学名	晶型种类	熔点	检测方法	活性	相关专利号
1	道塔利嗪 1-(diphenylmethyl)-4-[3-(2-phenyl-1,3-dioxolan-2-YL)propyl]piperazine	A, B	100~103℃ 100~103℃	PXRD, IR, DSC	用于脑血栓形成,脑栓塞,脑动脉硬化,脑出血恢复期,改善微循环	US 5852021
2	埃博霉素 Epothilones [1S-1R*,3R*(E),7R*,10S*,11R*,12R*,16S*]]-7,11-Dihydroxy-8,8,10,12,16-pentamethyl-3-[1-methyl-2-(2-methyl-4-thiazolyl)ethenyl]-4-aza--17-oxabicyclo[14.1.0]heptadecane-5,9-dione	A B	182~185℃ 无	SXRD,PXRD	抗癌	US 7153879 CN 103910742
3	phosphate salt of 8-fluoro-2-{4-[(methylamino)methyl].phenyl]-1,3,4,5-tetrahydro-6H-azepino[-5,4,3-ce]indol-6-one	I, II, III, IV, V, VI, 无定型	无	PXRD, IR, DSC, Raman	抗癌	US 7268126
4	盐酸特拉唑嗪 Terazosin hydrochloride 1-(4-amino-6,7-dimethoxy-2-quinazolinyl)-4-(2-tetrahydrofuroyl)piperazine monohydrochloride monohydrate	I, II, III IV 无定型	无 138.0℃ 无	PXRD,sNMR, FTIR, DSC	治疗高血压和用于改善良性前列腺增生症患者的排尿症状	US 4026894 US 5362730 US 5294615 US 5412095 US 5587377 US 5959108 US 6248888 US 5504207

表16-2 以制备方法保护为主的多晶型药物的专利分析列表

序号	中文名/英文名/化学名	晶型种类	熔点	检测方法	活性	相关专利号
1	5-[4-[2-(N-methyl-N-(2-pyridyl) amino) ethoxy] benzyl] thiazolidine-2,4-dione-maleic acid salt	I 未指明	无	PXRD、FTIR、sNMR、Raman	治疗糖尿病	WO 9931093 WO 9931094 WO 99 31095 US 6815457 US 6806280 US 20060247279 US 20040092555
2	1-[6-ethoxy-5-[-ethyl-6,7-dihydro-2-(2-methoxyethyl)-7-oxo-2H-pyrazolo [4,3-d] pyrimidin-5-yl]-3-pyridylsulfonyl]-4-ethylpiperazine	非溶剂化物	160~165℃	SXRD、PXRD、DSC	选择性 cGMP PDE. sub.5 抑制剂,特别用于治疗男性勃起机能障碍	US 6420557
3	(2S)-(4E)-N-methyl-5-[3-(5-isopropoxypyridin)yl]-4-penten-2-amine p-hydroxybenzoate	A, B	无	PXRD、DSC	治疗中枢神经系统病症,年龄相关记忆缺陷,轻度认知缺损,早衰性痴呆,老年性痴呆等	US 20070265314

表 16-3 以同时保护晶型与制备方法的多晶型药物专利分析列表

序号	中文名 / 英文名 / 化学名	晶型种类	熔点	检测方法	活性	相关专利号
1	(4R-cis)-6-［2-［3-phenyl-4-（phenyl-carbamoyl)-2-(4-fluoro-phenyl)-5-(1-met-hyl-ethyl)-pyrrol-1-yl］-ethyl］-2,2-dimethyl-［1,3］dioxane-4-yl-acetic acid-tertiary butyl ester	I	140~142℃	PXRD	血脂调节药，属 HMG-CoA 还原酶抑制剂	US 7186848 WO 03/024959
		II	128~130℃			
		无定型	无			
		I,II,III,IV,V	I:211~212℃			JP A-64-79151 US 4895841 EP 296560 JP A-100-53576 WO 9746527
		VI	70~90℃融化，130~150℃再凝固，210~230℃再熔化			US 7186842, JP A-10-53576 US 20050288330 US 20050272775 US 20070123565
2	盐酸多奈哌齐 Donepezil Hydrochloride (1-benzyl-4-［(5,6-dimethoxy-1-indanone)-2-yl］methyl piperidine hydrochloride	VII	230℃	PXRD,IR,DSC.,TG 活性	治疗神经退行性疾病、老年性痴呆,阿尔茨海默(氏)病	CN 20131065 3382
		VIII	233℃			CN 201610770200
		H1	无			US 7560560
		无定型				US 7186842, US 6734195 US 20050288330 US 20050272775 WO 9746527

续表

序号	中文名/英文名/化学名	晶型种类	熔点	检测方法	活性	相关专利号
3	托拉塞米 Torasemide N-(1-methylethyl aminocarbonyl)-4-(3-methyl-phenylamino)-3-pyridinesulfonamide	无定型	无	SXRD、PXRD、DSC、IR	利尿、抗高血压，用于急性肾衰、慢性肾衰及原发性高血压、心肌肥大	Hr Pat. P20000162A, WO 0020395, US 7241782, US 20070238759, US 5914336, WO 00/20395, WO 2004/089904, CN 104402809, CN 105949115, CN 102702089, CN 1520403, CN 1211368, CN 1378448
		I	169℃			
		II	162℃			
		III	165℃			
		V	157.59℃			
		VI	166.75℃			
		VII				
4	氟班色林 Flibanserin 1-[2-(4-(3-trifluoromethyl-phenyl)piperazin-1-yl)ethyl]-2,3-dihydro-1H-benzimidazol-2-one	A	161℃	PXRD、DSC	5-羟色胺受体拮抗药，抗抑郁药，用于治疗抑郁、精神分裂症、帕金森、焦虑、睡眠障碍、性功能障碍、精神障碍	US 7183410 US 20070032655 US 20050159430 US 20070032655 HK 1080739 US 7420057
		B	120℃			
5	福莫特罗酒石酸盐 R, R-formoterol L-tartrate (+/-)N-[2-hydroxy-5-[1-hydroxy-2-[[2-(p-methoxyphenyl)-2-propyl]amino].ethyl]phe-nyl]-formamide	A	193℃	PXRD、IR、DSC	支气管扩张药，β_2肾上腺素受体激动剂	US 6268533, US 2006264507, US 6720453, US 20050148867, US 6472563
		B	179℃			

续表

序号	中文名/英文名/化学名	晶型种类	熔点	检测方法	活性	相关专利号
5		C	192℃			US 7145036, US 6268533, WO 0021487, US 20060264507, US 6720453, US 6472563
6	[6,7-Bis(2-methoxy-ethoxy)-quinazolin-4-yl]-(3-ethynyl-phenyl)amine hydrochloride	A	无	PXRD,IR	酪氨酸激酶抑制剂,对治疗癌症有用	WO 01/34574
		B				WO 01/34574
		E	211~214℃			US 7148231
7	利托那韦 Ritonavir (2S,3S,5S)-5-(N-(N-methyl-N-((2-isopropyl4-thiazolyl)methyl)amino)car-bonyl)-L-valinyl)amino)-2-(N-((5-thiazolyl)methoxycarbonyl)amino)-1,6-diph-enyl-3-hydroxyhexane	I		PXRD、sNMR、FTIR、DSC、Raman	HIV蛋白酶抑制剂,用于HIV感染的治疗·抗病毒药物	US 5541206, US 20070015804, US 20050203152, US 20050009756
		II				
		III	79℃			US 7148359, US 6894171, US 20070015804, US 20050009756, US 7205413, US 7183416, US 9096556, US 8598216, US 7205413
		IV	101℃			
		V	116℃			
		无定型				
		盐酸盐				
8	依立曲坦半硫酸盐 eletriptan hemisulphate 3-{[1-methylpyrrolidin-2(R)-yl]methyl}-5-(2-phenylsulfonylethyl)-1H-indol-ehemisulphate	I、II、III、IV、V、VI、VII、VIII、IX、X、XI、XII、XIII、XIV	I:226℃	PXRD,DSC	5-HT1B/1D选择性激动剂,对偏头痛起治疗作用	US 7132549, WO-A-01/23377, WO-A-99/01135
		α	185℃			WO-A-96/06842
		β	145~147℃			WO-A-96/06842

续表

序号	中文名/英文名/化学名	晶型种类	熔点	检测方法	活性	相关专利号
9	羟氢可待酮,羟考酮,14-羟基二氢可待因酮盐酸盐 Oxycodone.HCl 4,5-epoxy-14-hydroxy-3-methoxy-17-methylmorphinan-6-one	A, I - Ⅷ	无	PXRD	镇痛药	US 20070197572
10	黄嘌呤磷酸二酯酶 V 抑制剂 Xanthine phosphodiesterase V inhibitor ethyl-3,7-dihydro-8-[(1R,2R)-(hydroxycyclopentyl)amino]-3-(2-hydroxyethyl)-7-[(3-bromo-4-methoxypheny-l)methyl]-1H-Purine-2,6-dione	1	178.09~181.02℃	PXRD,DSC	治疗勃起机能障碍等生理障碍	US 7192962 US 20030232845
		2	165.30~171.73℃			
11	Bazedoxifene acetate 1-[4-(2-azepan-1-yl-ethoxy)-benzyl]-2-(4-hydroxy-phenyl)-3-methyl-1H-indo-l-5-ol acetic acid	A	176℃	PXRD,IR, TGA,Raman, DSC	调节选择性雌激素受体	US 20070048374, US 2010016290, US 8063041, US 8614284, US 9062031, US 7683052, US 7683051
		B	181℃			
		无定型				
		D	167			
12	Tartrate salts of 5,8,14-triazatetracyclo[10.3.1.0.sup.2,11.0.sup.4.9]-hexadeca-2(11),3,5,7-,9-pentaene	A	223℃	SXRD,PXRD, DSC,sNMR	调节胆碱能功能。治疗肠道疾病,应激性结肠综合征,强直性张力障碍,慢性痛,急性痛,口炎性腹泻,急性焦虑症等	US 7265119 US 6890927 US 2005148591
		B	215℃			
		C	220℃			
		A',B',C'	无			
		X	212℃			
		Y	217℃			

续表

序号	中文名/英文名/化学名	晶型种类	熔点	检测方法	活性	相关专利号
13	sodium4-[(4-chloro-2-hydroxybenzoyl) amino] butanoate	I	218~219℃	PXRD、DSC、TGA、FTIR	促进生物活性剂的产生	US 7208178
		II	214.24℃			
		III	223.08℃			
		IV	213.05℃			
		V	220℃			
		无定型	215.07℃			
14	Azabicyclohexane hydrochloride salt of (+)-1-(3,4-dichlorophenyl)-3-azabicyclo[3.1.0]hexane	A		PXRD	治疗抑郁症	US 20070043100 US 6372919 US 9139521 US 8765801
		B	无			
		C				
15	dihydrogenphosphate salt of (2R)-4-oxo-4-[3-(trifluoromethyl)-5,6-dihydro[1,2,4]triazolo[4,3-a]pyrazi-n-7(8H)-yl]-1-(2,4,5-trifluorophenyl)butan-2-amine	IV	无	PXRD、sNMR、DSC、TG	DP-Ⅳ抑制剂.2型糖尿病, 肥胖症, 高血压	US 20070021430 WO 03/004498
16	氯雷他定 Oratadine Ethyl4-(8-chloro-5,6-dihydro-11H-benzo[5,6]cyclohepta[1,2-b]pyridin-11-ylidene)-1-piperidene carboxylate	1	134℃	PXRD、IR	抗组胺药, 用于治疗过敏反应	US 6335347 US 4282233
		2	133℃			
17	替米沙坦钠 Telmisartan sodium 4'-[2-n-propyl-4-methyl-6-(1-methylbenzimid-azol-2-yl)benzimidazol-1-ylme-thyl]biphenyl-2-carboxylic acid sodium	0-XIII、XV-XX、无定型	无	PXRD、DSC	血管紧张素Ⅱ受体拮抗剂, 治疗高血压, 心血管疾病	US 20060293377 EP 0502314 US 5591762 US 6737432

续表

序号	中文名/英文名/化学名	晶型种类	熔点	检测方法	活性	相关专利号
18	Epothilones [1S- [1R*,3R*(E),7R*,10S*,11R*,12R*,16S*]]-7,11-Dihydroxy-8,8,10,12,16-pentamethyl-3- [1-methyl-2- (2-methyl-4-thiazolyl) ethenyl]-4-aza--17-oxabicyclo [14.1.0] heptadecane-5,9-dione	A	182~185℃	SXRD、PXRD、Raman	大环内酯类抗肿瘤药	US 7153879
		B	无			
19	奥美沙坦 Olmesartan medoxomil 2,3-dihydroxy-2-butenyl 4- (1-hydroxy-1-methylethyl)-2-propyl-1- [p-(o-1H-tetrazol-5-ylphenyl) benzy-l]imidzole-5- carboxylate, cyclic 2,3-carbonate	C	105.23℃	PXRD、DSC、TGA、IR	血管紧张素 II 受体拮抗剂,治疗高血压	US 2006281800, US 8592474, US 7943779, EP 1801111
		无定型				
		半水合物	182℃			
20	齐拉西酮 Ziprasidone	I、II、III、IV、V、VI、VII、VIII、IX、X、XIII、XIX、无定型	无	PXRD	抗精神病药物	US 20060270685, CN 200480041672, US 7939662, US 7790886, US 7678799, US 7488729
		B2、盐酸盐				
21	加巴喷丁 Gabapentin 1- (aminomethyl)-1-cyclohexaneacetic acid	I、II、III、IV	无	PXRD、FTIR、DSC	抗焦虑药,用于治疗癫痫症等大脑疾病	US 6521787, EP-B-0340677, ES-T3-2061774, ES-A-443723, US 6255526, WO 2004106281, US 6800782, US 6790986

续表

序号	中文名/英文名/化学名	晶型种类	熔点	检测方法	活性	相关专利号
22	Suberoylanilide hydroxamic acid (SAHA)	I	(164.4±2.0)℃	PXRD,DSC,活性	组蛋白脱乙酰基酶抑制剂	US 20040122101
23	N-(2,3-dimethyl-5,6,7,8-tetrahydrofuro [2,3-B] quinolin-4-YL)-2-(2-oxopyrrolidin-1-YL) acetamide	A	213~220℃	PXRD,IR,DSC	治疗胆碱能神经元障碍引起的记忆逆失	US 6884805, US 20040122034
		B	220~225℃			
24	Cinacalcet hydrochloride N-[1-(R)-(-)-(1-naphthyl)ethyl]-3-[-3-(trifluoromethyl)phenyl]-1-aminopro-pane hydrochloride	I,II,III,无定型	无	SXRD,PXRD,DSC	治疗血管钙化等	US 20070238790, US 7247751, US 7368606
25	Tanaproget 5-(4,4-dimethyl-2-oxo-1,4-dihydro-2H-3,1-benzoxazin-6-yl)-1H-pyrrole-2-carbonitrile	I	无	PXRD,DSC,IR	调节孕酮受体,用于避孕、激素代替疗法等	US 20060247235, US 8114869, US 7968709, US 7786297, US 7759341
		II	230℃			
26	舍曲林盐酸盐 Sertraline hydrochloride (1Scis)-4-(3,4-dichlorophenyl)-1,2,3,4-tetrahydro-N-methyl-1-naphtalenami-nehydrochloride	I,II,III,IV,V,VI-X,无定型	无	SXRD,PXRD,DSC,IR	抗精神失常药物,抗躁狂,治疗抑郁症,强制性障碍	US 7067700, US 5248699, US 7022881, US 20060241189, US 20040220280, US 6600073, US 6500987, US 5734083, WO 0032551, US 7518019, US 7442838, US 7319171, US 6939992, US 7022881
			III:251℃.			
			V:210℃;			
			VIII:247℃			
			X:250℃			
		T1	无			

续表

序号	中文名/英文名/化学名	晶型种类	熔点	检测方法	活性	相关专利号
27	Benzothiazine dioxides	I	无	PXRD	抗炎	US 3591584
		II				
28	利莫那班 rimonabant	I	无	PXRD、NMR	治疗II型糖尿病	EP 0656364
		II				
29	Monoethanolamine salt of N-(2-pyridyl)-2-methyl-4-hydroxy-2H-1,2-benzothiazine-3-carboxamide-1,1-dioxide	I	190℃	PXRD、DSC、sNMR、IR	非甾固醇类的抗关节炎药	US 4582831 US 4434164 US 20070225247 US 20070265445
		II	177℃			
		A、B、C、无定型	无			
30	Dehydroepiandrosterone (DHEA)	I、II、III、IV、V、VI S1、S2、S3、S4	无	PXRD、sNMR、IR	活性类固醇激素,治疗系统性红斑狼疮,原发性肾上腺机能不足、阿狄森(氏)病、性功能减退、肥胖、骨质疏松、纤维肌痛	US 7045513, S 20060234992
31	富马酸喹平 Quetiapine fumarate	I、II、III	无	PXRD、DSC、TGA、DTA、IR、sNMR、DIVTS	抗精神失常药	US 20030216376, WO 2004/078735, U.S. Pat.App.2006/0223994, US 7488821, US 7238686
		IV				
		无定型				

续表

序号	中文名/英文名/化学名	晶型种类	熔点	检测方法	活性	相关专利号
32	卡麦角林 Cabergoline ((6-allylergolin-8.beta.-yl)-carbonyl)-1-(3-dimethylaminopropyl)-3-ethylurea	I,II FB,VII,IX,XI,XII,XVI,XVII,XVIII,XIV	无	PXRD,SXRD,DSC,FTIR,sNMR	可以治疗中枢神经系统疾患,可逆阻塞性气道疾病,抑乳药	US 20060217408, S7238810, WO 01/72746, O 01/72747, US 8338445, S 7531551, US 6800635, S 6680327
33	喜树碱 9-nitro-20-camptothecin	A,B,C,D,E,F,G,无定型	262~266℃. / 262~266℃ / 246~263℃ / 279.3~281.3℃ / 281.9℃	PXRD,DSC,TGA,IR,Raman	DNA拓扑异构酶I抑制剂,抗肿瘤药	US 7049322, S 7071202, US 20060217407, S 6756381, US 6482830, US 6492379
34	喹噁啉双醋氢溴哌二水合物 Quinoxaline dihydrohalide dehydrates 6-({4-[2-(4-tert-butyl]phenyl]-1H-benzimidazol-4-yl]-piperazin-1-yl] methyl)-quinoxaline dihydrochloride dihydrate	A,B,C	无	PXRD,TGA	促性腺激素释放激素受体拮抗剂	US 20060211699
35	N-benzyl-N'-(2,6-diisopropyl-phenyl)-N-isopropyl-malonamide	A	(100±6)℃	PXRD,DSC	酰基辅酶A-胆固醇酰基转移酶抑制剂,降低皮脂腺的分泌,控制胆固醇,治疗痤疮	US 20060189697

续表

序号	中文名/英文名/化学名	晶型种类	熔点	检测方法	活性	相关专利号
36	雷帕霉素 Rapamycin	I	无	PXRD、SXRD、DSC、TGA	抗真菌抗生素,大环三烯抗生素,抗肿瘤	US 20060178392 US 7282505 US 20060040971 CN 1091135 US 8030326 US 728250
		II				
		氨基甲酸酯				
37	伊班膦酸盐 ibandronate/3-(N-methyl-N-pentyl) amino-1-hydroxypropane-1,1-diphosphonic acid monosodium salt monohydrate	A	无	PXRD、IR、Raman	抗再吸收,治疗骨质疏松	US 20060172976
		B				
38	4-[6-acetyl-3-[3-(4-acetyl-3-hydroxy-2-propylphenylthio) propoxy]-2-propyl- phenoxy].butyric acid	I(B)、II(C)、III、IV、V(A)	无	PXRD、DSC	白细胞三烯的拮抗剂。用于治疗过敏反应,如哮喘	US 7153993 US 7060854 US 20060106105
39	阿托西汀盐酸盐 Atomoxetine hydrochloride	A、	无	PXRD、IR、Raman	选择性去甲肾上腺素重摄取抑制剂,抗多动症	US 20060079581 EP 0052492 US 6541668 US 7473804
		B				
		C				
40	地红霉素 irithromycin 9-deoxo-11-deoxy-9,11-{imino[2-(2-methoxyethoxy) ethylidene]oxy}-(9S,16R)-erythromycin,derived from erythromycin	I	无	PXRD	大环内酯类抗生素	US 5635613、 US 5556839 US 4048306
		II				
41	Pipindoxifene hydrochloride 2-(4-hydroxyphenyl)-3-methyl-1-[4-(2-piperidin-1-ylethoxy)-benzyl]-1H-in-dol-5-ol hydrochloride	I	131℃	PXRD、DSC	选择性雌激素受体调质	US 20060030711
		II	179℃			

续表

序号	中文名/英文名/化学名	晶型种类	熔点	检测方法	活性	相关专利号
42	N-methyl-N-(3-[3-[2-thienylcarbonyl]-pyrazol-[1,5-alpha]-pyrimidin-7-yl]phenyl)acetamide	I	192~198℃	PXRD、DSC、Raman	镇静催眠,抗焦虑,抗惊厥,骨骼肌松弛药,用于治疗不眠症	US 6958342 US 6544999 US 20060025427 US 6903106 US 20050153988 US 6384221
		II	172~179℃			
		III	无			
		无定型				
43	特非那定,叔哌丁醇,羟苯哌丁醇,丁苯丁醇 Terfenadine Alpha-(p-tert-butylphenyl)-4-(hydroxy-diphenylmethyl)-1-piperidinebutanol, alpha-(p-tert-butylphenyl)-4-(alpha-hdroxy-alpha-phenlybenzyl)-1-piperidin ebutanol	高熔点型	149.5~151℃	熔点	H1 受体拮抗剂	US 5347006 US 5247092 US 4742175
		低熔点型	146℃			
44	5-amino-2,4,6-triiodo-N,N'-bis(2,3-dihydroxypropyl)-isophthalamide	白色晶型	193~196℃	PXRD、IR、DSC	在制备碘海醇时使用	US 6337422
		黄色晶型	247~252℃			
45	盐酸左沙丁胺醇 Levalbuterol hydrochloride (R)-.alpha.sup.1-[[(1,1-dimethylethyl)amino]methyl]-4-hydroxy-1,3-benzenedimethanol hydrochloride	A	171~194℃	PXRD、DSC、IR	β_2 受体激动剂	US 20050272821, US 7488758, US 7465831
		B	180.07℃			
46	哌道普利,哌林多普利 Perindopril	α	无	PXRD	降血压药物	US 20050250706, WO 01/87835, US 2005/0059609, US 8865915, US 7923570, US 7259181
		盐				

序号	中文名/英文名/化学名	晶型种类	熔点	检测方法	活性	相关专利号
47	头孢地尼 Cefdinir	A,B,D,盐	无	PXRD,IR	第三代头孢菌类抗生素	US 20050215781, US 4935507, CN 201210567334, CN 201310438731, US 2006059l246, US 8329895, US 7173126, US 6350869
48	氟苯哌苯醚,帕罗西丁 Paroxetine maleate (3S-trans)-3-[(1,3-benzodioxol-5-yloxy) methyl]-4-(4-fluorophenyl) piperidin e acid maleate	A B	无	PXRD,IR	抗抑郁药,治疗中枢神经系统机能障碍相关疾病	US 6440459, US 4007196, ES-A-504997
49	(1-[9-[(4S,2R,3R,5R)-3,4-dihydroxy-5-(hydroxymethyl) oxolan-2-yl]-6-aminop-urin-2-yl} pyrazol-.sup.4-yl)-N-methylcarboxamide	未指明	无	PXRD,DSC,NMR	A₂A 腺苷受体	US 20070225247, US 20070265445
50	法莫替丁 Famotidine N-sulfamoyl-3-(2-guanidinothiazol-4-yl) methylthio-propionamidine	CMI-AA, CMI-BA CMI-BB	186~188℃ 159~161℃ 157~159℃	PXRD,活性	组胺 Ⅱ 型受体抑制剂,治疗胃十二指肠溃疡	US 5021582
51	比拉斯汀 Bilastine 4-[2-[1-(2-ethoxyethyl)-1H-benzidimazole-2-yl]-1-piperidiny-] ethyl]-alpha.alpha.-dimethyl-benzenoacetic acid	1 2 3 未指明	200.3℃ 205.2℃ 197.0℃ 200.3	SXRD,IR, PXRD	治疗变态反应,抗过敏	US 20050203141 CN 201410297936 CN 201310107513 CN 201410052325

续表

序号	中文名／英文名／化学名	晶型种类	熔点	检测方法	活性	相关专利号
52	盐酸非索那定 Fexofenadinehydrochloride 4-［1-hydroxy-4-［4-(hydroxydiphenylmethy-l)-1-piperidinyl］butyl］-alpha, alpha-dimethylphenylacetic acid hydrochloride	A，I，II，III，IV，J，无定型	无	PXRD	抗组胺，抗过敏药物，支气管扩张药物	US 20050165056 WO-A-95/31437 WO-A-00/71124 CN 201410337104.1
53	Citrate salt of 5，8，14-triazatetracyclo［10.3.1.02，11.04,9］-hexadeca-2(11),3,5,7,9-pentaene	A	167℃	SXRD，PXRD，DSC，sNMR	调节胆碱能神经功能，治疗肠炎等	US 6787549
		B	168℃			
54	N-(3-［［2-(3,4-dimethoxy-phenyl) ethyl］amino］propyl) 4-nitrobenzene hydrochloride Formamide	I	141.2℃	PXRD，IR，sNMR	治疗心律失常	WO 963479
55	米非司酮，米那司酮，抗孕酮，息百虑，息隐，含珠停 Mifepristone (11.beta.,17.beta.)-11-［4-(N,N-dimethylamino)phenyl］-17-hydroxy-17-(1-pro-pynyl)estra-4,9-diene-3-one	M	191~196℃	PXRD，DSC，IR	抗糖皮质激素，用于治疗柯兴（氏）综合征；孕激素受体水平的拮抗剂，还具有终止早孕，抗着床，诱导月经和促进宫颈成熟的作用	US 20070105828
56	地氯雷他定 Desloratadine 8-chloro-6,11-dihydro-11-(4-piperidylidene)-5H-benzo［5,6］cyclohepta［1,2-b-］pyridine 商品名 Clarinex.RTM	I，II，III，V	无	PXRD，IR，DSC	抗组胺药，氯雷他定的活性代谢物，第二代 H.sub.1 组胺受体拮抗剂	US 20070135472 US 6506767 CN 201510313489.2 CN 201410849605.8 CN 201310745764.9 US 20070733594 EP 20070007368 US 6962924

续表

序号	中文名/英文名/化学名	晶型种类	熔点	检测方法	活性	相关专利号
57	Benzenesulfonate salt 4-(bis(2-methoxyethyl)amino)-2,7-dimethyl-8-(2-methyl-4-methoxyphenyl)-[1,5-.alpha.]-pyrazolo-1,3,5-triazine	H-1	无	PXRD、DSC、TGA	促皮质激素释放因子的受体拮抗剂,治疗CRF相关障碍	US 7153961 US 20050113375
58	N-(3-ethynylphenyl)-6,7-bis(2-methoxy-ethoxy)-4-quina-zolinamine hydrochloride	A,B,无定型	无	PXRD	治疗血腩氨酸过多症,如癌症	US 7087613, US 20050090500, US 6900221, US 5747498, WO 99/55683
59	盐酸罗匹尼罗 RopinIRole hydrochloride	A,I,II	XRD,IR	PXRD,IR	抗震颤麻痹药	US 20070254941 WO 2005/080333 WO 2005/074387
60	芬维A胺 4-HPR,fenretinide / N-(4-hydroxyphenyl)-retinamide	A	无	PXRD	肿瘤预防药	US 5399757
61	trans-3-[(8'-chloro-2'-oxo-2',3'-dihydro-1'H-spIRo[cyclohexane-1,4'-quina-zolin[-5'-y]oxy].cyclobutanecarboxylic acid	A	无	PXRD、DSC、TGA、活性	PDE7抑制剂,治疗疼痛,尤其神经性疼痛	US 20070129388
62	马来酸罗格列酮 Rosiglitazone maleate	I	119℃.	PXRD、DSC、IR、sNMR	降血糖	US 20050014798 US 2007167494
		II	121℃			
		III	124℃			
63	氨曲南 Aztreonam [3S-[3.alpha.(Z),4.beta.]]-3-[[(2-amino-4-thiazolyl)[(1-carboxy-1-meth-ylethoxy)imino].acetyl].amino].-4-methyl-2-oxo-1-azetidine-sulfonic acid	α4 β4 γ4 δ,无定型	无	PXRD	β-内酰胺类抗生素	US 20050014739 US 4946838, US 4826973 CN 20061016107l CN 201010149933 CN 201110231090 CN 201110253213

续表

序号	中文名／英文名／化学名	晶型种类	熔点	检测方法	活性	相关专利号
64	福辛普利钠 Fosinopril sodium ［1［S*（R*）］,2.alpha.,2.beta.］-4-cyclohexyl-1-［[［2-methyl-1-（loxoproxy)pro- poxy ］(4- phenylbutyl) phosphinyl]acetyl]-L-proline	A,B	无	IR,sNMR	ACE 抑制剂,抗高血压药	US 20050010054 EP-B-0442378 EP-B-044237 US 5162543
65	西米替丁 Cimetidine N-methyl-N′-cyano-N″-［2-((5-methyl-4-imidazolyl) methylthio) ethyl]-guanidine	A,B,C,D(Z) / M1-M3	无	PXRD,IR	组胺 H2 受体拮抗药,治疗十二指肠及良性胃溃疡,再发吻合口溃疡,食管反流	US 6515008, US 4996222 US 4786735 GB 2108117A GB 1543238. CN 201510948008
66	1-［tert-butyl-1-p-tolyl-1H-pyrazol-5-yl］-3-［4-(2-morpolinin-4-yl-ethoxy) n-aphthalen-1-yl]-urea	1	无	PXRD	细胞活素抑制剂,用于治疗炎症,或疾病引起的炎症	US 2004013216
67	5-chloro-4-［3-［N-［2-(3,4-dimethoxy-phenyl)-ethyl]-N-methylamino]-propylam=ino]-3-［2H]-pyridazinone fumarate	I	无	PXRD	用于治疗心律不齐	US 2004266772
68	(+)7-［3-(4-acetyl-3-methoxy-2-propylphenoxy) propoxy]-3,4-dihydro-8-propyl-2H-1-benzopyran-2-carboxylic acid	未指明	80~82℃	IR,活性	白细胞三烯 B4 对抗物,减少不良反应应用于抗过敏	US 2004242676
69	4-cyclopentyl resorcinol monohydrate	I	无	PXRD	抑制黑色素生成	US 20040235963
70	Bisulfate salt of a thrombin receptor antagonist	1 / 2	206.4℃ / 无	PXRD,DSC	凝血酶受体拮抗剂,治疗血栓等血液及造血系统疾病	US 7235567, US 20040176418, US 20070203193

续表

序号	中文名/英文名/化学名	晶型种类	熔点	检测方法	活性	相关专利号
71	利哌利酮　Risperidone 3-[2-[4-(6-Fluoro-1,2-be-nzisoxazol-3-yl)-1-piperidinyl]ethyl]-6,7,8,9-tetrahydro-2-methyl-4H-pyrid-o[1,2-a]pyrimidin-4-one	I、A、Ⅲ	无	PXRD	抗精神失常药物	U.S. Pat. App.20040209898, CN 101704814, CN 102718762, CN 102786521, CN 105481854
72	(-)-4-[4-[4-[[(2R-cis)-5-(2,4-diflu-orophenyl)tetrahydro-5-(1H-1,2,4-triazol-1-ylmethyl)furan-3-yl]methoxy]phe-nyl]-1-piperazinyl]phenyl]-2,4-dihydro-2-[(S)-1-ethyl-2(S)-hydroxylpropyl]-3H-1,2,4-triazol-3-one	I Ⅱ Ⅲ	164~165℃ 163℃ 168℃	PXRD,IR,DSC	抗真菌,尤其是抗霉菌感染	US 6958337, US 6713481, US 20040204423, WO 95/17407, WO 96/38443
73	阿德福韦酯 Adefovir Dipivoxil	1,2,3,4,无定型 I,L,M A,B,C,D,E,F,G 糖精共晶α 糖精共晶β 共晶 盐	无 96℃,95℃ 138℃ 142.3,144.5	PXRDSXRD、IR、DSC、TG-DTA、活性	抗乙肝病毒	US 4724233, US 4808716, EP.481214, CN 02148744, CN 03109894, CN 200610069611, CN 200610155213, CN 200910168120, CN 201010108877, CN 201080013954, CN 201210195386, CN 201210349529, CN 201210376249, CN 201410657390, CN 201510264366, CN 201510846350

续表

序号	中文名/英文名/化学名	晶型种类	熔点	检测方法	活性	相关专利号
74	非索非那定 Fexofenadine 4-[4-(hydroxydiphenylmethyl)-1-piperidinyl]-1-hydroxybutyl]-alpha.,alpha.-dimethylbenzene acetic acid	A	227~231℃	PXRD,IR,DSC,TGA,1H-NMR,DRIFT	抗组胺药,抗过敏	US 20040077683, CN 201410337104, US 7671071, US 20050165056, US 20050256163, US 20050282860, US 20090221830, US 20130059886, WO 2007052310A3, WO 2007110884A3
		B	80℃			
		C	193℃			
		X	184~189℃			
		J	172℃			
		XVI	125℃			
		XIX	90℃			
		IXX,XX,φ				
75	克拉仙霉素,甲基红霉素,克拉仙,克拉红霉素,6-氧甲基红霉素 Clarithromycin/6-O-methylerythromycin A	0,I,II,IV,A	II:283.3℃	PXRD,IR	大环内酯类抗生素	US 20040058879, US 6599884, US 5945405, CN 1429233, CN 03106552, CN 1244869, CN 1174991, CN 103087130
76	奥氮平 olanzapine 2-methyl-4-(4-methyl-1-piperazinyl)-10H-thieno[2,3-b][1,5]benzodiazepine, or olanzapine	I	熔点195℃	PXRD,IR,TG	精神抑制药,治疗精神病,轻度焦虑,胃肠疾病	EP 733635, US 7297789, US 5229382, US 5736541, CN 200810125441, CN 200810158720, CN 201310060527, CN 201410168531
		II				
		F	无			
		盐				

续表

序号	中文名/英文名/化学名	晶型种类	熔点	检测方法	活性	相关专利号
77	氨乙基苯氧(基)乙酸衍生物 2-[4-[2-[[(1S,2R)-2-hydroxy-2-(4-hydroxy-phenyl)-1-methylethyl]amino]ethyl]phenoxy]acetic acid	α	无	PXRD	缓解疼痛,加速去除尿石等结石	US 6376707
		γ				
78	曲格列酮 Troglitazone 5-[[4-[3(3,4-dihydro-6-hydroxy-2,5,7,8-tetramethyl-2H-1-benzopyran-2-yl)methoxy]phenyl]methyl].2,4-thiazolidinedione	1	179.3℃	PXRD、DSC、IR	抗糖尿病药	US 5700820
		2	175.1℃			
		3	185.8℃			
		4	177.1℃			
		5	180.5℃			
		6	105.4℃			
79	citrate salt of 4-(3,4-dichlorophenyl)-2-[2-(4-methylpiperazin-1-yl)-benzylidene]-thiomorpholin-3-one	I	198~199℃	SXRD、PXRD、DSC、sNMR	5-HT.sub.1D受体抑制剂,治疗高血压,抑郁等	US 20030028144 US 6825193
80	5-chloro-3-(4-methanesulfonylphenyl)-6'-methyl-[2,3']bipyridinyl	I	(137.0±0.2)℃	PXRD	治疗环氧酶-2介导的炎症反应	US 6673935 US 652642 US 20020016343 US 20030153600
		II	131.5℃			
		III	134.4℃			
		IV	(134.5±0.1)℃			
		V	134.5℃			
		无定型	135℃			
81	Hydrochloride salt of (1S,4S) N-methyl-4-(3,4-dichlorophenyl)-1,2,3,4-tetrahydro-1-naphthalenamine	I、II、III、IV、V	无	SXRD、PXRD、DSC、IR	用于治疗抑郁,强迫症,急性焦虑症	US 20030149306 US 5248699 US 5734083

续表

序号	中文名/英文名/化学名	晶型种类	熔点	检测方法	活性	相关专利号
82	诺阿斯米唑，去甲阿司咪唑 Norastemizole 1-[(4-fluorophenyl) methyl]-N-4-piperidinyl-1H-benzimidazol-2-amine	A	无	SXRD，PXRD	组胺 H1 受体拮抗药，治疗变态反应，抗过敏	US 6627646
		B				US 20030100581
83	10,10-Bis((2-fluoro-4-pyridinyl) methyl)-9(10H)-Anthracenone	1	154~156℃	PXRD，DSC	用于合成减少胆碱能系统障碍的药用化合物	US 6214847
		2	168~172℃			
84	氯吡格雷 Clopidogrel hydrogen sulfate clopidogrel hydrogen sulfate or hydrogen sulfate of methyl (+)-(S)-.alpha.-(2-chlorophenyl)-4,5,6,7-tetrahydrothieno[3,2-c]pyridine-5-acetate	1	184℃	SXRD，PXRD，IR，DSC，DTG	血小板聚集抑制因子，抗凝血	Ep 281459 US 20020198229 US 6429210, US 6504030
		2	(176±3)℃			French Pat 9807464 US 20070117837 US 20070142637
		无定型、III、IV、V、VI、VIII	无			US 6767913, US 7074928 CN 105646523 CN 105218559
85	4-[3-chloro-4-(cyclopropylaminocarbonyl) aminophenoxy]-7-methoxy-6-quinolinecarboxamide	A	无	PXRD，IR，活性	治疗癌症，肥大细胞增生病等	US 20070117842
		B				
86	6-(4-chlorophenyl)-2,2-dimethyl-7-phenyl-2,3-dihydro-1H-pyrrolizin-5-ylac-etic acid	A，C，E	A:155~170℃	PXRD，IR，DSC	环氧合酶和5-脂氧酶抑制剂，用于治疗风湿性疾病和过敏反应	US 6417371 US 20020028953

续表

序号	中文名/英文名/化学名	晶型种类	熔点	检测方法	活性	相关专利号
87	[4-(6-fluoro-7-methylamino-2,4-dioxo-1,4-dihydro-2H-quinazolin-3-yl)-phen-yl]-5-chloro-thiophen-2-yl-sulfonylureapotassium salt	A	246℃	PXRD、IR、GVS、DSC、TGA、HNMR	血小板 ADP 受体抑制物,预防治疗心血管疾病,特别是和凝血相关的疾病	US 20070123547
		B	293℃			
		无定型	无			
88	马来酸罗格列酮 Rosiglitazone maleate maleate salt of the antidiabetic-5-[4-[2-(N-methyl-N-(2-pyridyl)amino)ethoxy]benzyl]thiazolidine-2,4-dione	4	无	PXRD、IR	降血糖药,预防治疗高血糖症,特别用于治疗 II 型糖尿病、高脂血症等	US 20070167494
89	2-(3-cyano-4-isobutyloxyphenyl)-4-methyl-5-thiazolecarboxylic acid	A、B、C、D、G、无定型	无	PXRD、IR、DSC	调节生体内尿酸的生物合成,可以治疗高尿酸血症	US 6225474
90	佐诺普利,佐芬普利 Zofenopril calcium salt [(4S)-(2S)-3-(benzoylthio)-2-methylpropionyl]-4(phenylthio)-L-proline]calcium salt	A、B、C、D、E、F	无	PXRD	抗高血压药,强心药	US 6521760, US 6515012, US 20020156293, US 8710241, US 8853421
91	曲伐沙星 6-N-(L-ALA-L-ALA)-trovafloxacin	PI、PII	无	PXRD	喹诺酮类抗菌药,治疗细菌感染	US 6080756, US 5164402, US 5229396, US 6066647
		PII.M、PII.PS				

序号	中文名/英文名/化学名	晶型种类	熔点	检测方法	活性	相关专利号
92	n-t-butyl-androst-3-5-diene-17-beta-carboxamide-3-carboxylic acid	A,B	无	PXRD,IR	用于治疗良性前列腺肥大	US 5859266, US 5596109
93	加替沙星 Gatifloxacin	1,2,3,4,5,6,7 A,B,C,D,E,F,G, H,J,L,M,O,P,Q, V,W,X,Y,Z CH1,CH2,RH, HX1,HX2	无	SXRD,PXRD, IR,DSC,TGA	广谱抗菌药	US 5880283 US 5043450 US 7423153 US 7411067 US 7396839

第二节 晶型固体化学药物的专利保护实例

目前,国际上已经保护成功的晶型药物实例有很多,由于这些晶型药物有知识产权的保护,保证了制药生产企业的利益最大化。本节收载了一些国际晶型药物专利保护实例,使读者对晶型药物专利保护有进一步认识,便于学习参考。

一、抗溃疡药物—雷尼替丁专利

雷尼替丁分子式为 $C_{13}H_{22}N_4O_3S$,化学名称为 N'- 甲基 -N-［2-［［［5-［(二甲氨基)甲基]-2- 呋喃基]- 甲基]硫代]乙基]-2- 硝基 -1,1- 乙烯二胺,英文名 Ranitidine,分子量 314.36,结构式如图 16-1 所示。

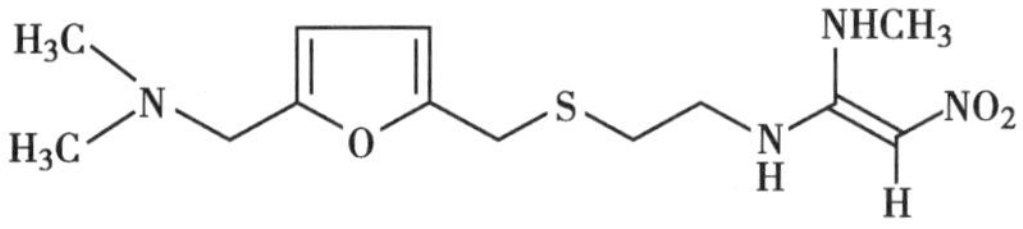

图 16-1 雷尼替丁的化学结构图

雷尼替丁是第二代 H2- 受体拮抗剂,是目前医药市场上较活跃的抗溃疡药物之一。雷尼替丁能有效的抑制组胺、五肽胃泌素及食物刺激后引起的胃酸分泌,降低胃酸和胃酶的活性。其临床常用的制剂有片剂、胶囊、粉针剂、微丸、泡腾剂、混悬剂、颗粒剂、药物组合物等。

雷尼替丁于 1981 年由英国葛兰素史克公司研发成功,并在英国首次上市,商品名为善胃得。1983 年 6 月 9 日获美国 FDA 批准,相继在许多国家用于临床,1995 年作为非处方药在英国、美国、丹麦等国上市,1986 年销量首次超过西咪替丁,荣获世界最畅销药品的桂冠。国外雷尼替丁产销量约 1300 多吨,在全球市场连续十多年经久不衰,年销售额达 10 亿英镑,1995 年销售额已达 37.8 亿美元,2004 年英国葛兰素史克公司与日本三共公司在全球的处方药仍享有 5.92 亿美元的市场。国产雷尼替丁于 1987 年开发成功后上市,我国"九五"期间的生产能力为 400 多吨,在我国具有一定规模的原料药生产厂家有 7 家,年产量 500 吨左右,约占世界总产量的 1/4,国内市场基本产销平衡。其中上海第六制药厂、石家庄制药集团、杭州民生药业年产量已占全国的 90% 以上,主渠道以内销为主,有少量出口。

由于雷尼替丁游离碱很难结晶,故临床常用其盐类。当前应用的雷尼替丁盐主要有三种,一是雷尼替丁盐酸盐,二是雷尼替丁枸橼酸盐,三是雷尼替丁酒石酸盐。

1. 雷尼替丁盐酸盐 雷尼替丁盐酸盐容易从异丙醇等溶剂中结晶,因此目前制剂中常用其盐酸盐,其盐酸盐(图16-2)为类白色或淡黄色结晶性粉末;有异臭,味微苦带涩;极易潮解,吸潮后颜色变深。易溶于水或甲醇,微溶于乙醇,几乎不溶于丙酮。雷尼替丁盐酸盐有两种晶型。

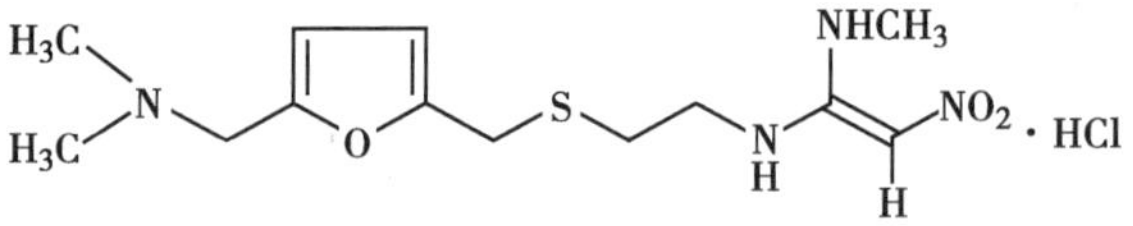

图 16-2 盐酸雷尼替丁的化学结构图

英国专利 GB 1,565,966[3](Aminoalkyl furan derivatives)中首次保护的盐酸雷尼替丁为晶 1 型,晶 1 型盐酸雷尼替丁的熔点为 133~134℃。雷尼替丁与盐酸反应并在溶液中添加乙酸乙酯析晶可以获得晶 1 型盐酸雷尼替丁。

专利 US 4128658[4](Aminoalkyl furan derivatives)制备的盐酸雷尼替丁也为晶 1 型。方法将雷尼替丁溶解于 74℃的盐酸酒精溶液中,在溶液中缓慢添加乙酸乙酯溶剂,生成的盐酸盐结晶过滤,分别用工业酒精和乙酸乙酯洗涤,产物在 50℃干燥即得。

专利 US 5523423[5]（Form of form 1 Ranitidine）公布了盐酸雷尼替丁晶 1 型的改进型方法，可以改善晶 1 型盐酸雷尼替丁的不易过滤和干燥的缺陷。方法将雷尼替丁溶解于异丙醇和乙醇的混合溶液中与溶解于乙酸乙酯的氯化氢反应，产物为晶 1 型。1997 年 7 月 25 日，雷尼替丁晶 1 型的美国专利到期。

葛兰素史克公司于 1987 年申请美国专利 US 4672133[6]（Process for forming Form 2 ranitidine hydrochloride）保护了制备雷尼替丁盐酸盐晶 2 型的制备工艺。雷尼替丁与盐酸在控制的条件下成盐，反应温度一般在 40~60℃，最高不超过 70℃，最适温度为 48~52℃，反应过程中添加 2- 丙醇，可得到晶 2 型盐酸雷尼替丁，熔点为 139~141℃。其红外图谱如图 16-3 所示，主要吸收峰为：$3260cm^{-1}$、$3190cm^{-1}$、$3100cm^{-1}$、$2560cm^{-1}$、$2510cm^{-1}$、$2470cm^{-1}$、$1620cm^{-1}$、$1590cm^{-1}$、$1570cm^{-1}$、$1263cm^{-1}$、$1230cm^{-1}$、$1220cm^{-1}$、$1195cm^{-1}$、$1163cm^{-1}$、$1130cm^{-1}$、$1075cm^{-1}$、$1045cm^{-1}$、$1021cm^{-1}$、$1006cm^{-1}$、$991cm^{-1}$、$972cm^{-1}$、$958cm^{-1}$、$810cm^{-1}$、$800cm^{-1}$、$760cm^{-1}$、$700cm^{-1}$、$660cm^{-1}$、$640cm^{-1}$、$620cm^{-1}$。X 射线粉末衍射主要衍射峰的晶面间距(d)值分别为 5.83、5.42、4.40、3.79。2002 年 12 月，雷尼替丁晶 2 型在美国的专利到期。

图 16-3　盐酸雷尼替丁晶 2 型红外光谱

盐酸雷尼替丁晶 1 型与晶 2 型均用于治疗消化道溃疡。晶 2 型与晶 1 型相比，具有易于过滤和干燥的特性，其疗效略优于晶 1 型。

2. 雷尼替丁枸橼酸盐　英国葛兰素史克公司于 1989 年在英国申请了方法专利（GB 2220937[7]（Ranitidine derivatives））用于保护枸橼酸铋雷尼替丁，方法为：以雷尼替丁和枸橼酸铋为原料，以水为溶剂，在高温下反应，得到目标产物 - 枸橼酸铋雷尼替丁，该产物含有 0.34~0.48 个结晶水（图 16-4）。

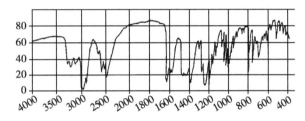

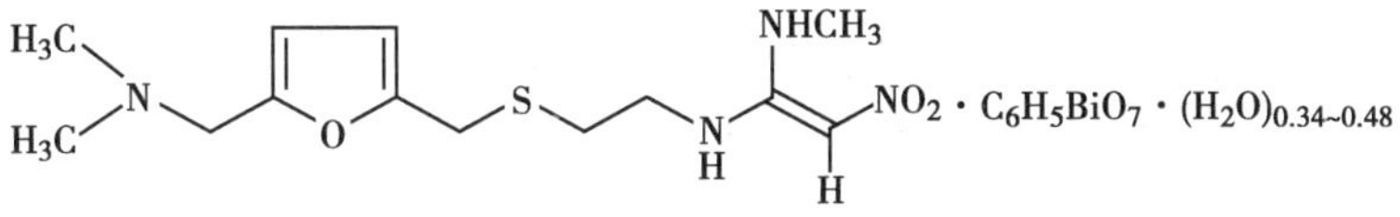

图 16-4　枸橼酸铋雷尼替丁(0.34-0.48H_2O)的化学结构图

专利 CN 1156143A[8]（枸橼酸铋雷尼替丁产品制备技术）以稀乙醇为介质，以雷尼替丁和枸橼酸铋为原料，将雷尼替丁的三氯甲烷溶液加入到稀乙醇中，在搅拌下加入枸橼酸铋，于 0~39℃下反应 20~30 小时后过滤，滤液中加入甲醇、乙醇或丙酮后即得沉淀物，将沉淀物分离干燥后即得所需产品，其分子式为：$C_{13}H_{22}N_4O_3S \cdot C_6H_5BiO_7 \cdot 2H_2O$（图 16-5）。

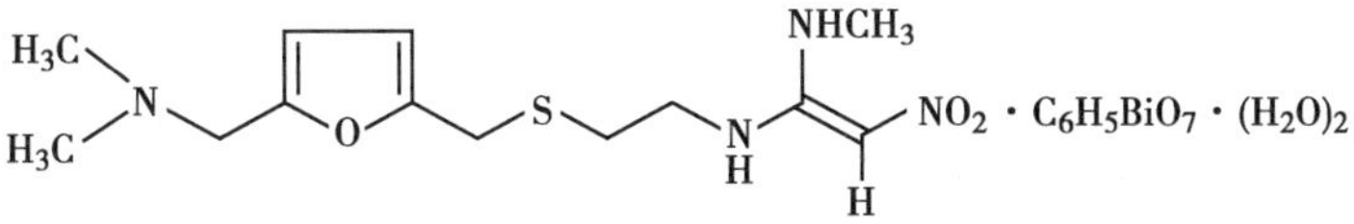

图 16-5　枸橼酸铋雷尼替丁(2H_2O)的化学结构图

专利 CN 1236779[9]（雷尼替丁枸橼酸铋盐的制备方法）对枸橼酸铋雷尼替丁的合成工艺进行了改进，具体方案为：在搅拌下、将雷尼替丁碱基加入到溶剂稀乙醇中使之溶解，继续搅拌下加入枸橼酸铋，并在搅拌中使雷尼替丁碱基与枸橼酸铋反应，反应温度为 0~35℃，反应的同时对物料进行超声催化处理，0.5~10 小时使反应完全，然后从物料中分离出所生成的雷尼替丁枸橼酸铋盐，得到的雷尼替丁枸橼酸铋盐是含有一个结晶水的复盐。化学式为 $C_{13}H_{22}N_4O_3S \cdot 1.1C_6H_5BiO_7 \cdot 0.3C_2H_5OH \cdot 2H_2O$（图 16-6）。

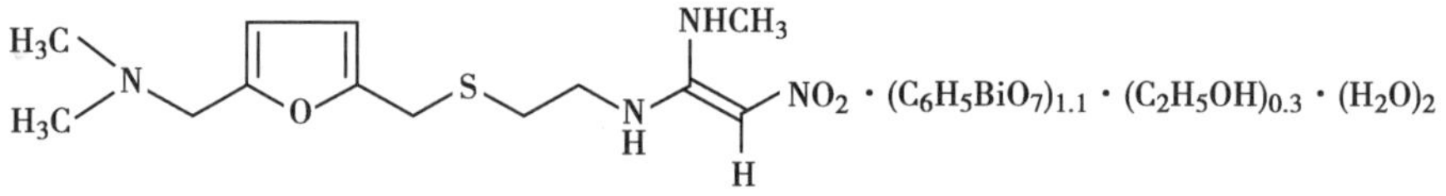

图 16-6　枸橼酸铋雷尼替丁（$0.3C_2H_5OH.2H_2O$）的化学结构图

专利 CN 102408398（枸橼酸铋雷尼替丁的制备方法）对枸橼酸铋雷尼替丁的合成工艺进行了改进，具体方案分为以下几个步骤：备料，先将水引入带有搅拌装置的反应容器中，再在开启搅拌装置的状态下依次将 N- 甲基 -1- 甲硫基 -2- 硝基乙烯胺和氨乙基硫醚引入反应容器中，控制水、N- 甲基 -1- 甲硫基 -2- 硝基乙烯胺和氨乙基硫醚的重量比，得到缩合反应用物料；缩合反应；冷却结晶；离心分离；成盐反应；脱色；压滤；结晶；分离；粉碎干燥。方法优点在于：由于摒弃了催化剂，因此可将反应时间显著缩短，既可有效地节约能源，又可满足工业化放大生产要求。

3. 雷尼替丁酒石酸盐　中国专利 CN 1569847A（一种雷尼替丁枸橼酸铋或者雷尼替丁酒石酸铋复合物的制备方法）公开了一种由雷尼替丁碱和枸橼酸铋或者酒石酸为原料制备雷尼替丁枸橼酸铋或者雷尼替丁酒石酸铋复合物的制备方法，其特点有三：①反应溶剂为水并用相转移催化技术，反应温度为 0~50℃，反应时间 2~8 小时；②在反应液中加入脱水剂共沸带水或喷雾干燥法或冷冻干燥法分离产物；③共沸脱水精制技术。专利 CN 102304107A（一种雷尼替丁羧酸铋的制备方法）是将雷尼替丁、羧酸铋、酸或碱加入水中，控制反应体系 pH 为 6~12，低温反应（0~50℃），搅拌至溶液基本澄清，过滤，滤液滴加无水乙醇，搅拌，滤液采用共沸脱水技术或喷雾干燥技术或冷冻干燥技术析出产品。或将粗品溶解于水中，充分搅拌，滴加无水乙醇，共沸脱水精制得到产品，产品为雷尼替丁枸橼酸铋或者雷尼替丁酒石酸铋。

通过晶型专利的保护，延长了盐酸雷尼替丁的药物保护期，保证了制药公司的最大利润，可以预见，若盐酸雷尼替丁晶 3 型或其他雷尼替丁盐类能够被发现和应用，将为专利发明人带来巨大的经济效益。

二、治疗阿尔茨海默病药物—盐酸多奈哌齐

盐酸多奈哌齐的分子式为 $C_{24}H_{29}NO_3Cl$。分子量为 415.95，化学名称为（±)-2-［(1- 苄基 -4- 哌啶基）甲基]-5,6- 二甲氧基 -1- 茚酮盐酸盐。其结构式如图 16-7 所示。盐酸多奈哌齐是一种长效的阿尔茨海默病（AD）的对症治疗药，主要用于治疗各种老年性痴呆。英文名为

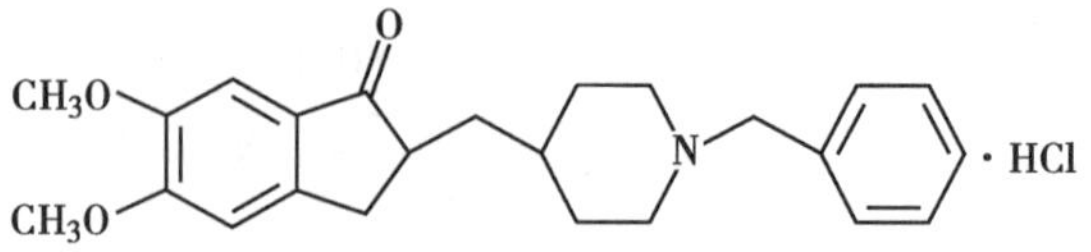

图 16-7　盐酸多奈哌齐的结构图

Donepezil Hydrochloride,商品名为思博海(重庆桑田药业有限公司)、安理申(卫材药业有限公司)。于 1996 年 11 月被美国 FDA 批准,1997 年 1 月首先在美国用于临床。迄今已在世界近 50 个国家上市,我国于 1999 年批准进口该药。盐酸多奈哌齐是第二代胆碱酯酶(ChE)抑制剂,其治疗作用是可逆性地抑制乙酰胆碱酯酶(AChE)引起的乙酰胆酰水解而增加受体部位的乙酰胆碱含量。盐酸多奈哌齐可能还有其他机制,包括对肽的处置、神经递质受体或 Ca^{2+} 通道的直接作用。盐酸多奈哌齐为白色粉状晶体,易溶于氯仿,溶于水和冰醋酸,微溶于乙醇和乙腈,几乎不溶于乙酸乙酯和乙烷,紫外吸收峰波长为 271nm 和 315nm。临床常用的制剂有片剂、口服速溶片、口服速溶膜、口服液、口服崩解剂等。

多奈哌齐的制备方法见专利 JP A-64-79151(U.S. Pat. No.4,895,841,EP 29656010(Cyclic amine compound,its use and pharmaceutical compositions comprising it.))。CN 103804280A(一种盐酸多奈哌齐的合成工艺)公开了一种新的工艺,以 5,6- 二甲氧基 -2-(4- 吡啶基)亚甲基 -1- 茚酮为起始原料合成盐酸多奈哌齐。技术方案是原料经氢化,冷却,过滤,减压蒸去溶剂冰醋酸,中和,萃取,滤液浓缩;再溶于二氯甲烷,搅拌,滴加三乙胺、氯化苄,冷却,滤液浓缩,甲醇溶解,滴加甲醇氯化氢溶液成盐,冷却结晶,过滤,干燥,得盐酸多奈哌齐。目前发现盐酸多奈哌齐有 5 种晶型。

专利 US 4895841[11](Cyclic amine compounds with activity against acetyl-cholinesterase)中首次公开了盐酸多奈哌齐的制备工艺,将盐酸多奈哌齐的粗产物混合物从乙醇 / 异丙醚中重结晶,获得一种晶型纯净的盐酸多奈哌齐,其熔点为 211~212°C(分解)。

1997 年日本卫材公司在中国申请专利 CN 1221404[12](盐酸多奈哌齐的多晶型物及其制备方法)提供了以四种多晶型物形式的盐酸多奈哌齐、即盐酸 1- 苄基 -4-[(5,6- 二甲氧基 -1- 二氢茚酮)-2- 基]甲基 - 哌啶,该多晶型物在药物用途中对热和潮湿是稳定的。它们可用工业方法制备。它们是由 X 射线粉末衍射图案中的峰和在溴化钾中的红外吸收光谱中的吸收峰来规定的。2000 年日本卫材公司在美国申请专利 US 6140321[13](Polymorphs of donepezil hydrochloride and process for production)保护其发现的四种盐酸多奈哌齐多晶型。盐酸多奈哌齐的 I,II,III,IV&V 晶型描述同时可见于日本应用型专利 No.A-100-53576(WO 9746527[14](Polymorphs of donepezil hydrochloride and process for production)),并描述了一种贮存不稳定的无定型晶型,无定型在室温,相对湿度大于 90% 时可以转化为晶 IV。2005 年卫材公司在中国申请专利 CN 1699343[15]用于延长其 1997 年 CN 1221404 申请保护其包含专利 US 6140321 保护的四种晶型。盐酸多奈哌齐晶 I 的熔点为 225~226℃(分解),晶 II 的熔点为 224~226℃(分解),晶 III 的熔点为 229~231℃(分解),晶 IV 的熔点为 226~228℃(分解)。晶 V 的熔点为 218~220℃(分解),无定型的熔点为 220~222℃(分解)。

晶 I 型盐酸多奈哌齐的红外图谱如图 16-8 所示,溴化钾中的红外吸收光谱(cm^{-1})为:463,502,563,589,604,701,750,759,799,860,922,947,972,1012,1038,1104,1120,1128,1175,1192,1218,1250,1267,1316,1368,1410,1433,1440,1455,1472,1502,1591,1606,1644,1684,2412,2530,2559,

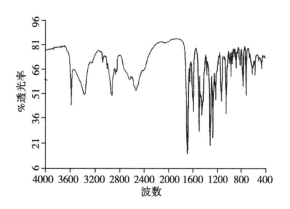

图 16-8　盐酸多奈哌齐晶 I 型红外光谱

2595,2620,2717,2840,2858,2924,3004,
3074,3259,3373,3547,3589。

晶Ⅰ型盐酸多奈哌齐粉末X射线衍射
图谱如图16-9所示,相应的衍射三强峰为
$(2\theta/I/I_0)$:21.22/100,23.92/78,23.78/75。

晶Ⅰ型盐酸多奈哌齐的制备方法有:①盐
酸多奈哌齐从甲醇重结晶。②将盐酸多奈哌齐
溶于甲醇,然后加入二乙醚或二异丙醚。③将多
奈哌齐溶于乙醇,然后连续加入二异丙醚和盐
酸或氯化氢。④将多奈哌齐溶于乙醇,然后连
续加入盐酸或氯化氢和二异丙醚,然后在结晶

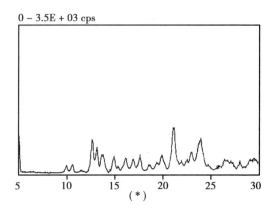

图 16-9　盐酸多奈哌齐晶Ⅰ型粉末衍射图谱

析出后立即过滤。⑤将多奈哌齐溶于甲醇,然后加入盐酸或氯化氢。⑥将多奈哌齐溶于甲
醇,然后连续加入盐酸或氯化氢和叔丁基甲基醚,二异丙醚或乙酸乙酯。⑦将多奈哌齐溶于
乙醇、四氢呋喃或乙腈,然后加入盐酸或氯化氢。⑧将盐酸多奈哌齐溶于甲醇,然后加入叔
丁基甲基醚、乙酸乙酯或正己烷。⑨将盐酸多奈哌齐从乙醇重结晶。⑩将盐酸多奈哌齐溶
于乙醇,然后加入叔丁基甲基醚。⑪将多奈哌齐游离碱、盐酸或氯化氢加入醇溶剂中,测定
水分的含量,再加入原甲酸三甲酯,原甲酸三甲酯与水的摩尔比为1.0~1.5∶1.0,在40~60℃
的条件下进行成盐反应;成盐反应结束后,在惰性气体的保护下,冷却结晶、过滤和干燥,得
到盐酸多奈哌齐无水Ⅰ晶型。专利号CN 103012247A。⑫将盐酸多奈哌齐多晶型粗品或无
定型盐酸多奈哌齐粗品用低级醇溶剂重结晶,得到盐酸多奈哌齐晶Ⅰ型湿品;真空烘干,用
氮气保护下冷却至室温得到高纯度盐酸多奈哌齐无水晶Ⅰ型成品,其KF<0.5%,纯度达到
99.5%以上,单一杂质小于0.1%。专利号CN 102060752A。

晶Ⅱ型的红外图谱如图16-10所示,溴化钾中的红外吸收光谱(cm^{-1})为:699,748,762,
845,947,1009,1035,1067,1103,1118,1129,1174,1193,1206,1222,1247,1267,1317,1365,
1422,1436,1456,1465,1502,1592,1607,1688,2412,2489,2627,2846,2913,2928,3435。

晶Ⅱ型盐酸多奈哌齐粉末X射线衍射图谱如图16-11所示,相应的衍射三强峰为$(2\theta/I/I_0)$:
9.88/100,19.84/47,15.54/40。

晶Ⅱ型盐酸多奈哌齐制备方法包括:①将盐酸多奈哌齐溶于乙醇,然后加入二乙醚或二

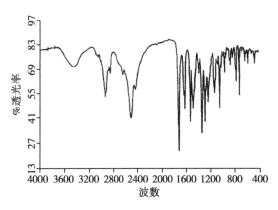

图 16-10　盐酸多奈哌齐晶Ⅱ型红外图谱

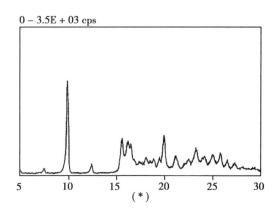

图 16-11　盐酸多奈哌齐晶Ⅱ型粉末衍射图谱

异丙醚;②将盐酸多奈哌齐溶于乙醇,然后加入二异丙醚然后在结晶析出 10~30 分钟后过滤;③将多奈哌齐和盐酸或氯化氢溶于乙醇,然后加入二乙醚;④将多奈哌齐溶于乙醇,然后加入盐酸或氯化氢,然后浓缩;⑤将多奈哌齐溶于乙醇,然后向该溶液加入盐酸或氯化氢,向该混合物中加入二异丙醚;⑥将多奈哌齐溶于乙醇,然后连续加入盐酸或氯化氢和二异丙醚,然后在结晶析出 10~60 分钟,优选为 10~30 分钟后过滤;⑦将多奈哌齐溶于乙醇,然后向该溶液中加入盐酸或氯化氢并继续加入叔丁基甲基醚;⑧将多奈哌齐溶于异丙醇、二氯甲烷、丙酮或四氢呋喃,然后加入盐酸或氯化氢;⑨将多奈哌齐溶于二氯甲烷,然后连续加入盐酸或氯化氢和二异丙醚;⑩将盐酸多奈哌齐溶于乙醇,然后加入叔丁基甲基醚或二异丙醚,并在 10℃以下搅拌;⑪将盐酸多奈哌齐溶于二氯甲烷,然后加入叔丁基甲基醚或二异丙醚;⑫加入盐酸多奈哌齐晶Ⅰ型或无定型物转化。

晶Ⅲ型盐酸多奈哌齐的红外图谱如图 16-12 所示,溴化钾中的红外吸收光谱(cm^{-1})为:559,641,648,702,749,765,786,807,851,872,927,949,966,975,982,1007,1034,1071,1080,1111,1119,1131,1177,1190,1205,1217,1230,1250,1265,1292,1313,1367,1389,1420,1438,1453,1461,1470,1500,1589,1605,1697,2407,2419,2461,2624,2641,2651,2667,2837,2848,2873,2924,2954,2961,2993,3007,3377,3433。

晶Ⅲ型盐酸多奈哌齐粉末 X 射线衍射图谱如图 16-13 所示,相应的衍射三强峰为($2\theta/I/I_0$):21.66/100,18.50/56,15.00/47。

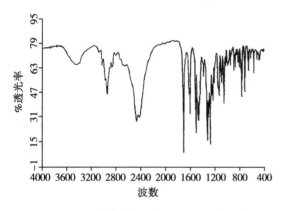

图 16-12 盐酸多奈哌齐晶Ⅲ型红外光谱

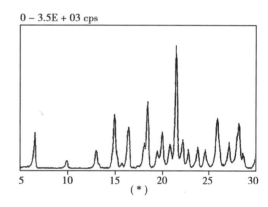

图 16-13 盐酸多奈哌齐晶Ⅲ型粉末衍射图谱

晶Ⅲ型盐酸多奈哌齐制备方法包括:①将盐酸多奈哌齐溶于乙醇,然后加入二乙醚;②将盐酸多奈哌齐溶于二氯甲烷,然后加入正己烷;③将多奈哌齐溶于丙酮,然后加入盐酸或氯化氢;④将多奈哌齐溶于乙酸乙酯,然后加入盐酸或氯化氢;⑤将多奈哌齐溶于乙醇,然后加入盐酸或氯化氢,然后加入至少一种选自二乙醚、二异丙醚和正己烷的溶剂;⑥按照方法⑤中所选溶剂为二异丙醚,在结晶析出 1 小时,优选为 2 小时,更优选为 6 小时后过滤;⑦加热晶Ⅰ型或晶Ⅱ型;⑧将多奈哌齐溶于甲醇,然后连续加入盐酸或氯化氢和丙酮;⑨将多奈哌齐溶于乙醇,然后连续加入盐酸或氯化氢和二异丙醚;⑩将多奈哌齐溶于乙腈、丙酮、丙酮与水的混合物、四氢呋喃或 N,N- 二甲基甲酰胺,然后加入盐酸或氯化氢;⑪将多奈哌齐溶于乙酸乙酯,然后连续加入盐酸或氯化氢和叔丁基甲基醚;⑫将多奈哌齐溶于二甲亚砜,然后连续加入盐酸或氯化氢和叔丁基异丙醚;⑬将多奈哌齐溶于甲苯,然后加入盐酸或氯化氢;⑭盐酸多奈哌齐在不低于 10℃下从甲醇重结晶;⑮将盐酸多奈哌齐溶于甲醇,然后加入叔丁基甲基醚或乙腈;⑯将盐酸多奈哌齐溶于乙醇,然后加入叔丁基甲基醚或乙腈,并在不低于 10℃下搅拌;⑰将盐酸多奈哌齐溶于 N,N-二甲基甲酰胺或二甲亚砜,然后加入叔丁基甲基醚;⑱盐酸多奈哌齐从异丙醇中重结晶;⑲盐酸多奈哌齐的晶Ⅰ型、晶Ⅱ型、晶Ⅳ型、晶Ⅴ型或无定型在溶剂中转化;⑳按照方法⑲,其中溶剂选自甲醇、乙醇、乙酸乙酯或丙酮。

晶Ⅳ型盐酸多奈哌齐的红外图谱如图 16-14 所示,溴化钾中的红外吸收光谱(cm^{-1})为:
401,431,459,467,490,506,518,561,586,606,631,651,709,758,766,857,944,1009,1041,1106,1119,1132,1213,1225,1265,1304,1318,1429,1458,1470,1500,1589,1605,1630,1647,1683,2562,2577,2608,2634,2689,2717,2836,2924,2949,2989,3007,3032,3061,3322,3376,3422。

晶Ⅳ型盐酸多奈哌齐粉末 X 射线衍射图谱如图 16-15 所示,相应的衍射三强峰为(2θ/I/Io):
17.46/100,25.36/99,25.14/90。

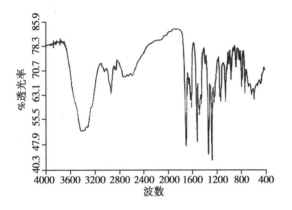 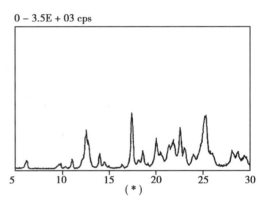

图 16-14　盐酸多奈哌齐晶Ⅳ型红外光谱　　　图 16-15　盐酸多奈哌齐晶Ⅳ型粉末衍射图谱

晶Ⅳ型盐酸多奈哌齐制备方法包括:①湿润晶Ⅱ型;②将多奈哌齐溶于盐酸,然后过滤所析出的结晶;③将多奈哌齐溶于盐酸,然后加入四氢呋喃;④将多奈哌齐溶于水与四氢呋喃的混合物,然后加入盐酸或氯化氢;⑤将多奈哌齐溶于甲醇、甲苯或正己烷,然后加入盐酸;⑥将多奈哌齐溶于甲醇与盐酸混合物;⑦将多奈哌齐溶于水,然后加入盐酸或氯化氢;⑧盐酸多奈哌齐从水中重结晶;⑨湿润盐酸多奈哌齐晶Ⅱ型;⑩湿润盐酸多奈哌齐的无定型物。

晶Ⅴ型盐酸多奈哌齐的红外图谱如图 16-16 所示,溴化钾中的红外吸收光谱(cm^{-1})为:507,560,594,698,741,805,862,949,972,1040,1121,1221,1265,1316,1364,1458,1500,1543,1560,1592,1693,2500,2924,2999,3422。

晶Ⅴ型盐酸多奈哌齐粉末 X 射线衍射图谱如图 16-17 所示,相应的衍射三强峰为(2θ/I/Io):21.96/100,24.66/96,18.44/72。

晶Ⅴ型盐酸多奈哌齐制备方法是通过加热盐酸多奈哌齐的晶Ⅳ型可以获得晶Ⅴ型。

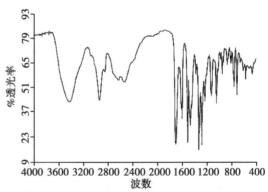

图 16-16　盐酸多奈哌齐晶Ⅴ型红外光谱

专利中同时指出通过控制从重结晶到过滤所析出的结晶之间的时间间隔可以制得晶Ⅰ、Ⅱ、Ⅲ型盐酸多奈哌齐。比如,结晶析出后立即过滤,可得晶Ⅰ型;结晶析出10~60分钟,优选为10~30分钟后过滤,得到晶Ⅱ型;结晶析出1小时,优选为2小时,更优选为6小时后过滤,得到晶Ⅲ型。

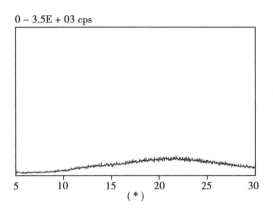

图16-17　盐酸多奈哌齐晶Ⅴ型粉末衍射图谱

晶Ⅵ型盐酸多奈哌齐制备方法是美国专利US 20040229914A1(NOVEL CRYSTALLINE FORM_VI OF DONEPEZIL HYDROCHLORIDE AND PROCESS FOR THE PREPARATION THEREOF)中公开的,包括以下步骤,首先将多奈哌齐碱溶解在60~65℃的醇类溶剂中,将HCl气体溶解在醚类溶剂中,然后加入到多奈哌齐的醇溶剂中,使用醚类溶剂稀释后,在25~35℃搅拌0.5~10小时进行成盐反应,反应物滤过,重结晶,在50~55℃干燥5~8小时,即得盐酸多奈哌齐晶Ⅵ型。

晶Ⅵ型盐酸多奈哌齐红外吸收光谱图谱如图16-18所示,红外吸收光谱(cm^{-1})为:3450.67,2932.79,2847.03,2512.14,1697.55,1589.30,1501.51,1456.23,1424.00,1367.83,1313.99,1266.49,1223.44,1120.94,1102.41,1073.41,1035.44,982.24,950.37,927.67,897.21,861.44,810.93,783.81,764.95,749.77,706.31,649.42,607.87,588.84,558.78。

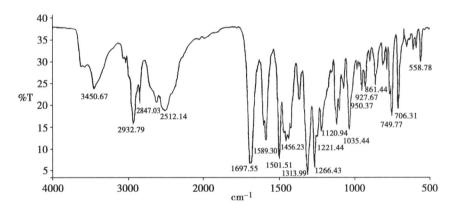

图16-18　盐酸多奈哌齐晶Ⅵ型红外光谱

晶Ⅵ型盐酸多奈哌齐粉末X射线衍射图谱如图16-19所示。相应的衍射(2θ)为:9.472,11.528,12.737,14.220,14.402,14.645,16.176,16.649,18.168,19.303,20.543,21.032,21.491,22.653,23.128,23.837,24.138,24.791,25.152,25.969,26.748,27.272,27.569,28.782,29.937,30.762,31.358,31.956,32.667,33.803,36.272。

晶Ⅶ型盐酸多奈哌齐制备方法CN 103694164A(一种盐酸多奈哌齐新晶型及制备方法)是将粗品盐酸多奈哌齐溶于低级醇中,初始浓度为0.04~0.06g/ml,加热后使盐酸多奈哌齐粗品全部溶解,当降至40~35℃时向溶液中流加低级醚至出晶,养晶,加低级醚,搅拌不超过2小时;真空干燥3~7小时,得长片状盐酸多奈哌齐新晶型。

晶Ⅶ型盐酸多奈哌齐的红外图谱如图16-20所示,溴化钾中的红外吸收光谱(cm^{-1})为:

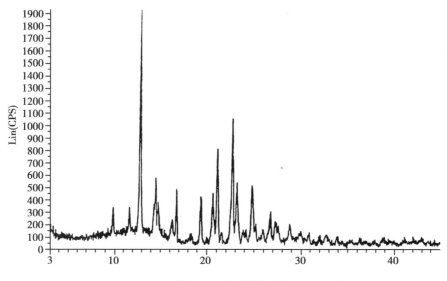

图 16-19 盐酸多奈哌齐晶Ⅵ型粉末衍射图谱

3431.08，2489.00，2411.71，1591.37，1455.28，1436.03，1422.15，1067.52，1035.38，1008.98，971.24，947.26，926.40，895.05，845.17，808.86，783.85，761.43，748.74，699.07，672.41，652.00，605.50，587.03，560.16，491.70。

晶Ⅶ型盐酸多奈哌齐粉末 X 射线衍射图谱如图 16-21 所示，相应的衍射(2θ)为：4.9，7.4，9.9，12.4，15.5，16.2，16.5，17.3，18.9，19.4，19.9，21.2，22.4，23.2，24.0，24.9，25.7，26.4，27.2，29.1，31.5，32.8，40.5。偏差为±0.2。

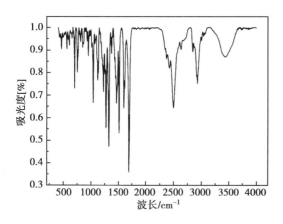

图 16-20 盐酸多奈哌齐晶Ⅶ型红外光谱

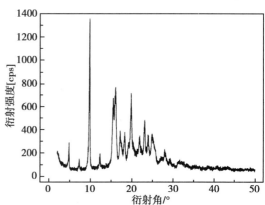

图 16-21 盐酸多奈哌齐晶Ⅶ型粉末衍射图谱

2009 年 4 月 1 日专利 CN 101397270[16]（多奈哌齐盐的多晶型物及其制备和应用）中涉及 1- 苄基 -4- [（5,6- 二甲氧基 -1- 二氢茚酮)-2- 基]甲基哌啶（即多奈哌齐，Donepezil）的甲磺酸盐、对甲苯磺酸盐、丁二酸盐、酒石酸盐、硫酸盐、硝酸盐、磷酸盐、水杨酸盐、富马酸盐、马来酸盐、没食子酸盐、乙酰水杨酸盐、苯磺酸盐、柠檬酸盐、天门冬氨酸盐、谷氨酸盐、乳酸盐、葡萄糖酸盐、维 C 酸盐、丙二酸盐、苹果酸盐、山梨酸盐、乙酸盐或甲酸盐的制备方法，和由它们形成的新颖的多晶型物及其制备方法，以及多奈哌齐盐酸盐与马来酸、富马酸、柠檬酸、水杨酸、酒石酸或丁二酸形成的共结晶物。这极大地拓展了多奈哌齐的应用范围。

当前使用的盐酸多奈哌齐均为消旋体,若通过新的制备工艺对消旋体进行拆分,有可能获得盐酸多奈哌齐新的晶型。

三、新手性药物—左沙丁胺醇

沙丁胺醇的分子式为 $C_{13}H_{21}NO_3$,分子量为 239.31,化学名称为 1-(4-羟基-3-羟甲基苯基-2-(叔丁氨基)乙醇,英文名为 Salbutamol,结构式如图 16-22 所示。沙丁氨醇为选择性 β2 受体激动剂,为常用的治疗哮喘的药物。适用于支气管哮喘、喘息性支气管炎患者。它能选择性激动支气管平滑肌的 β2 受体,松弛平滑肌,有较强的支气管扩张作用,其作用机制为激活腺苷环化酶,促进环磷腺苷生成。沙丁胺醇已经被作为外消旋混合物出售,由于仅有(R)-对映

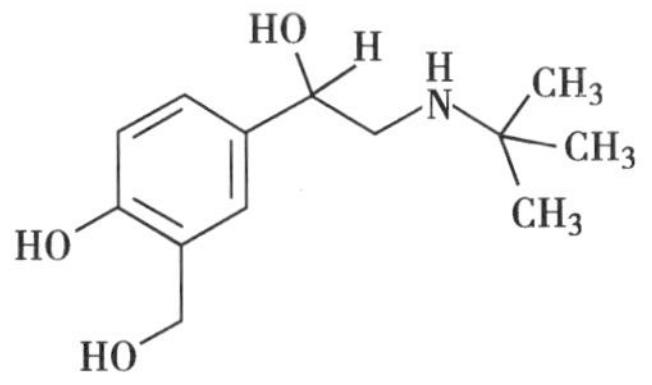

图 16-22　沙丁胺醇的化学结构图

体具有 β2 受体激动剂活性,(S)-沙丁胺醇具有有害作用的可能性,现已开发了光学纯的(R)-沙丁胺醇制剂,称为左沙丁胺醇。为提高其水溶性,常将左沙丁胺醇与酸形成盐使用,临床常用的盐有硫酸左沙丁胺醇、盐酸左沙丁胺醇、酒石酸左沙丁胺醇。其中盐酸左沙丁胺醇 1999 年 FDA 批准替代沙丁胺醇用于治疗哮喘,酒石酸左沙丁胺醇为美国 FDA 2005 年批准的新药。常用的制剂有片剂、气雾剂、粉雾剂、缓释片、延迟缓释片、口服糖浆剂、注射剂等。

目前在国内外支气管哮喘病的治疗中消旋沙丁胺醇均有举足轻重的地位,在 2005 年抗哮喘药市场研究报告中显示:沙丁胺醇占抗哮喘药市场总量的 11.93%,排名第三位。新手性药物左旋沙丁胺醇在疗效及副作用上均优于沙丁胺醇。

1. 沙丁胺醇　沙丁胺醇原料药有两种晶型,其一为沙丁胺醇的外消旋体,其二为左旋沙丁胺醇。

专利 GB 1298494[17](PHENYLETHANOLAMINE DERIVATIVES)中公开了左沙丁氨醇的制备方法,使用二甲苯酒石酸对 4-羧酸盐衍生物的烷基醋酸盐进行结晶,再对所选的结晶部分进行分离,此后脱除晶体的二苄基保护,再进行酯还原反应得到左沙丁氨醇。沙丁胺醇的另一合成方法受 CN 1413976[18](左旋沙丁胺醇制备新工艺)保护,本发明的合成步骤包括:①适当取代和保护的苯乙烯衍生物的不对称二羟基化反应;②将不对称乙二醇的一级羟基转变成适当的离去基团;③以叔丁胺取代此离去基团,随之除去保护基,即得左旋沙丁胺醇。专利 US 20040054215[19](Process for preparing isomers of salbutamol)公开了另一种制备左沙丁胺醇的方法。CN 105753721A(一种左旋沙丁胺醇的合成方法)公开了一种从原料经与甲醛、醋酸酐反应、经溴化、不对称还原、碱化、最后与叔丁胺反应,同时脱去保护基即得左旋沙丁胺醇。CN 103951568A(一种合成沙丁胺醇及其硫酸盐的新工艺)公开了一种合成沙丁胺醇的新工艺,包括如下步骤①氯甲基化反应:反应物对羟基苯甲醛和多聚甲醛在酸性条件下反应生成化合物 1;②水解反应:化合物 1 在弱碱性条件下发生水解反应生成化合物 2;③丙叉保护反应:反应物 2 在浓硫酸催化下双羟基被丙叉保护;④环氧化反应:反应物 3 在叶立德试剂和相转移催化剂作用下,利用强碱作用发生反应得到化合物 4;⑤胺解开环反应:化合物 4 在叔丁胺中加热回流进行胺解开环反应得到化合物 5;⑥水解脱保护反应:化合物 5 在酸性条件下发生水解反应得沙丁胺醇。CN 103553941A(一种左旋沙丁胺醇的制备方法)公开了一种制备方法,由水杨醛和无水三氯化铝、氯乙酰氯在二氯甲烷中反应得(氯乙酰基)水杨醛;再由(氯乙酰基)水杨醛在异丙醇中与叔丁胺反应得化合物(4)[[(1,1-二

甲基乙基)氨基]乙酰基]水杨醛盐酸盐;然后将[[(1,1-二甲基乙基)氨基]乙酰基]水杨醛盐酸盐溶于氢氧化钾(或氢氧化钠)和异丙醇的混合溶液中,用手性催化剂制得左旋沙丁胺醇。

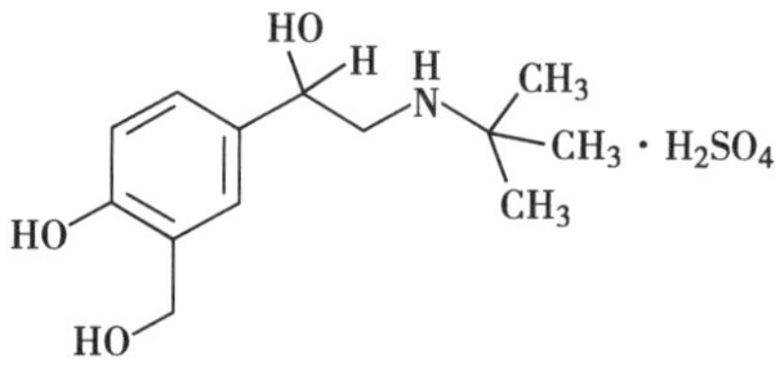

2. 硫酸左沙丁胺醇 硫酸沙丁胺醇(图16-23)有三种晶型,分别为晶Ⅰ、晶Ⅱ、晶Ⅲ。

图 16-23 硫酸沙丁胺醇的化学结构图

专利 CN 101124198[20](药物化合物和组合物)中公开了硫酸沙丁胺醇三种晶型的制备工艺,其中晶Ⅰ型硫酸左沙丁胺醇的制备方法为,在溶剂中制备左沙丁胺醇,将在 1~10℃添加硫酸调节 pH 并在 0~10℃分离产物,获得硫酸左沙丁胺醇粗品,然后将硫酸左沙丁胺醇的任何形式溶于水,溶液与可与水混溶的有机溶剂合并,从而产生沉淀,分离纯化得到硫酸左沙丁胺醇晶Ⅰ型;其粉末 X-射线衍射图谱如图 16-24 所示,相应的粉末衍射峰(2θ)为 10.8°、11.9°、13.0°、18.3°、28.5°。

晶Ⅱ型硫酸左沙丁胺醇的制备方法为,将硫酸左沙丁胺醇的任何形式溶于水,蒸馏成残渣,用有机溶剂汽提残渣,将固体在有机溶剂中制浆,分离纯化得到硫酸左沙丁胺醇晶Ⅱ型;其粉末 X-射线衍射图谱如图 16-25 所示,相应的粉末衍射峰(2θ)为 8.7°、9.6°、15.2°、15.7°、19.1°、27.2°、30.7°。

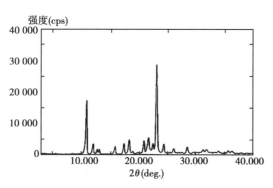

图 16-24 硫酸左沙丁胺醇晶Ⅰ型粉末 X-射线衍射图谱

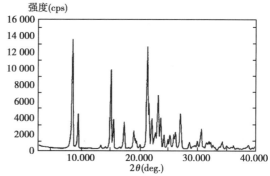

图 16-25 硫酸左沙丁胺醇晶Ⅱ型粉末 X-射线衍射图谱

晶Ⅲ型硫酸左沙丁胺醇的制备方法为,在有机溶剂中制备左沙丁胺醇,在 25~30℃添加硫酸调节 pH,在 25~30℃分离产物可得硫酸左沙丁胺醇晶Ⅲ型;也可将硫酸左沙丁胺醇的任何形式溶于水,溶液与可与水混溶的有机溶剂合并,从而产生沉淀,在 25~30℃从中分离纯化得到硫酸左沙丁胺醇晶Ⅲ型。其粉末 X 射线衍射图谱如图 16-26 所示,相应的粉末衍射峰(2θ)为 5.5°、6.9°、7.3°、18.7°。

还提供了包含它们的药物组合物的方法,药物组合物包含治疗有效的沙丁胺

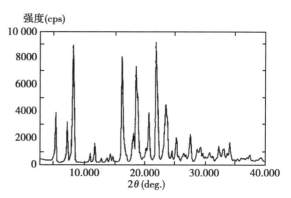

图 16-26 硫酸左沙丁胺醇晶Ⅲ型粉末 X-射线衍射图谱

醇异构体或其盐、溶剂化物、酯、衍生物或多晶型、糖皮质激素、药物学可接受的载体或赋形剂以及任选的一种或多种其他治疗剂。所述组合物为包含药物、抛射剂和任选的一种或多种其他成分如表面活性剂、助溶剂或填充剂的气雾剂制剂。或者可使用 DPI 或吸入混悬剂。通过药物组合物加大了药物的保护范围。

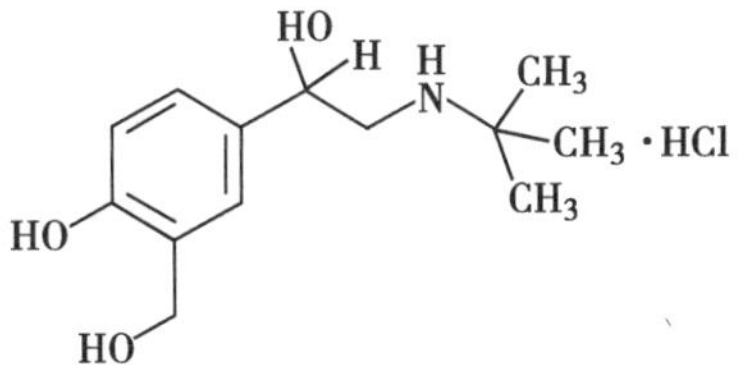

图 16-27　盐酸左沙丁胺醇的化学结构图

3. 盐酸左沙丁胺醇　盐酸左沙丁胺醇(图 16-27)具有两种晶型，分别为晶 A 型和晶 B 型。

专利 CN 1934068A[21](左旋沙丁胺醇盐酸盐多晶型 A)中采用至少一种有机溶剂中悬浮或形成(R)(−)α-[[(1,1-二甲基乙基)氨基]甲基]-苯二甲醇(D)-二苯甲酰基酒石酸盐的第一种浆液，向固体浆液中加入 HCl 直至原料形成纯的左旋沙丁氨醇 HCl 多晶型 A。晶型 A 的 X 射线衍射在(2θ)10.7°,15.3°,15.6°,19.1°,23.9°出峰，红外光谱在 2979cm^{-1},2797cm^{-1},1613cm^{-1},1547cm^{-1},1505cm^{-1},1481cm^{-1},1397cm^{-1},1365cm^{-1},1325cm^{-1},1243cm^{-1},1199cm^{-1},1152cm^{-1},1109cm^{-1},1076cm^{-1},1056cm^{-1},1030cm^{-1},990cm^{-1},920cm^{-1},839cm^{-1},792cm^{-1},640cm^{-1} 出峰，DSC 在大约 171~193℃由于熔融出现一个吸热峰来表征。

专利 CN 1946676A[22](左旋沙丁胺醇盐酸盐多晶型 B)中采用至少一种有机溶剂中悬浮(R)(−)α-[[(1,1-二甲基乙基)氨基]甲基]-苯二甲醇.(D)-二苯甲酰基酒石酸盐，向悬浮液种加入 HCl 的一种 C$_1$-C$_4$ 醇溶液直至得到左旋沙丁胺醇 HCl 多晶型 B，晶型 B 的 X 射线衍射在(2θ)8.7°,14.5°,19.0°,19.6°出峰，红外光谱在 2970cm^{-1},2802cm^{-1},1615cm^{-1},1599cm^{-1},1560cm^{-1},1546cm^{-1},1507cm^{-1},1482cm^{-1},1444cm^{-1},1364cm^{-1},1313cm^{-1},1199cm^{-1},1151cm^{-1},1111cm^{-1},1094cm^{-1},1034cm^{-1},992cm^{-1},829cm^{-1},697cm^{-1},653cm^{-1},597cm^{-1},537cm^{-1},454cm^{-1} 出峰，DSC 在大约 181~188℃由于熔融出现一个吸热峰来表征。

专利 CN 1934068A(左旋沙丁胺醇盐酸盐多晶型 A)中还指出利用粉末 X 射线衍射谱图中(2θ)8.7°处的特征峰可以非常容易地确定左旋沙丁胺醇盐酸盐多晶型 B 在多晶型 A 中的含量。

文献以自制的手性龙脑基 β-二酮铁络合物为催化剂催化起始原料 3-乙酰氧基甲基-4-乙酰氧基苯乙烯(1)的不对称环氧化，得到(R)-3-乙酰氧基甲基-4-乙酰氧基苯基环氧乙烷(2)，这一步的化学收率和光学收率都较高、然后环氧化合物 2 与叔丁胺发生开环反应，再与盐酸成盐即制得盐酸(R)-沙丁胺醇。合成盐酸(R)-沙丁胺醇只需两步，总收率为 68%。

CN 104829468A((R)-沙丁胺醇盐酸盐的不对称制备方法)公开了采用高效手性催化剂合成(R)-沙丁胺醇盐酸盐的不对称合成新方法，合成步骤包括：①水杨醛与卤代乙酰卤的付克酰化反应得到卤代酮；②所得卤代酮用叔丁胺胺解后再水解去保护后得到水杨醛胺基酮；③此胺基酮在手性氨基醇衍生的手性硼烷催化剂存在下，被还原成(R)-沙丁胺醇粗品，再经纯化盐酸成盐后得到高纯度的(R)-沙丁胺醇盐酸盐。

文献方法使用光学拆分剂 L-酪氨酸与外消旋沙丁胺醇形成非对映异构体盐，利用两者在甲醇-乙酸乙酯(1：2)溶剂体系中溶解度的差异，完成两者的分离过程。去除 L-酪氨酸后，分别得到 R- 和 S- 沙丁胺醇。左沙丁胺醇经过酸化，得到左沙丁胺醇盐酸盐。同时，在 1mol/L 硫酸溶液，80~90℃条件下，S-沙丁胺醇被外消旋化。结果拆分法得到左沙丁胺醇盐酸盐光学纯度 99.1%(ennatiomer excess,EE)，总收率为 38.7%。S-沙丁胺醇经过外消旋化反应由 85.5%EE 转变为 10.2%EE，收率 83.0%。结论通过消旋化作用，S-沙丁胺醇产物可以重新回收利用,能大幅度提高左沙丁胺醇的收率,降低成本,该方法具有广阔的工业化前景。

4. 酒石酸左沙丁胺醇 酒石酸左旋沙丁氨醇(图 16-28)的制备方法受 US 20040115136[23](Levalbuterol salt)和 WO 2004052835(LEVALBUTEROL SALT)保护。制备的 L- 酒石酸左旋沙丁胺醇是一个半酒石酸盐,即每摩尔的左旋沙丁氨醇中包含

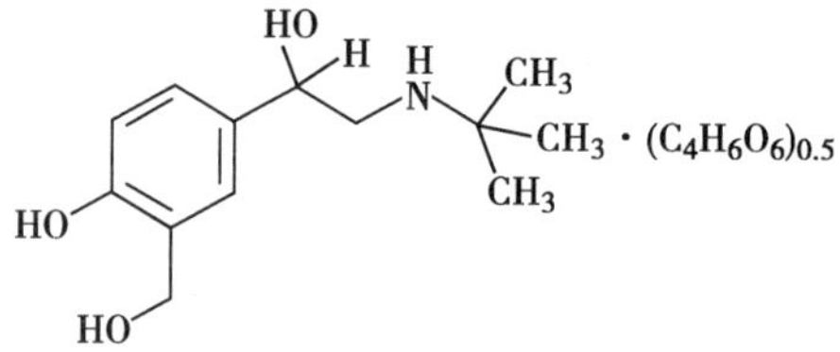

图 16-28　酒石酸左沙丁胺醇的化学结构图

0.5mol/L 酒石酸。制备的左旋沙丁胺醇 L- 酒石酸盐为针状结晶,与左旋沙丁胺醇盐酸盐相比,在微粉化过程中,无论是以固体入药,还是形成气溶胶过程,均表现出一定的抵制聚集的能力。

首先将酒石酸溶解在一定量的 20~25℃乙醇溶液中,将沙丁胺醇中加入 10% 的碳化钯作为催化剂,在氮气流保护下加入乙醇溶液,反应过程中通过两次氢化过程,调节反应温度到 47~53℃,加入酒石酸的乙醇溶液,左旋沙丁胺醇酒石酸盐即结晶析出,离心分离结晶,分别用乙醇洗涤,35~40℃下真空干燥,即得左旋沙丁胺醇酒石酸盐晶体,产物中包含 0.49% 的乙醇,晶体长轴约为 10~50μm,短轴约为 0.2~4μm,长轴与短轴的比例约为 20:1。

由于手性药物单一对映体左旋沙丁胺醇具有高效低毒等特点,应用单一对映体药物已成为必然趋势,单一对映体供药的方式已经引起临床广泛重视,手性药物市场的需求得到迅猛增长,利用对映体活性的不同进行新药开发是一种快速有效的开发新药的途径。

四、抗艾滋病药物—利托那韦

利托那韦分子式为 $C_{37}H_{48}N_6O_5S_2$,化学名称为 (2S,3S,5S-5-(N-N((N- 甲基 -N-((2- 异丙基 -4- 噻唑基)甲基)氨基)羰基)-L- 缬氨酰)氨基)-2-2(N-((5- 噻唑基)甲氧羰基)氨基)-1,6- 二苯基 -3- 羟基己烷,英文名 Ritonavir,分子量为 720.95,结构式如图 16-29 所示。利托那韦是一种用于治疗早期和进展期 HIV 感染药物,利托那韦对 HIV 蛋白酶、HIV 感染、细胞色素 P-450 单加氧酶都具有抑制作用,并对通过细胞色素 P-450 单加氧酶代谢的化合物的药代动力学具有促进作用。其作用机理主要通过肝脏细胞色素 P-450(CYP)氧化酶系统代谢,3A4 酶(CYP3A4)是参与该药代谢的主要同工酶。利托那韦在 HIV 感染患者体内的 $t_{1/2}$ 约为 3~3.5 小时,已经有 5 种代谢物被证实,主要代谢物(异丙噻唑氧化代谢物)也具有活性。用于治疗早期和进展期 HIV 感染,其临床常用的制剂有片剂、胶囊、口服液等。

由 Ahbot 公司开发,1996 年 3 月首次在美国批准上市,商品名为 Notwr,其后在加拿大、英国、瑞士、巴西、阿根廷和几个南美国家相继批准使用。

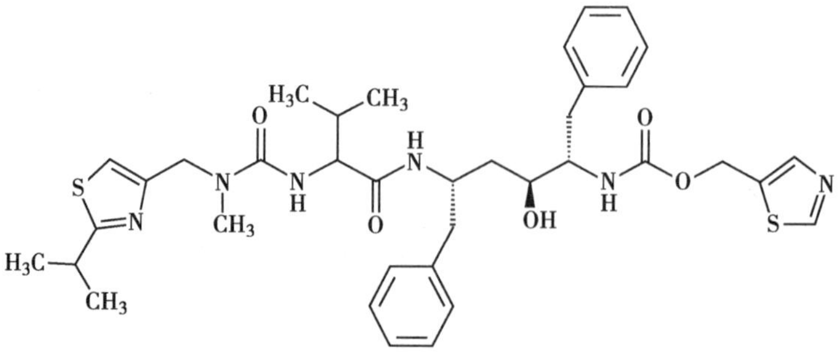

图 16-29　利托那韦的化学结构图

利托那韦有 3 种晶型,它们分别为利托那韦晶Ⅰ型、晶Ⅱ型和无定型。

利托那韦晶Ⅰ型,利托那韦的第一个专利为 US 5541206[24](Retroviral protease inhibiting compounds),专利中公开了利托那韦的制备方法,该方法得到的结晶称为利托那韦晶Ⅰ型,其粉末 X 射线衍射图,谱如图 16-30 所示:相应的衍射特征峰位置(2θ)如下:3.33,6.76,8.33,14.61,16.33,16.76,17.03,18.02,18.62,19.47,19.86,20.25,21.46,23.46,24.36。

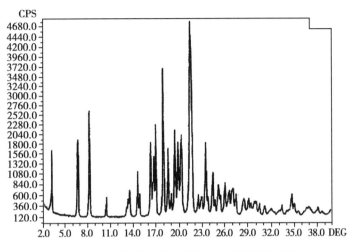

图 16-30　利托那韦晶Ⅰ型粉末 X- 射线衍射图谱

专利 US 5567832[25](Polymeric multinary azanes,methods for their preparation and their use)公布了利托那韦的另一种制备方法,该方法制备出的结晶也是利托那韦晶Ⅰ型。

专利 CN 102898398A(一种制备Ⅰ型利托那韦多晶型结晶的方法)公布了一种制备方法,包括以下步骤:①将利托那韦加入有机溶剂中溶解;②将所得利托那韦溶液降温析晶;③过滤得到Ⅰ型利托那韦多晶型结晶。该发明采用直接降温的方法析晶,无需特殊设备,操作简单易控制,避免使用反溶剂析晶和加晶种诱导析晶,工艺稳定、收率高、成本低,有利于工业化大规模生产。

艾博特公司的专利 CN 1502613A[26](多晶形药物及其制备方法)及 CN 1310715A[27](多晶型药物)中公开了制备利托那韦晶Ⅱ型的方法,方法包括①将利托那韦晶Ⅰ型在合适溶剂中(如乙醇)加入晶种,将混合物在 0~15℃的温度下放置约 12~48 小时,过滤分离得到固体;②在加热的条件下,将利托那韦晶Ⅰ型在溶于乙酸乙酯中,溶液中加入利托那韦晶Ⅱ型晶种,在 50~55℃环境下搅拌约 1 小时,搅拌下加入庚烷,并将混合物缓慢冷却至约 25℃,在约 25℃环境下搅拌至少 12 小时,过滤 / 离心分离产物,加热真空干燥所得固体。该方法得到的结晶称为利托那韦晶Ⅱ型,其粉末 X 射线衍射图,谱如图 16-31 所示:相应的衍射特征峰位置(2θ)如下:8.67,9.51,9.88,10.97,13.74,16.11,16.70,17.36,17.78,18.40,18.93,19.52,19.80,20.07,20.65,21.49,21.71,22.23,25.38,26.15,28.62。

CN 102898399A(一种制备Ⅱ型利托那韦多晶型结晶的方法)涉及一种制备Ⅱ型利托那韦多晶型结晶的方法,包括以下步骤:①将利托那韦加入有机溶剂中溶解;②将所得利托那韦溶液 30~60 分钟内降温至 35~50℃,保温搅拌 3~6 小时;③再在 30~60 分钟内降温至 5~20℃;④过滤得到Ⅱ型利托那韦多晶型结晶。专利采用阶梯降温的方法来制备Ⅱ型利托那韦多晶型结晶,该方法避免使用反溶剂逼晶和加晶种诱导析晶,工艺稳定、收率高、成本

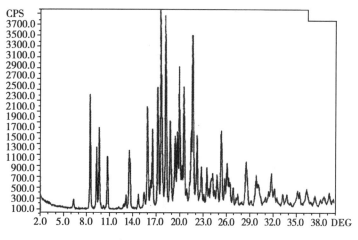

图 16-31　利托那韦晶Ⅱ型粉末 X- 射线衍射图谱

低,有利于工业化大规模生产。

艾博特公司的专利 CN 1502613A[28] 及 CN 101259128A[29](多晶型药物)中,公开了制备利托那韦无定型的方法,制备方法包括以下步骤:①将利托那韦晶Ⅰ型熔化并将熔化物迅速冷却;②将利托那韦晶Ⅰ型在合适溶剂(如二氯甲烷)中缓慢加入反溶剂(如己烷),然后分离得到固体;③将利托那韦晶Ⅰ型在合适溶剂(如甲醇)中缓慢加入反溶剂(如甲基叔丁基醚),然后分离得到固体;④在 0℃,将利托那韦晶Ⅰ型在合适溶剂(如甲醇)中缓慢加入水,然后分离得到固体;⑤将利托那韦晶Ⅰ型溶液冷冻干燥。利托那韦无定型的粉末 X 射线衍射图谱如图 16-32 所示。

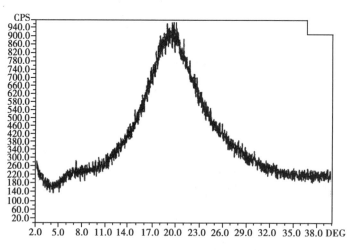

图 16-32　利托那韦无定型粉末 X- 射线衍射图谱

利托那韦作为治疗艾滋病的药物,具有广阔的应用前景,从两种晶型的制备方法比较可知,该药物有可能发现新的晶型。

五、抗癌药物—替莫唑胺

替莫唑胺分子式为 $C_6H_6N_6O_2$,化学名称为 3,4- 二氢 -3- 甲基 -4- 氧代咪唑并 [5,1-d]

并-1,2,3,5-四嗪-8-甲酰胺,英文名 Temozolomide,分子量为 194.15,结构式如图 16-33 所示。临床用于脑胶质瘤、恶性黑色素瘤等脑癌的治疗。替莫唑胺为白色或浅粉色结晶粉末,微溶于水,溶于热水。其临床常用的制剂为口服胶囊。

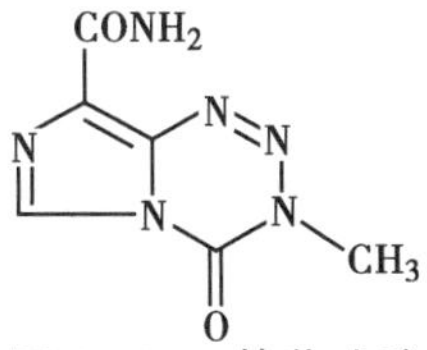

图 16-33　替莫唑胺的化学结构图

替莫唑胺是由先灵葆雅公司于 1999 年分别在欧洲、美国上市的一种用于治疗脑部肿瘤的抗癌新药。该药物是近 30 年来第一个上市的治疗恶性脑瘤的化疗药品。用于治疗患顽固性多型性胶质细胞瘤的成年患者,是治疗恶性神经胶质瘤和恶性黑色素瘤的一线药物。替莫唑胺是细胞毒素类;烷基化试剂,是一类新的称为咪唑因嗪类化合物的先导化合物。替莫唑胺的应用对复发性角质细胞瘤一种最顽固的星形脑细胞瘤的首选治疗药物。替莫唑胺与达卡巴嗪(氨烯咪胺,DTIC)一样,是 MTIC 的前药。替莫唑胺可在生理条件下自动快速转化为 MTIC,这一过程不需要酶的作用,个体差异性较小,因此可以较好的预见它的高药效性和低毒性。

自 2000 年替莫唑胺在欧洲和美国的销售逐年上升:2000 年全年在欧美的销售总额为 12 亿美元。2001 年第一季度销售额超过二千六百万美元。2004 年天津天士力集团在国内首家将替莫唑胺推上市场,当年就见效益,随后销售额逐年剧增。2004~2011 年的年销售额分别为 385 万元、2878 万元、3520 万元、6281 万元、9000 万元、11 500 万元、14 700 万元、20 000 万元。根据我国六省市居民调查,颅内肿瘤患病率为 32/10 万,胶质瘤占颅内肿瘤的 40%~50%,是最常见的颅内恶性肿瘤,以星形细胞瘤和多形性胶质母细胞瘤最为常见。估计我国这类癌症患者约有二十几万人。因替莫唑胺对这类癌症具有特殊的疗效,是二十多年来发现的最好的治疗该类恶性肿瘤的药物,其是临床治疗的首选药物,应用前景十分广阔,经济效益十分显著。

替莫唑胺现有 6 种晶型,包括 5 种晶态晶型和 1 种无定型。

1981 年替莫唑胺的合成工艺申请专利保护。GB 2104522[30](Tetrazine derivatives)从 5-氨基-3H-咪唑-4-甲酰胺或其盐酸盐为原料,经重氮化反应后再与甲基异氰酸酯反应制得替莫唑胺,原料药在二氯甲烷中重结晶获得一种晶型,熔点为 211~212℃。

专利 US 5260291[31](Tetrazine derivatives)公开了替莫唑胺及其盐型的制备工艺。专利报道了替莫唑胺从丙酮-水(3：1)得到一种无色针状晶体,红外吸收峰为:3410cm^{-1},3205cm^{-1},1758cm^{-1},1730cm^{-1},从丙酮-水(1：3)得到一种白色结晶,红外吸收峰为:3430cm^{-1},3200cm^{-1},1740cm^{-1},1675cm^{-1},从热水中得到一种颗粒状固体,红外吸收峰为:3450cm^{-1},3380cm^{-1},3200cm^{-1},1742cm^{-1},1688cm^{-1},1640cm^{-1}。

另外专利 US 5260291(Tetrazine derivatives)还得到了两种晶型物质,其一是在二乙醚参与下与甲基异氰酸酯反应获得一种亮棕色晶态物质,其二是在二乙醚参与下与二氯甲烷和甲基异氰酸酯反应获得一种淡紫色固体物质,遗憾的是两种物质的性质未见报道。

文献报道了其他的替莫唑胺两种晶型的制备方法,将原料药溶于丙酮-水(3：1)中,加热溶解,趁热过滤,滤液冷却结晶,减压干燥,得到替莫唑胺晶Ⅰ型;熔点为 203~205℃。相应的粉末 X 射线衍射图谱如图 16-34 所示。该晶型与 US 5260291 报道的第一种晶型

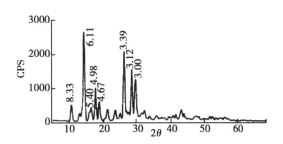

图 16-34　替莫唑胺晶Ⅰ型粉末 X 射线衍射图谱

一致。

　　将原料药溶于丙酮 - 水(1∶3)中,加热溶解,趁热过滤,滤液冷却结晶,减压干燥,得到替莫唑胺晶Ⅱ型;熔点为 208~210℃。相应的粉末 X 射线衍射图谱如图 16-35 所示。该晶型与 US 5260291 报道的第二种晶型一致。

　　将原料药溶于热水中,趁热过滤,滤液冷却结晶,减压干燥,得到无定型。熔点为213~214℃。相应的粉末 X 射线衍射图谱如图 16-36 所示。该晶型与 US 5260291 报道的第三种晶型一致。

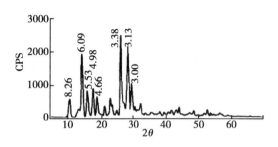 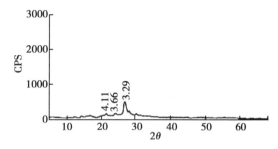

图 16-35　替莫唑胺晶Ⅱ型粉末 X 射线衍射图谱　　图 16-36　替莫唑胺无定型粉末 X 射线衍射图谱

　　国内目前有三种类似的上市药品,一是天士力集团的,商品名"蒂清";二是默沙东的,商品名为"泰道";三是北京双鹭药业的,商品名"交宁"。成分均为替莫唑胺。

　　CN 102329319A(替莫唑胺的新晶型、其制备方法及其药用组合物)中提供了一种替莫唑胺的晶 M 型及其制备方法,将替莫唑胺悬浮于溶剂丙酮 / 乙腈混合溶剂中,搅拌加热回流,控制搅拌速度,滴加一定量的纯水,使固体澄清,搅拌下缓慢降温至 30~40℃析晶 1 小时,15~25℃析晶 2 小时,再降温到 5~10℃使固体充分析出并养晶,最后过滤收集固体,干燥即得晶型 M。晶型 M 用溴化钾压片测得的红外吸收光谱在 3387.9cm⁻¹,3113.8cm⁻¹,1681.2cm⁻¹,1647.2cm⁻¹,1600.2cm⁻¹,1452.4cm⁻¹,1403.0cm⁻¹,1354.2cm⁻¹ 处有吸收峰。其红外吸收光谱如16-37 所示,粉末 X 射线衍射图谱如图 16-38 所示。

　　CN 104557941A(替莫唑胺晶型及其制备方法)将替莫唑胺溶解在二甲亚砜中,再加入第二种有机溶剂进行重结晶,可以获得三种晶型,其中当第二种有机溶剂为乙醇或者甲醇时,得到 A 晶型,当第二种有机溶剂为异丙醇、丙酮、二氯甲烷或者乙酸乙酯时,得到 B 晶

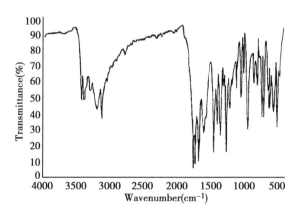

图 16-37　替莫唑胺晶 M 型红外吸收光谱

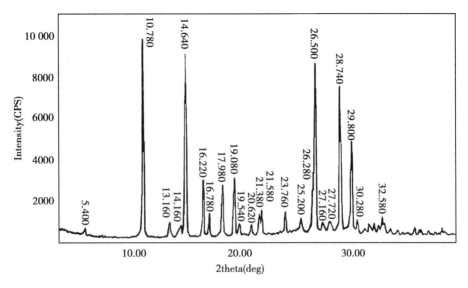

图 16-38 替莫唑胺晶 M 型粉末 X 射线衍射图谱

型;当所选溶剂为乙二醇时,得到 C 晶型。三种晶型的分泌衍射图谱如图 16-39,图 16-40,图 16-41 所示。

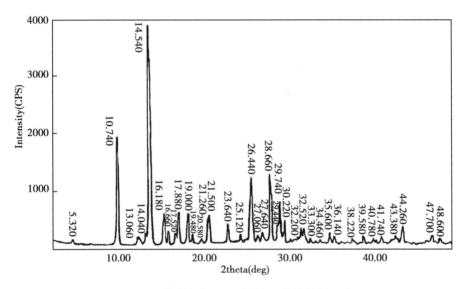

图 16-39 替莫唑胺晶 A 型粉末 X 射线衍射图谱图

六、抗菌药物—头孢地尼

头孢地尼是第三代新型口服头孢类抗菌药物,1988 年首次在日本合成,1991 年首次在日本上市,1997 年 12 月被美国 FDA 批准在美国上市,因其侧链上的羟氨基、氨噻基,不仅增强了对革兰氏阴性菌的抗菌活性和对 β- 内酰胺酶的稳定性,而且增强了对革兰氏阳性球菌,尤其是金黄色葡萄球菌的抗菌活性。头孢地尼专利案涉及的制药企业有 9 家,涉及专利 13 个,涉及的可能晶型有 5 种(表 16-4)。

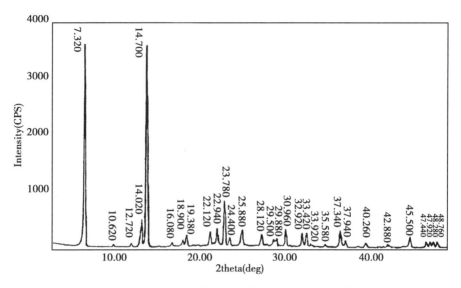

图 16-40　替莫唑胺晶 B 型粉末 X 射线衍射图谱

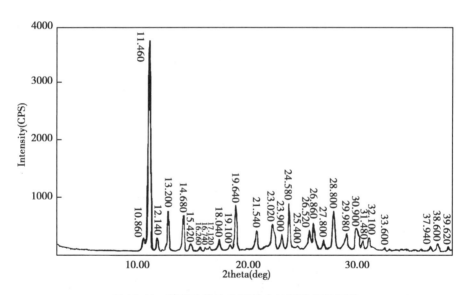

图 16-41　替莫唑胺晶 C 型粉末 X 射线衍射图谱

表 16-4　头孢地尼相关信息列表

头孢地尼相关信息	
中文名	头孢地尼
英文名	Cefdinir
结构式	
CAS 号	91832-40-5

续表

头孢地尼相关信息	
化学名称	8-［2-(2-amino-1,3-thiazol-4-yl)-1-hydroxy-2-nitroso-ethenyl］amino-4-ethenyl-7-oxo-2-thia-6-azabicyclo［4.2.0］oct-4-ene-5-carboxylic acid
分子式	$C_{14}H_{13}N_5O_5S_2$
分子量	395.41
外观	微黄色或黄色结晶性粉末
药理作用	本品为口服第三代头孢菌素,抗菌谱广,对葡萄球菌和链球菌属的抗菌作用与头孢泊肟酯相仿,对肠杆菌科细菌的抗菌活性低于头孢克肟 2~4 倍。肠球菌、铜绿假单胞菌和其他假单胞菌属、不动杆菌属等多数对本品耐药
治疗范围	本品可用于治疗扁桃体炎、鼻窦炎、中耳炎、急性支气管炎、肺炎、腹腔、泌尿生殖道等感染,用于治疗由敏感菌引起的成人及儿童轻度至中度感染,包括呼吸道感染:社区获得性肺炎、急性支气管炎、咽喉炎、扁桃体炎、急性鼻窦炎等,轻中度皮肤及软组织感染,急性中耳炎,泌尿系统感染;眼科感染:眼睑炎、麦粒肿、睑板腺炎等;妇科感染
与头孢地尼相关的美国专利数目	1137
与头孢地尼相关的欧洲专利数目	249
与头孢地尼相关的日本专利数目	132
与头孢地尼相关的世界专利数目	9
与头孢地尼相关的中国专利数目	128
头孢地尼专利保护范围	无水物、一水合物、二水合物、三水合物、制备方法、结晶酸盐、分散片、缓释制剂、口服混悬剂、环糊精包合物、泡腾片、口腔崩解片、非晶态物,化合物合成方法

1. 制备方法　头孢地尼的制备首先公开于 1985 年 12 月 17 日授予的美国专利 US 4558334[32],是由日本 Fujisawa Pharmaceutical Co.,Ltd.(Osaka,JP)申请的,在这个专利中,头孢地尼的物理性质只是用 IR 光谱来描述。而市售形式的头孢地尼(晶体 A)的制备首先公开于 1990 年 6 月 19 日授予的美国专利 US 4935507[33]。

专利 CN 101182327 头孢地尼保护了一种新的头孢地尼的制备方法,方法采用盐酸 2-(2-氨基噻唑 -4- 基)-2-(Z)-(乙酰氧亚氨基)乙酸为起始原料,经酰化、缩合、水解三步反应,合成头孢地尼。该方法与已有技术相比,采用的合成路线操作容易,降低了成本,提高了产率,可进行大生产。

专利 WO 98/45299[34]中公开的方法包括将粗品头孢地尼转化成二环己胺盐,除去杂质,并将纯化的盐再转化成头孢地尼。专利 CN 1251590[35]中头孢地尼的胺盐晶体也包括了类似的方法。

专利 CN 101362769A[36]头孢地尼的合成方法中公布了通过合成关键中间体来制备头

孢地尼,所述中间体可以作为与硫代磷酸衍生物或与磷酸衍生物络合的各种溶剂化物被分离。通过过滤从反应环境中获得的头孢地尼盐,然后添加到其中已经预先溶解有碳酸盐的一定体积的水中,从而获得 pH 为 4.0~8.5 的头孢地尼水溶液,向其中添加还原剂,然后用水不混溶的非质子型有机溶剂洗涤并用碳脱色,最后通过酸化到 pH 为 1.5~3.5,在 0~44℃的温度下沉淀产物,然后将通过这种方式沉淀的头孢地尼过滤并将其于减压条件下干燥。专利中特别保护了在合成头孢地尼过程中的新颖关键前体,作为与硫代磷酸酯或磷酸酯络合并用 N,N- 二甲基乙酰胺、N,N- 二甲基甲酰胺、N- 甲基甲酰胺、N- 甲基乙酰胺、N- 甲基吡咯烷酮和甲酰胺溶剂化的中间体。专利里提到头孢地尼晶 A 型与晶 B 型的制备方法,其中晶 A 型的 X 射线衍射图与 US 4935507 中所述吻合。而制备的晶 B 型的 X 射线衍射图与 US 2005/0209451A1[37] 中所述吻合。

专利 CN 105085545A 中头孢地尼的制备及晶型调整的方法,其特征在于:包括以下步骤:①缩合反应阶段;②脱保护反应阶段,本发明采用三苯甲基保护的活性硫酯法制备头孢地尼,在成品调晶过程中通过滴加盐酸控制溶液 pH,并以 pH 作为调整酸流速的操作点,可得到不同晶型大小的头孢地尼产品。该方法制备工艺简单,反应条件温和,制出的头孢地尼产品晶型均一,从而满足不同客户的需求。

专利 CN 102516261A 涉及一种头孢地尼的制备方法,采用 7- 氨基 -3- 乙烯基 -8- 氧代 -5- 硫杂 -1- 氮杂双环[4.2.0]辛 -2- 烯 -2 羧酸在三乙胺作用下,与(Z)-2-(2- 氨基噻唑 -4- 基)-2- 乙酰氧亚氨基硫代乙酸(S-2- 苯并噻唑)反应得到头孢地尼酯液;经萃取后,头孢地尼酯液中加入有机溶剂,碱解脱去乙酰基,然后加入弱酸的钾盐,控制 pH,得到头孢地尼钾盐;钾盐用水溶解,加入有机溶剂,调节 pH,得到头孢地尼。本方法收率和质量明显提高,产品晶型稳定,适合工业化生产。

美国专利 4935507 公开了制备结晶头孢地尼的方法,方法利用无定型的头孢地尼在溶剂中与酸反应,并向其中加入非极性溶剂以沉淀头孢地尼的酸加成盐。专利中比较了利用专利技术和其他技术所获得头孢地尼结晶酸盐的粉末 X 射线衍射图的差异(图 16-42,图 16-43,图 16-44,图 16-45;表 16-5,表 16-6)。

2. 无水物　在专利 US 428970 保护到期之时,Fujisawa 又成功地延长了头孢地尼无水物的专利保护期,新晶型的特征通过 IR 光谱和粉末衍射光谱来描述。头孢地尼的化合物专利见于美国专利 US 4559334。

方法将二苯甲基 7-(4- 溴代 - 异亚硝基乙酰氨基)-3- 乙烯基 -3- 头孢烯 -4- 羧酸盐溶解于 N,N- 二甲基甲酰胺中,合适的温度下加入硫脲,搅拌,反应液倒入 3% 的碳酸氢钠溶液中,

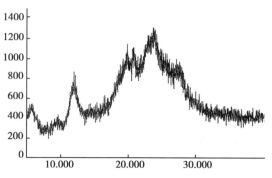

图 16-42　常规方法制备的非晶态硫酸盐

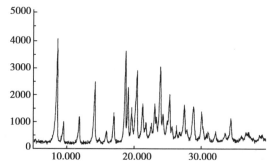

图 16-43　专利方法制备的晶态硫酸盐

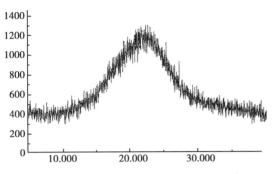

图 16-44　常规方法制备的非晶态甲磺酸盐

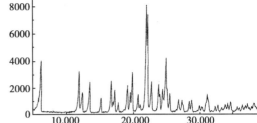

图 16-45　专利方法制备的晶态甲磺酸盐

表 16-5　晶态头孢地尼硫酸盐粉末衍射数据

d	I/I_0	d	I/I_0
10.5	100	4.4	73
9.4	21	4.2	39
7.5	28	3.9	38
6.3	61	3.7	80
5.2	30	3.5	48
4.8	95	3.3	38
4.7	55	3.1	36
4.5	32	3.0	30

表 16-6　晶态头孢地尼甲磺酸盐粉末衍射数据

d	I/I_0	d	I/I_0
14.4	44	4.1	100
7.5	38	4.0	90
6.7	28	3.9	30
5.4	30	3.8	27
5.2	21	3.7	22
4.7	26	3.6	52
4.5	38	3.5	17
4.3	17	2.9	17

加入 NaCl。

专利 CN 103012433A（头孢地尼晶型 B 的制备方法）提供了一种以头孢地尼合成中间体头孢地尼结晶酸盐制备头孢地尼晶 B 型的方法。以酸式盐制备头孢地尼水合物的一个优点在于纯度较高，该方法路线中经过三次特异性析晶，所得的头孢地尼晶 B 型具有极高的纯度，一般可以获得纯度 99.6% 以上的样品。

3. 一水合物　专利 CN 1997652[38]（稳定的非晶形头孢地尼）中公布了头孢地尼一水合物的制备方法，将头孢地尼悬浮于乙醇:乙酸乙酯为 1∶1 的溶液中，向悬浮液中加入少量浓硫酸,经间歇声波震荡,得到透明溶液,溶液蒸发浓缩,小心地用大量水稀释,静置,观察晶体产生,从溶液中分离晶体,或室温或75℃干燥晶体即得头孢地尼一水合物。其粉末 X 射线衍射图谱如图 16-46 所示。

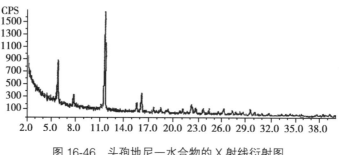

图 16-46 头孢地尼一水合物的 X 射线衍射图

4. 三半水合物 专利 CN 1934118[39]头孢地尼的三半水合物、脱水物和水合物形式公开了头孢地尼的三半水合物的粉末 X 射线衍射特征峰,包括 2θ 位置 5.4°±0.1°、10.7°±0.1°、14.2°±0.1°、15.2°±0.1°、21.4°±0.1°、29.2°±0.1°、30.6°±0.1°处具有特征峰。

5. 二水合物 专利 CN 1617875A[40](结晶二水合头孢地尼钾)中公开了制备结晶二水合物的方法。方法为:在 25~30℃,将制备的头孢地尼原料悬浮于水和丙酮或水和异丙醇溶液中,加入乙酸钾并搅拌 2~3 小时完成盐的形成,过滤结晶,用丙酮洗涤并干燥即得头孢地尼二水合物。

6. 低水合物 专利 CN 1934118 头孢地尼的三半水合物、脱水物和水合物形式公开了头孢地尼的低水合物的粉末 X 射线衍射特征峰,包括 2θ 位置 6.0°±0.1°、8.0°±0.1°、11.9°±0.1°、15.9°±0.1°、22.4°±0.1°、23.0°±0.1°、30.6°±0.1°处具有特征峰。

7. 非晶态化合物 美国专利 US 4559334 中叙述了晶状的非晶型原料,但这种非晶型原料不纯且不稳定。专利 CN 1997652[41](稳定的非晶形头孢地尼)中公布了制备稳定的非晶态头孢地尼非晶态化合物的方法以及非晶态化合物组合物的方法。方法中提出了利用 4 种不同的制备非晶型头孢地尼的方法,包括阳离子聚合物、中性聚合物或共聚物、阴离子聚合物、大分子等方法。专利中给出了制备得到的非晶态头孢地尼的粉末 X 射线衍射图谱(图 16-47)。晶态与非晶态头孢地尼的傅里叶红外对比图谱(图 16-48)。

专利 CN 103467494A(一种头孢地尼的新晶型及其制备方法)涉及医药领域,与一种头孢地尼的新晶型及其制备方法有关。该晶型的 X 射线粉末衍射图于 $2\theta\pm1$ 位置有峰值,所述

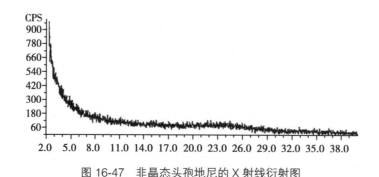

图 16-47 非晶态头孢地尼的 X 射线衍射图

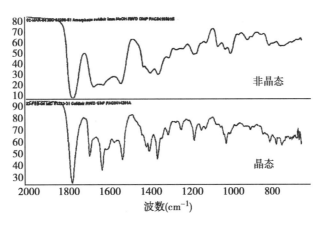

图 16-48　非晶态头孢地尼与晶态头孢地尼的 FTIR 图谱

2θ 为 2.560°、3.210°、4.340°、5.130°、6.220°、6.950°、7.640°、8.150°、9.060°、10.230°、11.580°、12.620°、13.460°、14.280°、15.670°、16.590°、17.820° 等。该方法通过溶剂能够获得稳定性好、利用度高的新晶型,且该方法收率高,纯度好,减少了副反应的发生。

8. 结晶酸盐

(1) 钠盐:美国专利 US 4559334 中描述了制备头孢地尼钠的方法及分离工艺,通过层析方法分离制备物并冻干,即可获得头孢地尼钠盐,但其获得的钠盐是无定型的并且容易吸湿,因此不适合作为药物产品,或者说在药物制品、工业制造或储存中不容易进行操作。专利 CN 1415615[42](新的化合物头孢地尼钠)中提供了一种制备头孢地尼钠盐的方法,方法采用 1g 头孢地尼和 1g 碳酸氢钠进行完全反应后,加乙醇沉淀,抽滤,低温真空干燥,既得头孢地尼钠盐。所得的钠盐 160℃左右变黄,之后慢慢变成为褐色,190℃变黑而分解,呈黄色结晶性粉末。无臭或略有特异的气味,易溶于水。

(2) 钾盐:专利 CN 1617875A[43](结晶二水合头孢地尼钾)中制备的盐即为钾盐,该结晶盐可常规制成片剂形式、悬液形式、可注射形式以及其他药物形式。同时利用这种钾盐可以转化成纯的头孢地尼,可有效地对头孢地尼进行纯化,转化得到的头孢地尼为晶型 A,即药用晶型。

(3) 结晶盐:专利 CN 1512996[44]保护头孢地尼结晶酸盐及用其制备头孢地尼的方法,利用甲酸 - 硫酸混合物或甲酸 - 甲磺酸混合物处理头孢地尼中间体,得到头孢地尼结晶盐,并使该结晶盐在溶剂中与碱反应。

9. 对头孢地尼制剂的保护

(1) 分散片:专利 CN 1013524224A[45](头孢地尼分散片及其制备方法)提供了头孢地尼分散片及其制备方法。其中含有有效量的头孢地尼和药用辅料,该辅料中包含崩解剂和促崩解剂微粉硅胶,按头孢地尼 100 份计,崩解剂用量为 2~60 份,促崩解剂微粉硅胶的用量为 0.1~45 份,该分散片口服后能迅速崩解,其有效成分头孢地尼在 15 分钟时累积溶出率达 102.0% 以上,分散片能均匀分散成细小颗粒,具有普通片无法比拟的崩解和溶出能力,实现了药物迅速吸收,快速起效的功能,提高了人体的生物利用度。

(2) 崩解片:专利 CN 1723905A[46](头孢地尼口腔崩解片及其制备方法)中公开了第三代头孢类抗菌素头孢地尼口腔崩解片及其制备方法,方法中采用头孢地尼为主药,填充剂、崩解剂、芳香剂、甜味剂和黏合剂等适量辅料,可用多种方法制备,其优点是不需要用水送服,服用方便,在口腔内遇到唾液就能够迅速溶解,为一些吞服功能不好、婴幼儿及儿童、取水不便的患者提供了便利。

(3) 泡腾片:专利 CN 1706389A[47](头孢地尼泡腾制剂及其制备方法)中报道了头孢地尼泡腾制剂及其制备方法,该泡腾制剂的特殊之处在于,该泡腾剂的成分包括头孢地尼和崩解剂,所述生物头孢地尼和崩解剂所占的重量百分比为:头孢地尼 15%~25%,崩解剂包括酸剂 13%~23% 和碱剂 25%~35%,其他各组分的重量百分比为:填充剂 14%~24%,黏合剂 1%~5%,润湿剂 1%~5%,润滑剂 5%~9%,甜味剂 6%~10%,芳香剂 8%~16%。该头孢地尼泡腾制剂具有便于服用,体内吸收快、口感好、泡腾感官新奇、各类人群易于接受的优点。

(4) 混悬剂:专利 CN 101018543A[48](头孢地尼口服混悬剂)中公开了一种新的头孢地尼口服混悬剂,同时公开了该混悬剂的方法及使用该混悬剂治疗的方法。其中头孢地尼口服混悬剂用粉剂包含按重量计大于 4.2% 的头孢地尼。

(5) 胶囊:专利 CN 103622933A(一种头孢地尼胶囊及其制备方法),本发明涉及一种头孢地尼胶囊及其制备方法,属药物制剂技术领域。该头孢地尼胶囊中含有 80~120 重量份的头孢地尼晶型、6~10 重量份的微粉硅胶、2~6 重量份的羧甲基淀粉钠,其中,所述头孢地尼晶型 X 射线粉末衍射图在反射角 2θ 为 12.1°±0.2°,17.5°±0.2°,19.6°±0.2°,21.4°±0.2°,24.7°±0.2°,29.5°±0.2°,31.8°±0.2° 处有特征吸收峰。本发明所述头孢地尼胶囊由于使用头孢地尼晶型加快了在人体内的吸收,提高了生物利用度,从而提高了疗效;稳定性更好,溶出效果更佳,提高了单位剂量的使用效率,具有很高的经济以及社会意义。

(6) 颗粒剂:专利 CN 103637992A(一种头孢地尼颗粒制剂及其制备方法)涉及一种头孢地尼颗粒制剂及其制备方法,属药物制剂技术领域。该头孢地尼颗粒制剂中含有 80~120 重量份的头孢地尼晶型,所述头孢地尼晶型 X 射线粉末衍射图在反射角 2θ 为 12.1°±0.2°,17.5°±0.2°,19.6°±0.2°,21.4°±0.2°,24.7°±0.2°,29.5°±0.2°,31.8°±0.2° 处有特征吸收峰。本发明所述头孢地尼颗粒制剂由于使用头孢地尼晶型加快了在人体内的吸收,提高了生物利用度,从而提高了疗效;稳定性更好,提高了单位剂量的使用效率,具有很高的经济以及社会意义。

七、降脂药物——阿托伐他汀钙

1996 年 7 月 8 日,美国公司申请了名称为"结晶[R-(R*,R*)]-2-(4- 氟苯基)-β,δ- 二羟基 -5-(1- 甲基乙基)-3- 苯基 -4- [(苯氨基)羰基]-1H- 吡咯 -1- 庚酸半钙盐"(阿托伐他汀钙)发明专利,2002 年 7 月 10 日获得授权,专利号为 96195564.3。权利要求为:①含 1~8mol 水的 I 型结晶阿托伐他汀水合物,其特征在于,有以下研磨 2 分钟后测量的根据 2θ、d- 面间距和大于 20% 的相对强度表示的 X 射线粉末衍射图。②权利要求①的 I 型结晶阿托伐他汀水合物,其特征在于 13C 核磁共振谱。③根据权利要求①的 I 型结晶阿托伐他汀水合物,其中 I 型结晶阿托伐他汀水合物为三水合物。④ ~ ⑨一种片剂、胶囊、粉剂、锭剂、栓剂、滞留灌肠剂形式的药物组合物,它含有与至少一种药物可以接受的赋形剂、稀释剂或载体混合的权利要求① ~ ③任一要求的 I 型结晶阿托伐他汀水合物。⑩ ~ ㉔制备含 1~8mol 水的 I 型结晶阿托伐他汀水合物的方法。

中国公司就 96195564.3 专利权效力向专利复审委员会提起无效请求,其中包括如下理由:①96195564.3 专利权利要求保护含 1~8mol 水的 I 型结晶阿托伐他汀水合物,其中包括 8 种 I 型结晶,但是说明书没有验证这 8 种 I 型结晶阿托伐他汀水合物具有相同的 XPRD 和

^{13}CNMR;②无论基于说明书的一般性公开还是基于实施例的公开,本领域技术人员都难以制备得到含 1~8mol 水的 I 型结晶阿托伐他汀水合物。

双方当事人主要争议点在于:一是含有不同摩尔水的同一化合物的水合物,其 XPRD 和 ^{13}CNMR 是否相同;二是根据本专利说明书公开的内容是否能够确认并制备得到所述含 1~8mol 水的 I 型结晶阿托伐他汀水合物。

法院依法组成合议庭,于 2014 年 10 月 20 日公开开庭审理了本案。关于争议点一,中国公司认为,含有不同结晶水的结晶水合物必然具有不同的 XPRD,而美国公司主张水合物中,水可以以结晶水形式存在,也可以不以结晶水形式存在。由此可见,一方面,本领域中,并非所有物质的水合物中的水都会在晶胞中占位而产生不同的 XPRD;另一方面,对于某种物质来说,其水合物中的水到底会不会占位,水的存在或者含水量的多少是否会影响其 XPRD,在本领域中并没有统一的指导。关于争议点二,专利复审委员会查明,对于 96195564.3 专利保护的 1~8mol 水的 I 型结晶阿托伐他汀水合物,说明书公开了 I 型结晶阿托伐他汀水合物 XPRD 和 ^{13}CNMR 数据。96195564.3 专利的 I 型结晶阿托伐他汀可以以无水形式以及水合形式存在。通常,水合形式与非水合形式是等价的,包括在本专利的范围内。I 型结晶阿托伐他汀含有约 1~8mol 水,优选 3mol 水。96195564.3 专利给出了制备 I 型结晶阿托伐他汀水合物的一般性方法,实施例 1 的方法 A 描述了以钠盐水溶液为原料,通过加入乙酸钙水溶液和 I 型结晶的晶种进行处理制备 I 型结晶的方法。方法 B 描述了以无定形溶液和 I 型结晶阿托伐他汀混合物为原料制备 I 型结晶的方法。综上得出以下结论:

1. 美国公司关于阿托伐他汀水合形式与非水合形式等价问题仅限于其陈述。也即,其主张了水的存在不会影响到晶体的 XPRD,却没有提供任何证据加以证明。根据前述查明情况,对于某种物质来说,其水合物的水到底会不会占位,水的存在或者含水量的多寡是否会影响其 XPRD,在本领域中没有统一教导。本领域技术人员根据其常识无法预期到阿托伐他汀到底属于"水不占位,不影响晶体的 XPRD"的物质,还是属于"水会占位,会影响晶体的 XPRD"的物质。在此情况下,说明书中应当提供充分的证据证明对于含有不同摩尔数水的阿托伐他汀水合物来说其是否具有相同的 XPRD。在说明书中仅有声称型的结论,没有相应证据的情况下,本领域技术人员无法确信含 1~8mol 水的阿托伐他汀水合物具有相同的 XPRD。

2. 权利要求保护的结晶产品是通过其组成(阿托伐他汀,水含量)和微观结构(XPRD 和 ^{13}CNMR)共同定义的,水含量是其产品组成中必不可少的一部分,但是,说明书中仅声称其水含量为 1~8mol,优选 3mol,但没有提供任何定性或定量的数据证明其得到的 I 型结晶阿托伐他汀水合物中确实包含 1~8mol(优选 3mol)水,即使是最具体的实例也没有对产品中的水含量进行测定;而且,从其制备方法的步骤,以及用于表征产品晶型的 XPRD 和 ^{13}CNMR 数据及谱图中也无法确切地推知其产品中必然含有水,更无法推知其中的水含量为 1~8mol(或 3mol)。因此,本领域技术人员根据说明书公开的内容无法确认权利要求中保护的产品。

3. 就含 1~8mol 水的阿托伐他汀水合物的制备而言,说明书公开了其一般性的制备方法,即,包括步骤(a),用钙盐处理结晶(R-(R*,R*))-2-(4- 氟苯基)-β,δ- 二羟基 -5-(1- 甲基乙基)-3- 苯基 -4-((苯氨基)羰基)-1H- 吡咯 -1- 庚酸的碱性盐水溶液;步骤(b),分离 I 型结晶阿托伐他汀水合物。然而,比较本专利实施例 1 的方法 A 和实施例 3 可见,二者均包含步骤(a)和(b),但是,前者得到含有 1~8mol 水的 I 型结晶,而后者却得到Ⅳ型结晶,因此,仅由该一般方法无法确切地得到含 1~8mol 水的阿托伐他汀水合物。说明书对所述一般性方法进行了细化,并在实施例 1 的方法 A 中给出了具体的方案,但是,由于实施例 1 中仅声称其得到了Ⅰ型结晶阿托伐他汀,未检测其产品的水含量,因此,由该实施例 1 无法确信所述方法是否必然会得到含 1~8mol 水的阿托伐他汀水合物。因此,本领域技术人员无论是根据说明书给出的一般性方法,还是根据具体实施例,均无法确信如何才能受控地制备得到本专利保护的含 1~8mol 水(优选 3mol)的Ⅰ型结晶阿托伐他汀水合物。

综上,专利复审委员会认为,说明书对权利要求①～③中保护的结晶产品的公开,未达到本领域技术人员能够实现的程度,不符合专利法的规定。在此基础上,保护包含权利要求①～③所含 1~8mol 水的Ⅰ型结晶阿托伐他汀水合物的药物组合物的权利要求④～⑨、保护权利要求①～③所述含 1~8mol 水的Ⅰ型结晶阿托伐他汀水合物的制备方法的权利要求⑩～㉔也不符合专利法的规定。专利复审委员会认为美国公司缺少证据证明的主张。综上,法院宣告 96195564.3 专利全部无效。

第三节　晶型专利常见的关注焦点

药物晶型研究已然成为 21 世纪制药领域的热点研究问题,随着药学家对于药物晶型认识的逐渐深入,药物晶型相关的专利保护也成为制药企业参与市场竞争的重要利器。对于一个药物的专利群而言,晶型专利无疑是药物在物质层面的二次保护,其重要性不言而喻。在激烈的市场竞争中,晶型药物专利既是原研厂占有市场的有力武器,又是仿制商另辟蹊径的有效手段。具体而言,对于原研制药企业来说,通过合理的专利布局,新药的晶型专利可以在化合物专利的基础上有效延长物质的保护期,在保障药品高品质临床疗效的同时,增加原研企业的市场独占权;而对于仿制药企业而言,一方面可以绕过原研厂的专利壁垒,发现新的可药用晶型,从而占领一席之地,另一方面也可以挑战原研厂专利权,通过寻找原研专利漏洞控诉其无效,进而突破专利封锁。因此,药物晶型专利成为制药企业布局药物专利群的必争之地,随之产生的诉讼纠纷也愈发激烈。

本节内容将结合晶型相关发明专利的实质性审查原则和诉讼纠纷案件,谈谈晶型专利研究中通常需要关注的焦点问题。

一、新颖性

授予专利权的发明,应当具备新颖性、创造性和实用性(通常称为专利三性),其中新颖性首当其冲。

《中华人民共和国专利法》第 22 条第 2 款规定:新颖性,是指该发明或者实用新型不属于现有技术;也没有任何单位或者个人就同样的发明或者实用新型在申请日以前向国务院专利行政部门提出过申请,并记载在申请日以后公布的专利申请文件或者公告的专利文件中。对于化合物的晶型专利而言,其新颖性理论上涉及化合物的新颖性与晶型物质的新颖性两个方面,但出于最长时间地延长保护周期的专利策略,晶型专利通常与化合物专利分开申请,换句话说,晶型专利中涉及的药物或化合物通常为结构已经公开的化合物,即化合物结构本身是没有新颖性的。因此,对于晶型专利的新颖性判断关键就集中在化合物的某种晶型物质状态是否已经被对比文件公开。

从专利审查的角度讲,审查员如何判断某一个晶型的新颖性? 具体来讲,如何区别某一个晶型与现有技术中公开的晶型是否一致? 通常情况下,审查员对现有技术进行检索,若检索获得的对比文件拥有与待审专利公开内容相同的技术参数,审查员则可以进行直接比对判定新颖性,若未能检索到能够直接比对的对比文件,审查员通常会寻找最接近的现有技术,进而推定其不具备新颖性。在晶型专利的审查过程中,后一种情况是经常出现的。多数晶型专利的申请人在申请前已经对其新颖性进行了调研和确认,但是多晶型物质是化合物的不同固体物质状态,而其涉及的化合物通常是已经公开的,即化合物的某一固体物质状态是必然存在的,鉴于这一特殊性,即使公开的现有技术中没有直接反映晶型状态特征的技术参数,审查员仍会根据"无法将专利请求保护的晶型与现有技术区分开"的理由,推定其不具备新颖性。

从申请人的角度看,如何证明专利请求保护的晶型物质的新颖性是专利撰写中的关键问题。在晶型专利的申请中,通常利用不同检测方法来表征晶型物质的特征从而对权利要求进行限定,采用的方法包括单晶 X 射线衍射、粉末 X 射线衍射、红外光谱法、拉曼光谱、差示扫描量热、热重分析、固态核磁共振等,这些检测方法的特点与优势在本书的第十一章已经进行了详细介绍,在此不再赘述。目前 XRD 方法仍然被认为是固体多晶型化学药物分析中最具指纹性与专属性的分析方法,其他的分析方法,例如 DSC、TGA、IR 等,被认为是 XRD 的辅助方法,其在法律上也具有一定作用[49]。通过对已有晶型专利的初步统计,约有 90% 以上的晶型专利以 X 射线衍射方法作为最直接的证明手段,其中单晶 X 射线衍射法无疑是晶型物质定性、定量的权威技术,但鉴于单晶体培养的难度,多数晶型物质采用粉末 X 射线衍射技术进行表征。在这里需要特别提醒申请人的是:当采用粉末 X 射线衍射技术时,衍射峰的数量、位置、强度、误差范围等是申请人需要特别关注的。例如:目前利用粉末 X 射线衍射图谱对权利要求的限定类型包括全谱限定型、主要衍射峰限定型(5 条以上)、部分衍射峰限定型(3~4 条)、1 条或 2 条衍射峰限定型[50]。采用较少的衍射峰对权利要求限定时,保护范围较大,但专利不能授权或被无效的风险也增大;而采用全谱进行限定时,保护范围精准,则保护范围相对较小,授权前景较大,且被无效的风险较小。此外,在撰写衍射峰位置与峰强度的误差时,误差值限定地越小,越容易与现有技术区别开来,反之,误差值限定地越大,越易引起审查员对新颖性的质疑。

典型案例之一:阿德福韦酯晶型专利无效宣告案[51-54]。涉案药物阿德福韦酯是美国吉尔利德(Giliead)科学股份有限公司原研生产,其核心专利于 1998 年获得欧洲专利授权,但在我国原研厂仅对其 4 种晶型进行专利申请,包括Ⅰ型(无水结晶型)、Ⅱ型(水合型)、Ⅲ型(甲醇溶剂化型)、Ⅳ型(富马酸盐或其他有机无机盐复合物)。正大天晴正是抓住这一漏洞,经过 8 年时间研制开发出不同于上述 4 种晶型的药物—阿德福韦酯 E 晶型,其产品"名正"于 2006 年 5 月获批上市。与此同时,天津药物研究院开发的阿德福韦酯结晶体(商品名"代丁")于 2005 年 4 月上市销售,"名正"与"代丁"的市场份额分别为 18.4%、41.4%。本节所述的专利纠纷案例发生在两家国内制药企业之间,其争议核心就在于晶型物质的新颖性判定。涉案发明专利名称为"阿德福韦酯结晶形态及其制备方法",申请日为 2002 年 11 月 19日,国家知识产权局于 2007 年 3 月 7 日公告授予发明专利权,专利号为 ZL 02148744.8(简称 744 号专利),专利权人为天津药物研究院。针对上述专利,江苏正大天晴药业股份有限公司于 2008 年 8 月 27 日向专利复审委员会提出无效宣告请求,其最主要的案由是 744 号专利不具备新颖性,原因在于江苏正大天晴药业股份有限公司于 2002 年 7 月 8 日申请的第02137905.X 号(简称 905 号专利)中国发明专利申请构成了 744 号专利的抵触申请。本案的争议焦点在于 744 号专利与 905 号专利涉及的物质是否属于相同晶型。在案件审理过程中,专利权人与无效宣告请求人均认为 XRD 在药物晶型鉴别中具有专属性与指纹性,双方分歧的焦点就在于如何判断两份峰形、峰强度和峰位置都大致相同的 PXRD 谱图,是否属于同一种晶型。请求人认为峰位置尤其是强峰位置的匹配非常重要,而相对强度则误差较大,变化趋势一致即可。而专利权人则认为判定两晶型是否相同时必须比较最强衍射峰位置以及强度位列前 8~10 位所有衍射峰的位置以及强度(包括按照强度排列的衍射峰顺序)的匹配,其中,小角度强峰的匹配对于晶型异同的判断非常重要,744 号专利权利要求 1 中 $2\theta=3.68°$ 的峰、以及各 XRD 峰的强度在 905 号专利中没有公开,因此,权利要求 1 的晶体与证据 1 的晶体存在实质性区别。最终复审委在考察了双方提供的证据的基础上,支持了专利权人的观点,认为 744 号的权利要求具有新颖性。该案最终以复审委决定维持专利权人修改后的专利有效,双方达成和解结案。

从阿德福韦酯的晶型专利纠纷案例我们可以看出,对于晶型药物而言,衍射峰的位置固然重要,但衍射峰强度的变化也万万不能忽视,尤其是对于含有结晶溶剂或结晶水的晶型物质,当不同的溶剂合物或水合物形成相似的晶格排列时,其粉末 X 射线衍射峰的位置十分接近,二者差值甚至可能落入实验误差范围内,此时,不同的溶剂合物/水合物晶型在 PXRD 图谱上表现出的差异主要在于衍射峰的强度或拓扑图形不同。

二、创造性

《中华人民共和国专利法》第 22 条第 3 款规定:创造性,是指与现有技术相比,该发明具有突出的实质性特点和显著的进步。

在晶型专利创造性的判定上,我国的专利审查经历了一个由松到严的过程,在早期的晶型专利实审过程中,一般认为虽然本领域技术人员可以预料到晶型物质的改变可能改善药物的性质,但是晶型的获得并非是非显而易见的,因此,"当某一晶型物质具备新颖性时,自然而然地具备创造性"这一观点是被认可的。但随着对药物晶型认识的不断深入,专利审查中对创造性判定标准也逐步提高,目前对晶型物质创造性的评判标准已基本达成共识,即:化合物晶型属化学结构相似的产品,因此只有在其相对于已知化合物产生预料不到的用途或效果的前提下,该晶型物质才具备创造性,反之,则不具备创造性。因此,专利实质性审查在评价药物晶型创造性时,通常使用"三步法"的整体评价思路,即:①确定最接近的现有技术;②确定发明的区别特征和发明实际解决的技术问题;③判断要求保护的发明对本领域的技术人员来说是否显而易见[55-56]。同时结合《审查指南》中列举的其他情况,包括:解决了人们一直渴望解决但始终未能获得成功的技术难题、克服了技术偏见、取得了预料不到的技术效果、在商业上获得成功等。

从上述晶型专利的创造性审查标准中不难看出,"预料不到的技术效果"对于晶型专利是否能够授权及其授权后的稳定性起着至关重要的作用。但需要特别提醒申请人注意的是,"预料不到的技术效果"只能是记载于原始申请文件或可从原始申请文件直接地毫无疑义地确定的技术效果,申请日之后提交的其他原始申请文件中未记载的实验效果数据,在创造性评价中将不予考虑。

典型案例之二:诺华公司 LCZ696 新药专利无效案[57]。诺华公司研发的治疗心衰药物 Entresto™(沙库巴曲缬沙坦钠片,代号:LCZ696),是首个也是唯一一个在临床试验中疗效显著超越标准治疗药物依那普利(enalapril)的药物,而且表现出更高的安全性,因此被诺华作为重整心血管市场的重磅大药进行打造,分析师预测其金额将高达 100 亿美元。该新药与

2015 年 7 月获得美国 FDA 批准上市，同年 11 月获得欧盟批准，2017 年 7 月经 CFDA 批准正式进入中国市场。Entresto 包含两种药物成分，但其并不是两种药物成分的简单复方，而是通过超分子作用力形成了新的共晶物质，是 FDA 出台共晶物药物指导原则后第一个被批准的共晶药物。

新药 Entresto 的核心专利为"含有缬沙坦和 NEP 抑制剂的药物组合物"，申请日期为 2003 年 1 月 16 日，优先权日期为 2002 年 1 月 17 日，该专利是 03802268.0 的分案申请，于 2015 年 4 月 8 日获得授权，专利号为 ZL 201110029600.7。2017 年 4 月 5 日被提出无效请求，最主要的案由是该专利不具有创造性。在这个案件中，专利复审委员会评价创造性的关键就是其专利要求的技术方案在降血压方面取得的技术效果。鉴于涉案的两种药物单体均为高血压治疗药物，属联合用药，合议组认为本领域技术人员有动机将现有的两种具有血管紧张素 II 受体拮抗剂和 NEP 抑制剂进行组合，其效果也是可以预期的，专利说明书和实施例中并没有公开具体的实验数据或结果来证明本发明的技术方案所述组合具有意料不到的治疗效果，因此不具有创造性。即便专利权人提供了实验数据，以证明高血压动物模型中具有降低平均动脉压协同作用，但由于其证明的技术效果并不能在说明书中得到，因此未被接受。最终复审委于 2017 年 12 月 27 日宣告诺华的专利 ZL 201110029600.7 专利权全部无效。

上述案件再次提示我们：①在撰写申请文件时，是否详细、有针对性的记载发明的有益技术效果以证明发明技术方案的显著进步，对于专利的授权及其后续的稳定性至关重要。②在证明预料不到的技术效果时，需要设计严谨、周密、合理的对比试验。③尽管 2017 年专利审查指南增加了关于补交的实验数据的规定，指出：对于申请日后补交的实验数据，审查员应当予以审查。但是接受的条件很严格：只有当补交实验数据所证明的技术效果是所属技术领域的技术人员能够从专利申请公开的内容中得到的，或在说明书中有实验数据或其他证据支持的情况下，才会予以考虑；仅仅在说明书存在简单表述，之后在答复过程中补交数据，审查员是不会予以考虑的。

三、公开充分

《中华人民共和国专利法》第 26 条第 3 款规定：说明书应当对发明或者实用新型做出清楚、完整的说明，以所属技术领域的技术人员能够实现为准。

公开充分是晶型专利纠纷中经常出现的一个争议焦点。对专利法的条文进行分析可以看出，公开充分需满足 3 个要件，本领域技术人员根据说明书公开的内容能够实现技术方案、解决技术问题及产生预期效果。结合实际案例，是否公开充分多数情况是针对制备方法的权利要求而言，即本领域技术人员能否根据说明书内容实现专利请求保护的技术方案。从申请人的角度考虑，将实现发明技术方案的关键参数隐藏，增加仿制者复现发明创造的难度从而保护申请人权益的这种心态可以理解。但是，专利就是"以公开换保护"，这一实质原则是不容违背的。所以，公开不充分经常作为晶型专利无效纠纷中无效请求人的有力武器。

典型案例之三：阿托伐他汀钙晶型专利无效宣告案[54,58-60]。这一专利纠纷案例的争议核心就在于是否公开充分。该典型案例被最高院评为"2015 年中国法院十大知识产权案件"。涉案药物是美国辉瑞公司的"明星产品"——强力降脂药物阿托伐他汀（商品名：立普妥），年销售额超过 100 亿美元。该药物的核心专利是"结晶 [R-(R*,R*)]-2-(4- 氟苯基)-β,δ- 二羟基 -5-(1- 甲基乙基)-3- 苯基 -4-［(苯氨基) 羰基］-1H- 吡咯 -1- 庚酸半钙盐"，申请日为 1996 年 7 月 8 日，于 2002 年 7 月 10 日获得中国发明专利授权。该专利实质保护的是阿托伐他汀钙Ⅰ型晶体(一种水合物晶型)。该案件经历了漫长的诉讼历程,1999年北京中国药业有限公司获批阿托伐他汀钙二类新药,成为立普妥的国内首仿药。2007年,辉瑞公司状告中国药业专利侵权。同年,中国药业提起专利权的无效宣告请求。专利复审委员会宣告专利权全部无效,辉瑞提起上诉,北京市一中院维持专利复审委决定。辉瑞上诉至北京市高院,北京高院终审撤销了北京一中院的判决,中国药业及专利复审委不服二审判决,上诉至国家最高法院再审。在国家最高法院终审的审理过程中,是否公开充分成为涉案双方的主要争议焦点之一。药物的晶型专利,属化学领域的产品发明专利,其专利说明书中应当记载化学产品的确认、制备和用途。具体而言,当发明是一种化合物时,说明书中应当说明该化合物的化学结构及与发明要解决的技术问题相关的化学、物理性能参数,使本领域技术人员能确认该化合物;同时,说明书中还应当至少公开一种制备方法,使本领域技术人员能够实施。最高法院以"本领域技术人员根据说明书公开的内容无法确认权利要求中保护的产品"和"本领域技术人员根据本案说明书中的内容无法制备得到阿托伐他汀钙Ⅰ型结晶"为由,宣告该专利权全部无效。

阿托伐他汀钙晶型专利纠纷的案例提示我们:申请人在撰写申请文件时,一方面要充分权衡利弊限定权利要求的保护范围,在说明书基础上对相关技术参数进行合理地概括,以免对专利的稳定性造成不利影响;另一方面,要反复审视专利所要求的保护范围是否可以得到说明书的支持,即权利要求书中的每一项权利要求所要求保护的技术方案应当是所属技术领域的技术人员能够从说明书充分公开的内容中得到或概括得出的技术方案,并且不得超出说明书公开的范围。这也是专利审查时影响专利能否授权的关键内容。

四、小结

制药行业是关乎人民生命健康的重要领域,随着药学家对晶型药物认识的深入和关注度的提高,晶型物质已经成为了新药必不可少的创新性指标之一,随之而来的,药物晶型相关专利的申请和保护也成为制药企业的必争之地,由此涉及的经济利益和社会价值也越来越高。因此,对于药物研发机构和制药企业来说,需要特别重视晶型药物专利的申请和保护,这种重视不仅仅包括要第一时间申请,抢占先机,还要注重提升专利申请文件的撰写水平,以提高审查授权的可能性和授权后专利权的稳定性。

(龚宁波　杨世颖　吕丽娟　吕　扬)

参考文献

1. 朱怡君,周伟澄.2014年美国FDA批准上市的新药简介.中国医药工业杂志,2015,46(1):74-96.

2. 史菁菁,封宇飞.2014年美国FDA批准的新药.中国新药杂志,2015(2):121-124.

3. John Bradshaw,Barry John Price,John Watson Clitherow. Aminoalkyl furan derivatives,British,GB 1565966A, 1976.

4. Barry J. Price,Hertfold,John W,et al,Ware,Aminoalkyl Furan Derivatives,United States,US 4128658,1978.

5. Keshava Murthy,Bruno K. Radatus,et al,Form of Form 1 ranitidine,United States,US 5523423,1996.

6. Derek L. Crookes. Process for Forming Form 2 Ranitidine Hydrochloride,United States,US 4672133,1987.

7. John Watson Clltherow. Ranitidine derivatives,UK,GB 2220937A,1990.

8. 糜志远,刘万忠.枸橼酸铋雷尼替丁产品制备技术,中国,CN 1156143A,1997.

9. 张逸庆,王浦海,朱金荣,等.雷尼替丁枸橼酸铋盐的制备方法,中国,CN 1236779,1999.

10. Sugimoto Hachiro, Tsuchiya Yutaka, Higurashi Kunizou, et al, Cyclic amine compound, its use and pharmaceutical compositions comprising it. Eroup, EP 0296560A2, 1988.

11. Hachiro Sugimoto, Norio Karibe, Youichi Iimura, et al, Cyclic Amine Compounds With Activity Against Acetylcholinesterase, United States, US 4895841, 1990.

12. 今井昭生, 渡边英明, 梶间隆, 等. 盐酸多奈哌齐的多晶型物及其制备方法. 中国, CN 1221404, 1997.

13. Akio Imai, Hideaki Watanabe, Takashi Kajima, et al, Polymorphs of Donepezil Hydrochloride and Process for Production, United States, US 6140321, 2000.

14. Imai Akio, Watanabe Hideaki, Kajima Takashi, et al. Polymorphs of donepezil hydrochloride and process for production. world, WO 9746527A1, 1997.

15. 今井昭生, 渡边英明, 梶间隆, 等. 盐酸多奈哌齐的多晶型物及其制备方法, 中国, CN 1699343, 2005.

16. 张和胜. 多奈哌齐盐的多晶型物及其制备和应用, 中国, CN 101397270, 2009.

17. David Middlemiss.PHENYLETHANOLAMINE DERIVATIVES, British, GB 1298494, 1972.

18. 陈俭龙. 左旋沙丁胺醇制备新工艺, 中国, CN 1413976, 2003.

19. Yusuf Khwaja Hamied, Rajendra Naryanrao Kankan, Ramachandra Rao.Process for preparing isomers of salbutamol, US 20040054215, 2004.

20. A·卢拉, G·马尔霍特拉, D·R·拉奥, 等. 药物化合物和组合物, 中国, CN 101124198, 2008.

21. V·默利, S·曼托瓦尼, S·比安基, 等. 左旋沙丁胺醇盐酸盐多晶型 A, 中国, CN 1934068A, 2007.

22. V·默利, S·曼托瓦尼, S·比安基, 等. 左旋沙丁胺醇盐酸盐多晶型 B, 中国, CN 1946676A, 2007.

23. Paul McGlynn, Roger Bakale, Craig Sturge.Leval Buterol Salt, United States, US 20040115136, 2004.

24. Dale J. Kempf, Daniel W. Norbeck, Hing Leung Sham, et al. Retroviral protease inhibiting compounds, United States, US 5541206, 1996.

25. Nils Perchenek, hans-Peter Baldus, Josua Loffelholz, et al. Polymeric multinary azanes, methods for their preparation and their use, United States, US 5567832, 1996.

26. J·F·保尔, A·萨勒基 - 格尔哈德特, B·A·纳拉雅南, 等. 多晶形药物及其制备方法, 中国, CN 1502613A, 2004.

27. J·F·保尔, A·萨勒基 - 格尔哈德特, B·A·纳拉雅南, 等. 多晶型药物, 中国, CN 1310715A, 2001.

28. J·F·保尔, A·萨勒基 - 格尔哈德特, B·A·纳拉雅南, 等. 多晶型药物及其制备方法, 中国, CN 1502613A, 2004.

29. J·F·保尔, A·萨勒基 - 格尔哈德特, B·A·纳拉雅南, 等. 多晶型药物, 中国, CN 101259128A, 2008.

30. Edward lunt, Malcolm F.G. Stevens, Robert Stone, et al. Tetrazine derivatives, United Kingdom, GB 2104522, 1983.

31. Edward Lunt, Malcolm F. G. Stevens, Robert Stone, et al. Tetrazine derivatives, United States, US 5260291, 1993.

32. Richard A. Fotland. Electrostatic Imaging derives, United states, US 4558334, 1985.

33. Takao Takaya, Fumiyuki, Hitoshi Nakamura, et al. Crystalline 7-(2-(2-aminothiazol-4-yl)-2-hydrox-yiminoacetamido)-3-vinyl-3-cephem-4-carboxylic acid(syn isomer), United States, US 4935507, 1990.

34. Sturm, Wolf, Ludescher. Crystalline Amine Salt Of Ccfdinir, World, WO 9845299A1, 1998.

35. H·斯特穆, S·沃尔夫, J·路德彻. 头孢地尼的胺盐晶体, 中国, CN 1251590, 2000.

36. A·曼卡, M·菲利蒂, B·M·萨拉, 等. 头孢地尼的合成方法, 中国, CN 101362769A, 2009.

37. Antonio Manca, Brunosala, Riccardo Monguzzi. Crystalline Form of Cefdinir, United Staes, US 20050209451A1, 2005.

38. N·E·塞尔弗, D·劳. 稳定的非晶形头孢地尼, 中国, CN 1997652, 2007.

39. D·罗, R·F·亨利, X·罗. 头孢地尼的三半水合物、脱水物和水合物形式, 中国, CN 1934118, 2007.

40. Y·库马, M·普拉萨德, A·普拉萨德, 等. 结晶二水合头孢地尼钾, 中国, CN 1617875A, 2005.

41. N·E·塞尔弗, D·劳. 稳定的非晶形头孢地尼, 中国, CN 1997652, 2007.

42. 王登之,侯朋.新的化合物头孢地尼钠,中国,CN 1415615,2003.

43. Y·库马,M·普拉萨德,A·普拉萨德,等.结晶二水合头孢地尼钾,中国,CN 1617875A,2005.

44. 李宽淳,张永佶,金弘先,等.头孢地尼结晶酸盐及用其制备头孢地尼的方法,中国,CN 1512996,2004.

45. 杨福桢,庞东颖.头孢地尼分散片及其制备方法,中国,CN 1013524224A,2009.

46. 康秋萍,刘春平,于联平.头孢地尼口腔崩解片及其制备方法,中国,CN 1723905A,2006.

47. 张汝德,赵立丽.头孢地尼泡腾制剂及其制备方法,中国,CN 1706389A,2005.

48. C·P·普亚拉.头孢地尼口服混悬剂,中国,CN 101018543A,2007.

49. 张辉,马秋娟,邓声菊.药物晶型专利的新颖性探讨.中国新药杂志,2016,25(5):490-494.

50. 贾连锁,张京德.X射线图谱限定特征对晶型药物专利申请保护范围的影响.新药研发论坛.2014,23(21):2481-2485.

51. 专利复审委员会第13804号无效宣告请求审查决定.2009.

52. 丁锦希,李晓婷.晶型药物专利保护策略研究.中国发明与专利,2012,8:40-45.

53. 赵健.国家一类抗乙肝病毒新药阿德福韦酯的研制与开发J..天津科技,2011,38(2).

54. 马啸天,檀爱民,明志会,等.从专利无效案件中探讨药物晶型专利文件的撰写.中国新药杂志,2016,25(18):2120-2123.

55. 劳芳,赵菁.从专利无效、行政诉讼的案例看药物晶型的创造性.中国发明与专利,2016,2:110-115.

56. 梁宝龙.药物晶型专利的创造性判断探讨——从溴化替托品结晶性单水合物的专利无效诉讼案谈起.中国发明与专利.2017,5:79-82.

57. 专利复审委员会第34432号无效宣告请求审查决定.2017.

58. 专利复审委员会第13582号无效宣告请求审查决定.2009.

59. 中华人民共和国最高人民法院(2014)行提字第8号判决书.2015

60. 张辉,刘桂英.立普妥同族专利构建策略探析.中国药学杂志,2014,49(5):437-440.

第十七章

药典收载的晶型药物

通过对世界发达国家现行药典的研究,发现目前在世界范围内各个国家对于晶型药物管理、晶型药物质量标准、晶型药物的生产控制要求、晶型药物的质量监管力度等均不尽相同。而中国则在晶型药物的管理上与其他国家存在较大的差距,这也是造成国产晶型药物与进口晶型药物在临床疗效和产品质量间差异的重要原因之一,应该引起我国政府相关管理机构、药物科学研究机构、制药生产企业的高度重视。为使人们了解和掌握国际和国内晶型药物研究与管理的差距,本书收载了《中国药典》《美国药典》《欧洲药典》以及《日本药典》中关于晶型药物的品种、质量标准、控制方法及管理要求等内容,并对不同国家药典中的相关内容进行了统计分析。

第一节 《中国药典》晶型药物管理状况

一、我国晶型药物管理历程

1. **《中国药典》版本发展** 自 1949 年中华人民共和国成立以来,《中华人民共和国国药典》[1](以下简称《中国药典》)共发行了十版,分别为:1953 年版、1963 年版、1977 年版、1985 年版、1990 年版、1995 年版、2000 年版、2005 年版、2010 年版、2015 年版,目前《中国药典》现行版本为 2015 年版。

2. **药物收载情况统计** 在《中国药典》2015 年版的二部中,共收载了 1022 个化学药物品种,其中以固体形式给药的品种有 714 个,约占化学药物品种总数的 70%。在《中国药典》2015 年版的二部中明确规定药品存在晶型问题,并需要进行晶型质量检查的品种有 2 个,分别是甲苯咪唑与棕榈氯霉素,约占固体药物品种总数的 0.3%。

3. **药典收载晶型药物情况** 《中国药典》开始涉及晶型问题的论述始于 1985 年版,首次明确记载了我国第一个晶型药物品种——棕榈氯霉素。药典中指出:该药物存在多晶型现象,在药典附录中明确规定了棕榈氯霉素的有效药用晶型为 B 型。药物晶型检测方法是采用红外光谱技术,以其吸收峰作为晶型产品质量控制的定性参照标准。

而在此之前,我国制药企业生产的棕榈氯霉素产品,从原料药到固体制剂(含片剂与胶囊剂)均是使用的临床无效晶 A 型。生物学研究证明:固体棕榈氯霉素药物的晶 B 型经口服给药后,在人体内的血药浓度远远高于晶 A 型,而当两种晶型使用相同剂量时,则晶 A 型口服后不能达到人体所需的疾病治疗血药浓度要求,故无法起到抗菌作用[2]。

在《中国药典》1990 年版中,增加收载了第二个晶型药物品种——甲苯咪唑。药典中指出:该药物存在多晶型现象,并在药典附录中明确规定了甲苯咪唑的有效药用晶型为晶 C 型。药物晶型检测方法是采用红外光谱技术,以其吸收峰作为晶型产品质量控制的定性参照标准。

4. 晶型药物产品与质量控制　从《中国药典》1985 年版开始收载第一个晶型药物;历经 5 年的发展后,在《中国药典》1990 年版中才增加了第二个晶型药物;再经历了 25 年的发展后,在《中国药典》2015 年版中仍然保持了 1990 年版的两个晶型药物品种。由此可见,在世界晶型药物研究成为热点问题并迅速发展的年代,我国则在近 20 年的固体晶型化学药物研究中未能取得突破性研究进展,基本处于停滞状态。鉴于中国在晶型药物研究中存在着起步较晚、发展速度缓慢的问题,结合目前《中国药典》收载品种数量、对晶型药物的质量标准、控制方法、产品质量管理等方面均与国际发达国家存在明显不同,造成了国产与进口固体化学药物间存在严重的产品质量差异。加强我国在晶型药物研制的整体水平,建立我国晶型药物的规范研究体系,特别是如何提高我国药典现已收载品种的晶型药物产品质量标准和质量控制方法,严格控制我国晶型药物生产工艺要求等是解决我国与国际晶型药物差距的唯一途径。

二、《中国药典》收载的晶型药物品种

《中国药典》2015 年版二部收载的 2 个晶型药物品种分别是甲苯咪唑与棕榈氯霉素。

1. 甲苯咪唑　收载于《中国药典》2015 年版二部,第 200 页。

甲苯咪唑,又名甲苯哒唑,化学命名为 5- 苯甲酰基 -2- 苯并咪唑氨基甲酸甲酯。分子式为 $C_{16}H_{13}N_3O_3$,分子量为 295.30,药典规定的化学纯度为 98.0%~102.0%。分子相对构型图如图 17-1 所示。

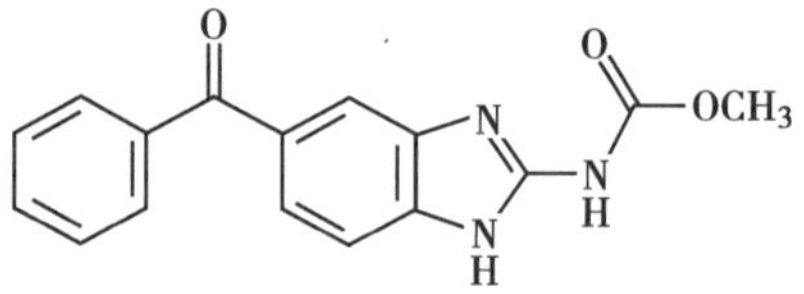

图 17-1　甲苯咪唑分子相对构型图

甲苯咪唑药物于 1984 年在我国生产上市[3],是一种广谱的驱虫药物。文献报道甲苯咪唑有 A、B、C 三种晶型,不同晶型之间可以相互转化[4]。甲苯咪唑不同晶型物质的溶解性质不同,其溶解性大小依次为:晶 B 型 > 晶 C 型 > 晶 A 型。由于甲苯咪唑的晶 B 型含有溶剂而造成原料中的有毒有害物质超标,通过生物学试验证明甲苯咪唑晶 A 型为一种无效晶型,故甲苯咪唑只能选择晶 C 型作为药用晶型使用。

甲苯咪唑药物的晶 C 型固体物质纯品制备工艺十分困难,仅易获得晶 C 型与晶 A 型的混合晶型物质。经生物学试验证明:当原料药中晶 A 型物质量超过 30% 时,甲苯咪唑药物的临床治疗作用将急剧下降。故此,在《中国药典》2005 年版中对甲苯咪唑晶 A 型进行了限量规定,即在原料药中的甲苯咪唑晶 A 型物质含量不得超过 10%,并采用红外光谱技术作为其晶 A 型纯度的限量检查手段。图 17-2 给出了《药品红外光谱集》[5]中收录的甲苯咪唑晶 A 型(光谱号为 100)与晶 C 型(光谱号为 101)的红外吸收光谱图。

2. 棕榈氯霉素　《中国药典》2015 年版二部,第 1281~1282 页。

棕榈氯霉素,又名无味氯霉素,化学命名为 D- 苏 -(−)-N-［α-(羟基甲基)-β- 羟基 - 对硝基苯乙基]-2,2- 二氯乙酰胺 -α- 棕榈酸酯。分子式为 $C_{27}H_{42}Cl_2N_2O_6$,分子量为 561.55,按

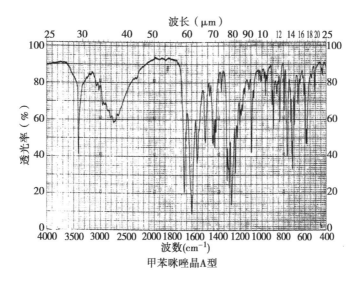

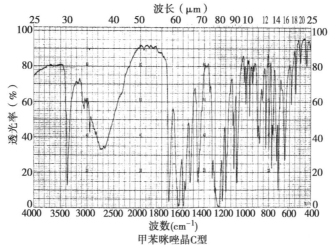

图 17-2 甲苯咪唑晶 A 型与晶 C 型的红外吸收光谱图

干燥品计算,氯霉素($C_{11}H_{12}Cl_2N_2O_5$)含量应为 56.5%~59.0%。分子相对构型图如图 17-3 所示。

图 17-3 棕榈氯霉素分子相对构型图

该药在我国于 1964 年开始生产上市,为氯霉素的棕榈酸酯,在体外无抗菌活性,口服后在十二指肠中经胰脂酶水解成氯霉素吸收入体内而发挥抗菌作用。该药对需氧革兰氏阴性菌及革兰氏阳性菌、厌氧菌、立克次体属、螺旋体和衣原体属均具抗菌活性。

文献报道[6,7]棕榈氯霉素有晶 A 型、晶 B 型、晶 C 型及无定型态等 4 种晶型物质,其中晶 A 型难被酯酶水解,溶出速率缓慢,为非活性晶型;晶 B 型易被酯酶水解,溶出速率比晶 A 型

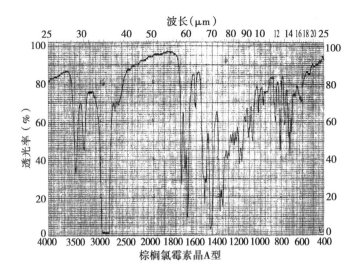

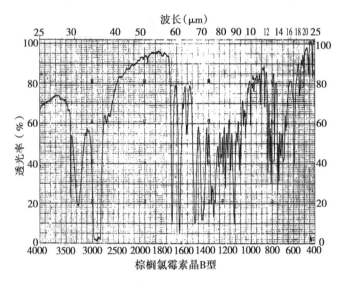

图 17-4 棕榈氯霉素晶 A 型与晶 B 型的红外吸收光谱图

快,且血药浓度为晶 A 型的 7 倍,为活性晶型;晶 C 型的溶出速率界于晶 A 型、晶 B 型之间,且晶 C 型和无定型极不稳定,容易变成晶 A 型、晶 B 型。《药品红外光谱集》中收录了棕榈氯霉素晶 A 型(光谱号 37)与晶 B 型(光谱号 38)的红外吸收光谱图。其图谱见图 17-4。《中国药典》2015 年版规定对棕榈氯霉素的晶型进行检查,规定用石蜡糊法测定,其红外吸收光谱应与同晶型对照的图谱(光谱集 37 图或 38 图)一致。在棕榈氯霉素混悬液项下制定了 A 晶型的检测方法,规定 A 晶型含量不超过 10%。

3. 含结晶水合物的药物品种 在《中国药典》的 2015 年版中收载了含有结晶水的药物品种共计 89 个。事实上,这些药物也属于存在多晶型问题的范畴,只是在《中国药典》中没有明确各个药物的晶型检测方法和晶型纯度限量标准。表 17-1 给出了 89 种含有结晶水的药物样品信息,其中包含机化学药物 84 种,无机化学药物 5 种(药品名称用 * 号表示)。

表 17-1　《中国药典》2015 年版中收载的 89 个含有结晶水药物样品信息

标号	药品名称	分子式	纯品含量（%）	药典页码
1	二硫丁二钠	$C_4H_4Na_2O_4S_2\cdot(H_2O)_3$	≥95.0	27
2	三磷酸腺苷二钠	$C_{10}H_{14}N_5Na_2O_{13}P_3\cdot(H_2O)_3$	≥95.0	37
3	门冬酰胺	$C_4H_8N_2O_3\cdot H_2O$	≥98.0	45
4	水杨酸镁	$C_{14}H_{10}MgO_6\cdot(H_2O)_4$	98.0~103.0	109
5	卡比多巴	$C_{10}H_{14}N_2O_4\cdot H_2O$	≥99.0	185
6	甲基多巴	$C_{10}H_{13}NO_4\cdot(H_2O)_{0.5}$	≥98.0	210
7	甲磺酸培氟沙星	$C_{17}H_{20}FN_3O_3\cdot CH_4O_3S\cdot(H_2O)_2$	≥76.4	224
8	头孢他啶	$C_{22}H_{22}N_6O_7S_2\cdot(H_2O)_5$	≥95.0	240
9	头孢曲松钠	$C_{18}H_{16}N_8Na_2O_7S_3\cdot(H_2O)_{3.5}$	≥84.0	252
10	头孢克洛	$C_{15}H_{14}ClN_3O_4S\cdot H_2O$	≥95.0	258
11	头孢氨苄	$C_{16}H_{17}N_3O_4S\cdot H_2O$	≥95.0	285
12	头孢羟氨苄	$C_{16}H_{17}N_3O_5S\cdot H_2O$	≥95.0	288
13	对氨基水杨酸钠	$C_7H_6NNaO_3\cdot(H_2O)_2$	≥98.0	323
14	亚叶酸钙	$C_{20}H_{21}CaN_7O_7\cdot(H_2O)_5$	95.0~105.0	341
15	亚甲蓝	$C_{16}H_{18}ClN_3S\cdot(H_2O)_3$	≥98.5	343
16	亚硫酸氢钠甲萘醌	$C_{11}H_9NaO_5S\cdot(H_2O)_3$	63.0~75.0	344
17	异烟腙	$C_{14}H_{13}N_3O_3\cdot H_2O$	≥98.0	414
18	苄星青霉素	$(C_{16}H_{18}N_2O_4S)_2\cdot C_{16}H_{20}N_2\cdot(H_2O)_4$	含 1244-1335 青霉素单位/mg	431
19	吡哌酸	$C_{14}H_{17}N_5O_3\cdot(H_2O)_3$	≥98.5	472
20	谷氨酸钠	$C_5H_8NNaO_4\cdot H_2O$	99.0~100.5	510
21	泛影酸	$C_{11}H_9I_3N_2O_4\cdot(H_2O)_2$	≥98.5	528
22	阿莫西林	$C_{16}H_{19}N_3O_5S\cdot(H_2O)_3$	≥95.0	566
23	环磷酰胺	$C_7H_{15}C_{12}N_2O_2P$	≥98.0	586
24	苯唑西林钠	$C_{19}H_{18}N_3NaO_5S\cdot H_2O$	≥90.0	615
25	非诺洛芬钙	$C_{30}H_{26}CaO_6\cdot(H_2O)_2$	≥97.5	643
26	咖啡因	$C_8H_{10}N_4O_2\cdot H_2O$	≥98.5	649
27	依地酸钙钠	$C_{10}H_{12}CaN_2Na_2O_8\cdot(H_2O)_6$	97.0~102.0	660
28	依诺沙星	$C_{15}H_{17}FN_4O_3\cdot(H_2O)_{1.5}$	98.5~102.0	672
29	乳酸依沙吖啶	$C_{15}H_{15}N_3O\cdot C_3H_6O_3\cdot H_2O$	≥99.0	679
30	乳酸钙	$C_6H_{10}CaO_6\cdot(H_2O)_5$	98.0~103.0	681
31	泮托拉唑钠	$C_{16}H_{14}F_2N_3NaO_4S\cdot H_2O$	98.0~102.0	704
32	氨茶碱	$C_2H_8N_2(C_7H_8N_4O_2)_2\cdot(H_2O)_2$	84.0~87.4	1153
33	枸橼酸哌嗪	$(C_4H_{10}N_2)_3\cdot(C_6H_8O_7)_2\cdot(H_2O)_5$	≥98.5	724
34	枸橼酸钠	$C_6H_5Na_3O_7\cdot(H_2O)_2$	≥99.0	725

续表

标号	药品名称	分子式	纯品含量(%)	药典页码
35	枸橼酸钾	$C_6H_5K_3O_7 \cdot H_2O$	≥99.0	727
36	枸橼酸锌	$(C_6H_5O_7)_2Zn_3 \cdot (H_2O)_2$	≥98.5	733
37	哌拉西林	$C_{23}H_{27}N_5O_7S \cdot H_2O$	≥92.0	741
38	氢溴酸东莨菪碱	$C_{17}H_{21}NO_4 \cdot HBr \cdot (H_2O)_3$	≥99.0	778
39	重酒石酸去甲肾上腺素	$C_8H_{11}NO_3 \cdot C_4H_6O_6 \cdot H_2O$	≥99.0	791
40	度米芬	$C_{22}H_{40}BrNO \cdot H_2O$	≥98.0	840
41	美罗培南	$C_{17}H_{25}N_3O_5S \cdot (H_2O)_3$	≥92.0	841
42	盐酸大观霉素	$C_{14}H_{24}N_2O_7 \cdot (HCl)_2 \cdot (H_2O)_5$	含 779 大观霉素单位 /mg≥77.9	872
43	盐酸小檗碱	$C_{20}H_{18}ClNO_4 \cdot (H_2O)_2$	≥98.0	875
44	盐酸丙卡特罗	$C_{16}H_{22}N_2O_3 \cdot HCl \cdot (H_2O)_{0.5}$	≥98.5	888
45	盐酸布比卡因	$C_{18}H_{28}N_2O \cdot HCl \cdot H_2O$	≥98.5	897
46	盐酸吗啡	$C_{17}H_{19}NO_3 \cdot HCl \cdot (H_2O)_3$	≥99.0	941
47	盐酸多西环素	$C_{22}H_{24}N_2O_8 \cdot HCl \cdot (C_2H_5OH)_{0.5} \cdot (H_2O)_{0.5}$	88.0~94.0	951
48	盐酸多沙普仑	$C_{24}H_{30}N_2O_2 \cdot HCl \cdot H_2O$	98.0~100.5	953
49	盐酸吡硫醇	$C_{16}H_{20}N_2O_4S_2 \cdot (HCl)_2 \cdot H2O$	97.0~103.0	976
50	盐酸利多卡因	$C_{14}H_{22}N_2O \cdot HCl \cdot H_2O$	≥99.0	978
51	盐酸阿扑吗啡	$C_{17}H_{17}NO_2 \cdot HCl \cdot (H_2O)_{0.5}$	≥98.0	983
52	盐酸阿米洛利	$C_6H_8ClN_7O \cdot HCl \cdot (H_2O)_2$	≥98.5	984
53	盐酸纳洛酮	$C_{19}H_{21}NO_4 \cdot HCl \cdot (H_2O)_2$	98.0~102.0	992
54	盐酸环丙沙星	$C_{17}H_{18}FN_3O_3 \cdot HCl \cdot H_2O$	≥88.5	996
55	盐酸林可霉素	$C_{18}H_{34}N_2O_6S \cdot HCl \cdot H_2O$	≥82.5	1003
56	盐酸昂丹司琼	$C_{18}H_{19}N_3O \cdot HCl \cdot (H_2O)_2$	98.0~102.0	1009
57	盐酸依米丁	$C_{29}H_{40}N_2O_4 \cdot (HCl)_2 \cdot (H_2O)_7$	≥98.0	1016
58	盐酸组氨酸	$C_6H_9N_3O_2 \cdot HCl \cdot H_2O$	≥99.0	1027
59	盐酸赛庚啶	$C_{21}H_{21}N \cdot HCl \cdot (H_2O)_{1.5}$	≥98.5	1111
60	核黄素磷酸钠	$C_{17}H_{20}N_4NaO_9P \cdot (H_2O)_2$	74.0~79.0	1128
61	氨苄西林	$C_{16}H_{19}N_3O_4S \cdot (H_2O)_3$	≥96.0	1147
62	氨茶碱	$C_2H_8N_2(C_7H_8N_4O_2)_2 \cdot (H_2O)_2$	含茶碱 84.0~87.4	1153
63	维生素 C 钙	$C_{12}H_{14}CaO_{12} \cdot (H_2O)_2$	≥98.0	1239
64	葡萄糖酸亚铁	$C_{12}H_{22}FeO_{14} \cdot (H_2O)_2$	97.0~102.0	1271
65	硫鸟嘌呤	$C_5H_5N_5S$	>98.0	1307
66	硫酸双肼屈嗪	$C_8H_{10}N_6 \cdot H_2SO_4 \cdot (H_2O)_{2.5}$	≥98.0	1315
67	硫酸亚铁 *	$FeSO_4 \cdot (H_2O)_7$	98.5~104.0	1318
68	硫酸吗啡	$(C_{17}H_{19}NO_3)_2 \cdot H_2SO_4 \cdot (H_2O)_5$	>98.0	1321

续表

标号	药品名称	分子式	纯品含量(%)	药典页码
69	硫酸阿托品	$(C_{17}H_{23}NO_3)_2 \cdot H_2SO_4 \cdot H_2O$	≥98.5	1335
70	硫酸奎宁	$(C_{20}H_{24}N_2O_2)_2 \cdot H_2SO_4 \cdot (H_2O)_2$	≥99.0	1349
71	硫酸奎尼丁	$(C_{20}H_{24}N_2O_2)_2 \cdot H_2SO_4 \cdot (H_2O)_2$	≥99.0	1350
72	硫酸锌 *	$ZnSO_4 \cdot (H_2O)_7$	99.0~103.0	1361
73	硫酸普拉睾酮钠	$C_{19}H_{27}NaO_5S \cdot (H_2O)_2$	98.0~102.0	1362
74	氯化钙 *	$CaCl_2 \cdot (H_2O)_2$	97.0~103.0	1371
75	氯化琥珀胆碱	$C_{14}H_{30}Cl_2N_2O_4 \cdot (H_2O)_2$	≥98.0	1377
76	氯化筒箭毒碱	$C_{37}H_{41}ClN_2O_6 \cdot HCl \cdot (H_2O)_5$	≥98.0	1378
77	普鲁卡因青霉素	$C_{13}H_{20}N_2O_2 \cdot C_{16}H_{18}N_2O_4S \cdot H_2O$	含 1000 青霉素单位 /mg	1434
78	巯嘌呤	$C_5H_4N_4S \cdot H_2O$	97.0~103.0	1448
79	福尔可定	$C_{23}H_{30}N_2O_4 \cdot H_2O$	≥98.5	1496
80	磺胺嘧啶锌	$C_{20}H_{18}N_8O_4S_2Zn \cdot (H_2O)_2$	97.0~103.0	1559
81	磺胺醋酰钠	$C_8H_9N_2NaO_3S \cdot H_2O$	≥99.0	1560
82	糖精钠	$C_7H_4NNaO_3S \cdot (H_2O)_2$	≥99.0	1562
83	磷酸二氢钠 *	$NaH_2PO_4 \cdot H_2O$	≥98.0	1562
84	磷酸川芎嗪	$C_8H_{12}N_2 \cdot H_3PO_4 \cdot H_2O$	98.0~102.0	1563
85	磷酸可待因	$C_{18}H_{21}NO_3 \cdot H_3PO_4 \cdot H_2O$	≥98.5	1565
86	磷酸哌喹	$C_{29}H_{32}C_{12}N_6 \cdot (H_3PO_4)_4 \cdot (H_2O)_4$	98.0~102.0	1574
87	磷酸哌嗪	$C_4H_{10}N_2 \cdot H_3PO_4 \cdot H_2O$	≥98.5	1576
88	磷酸氢钙 *	$CaHPO_4 \cdot (H_2O)_2$	98.0~105.0	1579
89	磷霉素钙	$C_3H_5CaO_4P \cdot H_2O$	含 720 磷霉素单位 /mg	1583

注:* 表示无机化学药物

相比之下,《中国药典》2015 年版在药品的纯度方面比 2005 版要求有了进一步提高,比如苄星青霉素、盐酸大观霉素、盐酸组氨酸、硫鸟嘌呤、硫酸普拉睾酮钠、普鲁卡因青霉素、磷酸哌喹、磷酸氢钙等。

三、晶型药物的质量控制方法

在《中国药典》的 2015 年版中,对甲苯咪唑和棕榈氯霉素 2 种晶型药物的晶型控制方法:①指定有效药用晶型种类;②限定药物中的无效晶型最高含量标准或不同晶型的含量比例;③利用红外光谱进行晶型种类鉴别;④利用红外光谱中的吸收峰作为晶型含量的控制参照,采用基线校正法检查无效晶型的含量值。

例如:利用红外光谱法对甲苯咪唑晶型药物的检测方法。

取甲苯咪唑供试品与含晶 A 型 10% 的甲苯咪唑对照品各 25mg,分别加液状石蜡油 0.3ml,研磨均匀,制成厚度约为 0.15mm 的石蜡油糊片,同时制作相同厚度的空白液状石蜡油糊片作参比,进行红外光谱测定。调节供试品与对照品在 803cm^{-1} 波数处的透光率为

90%~95%。分别记录 620~803cm^{-1} 波数处的红外吸收图谱,在约 620~803cm^{-1} 波数处的最小吸收峰间连接一基线,再在约 640~662cm^{-1} 波数处的最大吸收峰顶处作垂线与基线相交,从而得到最大吸收峰处的吸收校正值。供试品在约 640cm^{-1} 与 662cm^{-1} 波数处的最大吸收校正值之比,不得大于含晶 A 型 10% 的甲苯咪唑对照品在此处的最大吸收校正值之比。

利用红外光谱法对棕榈氯霉素晶型药物的检测方法。

首先配置 20% 与 10% 棕榈氯霉素对照品,测定 20% 晶 A 型对照品图谱中约 885cm^{-1} 和 790cm^{-1} 波数处的最小吸收峰、约 858cm^{-1} 和 843cm^{-1} 波数处最大吸收峰的精确波数。按照这些波数,在 10% 晶 A 型对照图谱中在约 885cm^{-1} 和 790cm^{-1} 波数最小吸收峰间画一基线,在约 885cm^{-1} 和 843cm^{-1} 波数最大吸收峰处,各画一垂直线与基线相交,从而得到这些最大吸收峰处的校正吸收值。计算在 858cm^{-1} 与 843cm^{-1} 波数处的校正吸收值之比,在供试品的图谱上,按照同法测定,供试品的吸收值之比应大于 10% 晶 A 型棕榈氯霉素对照品吸收值之比。

四、小结

自《中国药典》收载 2 种晶型药物并规定了晶型控制标准以来,国内药学界已经开始认识到晶型对药物研究的重要性。但是近 20 年过去了,我国在晶型药物研究中未获得新的研究进展,且与发达国家在晶型药物研究水平的距离扩大。除了晶型品种控制要求外,我国在晶型药物检测方法仍使用定性或半定量的红外光谱法,而未能采用国际公认的定量晶型药物检测分析方法——X 射线衍射分析法。这从侧面反映了我国在对晶型药物产品质量标准、生产控制、检测技术等方法与国际相关科学接轨的要求认识不足,这将会制约我国晶型药物研制水平和参与国际晶型药物的竞争能力。

第二节　《美国药典》晶型药物管理状况

一、美国晶型药物管理历程

《美国药典》(USP)由美国政府所属的美国药典委员会编辑出版,是美国政府对药品质量标准和检定方法作出的技术规定,也是各种药品生产、使用、管理、检验的法律依据。《美国药典》于 1820 年出版了第一版,到 1950 年以后每隔 5 年出版修订版一次。到 2007 年,《美国药典》已经出版到第 30 版。当前最新版本为第 40 版。《美国药典》自 1980 年版起与美国《国家处方集》(NF)合并,《美国药典》收载原料药品及其制剂,而 NF 收载各类辅料和一些非处方药物。根据美国药典委员会 1975 年第 3 号决议,凡已被批准投放市场的药物均应载入《美国药典》。在《美国药典》第 23 版中就开始有多晶型药物的记载,随着药典中收载的药物品种不断增加,晶型药物的品种也随之增加。《美国药典》第 40 版共收载了约 1835 个化学药物品种,其中以固体形式给药的品种约 1355 个,约占总数的 74%;在《美国药典》中指出存在多晶型问题的药物有 251 种,约占化学固体药物总数的 18%[8]。

二、《美国药典》收载的晶型药物品种

在《美国药典》第 40 版中共计收录晶型药物品种 251 种,约占固体化学药物总数的 18%。晶型样品种类包括两大类:一般类晶型药物共计 46 种,约占固体药物总数的 3%,约

占晶型药物总数的 19%；含结晶水类晶型药物共计 204 种，约占固体药物总数的 15%，约占晶型药物总数的 81%。

1. 一般类晶型药物 《美国药典》附录中给出对 46 种晶型药物的不同溶解性质描述，并指出这些药物存在有多晶型问题。46 种一般类晶型药物信息见表 17-2。

表 17-2　46 种一般类晶型药物信息

编号	英文名称	中文名称	晶型数目	熔点值（℃）
1	Alfentanil hydrochloride	盐酸阿芬太尼	2	136~143,116~126
2	Anileridine	阿尼利定	2	80,89
3	Amlodipine Besylate	苯磺酸氨氯地平	2	未提供
4	Atorvastatin Calcium	阿托伐他汀钙	2	未提供
5	Azithromycin	阿奇霉素	4	未提供
6	Aztreonam	氨曲南	2	未提供
7	Bethanechol chloride	氯贝胆碱	2	211,219
8	Cabergoline	卡麦角林	2	未提供
9	Carbamazepine	卡马西平	2	未提供
10	Cefuroxime Axetil	头孢呋新酯	2	未提供
11	Chloramphenicol palmitate	棕榈氯霉素	未提供	未提供
12	Chlorobutanol	三氯叔丁醇	2	95,76
13	Chloroquine phosphate	磷酸氯喹啉	3	93~195,210~215,193~215
14	Cyanocobalamin	维生素 B_{12}	2	未提供
15	Dexbrompheniramine maleate	马来酸右旋氯苯吡胺	3	106~107,112~113,105~113
16	Dihydrostreptomycin sulfate	双氢链霉素硫酸盐	2	未提供
17	Donepezil Hydrochloride	盐酸多奈哌齐	3	
18	Doxorubicin Hydrochloride	盐酸阿霉素	2	未提供
19	Droperidol	氟哌利多	2	未提供
20	Dyphylline	二羟丙茶碱	2	未提供
21	Ethinyl estradiol	炔雌醇	2	180~186,142~146
22	Ergoloid mesylates	甲磺酰麦角碱	2	未提供
23	Erythromycin Ethylsuccinate	琥乙红霉素	2	未提供
24	Haloperidol	氟哌啶醇	2	未提供
25	Hydroxychloroquine sulfate	硫酸羟氯喹	2	240,198
26	Hydroxocobalamin	羟钴胺	2	未提供
27	Idarubicin hydrochloride	盐酸伊达比星	2	未提供
28	Indomethacin	吲哚美辛	未提供	162
29	Losartan Potassium	氯沙坦钾	2	
30	Mefloquine hydrochloride	盐酸甲氟喹	未提供	未提供

续表

编号	英文名称	中文名称	晶型数目	熔点值（℃）
31	Methocarbamol	美索巴莫	未提供	未提供
32	Miconazole	咪康唑	未提供	78-88
33	Nimodipine	尼莫地平	未提供	未提供
34	Pentazocine Hydrochloride	盐酸喷他佐辛	2	254,218
35	Pentobarbital	戊巴比妥	未提供	未提供
36	Phenobarbital	苯巴比妥	未提供	未提供
37	Piroxicam	吡罗昔康	未提供	未提供
38	Progesterone	黄体酮	2	126~131,121
39	Secobarbital	司可巴比妥	2	未提供
40	Sodium salicylate	水杨酸钠	2	未提供
41	Stanozolol	司坦唑醇	2	155,235
42	Succinylcholine Chloride	氯琥珀胆碱	2	160,190
43	Tetracaine Hydrochloride	盐酸丁卡因	3	148,134,139
44	Vinblastine sulfate	硫酸长春碱	2	未提供
45	Vincristine sulfate	硫酸长春新碱	2	未提供
46	Zidovudine	齐多夫定	未提供	124

2. 含结晶水类晶型药物　在《美国药典》第 40 版的各论中给出含不同数量结晶水的晶型药物品种共计 204 种,其中包括:有机化学药物 172 种,约占含结晶水类样品的 84%;无机化学药物 32 种(药品名称用 * 号表示),占 16%。204 种含结晶水类晶型药物信息见表 17-3。

表 17-3　204 种含结晶水类晶型药物信息

编号	英文名	中文名	无水物	水合物（含水分子数）
1	Alendronate sodium	阿仑膦酸钠	√	3
2	Alfentanil Hydrochloride	盐酸阿芬他尼	√	1
3	Ammonium alum	铵明矾 *	√	12
4	Potassium alum	钾明矾 *	√	12
5	Aluminum chloride	氯化铝 *	√	6
6	Aluminum chlorohydrate	碱式氯化铝 *	√	2
7	Aluminum dichlorohydrate	碱式二氯化铝 *	√	存在,未提供数量
8	Aluminum sesquichlorohydrate	碱式氯化铝 *	√	存在,未提供数量
9	Aluminum sulfate	硫酸铝 *	√	存在,未提供数量
10	Aluminum zirconium octachlorohydrate	八羟基氯化铝锆	√	存在,未提供数量
11	Aluminum zirconium pentachlorohydrate	五羟基氯化铝锆	√	存在,未提供数量
12	Auminum zirconium tetrachlorohydrate	四羟基氯化铝锆	√	存在,未提供数量

编号	英文名	中文名	无水物	水合物（含水分子数）
13	Aluminum zirconium trichlorohydrate	三羟基氯化铝锆	√	存在，未提供数量
14	Amifostine	氨磷丁	√	3
15	Amiloride Hydrochloride	盐酸阿米洛利	√	2
16	Aminophylline	氨茶碱	√	2
17	Aminosalicylate sodium	对氨水杨酸钠	√	2
18	Amodiaquine Hydrochloride	盐酸氨酚喹啉	√	2
19	Ammonium Molybdate	钼酸铵 *	√	4
20	Amoxicillin	阿莫西林	√	3
21	Ampicillin	氨苄西林	√	存在，未提供数量
22	Anagrelide Hydrochloride	盐酸阿那格雷		1
23	Antimony Potassium Tartrate	酒石酸锑钾	√	3
24	Apomorphine hydrochloride	盐酸阿扑吗啡	√	0.5
25	Argatroban	阿加曲班		1
26	Atropine Sulfate	硫酸阿托品	√	1
27	Azithromycin	阿奇霉素	√	1, 2
28	Balsalazide Disodium	巴柳氮二钠	√	2
29	Beclomethasone Dipropionate	倍氯米松二丙酸酯	√	1
30	Betamethasone Sodium Phosphate	倍他米松磷酸钠	√	存在，未提供数
31	Bupivacaine hydrochloride	盐酸布比卡因	√	1
32	Caffeine	咖啡因	√	1
33	Calcifediol	骨化二醇	√	1
34	Calcitriol	骨化三醇	√	1
35	Calcium ascorbate	抗坏血酸钙	√	2
36	Calcium Chloride	氯化钙 *	√	2
37	Calcium Citrate	枸橼酸钙	√	4
38	Calcium Gluconate	葡萄糖酸钙	√	1
39	Calcium Lactate	乳酸钙	√	存在，未提供数量
40	Calcium lactobionate	乳糖醛酸钙	√	2
41	Calcium Levulinate	戊酮酸钙	√	2
42	Calcium Saccharate	糖二酸钙	√	4
43	Dibasic Calcium Phosphate	磷酸氢钙 *	√	2
44	Carbamide Peroxide	过氧化碳酰胺		1
45	Carbenicillin Disodium	羧苄西林	√	1
46	Carbidopa	卡比多巴	√	1

续表

编号	英文名	中文名	无水物	水合物 （含水分子数）
47	Cefaclor	头孢克洛	√	1
48	Cefadroxil	头孢羟氨苄	√	0.5, 1
49	Cefepime hydrochloride	盐酸头孢吡肟	√	1
50	Cefixime	头孢克肟	√	1, 3
51	Cefprozil	头孢丙烯	√	1
52	Ceftazidime	头孢他啶	√	5
53	Ceftiofur Sodium	头孢噻呋钠	√	1, 3
54	Ceftriaxone Sodium	头孢曲松钠	√	3.5
55	Cidofovir	西多福韦	√	2
56	cephalexin	头孢氨苄	√	1
57	Cephalexin hydrochloride	头孢氨苄盐酸盐	√	1
58	Cephradine	头孢拉定	√	2
59	Cetylpyridinium chloride	西吡氯铵	√	1
60	Chromic Chloride	氯化铬 *	√	6
61	Ciprofloxacin hydrochloride	盐酸环丙沙星	√	1, 0.5
62	Citric acid monohydrate	枸橼酸	√	1
63	Cloxacillin Sodium	氯唑西林钠	√	1
64	Codeine	可待因	√	1
65	Codeine Phosphate	磷酸可待因	√	0.5
66	Codeine Sulfate	硫酸可待因	√	3
67	Cupric chloride	氯化铜 *	√	2
68	Cupric Sulfate	硫酸铜 *	√	5
69	Cyclophosphamide	环磷酰胺	√	1
70	Cyproheptadine Hydrochloride	盐酸赛庚啶	√	1.5
71	Cysteine hydrochloride	盐酸半胱氨酸	√	1
72	Dantrolene Sodium	丹曲林钠	√	3.5
73	Desmopressin Acetate	醋酸去氨加压素	√	3
74	Dexamethasone Acetate	醋酸氟美松	√	1
75	Dextromethorphan hydrobromide	氢溴酸右美沙芬	√	1
76	Dextrose	葡萄糖	√	1
77	Diatrizoic Acid	泛影酸	√	2
78	Dicloxacillin sodium	双氯西林钠	√	1
79	Dihydroxyaluminum aminoacetate	甘羟铝	√	存在,未提供数量
80	Docetaxel	多西他赛	√	3

续表

编号	英文名	中文名	无水物	水合物（含水分子数）
81	Dolasetron Mesylate	多拉司琼	√	1
82	Donepezil Hydrochloride	盐酸多奈哌齐	√	1
83	Doxapram hydrochloride	盐酸多沙普仑	√	1
84	Doxycycline	多西环素	√	1
85	Doxycycline Hyclate	盐酸多西环素	√	1
86	Edetate calcium disodium	依地酸钙钠	√	存在，未提供数量
87	Edetate Disodium	依地酸二钠	√	2
88	Enalaprilat	依那普利拉	√	2
89	Entecavir	恩替卡韦	√	1
90	Estradiol	雌二醇	√	0.5
91	Esomeprazole Magnesium	艾美拉唑镁	√	2, 3
92	Fenoprofen Calcium	非诺洛芬钙	√	2
93	Ferric Sulfate	硫酸铁	√	存在，未提供数量
94	Ferrous gluconate	葡萄糖酸亚铁	√	2
95	Ferrous sulfate	硫酸亚铁 *	√	7
96	Fexofenadine Hydrochloride	盐酸非索非那定	√	存在，未提供数量
97	Flunisolide	氟尼缩松	√	0.5
98	Fluocinolone acetonide	氟轻松	√	存在，未提供数量
99	Flurbiprofen sodium	氟比洛芬钠	√	2
100	Fluvastatin Sodium	氟伐他汀钠	√	存在，未提供数量
101	Formoterol Fumarate	富马酸福莫特罗	√	2
102	Foscarnet Sodium	膦甲酸钠	√	6
103	Gonadorelin Acetate	醋酸戈那瑞林	√	存在，未提供数量
104	Hydrocodone Bitartrate	重酒石酸二氢可待因酮	√	2.5
105	Hydrocortisone Hemisuccinate	氢化可的松半琥酯	√	1
106	Hyoscyamine sulfate	硫酸莨菪碱	√	2
107	Imipenem	亚胺培南	√	1
108	Indomethacin Sodium	吲哚美辛钠	√	3
109	Ipratropium Bromide	溴酸异丙托品	√	1
110	Irinotecan Hydrochloride	盐酸伊立替康	√	3
111	Isoproterenol Sulfate	硫酸异丙肾上腺素	√	2
112	Lamivudine	拉米夫定	√	0.2
113	Levofloxacin	左氧氟沙星	√	0.5
114	Levorphanol Tartrate	酒石酸左旋吗啡	√	2

续表

编号	英文名	中文名	无水物	水合物（含水分子数）
115	Levothyroxine Sodium	左甲状腺素钠	√	存在，未提供数量
116	Lidocaine Hydrochloride	盐酸利多卡因	√	1
117	Lincomycin Hydrochloride	盐酸林可霉素	√	1
118	Lisinopril	赖诺普利	√	2
119	Lithium Citrate	枸橼酸锂	√	4
120	Lithium Hydroxide	氢氧化锂 *	√	1
121	Loracarbef	氯碳头孢	√	1
122	Magaldrate	镁加铝 *	√	存在，未提供数量
123	Magnesium Chloride	氯化镁	√	6
124	Magnesium Gluconate	葡萄糖酸镁	√	2
125	Magnesium Phosphate	磷酸镁	√	5
126	Magnesium Salicylate	水杨酸镁	√	4
127	Magnesium Sulfate	硫酸镁	√	存在，未提供数量
128	Magnesium Trisilicate	三硅酸镁	√	存在，未提供数量
129	Manganese chloride	氯化锰 *	√	4
130	Manganese gluconate	葡萄糖酸锰	√	2
131	Manganese sulfate	硫酸锰 *	√	1
132	Meclizine Hydrochloride	盐酸氯苯苄嗪	√	1
133	Meclofenamate Sodium	甲氧胺苯酸钠	√	1
134	Menadiol Sodium Diphosphate	磷钠甲萘醌	√	6
135	Mercaptopurine	巯嘌呤	√	1
136	Meropenem	美罗培南	√	3
137	Methylbenzethonium chloride	甲苄索氯铵	√	1
138	Methyldopa	甲基多巴	√	1.5
139	Methylene Blue	亚甲蓝	√	存在，未提供数量
140	Metoclopramide hydrochloride	盐酸甲氧氯普胺	√	1
141	Morphine sulfate	硫酸吗啡	√	5
142	Mupirocin Calcium	莫匹罗星钙	√	2
143	Naloxone Hydrochloride	盐酸纳洛酮	√	存在，未提供数量
144	Nafcillin Sodium	萘夫西林钠	√	1
145	Nevirapine	奈韦拉平	√	0.5
146	Nitrofurantoin	呋喃妥因	√	1
147	Norepinephrine bitartrate	重酒石酸去甲肾上腺素	√	1
148	Ondansetron Hydrochloride	盐酸昂丹司琼	√	2

续表

编号	英文名	中文名	无水物	水合物（含水分子数）
149	Oxacillin Sodium	苯唑西林钠	√	1
150	Oxytetracycline	地霉素	√	2
151	Pamidronate disodium	帕米膦酸二钠	√	5
152	Pantoprazole Sodium	泮托拉唑钠	√	1.5
153	Pemetrexed Disodium	培美曲塞二钠	√	7
154	Penicillin G benzathine	苄星青霉素 G	√	4
155	Penicillin G Procaine	普鲁卡因青霉素	√	1
156	Piperacillin	哌拉西林	√	1
157	Piperazine Citrate	枸橼酸哌嗪	√	存在,未提供数量
158	Potassium carbonate	碳酸钾 *	√	1.5
159	Potassium Citrate	枸橼酸钾	√	1
160	Potassium gluconate	葡萄糖酸钾	√	1
161	Potassium Guaiacolsulfonate	愈创木酚磺酸钾	√	0.5
162	Potassium sodium tartrate	酒石酸钾钠	√	4
163	Pramipexole Dihydrochloride	普拉克索二盐酸盐	√	1
164	Prednisolone	泼尼松龙	√	存在,未提供数量
165	Prednisolone Tebutate	强的松龙叔丁乙酯	√	1
166	Quinidine Sulfate	硫酸奎尼丁	√	2
167	Quinine Sulfate	硫酸奎宁	√	2
168	Rabeprazole Sodium	雷贝拉唑钠	√	存在,未提供数量
169	Riboflavin-5-phosphate sodium	核黄素磷酸钠盐	√	2
170	Risedronate Sodium	利塞膦酸钠	√	1,2.5
171	Ropivacaine hydrochloride	盐酸罗哌卡因	√	1
172	Saccharin calcium	糖精钙	√	3.5
173	Saccharin Sodium	糖精钠	√	2
174	Scopolamine Hydrobromide	氢溴酸东莨菪碱	√	3
175	Sibutramine Hydrochloride	盐酸西布曲明	√	1
176	Sitagliptin Phosphate	西他列汀磷酸盐	√	1
177	Dibasic Sodium Phosphate	磷酸氢二钠 *	√	1,2,7,12
178	Monobasic Sodium Phosphate	磷酸二氢钠 *	√	1,2
179	Sodium Acetate	醋酸钠 *	√	3
180	Sodium Citrate	枸橼酸钠	√	2
181	Sodium Nitroprusside	硝普钠	√	2
182	Sodium Picosulfate	硫酸氢钠	√	1

续表

编号	英文名	中文名	无水物	水合物 （含水分子数）
183	Sodium Sulfate	硫酸钠 *	√	10
184	Sodium Sulfide	硫化钠 *	√	9
185	Sodium Thiosulfate	硫代硫酸钠 *	√	5
186	Spectinomycin Hydrochloride	盐酸壮观霉素	√	5
187	Succinylcholine Chloride	氯琥珀胆碱	√	2
188	Sulfacetamide sodium	磺胺醋酰钠	√	1
189	Tacrine hydrochloride	盐酸他克林	√	1
190	Tacrolimus	他克莫司	√	1
191	Terazosin Hydrochloride	盐酸特拉唑嗪	√	2
192	Terpin hydrate	萜品醇	√	1
193	Tetracycline	四环素	√	3
194	Theophylline	茶碱	√	1
195	Thioguanine	硫鸟嘌呤	√	0.5
196	Thiothixene hydrochloride	盐酸氨砜噻吨	√	2
197	Ticarcillin monosodium	替卡西林钠	√	1
198	Tolmetin sodium	托美丁钠	√	2
199	Triprolidine hydrochloride	盐酸曲普利啶	√	1
200	Tubocurarine Chloride	氯筒箭毒碱	√	5
201	Vardenafil Hydrochloride	伐地那非盐酸盐	√	3
202	Zinc Acetate	醋酸锌	√	2
203	Zinc Sulfate	硫酸锌 *	√	1,7
204	Ziprasidone Hydrochloride	盐酸齐拉西酮	√	1

注:*表示无机化学药物

三、晶型药物的检测分析技术及方法

《美国药典》第 40 版总论中对可以应用于晶型药物的检测方法进行了介绍,其方法包括:X 射线衍射法(XRD)、红外光谱方法(IR)、近红外光谱方法(NIR)、拉曼光谱方法(RM)、差示扫描量热法(DSC)、热重法(TGA)和熔点法(MT)测定。但在《美国药典》对 204 种晶型药物的晶型检测时仅使用了 3 种方法,即粉末 X 射线衍射法、红外光谱法、熔点法。

(一)X 射线衍射法

《美国药典》第 40 版中对 X 射线衍射法应用介绍中指出:每个化合物的不同晶型物质具有其自身特征的粉末 X 射线衍射图谱,这些衍射图谱可以从单晶衍射数据获得,也可以从粉末 X 射线衍射实验中获得。衍射峰的位置和相对强度值可用于晶态物质的定性与定量分析,也可用于晶态物质与无定型态物质的鉴定分析。粉末衍射技术是常规鉴定和测定晶型物质纯度的常规方法。

在《美国药典》中收录了采用粉末 X 射线衍射法对氨苄西林、琥乙红霉素、醋酸对氟米松晶型药物的晶型检测分析。

1. 氨苄西林　《美国药典》第 40 版,明确指出了氨苄西林药物存在有 4 种晶型,其中晶 1 型、晶 2 型为不含结晶溶剂或结晶水的晶态物质,晶 3 型为三水合物,晶 4 型为无定型态物质。图 17-5 给出了氨苄西林 4 种晶型固体物质的粉末 X 射线衍射图谱,从中可以看出,相同化学药物的不同晶型物质的粉末 X 射线衍射图谱具有指纹特征性,而晶态晶型衍射峰尖锐,无定型态衍射峰呈弥散状态。氨苄西林 4 种晶型物质的粉末 X 射线衍射图谱存在明显差异,通过其可以实现不同晶型物质的识别和鉴定分析。药典明确指出上述 4 种晶型均可作为氨苄西林药物的药用晶型物质。

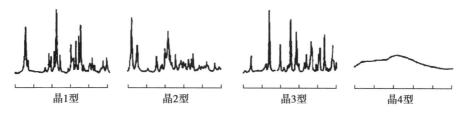

图 17-5　氨苄西林 4 种晶型物质的粉末 X 射线衍射图谱

2. 琥乙红霉素　琥乙红霉素是大环内酯类抗生素,为红霉素的琥珀酸乙酯,在胃酸中较红霉素稳定,口服后在体内释放出红霉素[9],为红霉素前药。琥乙红霉素药物含有两种晶型固体物质状态,即晶态与无定型态。在《美国药典》40 版中明确指出:琥乙红霉素的药用晶型物质为无定型态,其特征粉末 X 射线衍射图谱特征:在 2θ 值 2°~20° 范围内无衍射存在,仅在 2θ 值为 7°~10° 范围内有一弥散峰存在。

3. 醋酸对氟米松　醋酸对氟米松药物为中效糖皮质激素,存在多晶型现象。在《美国药典》第 40 版中,对醋酸对氟米松晶型药物规定:可使用晶 A 型、晶 B 型或晶 A 型和晶 B 型的混晶物质作为药用晶型物质。表 17-4 给出了醋酸对氟米松药物的晶 A 型和晶 B 型两种晶型物质的粉末 X 射线衍射图谱数据。

表 17-4　醋酸对氟米松药物两种晶型物质的粉末 X 射线衍射图谱数据

晶 A 型						晶 B 型					
d	I/I_0	d	I/I_0	d	I/I_0	d	I/I_0	d	I/I_0	d	I/I_0
12.09	10	3.64	30b	2.29	8	11.62	20	3.93	60	2.48	6b
8.42	20	3.48	15	2.24	6	7.80	8	3.72	6	2.38	10
7.78	10	3.27	20	2.11	4	7.13	10	3.58	4	2.30	6
6.41	100	3.12	30	2.08	2	6.50	60	3.45	4	2.26	8
5.65	100	3.03	8	2.04	4	5.98	100	3.26	10	2.19	6
5.50	10	2.90	2	2.00	4	5.63	70	3.09	10	2.11	10
5.18	2	2.82	8	1.95	1	5.30	100	2.96	10	2.04	8
4.59	30	2.70	10	1.92	4	4.85	60	2.88	10	1.99	10
4.41	20	2.61	8	1.87	2	4.65	60	2.81	6b		
4.24	40	2.51	10	1.84	2	4.43	8	2.66	8b		
3.93	20	2.35	2	1.82	1	4.30	2	2.55	6		

粉末 X 射线衍射法是药物多晶型研究的主要方法之一,具有特异、准确、快速、操作简便的优点,已广泛应用于药品的晶型分析,正日益受到人们的重视。通过粉末 X 射线衍射图谱,不仅可以鉴别晶态与非晶态物质,还可以鉴别同一种物质的不同晶型。另外,通过粉末 X 射线衍射图谱中衍射峰的强度,还可以对晶型样品进行定量分析。因此,粉末 X 射线衍射法可以用于晶型药物的质量控制。

(二) 红外光谱法

《美国药典》第 40 版中对红外光谱法应用介绍中指出,红外光谱上的差异可以来自于药物的晶型物质状态变化。

红外光谱属分子振动光谱,其基本原理是通过测量物质的红外辐射透射比值,研究分子振动与转动的能级跃迁变化。当被测化学物质结构或物质组成成分发生变化或分子内与分子间相互作用力发生变化时,可表现为在红外光谱的吸收峰位移或吸收峰强度值改变。药物晶型物质状态变化就是利用红外光谱中分子内与分子间相互作用力变化来表征的,而这种变化仅可引起红外光谱中的少量吸收峰变化,甚至可能没有变化(例如:茶碱、咖啡因等)。所以,利用红外光谱时可以观察到晶型药物的物质状态变化,但无法定量描述晶型物质的纯度,故只能作为晶型定性鉴别或晶型纯度半定量检测[10]。

例如:氯霉素棕榈酸酯　在《美国药典》40 版中对收载的固体制剂氯霉素棕榈酸酯指定采用红外光谱法进行晶型检测。氯霉素棕榈酸酯药物存在晶 A 型(晶态)和晶 B 型(晶态)两种晶型,药典中规定了氯霉素棕榈酸酯药物使用药用晶型物质主成分为晶 B 型,样品中的晶 A 型成分含量不得超过 10%。使用对照品和红外光谱法完成样品晶型含量检测,具体操作如下:

1. 对照品的制备　制备含有 10% 的晶 A 型成分和 90% 的晶 B 型成分的氯霉素棕榈酸酯混晶对照品方法。称取 1 份氯霉素棕榈酸酯晶 A 型物质加入 9 份晶 B 型物质,混合至均匀。

2. 供试品的制备　取口服氯霉素棕榈酸酯液 20ml 于 50ml 的离心管中,加 20ml 水,混匀,离心,弃去上清液。再加 20ml 水,混匀,离心,弃去上清液。重复清洗两次。残渣减压干燥 14 小时。

3. 检测红外光谱　取上述制备的对照品和供试品,分别加入 3 倍量的石蜡油,混合均匀,进行红外光谱法检查。调整样品厚度,使其在 12.3μm 处的透光率为 20%~30%,记录 11~13μm 处的吸收峰值。在最小吸收波长约 11.3μm 与 12.65μm 处画一基线,在最大吸收波长约 11.65μm 和 11.86μm 处画垂直于基线的直线,与基线相交。计算 $(A_{11.65a}-A_{11.65b})/(A_{11.86a}-A_{11.86b})$ 的比值,即最大吸收波长 11.65μm 和 11.86μm 处的校正吸收值之比。当供试品大于对照品的吸收值之比时,则表示晶 A 型成分含量不超过 10%。

《美国药典》对氯霉素棕榈酸酯的红外光谱法进行晶型检测中可能存在的问题:①对供试品的制备方法中,会造成样品转晶现象发生,因为在样品制备过程中未对干燥温度进行控制;②违反了晶型药物的一般直接检查原则,不能反映原料药样品真实晶型物质状态。

(三) 熔点法

《美国药典》第 40 版中对熔点法应用介绍中指出:熔点法可准确测定药物样品的热力学状态,例如晶型固体物质状态的改变;可以鉴别和确定药物及纯度,纯物质应有特定熔点值,利用测量值可对药物进行物质鉴别。由于"杂质"(其他物质或其他晶型物质)会影响物质的熔程值,因此,该方法可用于检测药物物质的纯度。

但晶型药物的固体物质状态不同时,可以表现为熔点值不同,亦可以表现为熔点值相同[11]。只有当不同晶型物质的熔点值不同时，才可以采用熔点法对药物晶型物质状态进行鉴定分析。

《美国药典》第 40 版中收载了多种药物利用熔点法测定晶型物质，表 17-5 给出了药典中部分利用熔点法鉴定晶型药物种类的实例。

表 17-5 利用熔点法鉴定晶型药物种类分析实例

编号	中文名称	药用晶型	熔点值（℃）
1	炔雌醇	晶 I 型	晶 I 型：180~186，晶 II 型：142~146
2	硫酸羟氯喹	晶 I 型	晶 I 型：240，晶 II 型：198
3	戊巴比妥	晶 II 型	晶 I 型：116，晶 II 型：127~133
4	黄体酮	晶 I 型	晶 I 型：126~131，晶 II 型：121
5	盐酸丁卡因	晶 II 型	晶 I 型：148，晶 II 型：134，晶 III 型：139，混晶：134~147

四、晶型药物的质量控制方法

（一）采用晶型对照品图谱分析方法

在《美国药典》第 40 版中，给出了利用晶型对照品图谱方法对晶型药物进行晶型纯度或晶型限量的质量控制方法，以达到对晶型药物产品的质量控制目标。采用的对照品图谱方法包括：粉末 X 射线衍射图谱、红外光谱。具体方法包括以下两种。

1. 制备晶型药物的对照品 对照品可以是某种晶型物质纯品，也可以是两种或两种以上晶型物质的混合物。按照药典规定物质组成，制备药用晶型物质的对照品，为利用各种分析技术获得晶型对照品样品的标准图谱提供物质基础。

2. 获取对照品图谱方法 利用不同现代分析技术，通过对晶型对照品物质进行相关实验，获得不同晶型药物的对照图谱作为参照，实现对晶型药物的质量控制标准目的。

例如吲哚美辛在《美国药典》第 40 版中指出，吲哚美辛药物存在多晶型现象。在各论对其原料的化学物质采用了红外光谱、紫外光谱鉴别方法，对其原料的晶型物质采用了粉末 X 射线衍射的鉴别与质量控制方法。

苯巴比妥在《美国药典》第 40 版中指出，苯巴比妥药物存在多晶型现象。在各论对其原料的化学物质采用了红外光谱鉴定方法，对其原料的晶型物质采用了红外光谱的鉴别与质量控制方法。

氨磷汀在《美国药典》第 40 版中指出，氨磷汀药物存在多晶型现象。在各论对其原料的化学物质采用了红外光谱鉴别方法，对其原料的晶型物质（三水合物）采用了粉末 X 射线衍射的鉴别与质量控制方法。

（二）晶型药物中结晶水含量检测方法

《美国药典》第 40 版中对含结晶水的晶型药物，可采用热分析方法进行水含量值检测，以实现对晶型药物产品质量控制。

例如：阿奇霉素 在《美国药典》第 40 版中指出，阿奇霉素药物存在多晶型现象，包括一水合物与两水合物。在各论对其不同晶型原料药中的水分限度要求不同，一水合物限度：1.8%~4.0%，两水合物限度：4.0%~5.0%。

当药物样品明确标记为阿奇霉素的一水合物，而水分含量测定值在 4.0%~6.5% 时，需要增加热重(TGA)方法进行含水量定量检测,即在室温~150℃温度下,测量样品的温度与重量变化曲线,计算在70℃与130℃两处拐点的一阶导数值,以获得样品在室温~70℃和70~130℃范围内的样品失重百分率。当在室温~70℃范围失重率小于4.5%,在70~130℃范围失重率为1.8%~2.6%时,则可判断样品为阿奇霉素一水合物。

五、小结

通过对《美国药典》统计分析,可以看出其对固体化学药物的晶型问题的重视。首先,表现在晶型药物品种数量上,《美国药典》第40版共收载251种晶型药物品种,约占固体化学药物总数的18%,与2015年版《中国药典》收载中的0.3%晶型药物占有率比较,两者在晶型药物质量管理要求相差甚远;第二,《美国药典》中在晶型药物的产品晶型纯度和质量控制检测方法中扩展了X射线衍射法,包括单晶X射线衍射技术和粉末X射线衍射技术,达到了对晶型药物的晶型纯度及含量定量检测分析目的,与2015年版《中国药典》收载的仅使用红外光谱进行晶型定性或半定量检测方法比较更加科学合理。

第三节　《欧洲药典》晶型药物管理状况

一、《欧洲药典》晶型药物管理历程

《欧洲药典》[12]为欧洲药品质量检测的唯一指导文献。所有药品和药用底物的生产厂家在欧洲范围内推销和使用的过程中,必须遵循《欧洲药典》的质量标准。欧洲药品质量管理局成立于1964年,主要职责是负责《欧洲药典》的起草、出版及《欧洲药典》标准物质的制备和发放工作。1969年《欧洲药典》第一版,第一卷发行,1980年《欧洲药典》出版了第二版,1997年《欧洲药典》出版了第三版,随后每一年《欧洲药典》出版一部增补本。由于欧洲一体化经济发展及国际药品间的标准协调工作不断进步,增、修订版相关内容逐年著增加。到2002年《欧洲药典》出版第四版开始,《欧洲药典》的出版周期被固定为每三年修订一次,每版《欧洲药典》发行8部增补本;《欧洲药典》第五版主册(EP5.0)于2004年夏天出版,并于2005年1月生效;《欧洲药典》第六版于2007年7月出版,并于2008年1月生效。《欧洲药典》第七版于2010年7月出版,并于2011年1月生效。《欧洲药典》第八版于2013年7月出版,并于2014年1月生效。《欧洲药典》第九版于2016年7月出版,并于2017年1月生效。欧洲药典第9版包括两个基本卷,出版发行以后在每次欧洲药典委员会全会做出决定后,通过非累积增补本更新,每年出3个增补本。《欧洲药典》从第五版开始新增了对晶型药物方面的相关内容。

《欧洲药典》第九版中涵盖的多晶型药物品种,包括溶剂合物、水合物引起的晶型问题或固体物质状态引起的晶型问题等。在《欧洲药典》第九版中共收载了约1536个化学药物品种,其中以固体形式给药品种约1239个,约占总数的82%;在《欧洲药典》中指出存在多晶型问题的药物有207种,约占化学固体药物总数的17%。

二、《欧洲药典》收载的晶型药物品种

《欧洲药典》第九版的药物各论中,在对药物品种的性状描述中,明确指出存在晶型问题的药物共有207个品种,基本涵盖了一般药物结构类型,包括临床应用于神经系统治疗

药物、循环系统治疗药物、消化道系统治疗药物、解热镇痛类治疗药物、非甾体抗炎类治疗药物、抗肿瘤类治疗药物、抗生素类治疗药物、激素类治疗药物、维生素类药物等。经统计循环系统药物约占晶型药物的 22%，激素类药物约占晶型药物的 17%，神经系统药物约占晶型药物的 15%，抗生素药物约占晶型药物的 8%，消化系统类药物约占晶型药物的 8%，其他各类药物约占晶型药物的 30%。表 17-6 给出《欧洲药典》第九版中收载的晶型药物品种。

表 17-6　《欧洲药典》第九版中收载的晶型药物品种 192 种

编号	英文名称	中文名称	分子式
1	Alprazolam	阿普唑仑	$C_{17}H_{13}ClN_4$
2	Ampicillin anhydrous	无水氨苄西林	$C_{16}H_{19}N_3O_4S$
3	Azaperone	阿扎哌隆	$C_{19}H_{22}FN_3O$
4	Baclofen	巴氯芬	$C_{10}H_{12}ClNO_2$
5	Bambuterol hydrochloride	盐酸班布特罗	$C_{18}H_{30}ClN_3O_5$
7	Benperidol	苯哌利多	$C_{22}H_{24}FN_3O_2$
8	Benserazide hydrochloride	苄丝肼盐酸盐	$C_{10}H_{16}ClN_3O_5$
9	Betamethasone acetate	倍他米松醋酸酯	$C_{24}H_{31}FO_6$
10	Bezafibrate	苯扎贝特	$C_{19}H_{20}ClNO_4$
11	Bifonazole	联苯苄唑	$C_{22}H_{18}N_2$
12	Bromhexine hydrochloride	盐酸溴己新	$C_{14}H_{21}Br_2Cl\,N_2$
13	Bumetanide	布美他尼	$C_{17}H_{20}N_2O_5S$
14	Carbamazepine	卡马西平	$C_{15}H_{12}N_2O$
15	Carvedilol	卡维地洛	$C_{24}H_{26}N_2O_4$
16	Cefazolin sodium	头孢唑林钠	$C_{14}H_{13}N_8NaO_4S_3$
17	Cefoperazone sodium	头孢哌酮钠	$C_{25}H_{26}N_9NaO_8S_2$
18	Celiprolol hydrochloride	盐酸塞利洛尔	$C_{20}H_{34}ClN_3O_4$
19	Chloramphenicol palmitate	棕榈氯霉素	$C_{27}H_{42}Cl_2N_2O_6$
20	Chlorpropamide	氯磺丙脲	$C_{10}H_{13}ClN_2O_3S$
21	Ciclopirox olamine	环吡酮胺	$C_{14}H_{24}N_2O_3$
22	Cimetidine	西咪替丁	$C_{10}H_{16}N_6S$
23	Clindamycin phosphate	克林霉素磷酸酯	$C_{18}H_{34}ClN_2O_8PS$
24	Clofazimine	氯苯吩嗪	$C_{27}H_{22}Cl_2N_4$
25	Clomipramine hydrochloride	盐酸氯米帕明	$C_{19}H_{24}Cl_2N_2$
26	Closantel sodium dihydrate	氯氰碘柳胺钠二水化物	$C_{22}H_{13}Cl_2I_2N_2NaO_2 \cdot 2H_2O$)
27	Cortisone acetate	醋酸可的松	$C_{23}H_{30}O_6$
28	Dexamethasone acetate	地塞米松醋酸酯	$C_{24}H_{31}FO_6$
29	Dexamethasone sodium phosphate	地塞米松磷酸钠	$C_{22}H_{28}FNa_2O_8P$

续表

编号	英文名称	中文名称	分子式
30	Dicycloverine hydrochloride	双环维林盐酸盐	$C_{19}H_{36}ClNO_2$
31	Dirithromycin	地红霉素	$C_{42}H_{78}N_2O_{14}$
32	Domperidone maleate	马来酸多潘立酮	$C_{26}H_{28}ClN_5O_6$
33	Droperidol	氟哌利多	$C_{22}H_{22}FN_3O_2$
34	Enoxolone	甘草次酸	$C_{30}H_{46}O_4$
35	Estradiol benzoate	雌二醇苯甲酸酯	$C_{25}H_{28}O_3$
36	Etamsylate	酚磺乙胺	$C_{10}H_{17}NO_5S$
37	Ethosuximide	乙琥胺	$C_7H_{11}NO_2$
38	Famotidine	法莫替丁	$C_8H_{15}N_7O_2S_3$
39	Fentanyl	芬太尼	$C_{22}H_{28}N_2O$
40	Finasteride	非那雄胺	$C_{23}H_{36}N_2O_2$
41	Flubendazole	氟苯哒唑	$C_{16}H_{12}FN_3O_3$
42	Flumetasone pivalate	氟米松	$C_{27}H_{36}F_2O_6$
43	Fluocinolone acetonide	氟轻松	$C_{24}H_{30}F_2O_6$
44	Fluspirilene	氟司必林	$C_{29}H_{31}F_2N_3O$
45	Glycine	甘氨酸	$C_2H_5NO_2$
46	Halofantrine hydrochloride	盐酸氯氟菲烷	$C_{26}H_{31}Cl_3F_3NO$
47	Hexylresorcinol	己雷琐辛	$C_{12}H_{18}O_2$
48	Hydrocortisone	氢化可的松	$C_{21}H_{30}O_5$
49	Hydroxycarbamide	羟基脲	$CH_4N_2O_2$
50	Levamisole	左旋咪唑	$C_{11}H_{12}N_2S$
51	Loperamide hydrochloride	盐酸洛哌丁胺	$C_{29}H_{34}Cl_2N_2O_2$
52	Lorazepam	劳拉西泮	$C_{15}H_{10}Cl_2N_2O_2$
53	Lysine acetate	醋酸赖氨酸	$C_8H_{18}N_2O_4$
54	Mannitol	甘露醇	$C_6H_{14}O_6$
55	Maprotiline hydrochloride	盐酸麦普替林	$C_{20}H_{24}ClN$
56	Mebendazole	甲苯咪唑	$C_{16}H_{13}N_3O_3$
57	Mefenamic acid	甲芬那酸	$C_{15}H_{15}NO_2$
58	Mefloquine hydrochloride	盐酸甲氟喹	$C_{17}H_{17}ClF_6N_2O$
59	Methylprednisolone	甲基氢化泼尼松	$C_{22}H_{30}O_5$
60	Metoclopramide	甲氧氯普安	$C_{14}H_{22}ClN_3O_2$
61	Metoprolol tartrate	酒石酸美托洛尔	$C_{34}H_{56}N_2O_{12}$
62	Mexiletine hydrochloride	盐酸美西律	$C_{11}H_{18}ClNO$
63	Miconazole	咪康唑	$C_{18}H_{14}Cl_4N_2O$

续表

编号	英文名称	中文名称	分子式
64	Mupirocin	莫匹罗星	$C_{26}H_{44}O_9$
65	Nicergoline	尼麦角林	$C_{24}H_{26}BrN_3O_3$
66	Nimesulide	尼美舒利	$C_{13}H_{12}N_2O_5S$
67	Nimodipine	尼莫地平	$C_{21}H_{26}N_2O_7$
68	Nitrendipine	尼群地平	$C_{18}H_{20}N_2O_6$
69	Norethisterone acetate	醋炔诺酮	$C_{22}H_{28}O_3$
70	Olsalazine sodium	奥沙拉秦钠	$C_{14}H_8N_2Na_2O_6$
71	Omeprazole	奥美拉唑	$C_{17}H_{19}N_3O_3S$
72	Oxeladine hydrogenocitrate	奥昔拉定枸橼酸盐	$C_{26}H_{41}NO_{10}$
73	Oxfendazole	奥芬达唑	$C_{15}H_{13}N_3O_3S$
74	Oxybuprocaine hydrochloride	盐酸丁氧普鲁卡因	$C_{17}H_{29}ClN_2O_3$
75	Paroxetine hydrochloride hemihydrate	帕罗西汀半水合物	$C_{19}H_{21}ClFNO_3(H_2O)_{0.5}$
76	Pentazocine hydrochloride	盐酸喷他佐辛	$C_{19}H_{28}ClNO$
77	Pentazocine	喷他佐辛	$C_{19}H_{27}NO$
78	Perindopril tert-butylamine	培哚普利叔丁胺	$C_{23}H_{43}N_3O_5$
79	Picotamide monohydrate	一水吡考他胺	$C_{21}H_{20}N_4O_3 \cdot H_2O$
80	Piracetam	吡拉西坦	$C_6H_{10}N_2O_2$
81	Piroxicam	吡罗昔康	$C_{15}H_{13}N_3O_4S$
82	Praziquantel	吡喹酮	$C_{19}H_{24}N_2O_2$
83	Prednicarbate	泼尼卡酯	$C_{27}H_{36}O_8$
84	Prednisolone	泼尼松龙	$C_{21}H_{28}O_5$
85	Prednisone	泼尼松	$C_{21}H_{26}O_5$
86	Progesterone	黄体酮	$C_{21}H_{30}O_2$
87	Ranitidine hydrochloride	盐酸雷尼替丁	$C_{13}H_{23}ClN_4O_3S$
88	Ribavirin	利巴韦林	$C_8H_{12}N_4O_5$
89	Riboflavin	维生素 B_2	$C_{17}H_{20}N_4O_6$
90	Risperidone	利培酮	$C_{23}H_{27}FN_4O_2$
91	Roxithromycin	罗红霉素	$C_{41}H_{76}N_2O_{15}$
92	Sorbitol	山梨醇	$C_6H_{14}O_6$
93	Spironolactone	螺内酯	$C_{24}H_{32}O_4S$
94	Stanozolol	司坦唑醇	$C_{21}H_{32}N_2O$
95	Tamoxifen citrate	枸橼酸他莫昔芬	$C_{32}H_{37}NO_8$
96	Tenoxicam	替诺昔康	$C_{13}H_{11}N_3O_4S_2$
97	Terbutaline sulfate	硫酸特布他林	$C_{24}H_{40}N_2O_{10}S$

续表

编号	英文名称	中文名称	分子式
98	Terconazole	特康唑	$C_{26}H_{31}N_5O_3Cl_2$
99	Terfenadine	特酚伪麻	$C_{32}H_{41}NO_2$
100	Triamcinolone acetonide	曲安奈德	$C_{24}H_{31}FO_6$
101	Triamcinolone	曲安西龙	$C_{21}H_{27}FO_6$
102	Acemetacin	阿西美辛	$C_{21}H_{18}ClNO_6$
103	Acetazolamide	乙酰唑胺	$C_4H_6N_4O_3S_2$
104	Acitretin	维生素 A	$C_{21}H_{26}O_3$
105	Altizide	阿尔噻嗪	$C_{11}H_{14}ClN_3O_4S_3$
106	Ampicillin	氨苄西林	$C_{16}H_{19}N_3O_4S$
107	Anastrozole	阿那曲唑	$C_{17}H_{19}N_5$
108	Aprepitant	阿瑞匹坦	$C_{23}H_{21}F_7N_4O_3$
109	Aripiprazole	阿立哌唑	$C_{23}H_{27}Cl_2N_3O_2$
110	Atomoxetine hydrochloride	盐酸托莫西汀	$C_{17}H_{22}ClNO$
111	Atovaquone	阿托伐醌	$C_{22}H_{19}ClO_3$
112	Benazepril hydrochloride	盐酸贝那普利	$C_{24}H_{29}ClN_2O_5$
113	Benzocaine	苯唑卡因	$C_9H_{11}NO_2$
114	Bicalutamide	比卡鲁胺	$C_{18}H_{14}F_4N_2O_4S$
115	Bisoprolol fumarate	富马酸比索洛尔	$C_{40}H_{66}N_2O_{12}$
116	Betamethasoni acetas	倍他米松乙酸酯	$C_{24}H_{31}FO_6$
117	Buspirone hydrochloride	盐酸丁螺环酮	$C_{21}H_{32}ClN_5O_2$
118	Cabergoline	卡麦角林	$C_{26}H_{37}N_5O_2$
119	Candesartan cilexetil	坎地沙坦酯	$C_{33}H_{34}N_6O_6$
120	Carprofen	卡洛芬	$C_{15}H_{12}ClNO_2$
121	Celecoxib	塞来昔布	$C_{17}H_{14}F_3N_3O_2S$
122	Chlordiazepoxide	氯氮䓬	$C_{16}H_{14}ClN_3O$
123	Chlordiazepoxide hydrochloride	盐酸氯氮䓬	$C_{16}H_{15}Cl_2N_3O$
124	Chlortalidone	氯噻酮	$C_{14}H_{11}ClN_2O_4S$
125	Cladribine	克拉屈滨	$C_{10}H_{12}ClN_5O_3$
126	Clopamide	氯哌胺	$C_{14}H_{20}ClN_3O_3S$
127	Clopidogrel hydrogen sulfate	硫酸氢氯吡格雷	$C_{16}H_{18}ClNO_6S_2$
128	Cyclopentolate hydrochloride	盐酸环喷托酯	$C_{17}H_{26}ClNO_3$
129	Desloratadine	地氯雷他定	$C_{19}H_{19}ClN_2$
130	Dihydrotachysterol	双氢速甾醇	$C_{28}H_{46}O$
131	Dorzolamide hydrochloride	盐酸杜塞酰胺	$C_{10}H_{17}ClN_2O_4S_3$

续表

编号	英文名称	中文名称	分子式
132	Doxazosin mesilate	甲磺酸多沙唑嗪	$C_{24}H_{29}N_5O_8S$
133	Doxylamine hydrogen succinate	琥珀酸多西拉敏	$C_{21}H_{28}N_2O_5$
134	Emedastine difumarate	富马酸依美斯汀	$C_{25}H_{34}N_4O_9$
135	Entacapone	恩他卡朋	$C_{14}H_{15}N_3O_5$
136	Eplerenone	依普利酮	$C_{24}H_{30}O_6$
137	Ethinylestradiol	炔雌醇	$C_{20}H_{24}O_2$
138	Febantel	苯硫胍	$C_{20}H_{22}N_4O_6S$
139	Fexofenadine hydrochloride	盐酸非索非那定	$C_{32}H_{40}ClNO_4$
140	Fluconazole	氟康唑	$C_{13}H_{12}F_2N_6O$
141	Fosinopril sodium	福辛普利钠	$C_{30}H_{45}NNaO_7P$
142	Furosemide	呋喃苯胺酸	$C_{12}H_{11}ClN_2O_5S$
143	Gabapentin	加巴喷丁	$C_9H_{17}NO_2$
144	Ganciclovir	更昔洛韦	$C_9H_{13}N_5O_4$
145	Gestodene	孕二烯酮	$C_{21}H_{26}O_2$
146	Glibenclamide	格列苯脲	$C_{23}H_{28}ClN_3O_5S$
147	Glimepiride	格列美脲	$C_{24}H_{34}N_4O_5S$
148	Imatinib mesilate	甲磺酸伊马替尼	$C_{30}H_{35}N_7SO_4$
149	Indometacin	吲哚美辛	$C_{19}H_{16}ClNO_4$
150	Irbesartan	厄贝沙坦	$C_{25}H_{28}N_6O$
151	Lamivudine	拉米夫定	$C_8H_{11}N_3O_3S$
152	Lansoprazole	兰索拉唑	$C_{16}H_{14}F_3N_3O_2S$
153	Leflunomide	来氟米特	$C_{12}H_9F_3N_2O_2$
154	Lopinavir	洛匹那韦	$C_{37}H_{48}N_4O_5$
155	Loratadine	氯雷他定	$C_{22}H_{23}ClN_2O_2$
156	Losartan potassium	氯沙坦钾	$C_{22}H_{22}ClKN_6O$
157	Lufenuron	虱螨脲	$C_{17}H_8Cl_2F_8N_2O_3$
158	Meloxicam	美洛昔康	$C_{14}H_{13}N_3O_4S_2$
159	Methylprednisolone acetate	醋酸甲泼尼龙	$C_{24}H_{32}O_6$
160	Metolazone	美托拉宗	$C_{16}H_{16}ClN_3O_3S$
161	Mirtazapine	米氮平	$C_{17}H_{19}N_3$
162	Modafinil	莫达非尼	$C_{15}H_{15}NO_2S$
163	Mycophenolate sodium	霉酚酸钠	$C_{17}H_{19}NaO_6$
164	Nateglinide	那格列奈	$C_{19}H_{27}NO_3$
165	Olanzapine	奥氮平	$C_{17}H_{20}N_4S$

续表

编号	英文名称	中文名称	分子式
166	Orbifloxacin	奥比沙星	$C_{19}H_{20}F_3N_3O_3$
167	Oseltamivir phosphate	磷酸奥塞米韦	$C_{16}H_{31}N_2O_8P$
168	Oxeladin hydrogen citrate	枸橼酸沃克拉丁	$C_{26}H_{41}NO_{10}$
169	Oxitropium bromide	氧托溴铵	$C_{19}H_{26}BrNO_4$
170	Paroxetine hydrochloride	盐酸帕罗西汀	$C_{19}H_{21}ClFNO_3$
171	Phenobarbital sodium	苯巴比妥钠	$C_{12}H_{11}N_2NaO_3$
172	Piretanide	吡咯他尼	$C_{17}H_{18}N_2O_5S$
173	Pyrazinamide	吡嗪酰胺	$C_5H_5N_3O$
174	Quetiapine fumarate	富马酸喹硫平	$C_{46}H_{54}N_6O_8S_2$
175	Ranitidine hydrochloride	盐酸雷尼替丁	$C_{13}H_{23}ClN_4O_3S$
176	Repaglinide	瑞格列奈	$C_{27}H_{36}N_2O_4$
177	Rifaximin	利福昔明	$C_{43}H_{51}N_3O_{11}$
178	Ritonavir	利托那韦	$C_{37}H_{48}N_6O_5S_2$
179	Rivastigmine hydrogen tartrate	酒石酸卡巴拉汀氢	$C_{18}H_{28}N_2O_8$
180	Rizatriptan benzoate	苯甲酸利扎曲坦	$C_{22}H_{25}N_5O_2$
181	Salbutamol sulfate	硫酸沙丁胺醇	$C_{26}H_{44}N_2O_{10}S$
182	Sertraline hydrochloride	盐酸舍曲林	$C_{17}H_{18}Cl_3N$
183	Sodium valproate	丙戊酸钠	$C_8H_{15}NaO_2$
184	Stavudine	司他夫定	$C_{10}H_{12}N_2O_4$
185	Sulindac	舒林酸	$C_{20}H_{17}FO_3S$
186	Telmisartan	替米沙坦	$C_{33}H_{30}N_4O_2$
187	Tibolone	替勃龙	$C_{21}H_{28}O_2$
188	Torasemide	托拉塞米	$C_{16}H_{20}N_4O_3S$
189	Valaciclovir hydrochloride	盐酸伐昔洛韦	$C_{13}H_{21}ClN_6O_4$
190	Venlafaxine hydrochloride	盐酸文拉法辛	$C_{17}H_{28}ClNO_2$
191	Xylazine hydrochloride	盐酸赛拉嗪	$C_{12}H_{17}ClN_2S$
192	Zidovudine	齐多夫定	$C_{10}H_{13}N_5O_4$

　　在《欧洲药典》第九版中共计收录晶型药物品种 207 种,约占固体化学药物总数的 17%。晶型样品种类包括两大类:一般类晶型药物共计 192 种,约占固体药物总数的 15%,约占晶型药物总数的 93%;含结晶水类晶型药物共计 15 种,约占固体药物总数的 0.1%,约占晶型药物总数的 7%。

三、《欧洲药典》晶型药物的质量控制方法

　　在《欧洲药典》第九版中,对于存在多晶型现象药物会在其各论中有相关信息描述,以

提醒制药企业在生产过程中主要晶型的质量控制,保证药品质量。同时,在《欧洲药典》第九版中收载了多种晶型药物质量控制方法,例如:X 射线衍射法(单晶衍射法、粉末衍射法)、热分析法(差示扫描量热分析、热重法、热载台显微镜法、熔点法)、固态核磁共振法、红外光谱法、拉曼光谱法等。

为控制晶型药物质量,《欧洲药典》建立了药用晶型对照品的红外吸收光谱参考图谱库系统,使制药生产企业对晶型药物产品的晶型质量控制有据可依;此外,对于具有明确晶型熔点值的药物亦可利用对熔点值的监控实现对药物晶型质量控制目的。

(一)采用晶型对照品图谱分析方法

利用药物指定的晶型对照物质建立的红外吸收光谱作为参照,实现晶型药物产品质量控制是《欧洲药典》使用的主要方法。

例如:喷他佐辛　喷他佐辛药物为阿片受体激动药,临床上用于镇痛治疗。在《欧洲药典》中明确指出了喷他佐辛药物存在有多晶型现象,并规定喷他佐辛药物的药用晶型物质为晶 A 型。要求喷他佐辛药物使用的晶 A 型产品应与《欧洲药典》红外吸收光谱参考图谱库中的喷他佐辛晶 A 型物质的红外吸收图谱完全一致。

此外,在《欧洲药典》中还包括甲苯咪唑、卡维地洛、头孢哌酮钠、莫匹罗星、尼麦角林、盐酸喷他佐辛、芬太尼、左旋咪唑等药物产品的晶型质量控制方法均是利用与《欧洲药典》红外吸收光谱参考图谱库中的相应晶型物质图谱比对,并应保证药物产品与晶型的一致性。

(二)晶型药物的熔点值检测方法

当药物不同晶型物质间存在较大的熔点值差异时,可利用熔点法进行晶型药物的晶型纯度控制。熔距值大小,可以真实的反映药物的晶型纯度。当药物的化学纯度一定时,其晶型纯度越高,熔距值越小。反之,晶型纯度低时,其熔距值就较大。

例1:卡马西平

卡马西平,为广谱抗癫痫药物。临床上对于癫痫症、狂躁症、狂躁抑郁症、戒酒综合征、三叉神经痛、原发性舌咽神经痛、糖尿病神经病变引起的疼痛、中枢性尿崩症、神经内分泌性多尿等症状、抗心律失常等有治疗作用[13]。

卡马西平药物含有 5 种以上晶型物质状态,其中晶 I 型、晶 II 型、晶 III 型、晶 IV 型为非溶剂化晶型物质,晶 V 型为二水合物。另外,还有不同种类与数量的溶剂化晶型物质存在。在室温条件下,卡马西平药物的晶 III 型相对稳定,生物吸收较高,是目前市售药物的药用晶型物质。然而,卡马西平晶型药物在储存过程中,可能发生转晶现象而使产品变硬且生物利用度明显降低。研究结果显示,卡马西平药物的晶 III 型样品在高湿环境下放置后可以转化为晶 V 型,即二水合物晶型[14],导致了药品质量下降。

在《欧洲药典》中明确指出了卡马西平药物存在有多晶型现象,并规定卡马西平药物的药用晶型物质为晶 III 型。要求卡马西平药物使用的晶 III 型产品应与《欧洲药典》红外吸收光谱参考图谱库中的卡马西平晶 III 型物质的红外吸收图谱完全一致;并可使用熔点法,通过检查卡马西平的 189~193℃的熔点值实现对其产品晶型质量控制的目的。

例2:吡罗昔康

吡罗昔康药物,为非甾体抗炎药物,具有镇痛、抗炎及解热作用。吡罗昔康药物通过抑制环氧酶,使组织局部前列腺素的合成减少及抑制白细胞的趋化性和溶酶体酶的释放而起到药理作用。

吡罗昔康药物含有 4 种以上的晶型物质状态,即晶 I 型、晶 II 型、晶 III 型、晶 IV 型,另外还有溶剂化晶型物质[15]。吡罗昔康药物的晶Ⅳ型为一水合物。研究结果显示,吡罗昔康药物以固态形式存在时,其晶Ⅰ型最为稳定[16]。

在《欧洲药典》中明确指出了吡罗昔康药物存在多晶型现象,并规定吡罗昔康药物的药用晶型物质为晶Ⅱ型。要求吡罗昔康药物使用的晶Ⅱ型产品应与《欧洲药典》红外吸收光谱参考图谱库中的吡罗昔康晶Ⅱ型物质的红外吸收图谱完全一致。吡罗昔康药物晶Ⅱ型的制备方法是使用二氯甲烷于常温下重结晶后获得的固体物质。

（三）晶型药物中结晶水含量检测方法

《欧洲药典》第九版中,对含有结晶水的晶型药物做了水含量限定说明,明确指出了其药用晶型物质的结晶水含量值,并规定这些晶型药物的产品晶型质量应与《欧洲药典》红外吸收光谱参考图谱库中对应药物的红外吸收图谱完全一致。表 17-7 给出了《欧洲药典》中收录的 15 种水合物晶型药物的相关信息。

表 17-7 《欧洲药典》收录的 15 种水合物晶型药物信息

编号	英文名称	中文名称	分子式	药用晶型
1	Closantel sodium dihydrate	氯氰碘柳胺钠	$C_{22}H_{13}Cl_2I_2N_2NaO_2 \cdot 2H_2O$	二水合物
2	Paroxetine hydrochloride hemihydrate	帕罗西汀	$C_{19}H_{21}ClFNO_3 \cdot (H_2O)0.5$	半水合物
3	Picotamide monohydrate	吡考他胺	$C_{21}H_{20}N_4O_3 \cdot H_2O$	一水合物
4	Entecavir monohydrate	恩替卡韦一水合物	$C_{12}H_{15}N_5O_3 \cdot H_2O$	一水合物
5	Atorvastatin calcium trihydrate	三水阿托伐他丁钙	$C_{66}H_{68}CaF_2N_4O_{10} \cdot 3H_2O$	三水合物
6	Difloxacin hydrochloride trihydrate	三水盐酸二氟沙星	$C_{21}H_{20}ClF_2N_3O_3 \cdot 3H_2O$	三水合物
7	Esomeprazole magnesium dihydrate	埃索美拉唑镁二水合物	$C_{34}H_{36}MgN_6O_6S_2 \cdot 2H_2O$	二水合物
8	Fluvastatin sodium	氟伐他汀钠盐	$C_{24}H_{25}FNNaO_4 \cdot xH_2O$	
9	Gadobutrol monohydrate	钆布醇一水合物	$C_{18}H_{31}GdN_4O_9 \cdot H_2O$	一水合物
10	Irinotecan hydrochloride trihydrate	盐酸伊立替康三水合物	$C_{33}H_{39}ClN_4O_6 \cdot 3H_2O$	三水合物
11	Rabeprazole sodium hydrate	雷贝拉唑钠水合物	$C_{18}H_{20}N_3NaO_3S \cdot xH_2O$	水合物
12	Sitagliptin phosphate monohydrate	磷酸西他列汀一水合物	$C_{16}H_{18}F_6N_5O_5P \cdot H_2O$	一水合物
13	Ziprasidone hydrochloride monohydrate	盐酸齐拉西酮一水合物	$C_{21}H_{22}Cl_2N_4OS \cdot H_2O$	一水合物
14	Ziprasidone mesilate trihydrate	甲磺酸齐拉西酮三水合物	$C_{22}H_{25}ClN_4O_4S_2 \cdot 3H_2O$	三水合物
15	Valaciclovir hydrochloride hydrated	盐酸伐昔洛韦水合物	$C_{13}H_{21}ClN_6O_4 \cdot xH_2O$	水合物

四、小结

《欧洲药典》对晶型药物的收载已经处于迅速发展阶段,同时明确指出需要对晶型药物进行控制,内容覆盖多晶型的基本概念、多晶型物质的产生、晶型间的相互转化、晶型药物的晶型鉴定与晶型纯度质量控制方法。此外,对晶型影响药物临床疗效和药物的生物利用度等做了简单的介绍。在《欧洲药典》第九版对各个药物的各论中,明确指出 207 种药物存在有多晶型问题,并应用晶型药物化学参考物质,建立了晶型药物的红外吸收光谱的参考图谱库,为药典中的晶型药物产品生产质量控制提供科学依据。对晶型药物的晶型质量进行控制,但目前使用的控制方法比较单一,仍限于红外吸收光谱法和熔点法对这些晶型药物的定性分析,缺乏应用定量技术方法对晶型药物产品的质量控制。因此,在晶型质量控制方法上有待进一步完善。

第四节　《日本药典》晶型药物管理状况

一、《日本药典》晶型药物管理历程

《日本药典》[17]由日本药局方编集委员会编纂,由厚生省颁布执行。《日本药典》分为两部出版,第一部:收载原料药及其基本制剂;第二部:收载生药,家庭药制剂和制剂原料。1886 年《日本药典》第一版颁布,目前最新版为 2016 年 4 月 1 日颁布的《日本药典》XVII 版,该版于 2006 年 4 月 1 日起实施。在《日本药典》XVII 版中共收载了约 1052 个化学药物品种,其中以固体形式给药品种约 950 个,约占总数的 90%;在《日本药典》XV 版中指出药物品种中含有结晶水的水合物药物共计 124 种,约占化学固体药物总数的 12%。

二、《日本药典》收载的晶型药物品种

在《日本药典》XV 版的药物各论中,介绍了药典收载的 128 种含有不同结晶水数量的晶型药物。其中,无机物 10 个,约占晶型药物总数的 8%,有机物 118 个,约占晶型药物总数的 92%。表 17-8 给出了《日本药典》XVII 版各论中收载的 128 种含有结晶水的水合物药物信息。

表 17-8　《日本药典》XVII 版各论中收载的水合物药物信息

编号	英文名称	中文名称	分子式	熔点 (℃)	含水分子
1	Acrinol hydrate	利凡诺	$C_{15}H_{15}N_3O \cdot C_3H_6O_3 \cdot H_2O$	245	1
2	Alendronate Sodium hydrate	阿仑特罗钠	$C_4H_{12}NNaO_7P_2 \cdot 3H_2O$	252	3
3	Aluminum Potassium Sulfate hydrate	明矾	$AlK(SO_4)_2 \cdot 12H_2O$	未提供	12
4	Aminophylline hydrate	氨茶碱	$C_{14}H_{16}N_8O_4 \cdot C_2H_8N_2 \cdot xH_2O$	271~275	未提供
5	Amoxicillin hydrate	阿莫西林	$C_{16}H_{19}N_3O_5S \cdot 3H_2O$	未提供	3
6	Ampicillin hydrate	氨苄西林	$C_{16}H_{19}N_3O_4S \cdot 3H_2O$	未提供	3
7	Anhydrous ampicillin	无水氨苄西林	$C_{16}H_{19}N_3O_4S$	未提供	0
8	Argatroban hydrate	阿加曲班	$C_{23}H_{36}N_6O_5S \cdot H_2O$	未提供	1
9	Aspoxicillin hydrate	阿扑西林	$C_{21}H_{27}N_5O_7S \cdot 3H_2O$	未提供	3
10	Atorvastatin Calcium hydrate	阿托伐他汀钙	$C_{66}H_{68}CaF_2N_4O_{10} \cdot 3H_2O$	未提供	3
11	Atropine Sulfate hydrate	硫酸阿托品	$(C_{17}H_{23}NO_3)_2 \cdot H_2SO_4 \cdot H_2O$	188~194	1
12	Azithromycin hydrate	阿奇霉素	$C_{38}H_{72}N_2O_{12} \cdot 2H_2O$	未提供	2

续表

编号	英文名称	中文名称	分子式	熔点（℃）	含水分子
13	Benzylpenicillin Benzathine hydrate	苄星青霉素	$(C_{16}H_{18}N_2O_4S)_2 \cdot C_{16}H_{20}N_2 \cdot 4H_2O$	未提供	4
14	Berberine Chloride hydrate	盐酸小檗碱	$C_{20}H_{18}ClNO_4 \cdot xH_2O$	未提供	未提供
15	Bupivacaine Hydrochloride hydrate	布比卡因盐酸盐	$C_{18}H_{28}N_2O \cdot HCl \cdot H_2O$	252	1
16	Caffeine hydrate	咖啡因	$C_8H_{10}N_4O_2 \cdot H_2O$	235~238	1
17	Anhydrous Caffeine	无水咖啡因	$C_8H_{10}N_4O_2$	235~238	0
18	Calcium Chloride hydrate	氯化钙 *	$CaCl_2 \cdot (H_2O)_2$	未提供	2
19	Calcium Gluconate hydrate	葡萄糖酸钙	$C_{12}H_{22}CaO_{14} \cdot H_2O$	未提供	1
20	Calcium Lactate hydrate	乳酸钙	$C_6H_{10}CaO_6 \cdot 5H_2O$	未提供	5
21	Calcium paraaminosalicylate hydrate	对氨（基）水杨酸钙	$C_7H_5CaNO_3 \cdot 3.5H_2O$	未提供	3.5
22	Dibasic Calcium Phosphate hydrate	磷酸氢钙 *	$CaHPO_3 \cdot 2H_2O$	未提供	2
23	Monobasic calcium phosphate hydrate	磷酸二氢钙 *	$Ca(H_2PO_4)_2 \cdot H_2O$	未提供	1
24	Calcium Sodium Edetate hydrate	依地酸钙钠	$C_{10}H_{12}CaN_{2n}Na_2O_8 \cdot xH_2O$	未提供	未提供
25	Carbazochrome Sodium Sulfonate hydrate	卡络磺钠	$C_{10}H_{11}N_4NaO_5S \cdot 3H_2O$	210	3
26	Carbidopa hydrate	卡比多巴	$C_{10}H_{14}N_2O_4 \cdot H_2O$	197	1
27	Cefazolin Sodium hydrate	头孢唑啉钠	$C_{14}H_{13}N_8NaO_4S_3 \cdot 5H_2O$	未提供	5
28	Cefcapene pivoxil hydrochloride hydrate	头孢卡品	$C_{23}H_{29}N_5O_8S_2 \cdot HCl \cdot H_2O$	未提供	1
29	Cefepime Dihydrochloride hydrate	头孢吡肟盐酸盐	$C_{19}H_{24}N_6O_5S \cdot (HCl)_2 \cdot H_2O$	未提供	1
30	Cefixime hydrate	头孢克肟	$C_{16}H_{15}N_5O_7S_2 \cdot 3H_2O$	未提供	3
31	Cefminox Sodium hydrate	头孢米诺钠	$C_{16}H_{20}N_7NaO_7S_3 \cdot 7H_2O$	未提供	7
32	Cefroxadine hydrate	头孢沙定	$C_{16}H_{19}N_3O_5S \cdot 2H_2O$	未提供	2
33	Ceftazidime hydrate	头孢他啶	$C_{22}H_{22}N_6O_7S_2 \cdot 5H_2O$	未提供	5
34	Ceftibuten hydrate	头孢布坦	$C_{15}H_{14}N_4O_6S_2 \cdot 2H_2O$	未提供	2
35	Ceftriaxone sodium hydrate	头孢曲松钠	$C_{18}H_{16}N_8Na_2O_7S_3 \cdot 3.5H_2O$	未提供	3.5
36	Cetotiamine Hydrochloride Hydrate	西托硫胺盐酸盐	$C_{18}H_{26}N_4O_6S \cdot H_2O$	132	1

编号	英文名称	中文名称	分子式	熔点（℃）	含水分子
37	Chloral Hydrate	三氯乙醛	$C_2H_3Cl_3O_2$	未提供	0
38	Cilazapril Hydrate	西拉普利	$C_{22}H_{31}N_3O_5 \cdot H_2O$	101	1
39	Ciprofloxacin Hydrochloride Hydrate	环丙沙星盐酸盐	$C_{17}H_{18}FN_3O_3 \cdot xH_2O$	未提供	未提供
40	Citric Acid hydrate	枸橼酸水合物	$C_6H_8O_7 \cdot H_2O$	未提供	1
41	Anhydrous Citric Acid	枸橼酸	$C_6H_8O_7$	未提供	0
42	Clocapramine hydrochloride hydrate	氯卡帕明盐酸盐	$C_{28}H_{37}ClN_4O \cdot 2HCl \cdot H_2O$	260	1
43	Cloxacillin Sodium hydrate	氯唑西林钠	$C_{19}H_{17}ClN_3NaO_5S \cdot H_2O$	未提供	1
44	Codeine Phosphate hydrate	磷酸可待因	$C_{18}H_{21}NO_3 \cdot H_3PO_4 \cdot 0.5H_2O$	未提供	0.5
45	Cyclophosphamide hydrate	环磷酰胺	$C_7H_{15}Cl_2N_2O_2P \cdot H_2O$	45-53	1
46	Cyproheptadine Hydrochloride hydrate	盐酸赛庚啶	$C_{21}H_{21}N \cdot HCl \cdot 0.5H_2O$	111~115	0.5
47	L -Cysteine Hydrochloride Hydrate	L- 半胱氨酸盐酸盐	$C_3H_7NO_2S \cdot HCl \cdot H_2O$	未提供	1
48	Dantrolene Sodium hydrate	丹曲洛林钠盐	$C_{14}H_9N_4NaO_5 \cdot 3.5H_2$	未提供	3.5
49	Dextromethorphan hydrobromide hydrate	氢溴酸右美沙芬	$C_{18}H_{25}NO \cdot HBr \cdot H_2O$	126	1
50	Dicloxacillin sodium hydrate	双氯西林钠	$C_{19}H_{16}Cl_2N_3NaO_5S_3 \cdot H_2O$	未提供	1
51	Dilazep hydrochloride hydrate	地拉齐普盐酸盐	$C_{31}H_{44}N_2O_{10} \cdot (HCl)_2 \cdot H_2O$	200~204	1
52	Disodium Edetate hydrate	依地酸钠	$C_{10}H_{14}N_2Na_2O_8 \cdot 2H_2O$	240~244	2
53	Docetaxel Hydrate	多西他赛	$C_{43}H_{53}NO_{14} \cdot 3H_2O$	未提供	3
54	Doxapram hydrochloride hydrate	盐酸多沙普仑	$C_{22}H_{24}N_2O_8 \cdot HCl \cdot (C_2H_6O)_{0.5} \cdot 0.5H_2O$	218~222	0.5
55	Doxycycline Hydrochloride hydrate	盐酸强力霉素	$C_{22}H_{24}N_2O_8 \cdot HCl \cdot C_2H_6O \cdot 0.5H_2O$	未提供	0.5
56	Ecabet Sodium Hydrate	依卡倍特钠	$C_{20}H_{27}NaO_5S \cdot 5H_2O$	未提供	5
57	Enoxacin hydrate	依诺沙星	$C_{15}H_{17}FN_4O_3 \cdot 1.5H_2O$	225~229	1.5
58	Ethylmorphine Hydrochloride Hydrate	狄奥宁	$C_{19}H_{23}NO_3 \cdot 2H_2O$	123	2
59	Faropenem Sodium hydrate	法罗培南	$C_{12}H_{14}NNaO_5S \cdot 2.5H_2O$	未提供	2.5
60	Ferrous sulfate hydrate	硫酸亚铁 *	$FeSO_4 \cdot 7H_2O$	未提供	7
61	Formoterol Fumarate hydrate	富马酸福莫特罗	$(C_{19}H_{24}N_2O_4)_2 \cdot C_4H_4O_4 \cdot 2H_2O$	138	2
62	Fosfomycin calcium Hydrate	磷霉素钙	$C_3H_5CaO_4P \cdot H_2O$	未提供	1

续表

编号	英文名称	中文名称	分子式	熔点（℃）	含水分子
63	L-Histidine Hydrochloride Hydrate	L-组氨酸盐酸盐	$C_6H_9N_3O_2 \cdot HCl \cdot H_2O$	未提供	1
64	Hydrocotarnine hydrochloride Hydrate	盐酸氢化可塔宁	$C_{12}H_{15}NO_3 \cdot HCl \cdot H_2O$	未提供	1
65	Imipenem Hydrate	亚胺培南	$C_{12}H_{17}N_3O_4S \cdot H_2O$	未提供	1
66	Ipratropium Bromide Hydrate	异丙阿托品	$C_{20}H_{30}BrNO_3 \cdot H_2O$	223	1
67	Isomalt Hydrate	异麦芽酮糖醇	$C_{12}H_{24}O_{11}$	未提供	未提供
68	Kainic acid Hydrate	卡英酸	$C_{10}H_{15}NO_4 \cdot H_2O$	252	1
69	Lactose Hydrate	乳糖	$C_{12}H_{22}O_{11} \cdot H_2O$	未提供	1
70	Anhydrous Lactose	无水乳糖	$C_{12}H_{22}O_{11}$	未提供	0
71	Levofloxacin Hydrate	左氧氟沙星	$C_{18}H_{20}F_4N_3O_4 \cdot 0.5H_2O$	226	0.5
72	Levothyroxine Sodium Hydrate	左甲状腺素钠	$C_{15}H_{10}I_4NNaO_4 \cdot xH_2O$	未提供	未提供
73	Lincomycin Hydrochloride Hydrate	盐酸林可霉素	$C_{18}H_{34}N_2O_6S \cdot HCl \cdot H_2O$	未提供	1
74	Lisinopril Hydrate	赖诺普利	$C_{21}H_{31}N_3O_5 \cdot 2H_2O$	160	2
75	Loxoprofen Sodium Hydrate	环氧洛芬钠	$C_{15}H_{17}NaO_3 \cdot 2H_2O$	未提供	2
76	Magnesium Sulfate Hydrate	硫酸镁 *	$MgSO_4 \cdot 7H_2O$	未提供	7
77	Maltose Hydrate	麦芽糖	$C_{12}H_{22}O_{11} \cdot H_2O$	未提供	1
78	Mercaptopurine Hydrate	巯嘌呤	$C_5H_4N_4S_4 \cdot H_2O$	218~222	1
79	Meropenem Hydrate	美罗培南	$C_{17}H_{25}N_3O_5S \cdot 3H_2O$	未提供	3
80	Methyldopa Hydrate	甲基多巴	$C_{10}H_{13}NO_4 \cdot 1.5H_2O$	未提供	1.5
81	Mitiglinide Calcium Hydrate	米格列奈钙	$C_{38}H_{48}CaN_2O_6 \cdot 2H_2O$	未提供	2
82	Morphine Hydrochloride Hydrate	吗啡盐酸盐	$C_{17}H_{19}NO_3 \cdot HCl \cdot 3H_2O$	未提供	3
83	Morphine Sulfate Hydrate	硫酸吗啡	$(C_{17}H_{19}NO_3)_2 \cdot H_2SO_4 \cdot 5H_2O$	未提供	5
84	Mosapride Citrate Hydrate	枸橼酸莫沙必利	$C_{21}H_{25}ClFN_3O_3 \cdot C_6H_8O_7 \cdot 2H_2O$	未提供	2
85	Mupirocin calcium Hydrate	莫匹罗星钙	$C_{52}H_{86}CaO_{18} \cdot 2H_2O$	未提供	2
86	Noscapine hydrochloride Hydrate	盐酸诺司卡品	$C_{22}H_{23}NO_7 \cdot HCl \cdot xH_2O$	174~177	未提供
87	Oxycodone hydrochloride Hydrate	盐酸氧可酮	$C_{18}H_{21}NO_4 \cdot HCl \cdot 3H_2O$	未提供	3
88	Paroxetine Hydrochloride Hydrate	帕罗西汀盐酸盐	$C_{19}H_{20}FNO_3 \cdot HCl \cdot 0.5H_2O$	140	0.5

续表

编号	英文名称	中文名称	分子式	熔点 (℃)	含水分子
89	Pilsicainide Hydrochloride Hydrate	吡西卡尼盐酸盐	$C_{17}H_{24}N_2O \cdot HCl \cdot 0.5H_2O$	210.5~213.5	0.5
90	Pipemidic Acid Hydrate	吡哌酸	$C_{14}H_{17}N_5O_3 \cdot 3H_2O$	250	3
91	Piperacillin Hydrate	哌拉西林	$C_{23}H_{27}N_5O_7S \cdot H_2O$	未提供	1
92	Piperazine Phosphate Hydrate	磷酸哌嗪	$C_4H_{10}N_2 \cdot H_3PO_4 \cdot H_2O$	222	1
93	Pirenzepine hydrochloride Hydrate	盐酸哌仑西平	$C_{19}H_{21}N_5O_2 \cdot 2HCl \cdot H_2O$	245	1
94	Pitavastatin Calcium Hydrate	匹伐他汀钙	$C_{50}H_{46}CaF_2N_2O_8 \cdot 5H_2O$	未提供	5
95	Pranlukast Hydrate	普仑司特	$C_{27}H_{23}N_5O_4 \cdot 0.5H_2O$	233	0.5
96	Prasterone Sodium Sulfate Hydrate	普拉睾酮硫酸钠	$C_{19}H_{27}NaO_5S \cdot 2H_2O$	160	2
97	Procaterol Hydrochloride Hydrate	丙卡特罗	$C_{16}H_{22}N_2O_3 \cdot HCl \cdot 0.5H_2O$	195	0.5
98	Protirelin Tartrate Hydrate	酒石酸普罗瑞林	$C_{16}H_{22}N_6O_4 \cdot C_4H_6O_6 \cdot H_2O$	187	1
99	Quinidine Sulfate Hydrate	硫酸奎尼丁	$(C_{20}H_{24}N_2O_2)_2 \cdot H_2SO_4 \cdot 2H_2O$	未提供	2
100	Quinine Hydrochloride Hydrate	盐酸奎尼丁	$C_{20}H_{24}N_2O_2 \cdot HCl \cdot 2H_2O$	未提供	2
101	Quinine Sulfate Hydrate	硫酸奎宁	$(C_{20}H_{24}N_2O_2)_2 \cdot H_2SO_4 \cdot 2H_2O$	未提供	2
102	Saccharin Sodium Hydrate	糖精钠	$C_7H_4NNaO_3S \cdot 2H_2O$	未提供	2
103	Scopolamine Hydrobromide Hydrate	氢溴酸东莨菪碱	$C_{17}H_{21}NO_4 \cdot HBr \cdot 3H_2O$	195~199	3
104	Sivelestat Sodium Hydrate	西维来司钠	$C_{20}H_{21}N_2NaO_7S \cdot 4H_2O$	190	4
105	Sodium Acetate Hydrate	醋酸钠	$C_2H_3NaO_2 \cdot 3H_2O$	未提供	3
106	Sodium Carbonate Hydrate	乙酸钠	$Na_2CO_3 \cdot 10H_2O$	未提供	10
107	Sodium Citrate Hydrate	枸橼酸钠	$C_6H_5Na_3O_7 \cdot 2H_2O$	未提供	2
108	Disodium Edetate Hydrate	依地酸钠	$C_{10}H_{14}N_2Na_2O_8 \cdot 2H_2O$	240~244	2
109	Dibasic Sodium Phosphate Hydrate	磷酸氢二钠	$Na_2PO_4 \cdot 12H_2O$	未提供	12
110	Sodium Picosulfate Hydrate	吡苯氧磺钠	$C_{18}H_{13}NNa_2O_8S_2 \cdot H_2O$	未提供	1
111	Sodium prasterone sulfate Hydrate	硫酸普拉酮钠	$C_{19}H_{27}NaO_5S \cdot 2H_2O$	160	2
112	Sodium Risedronate Hydrate	利塞膦酸钠	$C_7H_{10}NNaO_7P_2 \cdot 2.5H_2O$	未提供	2.5

续表

编号	英文名称	中文名称	分子式	熔点（℃）	含水分子
113	Sodium Thiosulfate Hydrate	硫代硫酸钠	$Na_2S_2O_3 \cdot 5H_2O$	未提供	5
114	Spectinomycin Hydrochloride Hydrate	盐酸壮观霉素	$C_{14}H_{24}N_2O_7 \cdot 2HCl \cdot 5H_2O$	未提供	5
115	Sucralfate Hydrate	硫糖铝	$C_{12}H_{30}Al_8O_{51}S_8 \cdot xAl(OH)_3 \cdot yH_2O$	未提供	未提供
116	Sulfamonomethoxine Hydrate	磺胺间甲氧嘧啶	$C_{11}H_{12}N_4O_3S \cdot H_2O$	204~206	1
117	Sulpyrine Hydrate	安替比林	$C_{13}H_{16}N_3NaO_4S \cdot H_2O$	未提供	1
118	Sultamicillin tosilate Hydrate	甲苯磺酸舒他西林	$C_{25}H_{30}N_4O_9S_2 \cdot C_7H_8O_3S \cdot 2H_2O$	未提供	2
119	Suxamethonium chloride Hydrate	氯琥珀胆碱	$C_{14}H_{30}C_{12}N_2O_4 \cdot 2H_2O$	159~164	2
120	Tacalcitol Hydrate	他卡西妥	$C_{27}H_{44}O_3 \cdot H_2O$	100	1
121	Tacrolimus Hydrate	他克莫司	$C_{44}H_{69}NO_{12} \cdot H_2O$	未提供	1
122	Taltirelin Hydrate	他替瑞林	$C_{17}H_{23}N_7O_5 \cdot 4H_2O$	未提供	4
123	Timepidium Bromide Hydrate	溴化噻甲哌啶	$C_{17}H_{22}BrNOS_2 \cdot H_2O$	未提供	1
124	Todralazine hydrochloride Hydrate	托屈嗪盐酸盐	$C_{11}H_{12}N_4O_2 \cdot HCl \cdot H_2O$	未提供	1
125	Tosufloxacin Tosilate Hydrate	托西酸托舒沙星	$C_{19}H_{15}F_3N_4O_2 \cdot C_7H_8O_3S \cdot H_2O$	254	1
126	Trehalose Hydrate	海藻糖	$C_{12}H_{22}O_{11} \cdot 2H_2O$	未提供	2
127	Trimetoquinol hydrochloride Hydrate	曲托喹酚盐酸盐	$C_{19}H_{23}NO_5 \cdot HCl \cdot H_2O$	151	1
128	Zinc Sulfate Hydrate	硫酸锌 *	$ZnSO_4 \cdot 7H_2O$	未提供	7

三、《日本药典》晶型药物的质量控制方法

在《日本药典》XVII版中指出：红外光谱法、X射线衍射方法、差示扫描量热法、热重法均可用于晶型药物鉴别；差示扫描量热分析法可用于对晶型药物的相转化（如：熔融、结晶）等热力学研究；联合使用差示扫描量热法和热重法可应用于溶剂化药物研究。

（一）粉末X射线衍射法

在《日本药典》中特别指出粉末X射线衍射法可用于对不同晶型药物的物质状态鉴别与质量控制。例如：对不同种类溶剂化药物物质、不同含量溶剂化药物物质、晶态与无定型态药物物质分析等。

粉末X射线衍射法的定量分析是通过比较不同晶型药物样品的衍射峰相对强度与晶面间距 d（或 2θ）值。通常情况，有机化合物的测量范围在 5°~40°。对于同种化学药物的不同晶型物质，其 2θ 的允许偏差值应小于 ±0.2°。粉末X射线衍射法可应用于定量的晶型药物

纯度含量分析研究。

在定量进行晶型药物样品的晶型纯度含量分析时：①首先需要制备一系列已知晶型纯度含量的药物标准品；②在相同的实验条件下进行粉末 X 射线衍射实验；③选择具有晶型含量的某个特征衍射峰，绘制其特征峰相对强度值与晶型纯度含量关系的标准曲线；④利用药物晶型纯度含量标准曲线，即可实现对药物样品的定量晶型纯度检测分析。

此外，利用粉末 X 射线衍射法，通过内标物质也可实现对药物晶型纯度的定量分析目的。

（二）红外光谱法

在《日本药典》XVII 版中为了有效地实现对晶型药物产品质量控制，建立了药用晶型物质对照品的红外光谱参考图谱库系统，使制药企业对晶型药物产品的晶型质量控制有据可依。

例 1：阿莫西林

阿莫西林为一含有结晶水的晶型药物，药典中记载了三水合物与无水合物的阿莫西林晶型物质存在状态。在《日本药典》XVII 版中明确规定：阿莫西林药物的药用晶型物质为三水合物，并提供了阿莫西林三水合物的红外光谱作为其药物晶型质量控制标准（图 17-6）。

例 2：氨苄西林

氨苄西林为一种含有结晶水的晶型药物，在《日本药典》XVII 版中收载了其三水合物和无水合物两种固体物质状态，并明确指出氨苄西林的两种晶型均可作为药用晶型物质。在药典中为制药企业对氨苄西林晶型药物产品的质量控制提供了氨苄西林三水合物与无水合物的两种晶型样品的红外光谱图（图 17-7）。

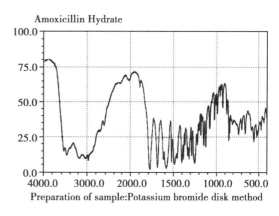

图 17-6 阿莫西林三水合物晶型药物的红外光谱图

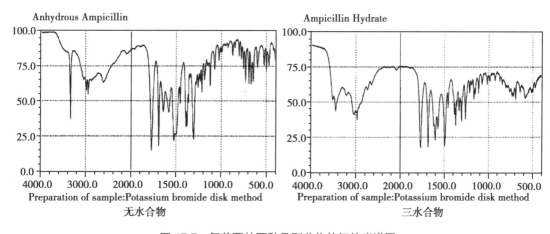

图 17-7 氨苄西林两种晶型药物的红外光谱图

四、小结

日本药局方已经意识到在固体化学药物中存在有多晶型现象,给出了多种用于晶型药物鉴定与定量晶型纯度质量控制的分析方法。在《日本药典》XVII版中明确给出了124种含有结晶水的晶型药物,指出了药用的晶型物质种类,提供了药用晶型物质的红外光谱图,以实现对药物产品的晶型质量控制目的。

但《日本药典》XVII版中给出的利用粉末X射线衍射法定量进行药物晶型纯度分析时,给出的实验条件存在一定的缺陷。其对有机化学药物的2θ测量范围设置在5°~40°是不够合理的。因为,对于有机化学药物当利用粉末X射线衍射法进行分析时,衍射峰分布范围一般均大于60°,而一些样品的强衍射峰也会落在2θ测量范围小于5°的位置上。考虑到不同晶型药物样品的衍射强度差异,使用条件应具有普适性,所以利用粉末X射线衍射法对晶型药物样品进行分析时,将2θ测量范围设置在3°~80°更加合理。

第五节　各国药典收载晶型药物的比较分析

本书收载了不同国家现行版药典中的固体化学晶型药物情况,对其进行了统计分析研究发现,虽然《美国药典》第40版、《欧洲药典》9.1版、《中国药典》2015年版、《日本药典》XVII版中均收载了固体化学晶型药物品种,但在数量上存在一定的差异,同时各个国家药典中对药物晶型鉴定分析及质量控制的技术与方法具有一定差异,特别是在晶型药物的晶型纯度质量控制标准要求上亦不相同。现将各个药典间的主要差异性进行比较分析。

一、各国药典的药物品种分析

表17-9给出了各国药典收载的化学药物品种数量、固体化学药物数量、晶型药物数量等统计数据。从表17-9对各国药典收载药物品种信息统计数据可知,中国药典收载的晶型药物品种中,对晶型进行控制的品种数量最少,仅为0.3%,远远少于其他药典数量。这说明,虽然多数药物存在晶型问题,我国药典还没有给予充分的重视和有效的控制。

表 17-9　各国药典收载药物品种信息

	中国	美国	欧洲	日本
化学药物品种数量	1022	1835	1536	1052
固体化学药物品种数量	714	1355	1239	950
晶型药物品种数量	2	251	207	124
晶型药物占固体化学药物总数	0.3%	18%	17%	13%

表17-10给出了随机选取的36种常用具有多晶型现象的固体化学药物比较了药典收录情况,这些药物品种均属于目前临床上一线治疗药物,具有较好的代表性。结果分析可以发现,我国和发达国家药典对常用药物品种的收录基本一致,(√:代表药典收载品种),不同之处在于同样的药物品种,虽然都在药典中收录,但控制的标准却存在巨大的差异。

我们对各国药典中相关药物品种进行了质量标准和质量控制要求的分析研究,发现不同药典对同种药物的药品质量标准、产品控制要求各不相同。特别是在固体化学药物的化

表 17-10　各国药典收载的 36 种固体化学药物品种统计信息

编号	化学药品名称	中国	美国	欧洲	日本
1	阿莫西林	√	√	√	
2	氨苄西林	√	√	√	√
3	硫酸阿托品	√	√	√	√
4	咖啡因	√	√	√	√
5	环磷酰胺	√	√	√	√
6	盐酸赛庚啶	√	√	√	√
7	盐酸林可霉素	√	√	√	√
8	卡比多巴	√	√	√	√
9	头孢克洛	√	√	√	√
10	氯筒箭毒碱	√	√	√	√
11	氯唑西林钠	√	√	√	√
12	磷酸可待因	√	√	√	√
13	头孢他啶	√	√	√	√
14	巯嘌呤	√	√	√	√
15	美罗培南	√			√
16	甲基多巴		√	√	√
17	硫酸奎尼丁	√	√	√	√
18	硫酸奎宁	√	√	√	√
19	氢溴酸东莨菪碱	√	√		
20	氯琥珀胆碱	√	√		√
21	棕榈氯霉素	√		√	
22	氟哌利多		√	√	√
23	氟轻松		√		
24	盐酸甲氟喹	√	√	√	
25	咪康唑		√		
26	尼莫地平	√	√		√
27	帕罗西汀	√	√	√	
28	盐酸喷他佐辛		√		√
29	吡罗昔康	√	√	√	√
30	黄体酮	√	√	√	√
31	吲哚美辛	√	√	√	√
32	司坦唑醇	√	√	√	√
33	泼尼松	√	√	√	
34	泼尼松龙	√	√	√	√
35	罗红霉素	√		√	√
36	尼群地平	√		√	√
	药物品种合计	32（种）	34（种）	33（种）	31（种）

学纯度、晶型控制、质量标准、检测方法等差异较大,由此造成了国际药品的质量及临床治疗作用的参差不齐。

(一) 各国药典的药用晶型物质种类差异

例1:咖啡因

《中国药典》和《美国药典》中规定,咖啡因药物使用的药用晶型物质类型为一水合物型;《日本药典》中规定,咖啡因药物使用的药用晶型物质类型为一水合物型或无水物型。

例2:氨苄西林

《中国药典》中规定,氨苄西林药物使用的药用晶型物质类型为三水合物型;《美国药典》中规定,氨苄西林药物使用的药用晶型物质类型为两种无水物型、三水合物型或无定型态;《欧洲药典》中规定,氨苄西林药物使用的药用晶型物质类型为无水物型;《日本药典》中规定,氨苄西林药物使用的药用晶型物质类型为三水合物型或无水物型。

(二) 各国药典的药物化学纯度差异

例1:罗红霉素

《中国药典》中规定,罗红霉素药物的化学纯度不少于94%;《欧洲药典》中规定,罗红霉素药物的化学纯度96.0%~102.0%;《日本药典》中规定,罗红霉素药物的化学纯度不少于970μg/mg。

例2:尼群地平

《中国药典》中规定,药物化学纯度不少于99%;《欧洲药典》中规定,药物化学纯度为98.5%~101.5%;《日本药典》中规定,药物化学纯度为98.5%~101.0%。

(三) 各国药典对杂质成分的限量差异

例:尼群地平

《中国药典》中没有给出药物中有关杂质成分总限量值;《欧洲药典》中明确规定了3种杂质成分的限量值分别为:0.1、0.8、1.2;《日本药典》中明确规定了有关杂质成分的限量值,其总量不大于2.0%。

二、药典中收载的检测分析技术及质量控制方法

表17-11给出了各国药典收载的各种药物检测分析技术及方法。统计结果可看出,各国对药典收载和采用的检测分析技术及方法具有较好的一致性。说明我国的检测分析条件已经达到国际水平,国外具有的仪器设备,我国也全部拥有,具备了进行药物质量全面监控的条件。

表17-11　各国药典中收载的药物检测分析技术及方法统计信息

编号	检测分析技术与方法	中国	美国	欧洲	日本
1	单晶X射线衍射法		√	√	√
2	粉末X射线衍射法	√	√	√	√
3	红外吸收光谱法	√	√	√	√
4	近外吸收光谱法	√	√	√	√
5	紫外可见分光光度法	√	√	√	√
6	拉曼光谱法		√	√	√
7	核磁共振光谱法		√	√	√
8	质谱法	√	√	√	√

续表

编号	检测分析技术与方法	中国	美国	欧洲	日本
9	荧光光度法	√	√	√	√
10	原子吸收光谱法	√	√	√	√
11	差示扫描量热分析法	√	√	√	√
12	热重分析法	√	√	√	√
13	熔点测定法	√	√	√	√
14	薄层色谱法	√	√	√	√
15	气相色谱法	√	√	√	√
16	液相色谱方法	√	√	√	√
17	毛细管电泳法	√	√	√	√
18	电位滴定法	√	√	√	√
19	非水滴定法	√	√	√	√
20	pH 测定	√	√	√	√
21	比旋度的测定	√	√	√	√
22	干燥失重测定	√	√	√	√
23	灼烧残渣测定	√	√	√	√
24	有关物质测定	√	√	√	√
25	重金属含量测定	√	√	√	√
26	有机挥发性杂质测定	√	√	√	√
27	结晶度测定	√	√	√	√
28	水分测定	√	√	√	√
29	密度测定	√	√	√	√
30	折光率测定	√	√	√	√
31	沸点与馏程测定	√	√	√	√
32	凝点测定	√	√	√	√
33	无机盐检测	√	√	√	√
34	含量测定	√	√	√	√
35	残余溶剂测定	√	√	√	√
36	粒度测定	√	√	√	√
37	比表面的测定	√	√	√	√

　　表 17-12 给出了各国药典收载的晶型药物检测分析技术及方法。由表中信息分析可以看出,我国在药物的检测分析技术方面,尤其是在晶型药物的检测分析技术方面,还存在极大差距,这也是制约我国药物质量控制的重要因素。

　　表 17-13 给出了各国药典收载的晶型药物纯度的质量控制方法。由表 17-13 的信息可以看出,我国与世界发达国家比较还有一定差距,但导致这种差距的原因并不是仪器设备等物质条件,而是我们的对晶型药物的认识和重视程度不够。

表 17-12 各国药典收载的晶型药物检测分析技术及方法统计信息

编号	检测分析技术及方法	中国	美国	欧洲	日本
1	粉末 X 射线衍射法	√	√	√	√
2	红外吸收光谱法	√	√	√	√
3	近外吸收光谱法		√	√	
4	差示扫描量热分析法	√	√	√	√
5	热重分析法	√	√	√	√
6	熔点测定法	√	√	√	√
7	单晶 X 射线衍射法	√	√		
8	溶出度测定	√	√		
9	拉曼光谱法		√	√	
10	固态核磁		√	√	
11	显微分析		√		
12	吸湿性分析		√	√	
13	溶解性测定		√		
14	密度测定		√	√	

表 17-13 各国药典收载的晶型药物纯度的质量控制技术及方法统计信息

编号	检测分析技术及方法	中国	美国	欧洲	日本
1	红外吸收光谱法	√	√	√	√
2	粉末 X 射线衍射法		√	√	√
3	熔点法	√	√		√
4	热重分析法		√	√	

从各国药典收载的晶型药物质量的控制技术及方法的统计,可以看出目前中国药物收载的晶型药物质量控制技术及方法与其他国家存在明显差距。

第六节 结　语

多晶型现象在固体化学药物中普遍存在。本章通过对四个国家药典收载的晶型药物统计发现,晶型药物存在于不同临床治疗作用的药物中,例如:神经类系统药物、消化类系统药物、解热镇痛药类药物、非甾体抗炎类药物、抗肿瘤类药物、抗生素类药物、激素类药物、维生素类药物等。晶型药物涉及分子骨架类型多种多样,其中以甾体类骨架药物和 β 内酰胺类骨架药物所占比例最大,约各占晶型药物总量的 10%,而其他骨架结构类型药物所占比例没有明显趋势。

事实上,目前各国药典收载的晶型药物品种均不够全面,特别是在药用晶型物质选择、晶型药物临床有效性、晶型物质稳定性、晶型药物的质量标准、晶型药物的质量控制等方面亦不同。《中国药典》无论从收载晶型药物的品种数量、采用的晶型药物产品质量控制技术及方法等诸方面与世界发达国家存在较大的差距。

随着国际药物科学一体化发展,晶型药物研究将会在其发现技术、制备技术、鉴定技术、临床评价技术、质量控制技术等诸方面不断完善和发展。随着人类对晶型药物认识的深入、各种关键技术体系的建立,晶型药物将成为化学药物研发中的重要内容之一。其实,在化学药物研发各个阶段,均会涉及药物晶型问题。揭示药物晶型物质奥秘,提高现有药典收载药品晶型标准和产品质量,已经成为亟待解决的紧迫问题。

(吕　扬　张　丽　杜冠华)

参考文献

1. 国家药典委员会. 中华人民共和国药典.2015年版. 北京:中国医药科技出版社,2015.

2. 居文政,陶开眷,胡津丽. 药物多晶型与临床药效. 中国药师,2000,3(6):369-370.

3. 国家药典委员会. 中华人民共和国药典三部注释. 2016年版,北京:化学工业出版社,2016.

4. Melgardt M. de Villiers,Rudolf J. Terblanche,Wilna Liebenberg,et al. Variable-temperature X-ray powder diffraction analysis of the crystaltransformation of the pharmaceutically preferred polymorph C of mebendazole. Journal of Pharmaceutical and Biomedical Analysis,2005,38(3):435-441.

5. 中华人民共和国卫生部药典委员会编. 药品红外光谱集. 第五卷. 北京:化学工业出版社,2015.

6. 刘崇悌. 药物的晶型改变与晶癖以及它们对药品质量及临床药效的重要影响. 国外医学(药学分册),1980(4):207-214.

7. 陈国满. 无味氯霉素的多晶型物. 中国药学杂志,1982,17(2):93-96.

8. United States Pharmacopoeia 40-National formulary35. The United States Pharmacopeial Convention. 2017.

9. 杨宝峰. 药理学. 第6版,北京:人民卫生出版社,2003.

10. 王洪亮,董燕,陈桂兰,王淑月. 药物多晶型的鉴别方法. 河北医科大学学报,2002,23(5):307-309.

11. 沈建林,姜倩,张钧寿. 药物多晶型的研究进展. 中国医院药学杂志 2001,21(5):304.

12. European Pharmacopoeia 9.0. 2016.

13. A. Getsoian,R.M. Lodaya,A.C.Blackburn.One-solvent polymorph screen of carbamazepine,International Journal of Pharmaceutics,2008,348(1-2):3.

14. F. Tian,J.A. Zeitler,C.J. Strachan,et al. Characterizing the conversion kinetics of carbamazepine polymorphs to the dihydrate in aqueous suspension using Raman spectroscopy.Journal of Pharmaceutical and Biomedical Analysis,2006,40(2):271-280.

15. F. Vrecer, M. Vrbinc, A. Meden. Characterization of piroxicam crystal modifications. International Journal of Pharmaceutics,2003,256(1-2):3-15.

16. Ghan G.A.,Lalla J.K. .Effect of compressional forces on piroxicam polymorphs. J. Pharm. Pharmacol.,1992,44(8):678-681.

17. Japanese Pharmacopoeia XVII[S]. Japan,2016.

第十八章

晶型药物的管理

自19世纪20年代发现磷酸钠有两种晶型以来,药物多晶型现象引起了人们极大的兴趣。到了40年代,美国就已出现应用X射线衍射法进行药物分析的专著[1],尤其是60年代以后,人们对晶型进行了结晶化学和热力学方面的研究,加之生物药剂学的发展,X射线衍射技术的成熟,药物晶型的研究得到了长足的发展[2]。70年代,《美国药典》(第19版)就开始将X射线衍射法列入药物分析的方法之一。进入90年代,我国卫生部对于研制生产一、二类新药(单体、化合物)也要求测定其X射线衍射图谱[3]。我国加入世界贸易组织(world trade organization,WTO)后,更是将X射线衍射作为药物分析方法列入了《中国药典》[4]。

在2000年版《中国药典》中,对固体药物晶型鉴别和检验的技术与方法收载甚少,仅列有甲苯咪唑等极少数几个品种[5]。2005年版《中国药典》关于药物晶型的内容有所增加,但仍然没有形成完整的技术体系,收载的晶型药物品种仍极为有限。随着晶型药物研究和认识的深入,2015年版《中国药典》四部中新增"9015药品晶型研究及晶型质量控制指导原则",对晶型研究进行了系统的规范[6]。

欧美等发达国家经过长期的研究和探索,对晶型药物和药物的多晶型制定了详细和科学的管理规范,极大提高了固体药物的质量水平和疗效,形成了比较完善的固体药物晶型质量控制的办法。近年来,我国科研人员和制药企业逐渐认识到晶型研究的重要性,对晶型药物的研究和认识有了长足的进步,对全面提升我国药物质量做出了重要的贡献。但是,我国在管理方面还存在明显的不足。鉴于我国对晶型药物管理中的不足以及国际药物晶型研究发展的现状,本章就欧美国家和我国对晶型药物的研究和管理现状进行简要的介绍,供药物研究及其相关人员参考和借鉴。

第一节　晶型药物管理的重要性

药物的晶型通常是指化学药物原料的存在形式,一种药物可以有多种晶型存在,同一种药物的晶型不同,可能会影响其在体内的溶解和吸收,也会影响其制剂的溶出和释放,进而影响临床疗效和安全性。因此,药物晶型问题直接关系到药物的质量和药物疗效。

研究药物的多晶型及其性质,具有多方面的意义和价值。通过晶型研究,可以保证药物在制备、储存过程中的有效晶型和稳定性;选择药用优势晶型制备药物,可以改善药物的溶出速度和生物利用度,提高药物的治疗效果,也可减小毒性;根据晶型的特点确定制剂工艺,改善药物粉末的压片性能等,可有效保证生产的批间药物等效性;通过选择在临床治疗上效果可靠且稳定可控的晶型,可以制备高效、低毒、安全等优质的口服固体制剂[7,8]。

国际上许多固体药物的专利诉讼都涉及到晶型问题。在制药工业中,一种疗效好的新晶型可以作为一个附加专利,延长原有药物的专利寿命。如英国葛兰素史克公司的抗溃疡药雷尼替丁(Zantac),晶Ⅰ型专利到期后又发现了目前作为药物使用的晶Ⅱ型,通过申请新的专利将其保护延长。目前在世界范围内,该药每年的销售额高达24亿英磅,从中不难看出多晶型在制药业中的重要作用[9]。

治疗艾滋病的药物利托那韦(Ritonavir)在生产过程中出现的转晶给Abbott公司带来了极大的市场困扰。该药于1996年上市销售,1998年即发现该药在胶囊中开始沉淀,直接导致半固体胶囊的溶出度试验失败。经晶型鉴别发现,最初的动力学产物晶Ⅰ型转变成了另一种新晶型—热力学产物晶Ⅱ型,其溶解度较原来的晶Ⅰ型低,所以患者服用的有效剂量也相应降低[10]。药物后来从市场撤出,但是Abbott公司发现稳定生产原有晶型药物是不可能的。最后,Abbott公司只能选择采用第二种晶型成药,但是以软胶囊封装液态药物来增加药物的生物利用度。

类似的例子不胜枚举,晶型问题正逐渐成为药品研发和生产过程中举足轻重的环节,掌握其中适合药用的晶型是关键。

第二节　欧美晶型药物研究和管理现状

一、欧美管理机构对晶型药物的认识

纵观世界晶型药物研究和管理的历史,欧美研发人员很早就认识到药物晶型的问题,并对晶型药物进行了科学的管理,促进了晶型药物的研究。由欧盟、美国、日本三方成员国发起的人用药品注册技术国际协调会议(International Conference on Harmonization of Technical Requirements for Registration of Pharmaceuticals for Human Use,ICH),制定了一套药品注册管理办法,其中Q6A就对药物晶型质量研究的规范和要求进行了详尽的阐述。在Q6A文件的第三部分指南[11]中对于新原料药多晶型的特殊标准做出了具体规定。

多晶型是同一原料药存在不同的晶体形式,包括溶剂物或水合物及无定型形式。原料药存在不同晶型,其物理性质也不相同。某些情况下,晶型的不同可能会影响新原料药的质量和性能。若已证实晶型的不同影响了原料药的性能、生物利用度或稳定性,就应详细阐明适宜的固体状态。理化方法通常用于测定是否存在多晶型,具体方法包括:熔点、热力学分析(例如差示扫描量热法以及热重分析法和差热分析法、拉曼光谱、光学显微镜和固态核磁共振)。从程序#4(1)到#4(3)为附加指南,阐明何时以及如何监测和控制多晶型。一般方法很难测定原料药中的多晶型变化,替代性实验[例如溶出度试验,见程序#4(3)]通常用于监测原料药的性能和多晶成分,以及作为测试和验收标准的最后方法。

欧洲药品管理局(European Medicines Agency,EMEA)依照ICHQ6A的规范对原料药和药品质量控制中的晶型问题制定了管理办法[12];而美国食品药品管理局(Food and Drug Administration,FDA)则参考ICHQ6A原则,在给制药企业的指导意见中编制了关于晶型药物的一个独立章节,从药物研发、生产和管理的各个阶段阐述如何重视固体药物晶型的问

题,以达到统一认识、规范管理的目的[13]。随着药物共晶技术的发展,FDA 于 2013 年 4 月发布《药物共晶监管分类》并于 2016 年 8 月进行修订,提供了关于共晶固态形式的分类管理信息,适应共晶研发的趋势,大大促进了药物共晶的发展[14,15]。

欧美药典很早就重视晶型药物检测标准的制定,收载的药物品种也较《中国药典》多。2017 年出版的《欧洲药典》(Europe Pharmacopoeia, EP) EP9.0 中收载了 207 种晶型药物品种;2017 年出版的《美国药典》(U.S. Pharmacopeia, USP) USP40 中收载了 251 种晶型药物品种。

可见欧美对药物晶型的问题认识较早,也非常重视,已步入规范化管理之中。

二、FDA 对申报新药的分类办法及资料要求

FDA 对固体药物的新晶型制备的药物制剂是按照简化新药申请(abbreviated new drug application, ANDA)的申请程序进行管理。ANDA,就是根据已有的科学研究成果确定可以简化的申请办法,是将新药申请(new drug application, NDA)中的动物实验、临床试验及生物利用度三项资料缩减为一项,一般仅提交生物等效性研究资料即可[16]。FDA 的这种管理说明对固体药物晶型的特点有了比较全面的了解,管理办法的制订具有科学依据,也反映了科学发展现状。

FDA 要求,ANDA 申请人在得到批准前,必须提供相应的资料,以证明仿制药是药学等效和生物等效,因此治疗效果等同于原创药或参照药物(reference listed drug, RLD)[17]。除此之外,还需证实说明书内容适当,且生产符合现行药品生产质量管理规范(current good manufacturing practice, cGMP)要求。ANDA 的必需条件是基于其活性成分安全有效并以与 RLD 相同的速度和程度吸收进体内的前提,因此认为是治疗学等效。

(一)证明新晶型的药品与 RLD 药学等效性

药学等效性要求药品与 RLD 含有"同一种"活性成分,即具有相同强度、剂型、给药途径,且符合药典或其他应用标准中关于强度、质量、纯度和特性的要求[17]。ANDA 申请人必须提供药品的化学、生产和控制资料,包括原料药的特征、生产和控制方法的资料,以及药品组成、控制、生产方法、包装和稳定性[18,19]。

(二)证明新晶型的药品与 RLD 生物等效性

生物等效性用于证实药品和 RLD 之间是否有治疗学等效性。若简化申请的药品为固体口服制剂或口服混悬剂,通常要求申请人提交体内药代动力学资料,以证明与 RLD 具有生物等效性[16]。

(三)证明新晶型的药品与 RLD 含有"同一种"活性成分

虽然药物的活性成分相同,但也存在多晶型。多晶型可能导致活性成分的理化特性不同,从而导致药品生物不等效,因此与 RLD 治疗不等效。因此应特别注意简化申请的药物晶型与 RLD 晶型的等效性问题,从而保证与上市药品具有治疗学等效性[16]。

FDA 确信若简化申请的药品与 RLD 具有药学等效和生物等效,则认为治疗学等效。因此,治疗学等效的药品在按照标签说明书给药时,将具有同样的临床疗效和安全范围,并可相互取代,而不需调整剂量和其他额外监控[16]。

三、美国 FDA 对医药生产企业的指导性意见

(一)固体药物多晶型与"同一种"物质的问题

对于简化申请的药品与 RLD 含有"同一种"活性成分的理解,仁者见仁,智者见智。那

么不同的多晶型事实上是否就是"同一种"物质呢？这要看观察的角度,从重点研究固态特性的材料科学家的角度看,通常认为不同的多晶型不是"同一种"物质;然而,从重点研究化学结构和药品安全及疗效的科学家的角度看,不同的多晶型即是"同一种"物质[16]。

除了证明含有"同一种"活性成分,ANDA 申请人还必须证明提交的药品与 RLD 生物等效,且具有足够的稳定性。多晶型无疑会影响药品的质量和性能,另外还有许多其他影响因素,如控制药物口服吸收速度和程度的各种生理因素、药品制剂、生产过程以及活性成分和制剂中赋形剂的理化特性(例如颗粒大小,湿度)等。几个例子就证明了其他因素掩盖了晶型对药品性能的潜在作用。因此,没有科学依据可以推断,使用不同于 RLD 原料药的晶型就会从证明药品可制造性、生物等效性和稳定性试验中排除掉 ANDA 的申请[16]。

不同晶型的原料药,其固态的内部分子排列形式不同,但化学结构相同[12]。鉴于此,《美国 FDA 对医药生产企业的指导性意见》的导言中提到"同一种"活性成分的问题,FDA 明确驳回了如下建议,即"要求 ANDA 申请人证明提交的药品与 RLD 中的活性成分具有同样的理化特性,无来自于不同生产或合成过程的残余或杂质,且立体化学特性和固态形式未发生改变"。

FDA 的法规要求:对于简化申请的药物,申请人无需证明研究的晶型药物和 RLD 的活性成分表现同样的物理特征,也无需证明药物的固态形式未发生改变[20]。换句话说,就是申报的药物和对照药物的物理性质可以是不同的,其固态形式可以是改变的。这种管理要求实际上是对多晶型药物有了充分的理解后做出的科学规定。实际上,多晶型药物就是具有不同物理特征的原料药,是物质的不同固态形式,因此 FDA 没有具体法规明确要求研究的晶型药物和 RLD 具有同样的药物晶型[13,16]。如果申请人能够证明其与 RLD 生物等效,具有足够的稳定性,标签说明适当,按照 cGMP 要求生产,不同多晶型的 ANDA 就会被批准。

新晶型药物的研究核心是证明新晶型药物具有生物等效性,一旦申请人证明研究的新晶型药物与 RLD 生物等效,具有足够的稳定性,使用说明适当,能够按照 cGMP 要求生产,不同多晶型的药物就会被批准。从这一层面上看,美国 FDA 的管理既充分考虑科学的依据,又不针对科学问题进行评判,譬如对于申报药物的晶型是否为药用的最佳晶型,这样的问题实际上应该由研究人员决定,因为是否为药用的优势晶型直接决定了药物的市场前景。

多年来,FDA 按这样的规定已经批准了许多药物制剂,其原料药的性状与 RLD 原料药的并不同(例如:肝素钠、法莫替丁、雷尼替丁);也有一些药物的原料药的溶剂化和水化状态与 RLD 也不同(例如:盐酸特拉唑嗪、氨苄青霉素、头孢羟氨苄)。所有这些批准的实例中,都没有安全和疗效方面的问题发生[13,16]。

因此,基于管理考虑、科学原则和先例,可以推断固体药物晶型与 ANDA 原料药的"同一种"物质的测定无关[16]。

（二）ANDA 关于固体药物多晶型的一般原则

同一化合物的固体药物晶型的内部固态结构不同,因此具有不同的理化特性,包括包装、热力学、光谱、动力学、界面和机械特性[21]。这些特性可对原料药的加工过程、药品生产、质量和性能,例如稳定性、溶解度和生物利用度等产生直接影响。非预期的晶型出现和消失可能导致严重的后果,产品研发迟滞,商业生产中断,正如利托那韦[22]。因此,对药物固体晶型的一系列审查将贯穿药品研发、生产和管理的各个阶段。鉴于以上诸多原因,有必要在药品研发和 ANDA 评审过程中严格注意固体药物晶型的问题[23,24]。

1. 多晶型的特征和常规检验　目前,有很多方法用于鉴别固体药物晶型的特征。粉末

X 射线衍射法(X-ray powder diffraction, XRPD)可用于证明晶型的存在,其他方法如:显微镜法、热分析法(差示扫描量热法、热重分析法、热台显微镜)以及光谱法(红外、拉曼、固态核磁共振)等都可以提供有关晶型的特征数据[25]。在进行这类药物研究时,可根据实际情况选择适宜的方法作为常规检验来控制原料药的晶型。

2. 多晶型对溶解度、溶出度和生物利用度 / 生物等效性(BA/BE)的影响 对原料药多晶型管理的重点是基于晶型对生物利用度(bioavailability, BA)或生物等效性(bioequivalence, BE)的潜在影响[10]。晶型不同,水溶性和溶出度可能会有明显差异,当差异足够大时,就会影响药品的 BA/BE[13,26],例如:棕榈氯霉素[27]和卡马西平[28]。此外,其他影响药物吸收速率和程度的因素,如胃肠道运动和肠道渗透性等,也可以影响药物的生物利用度,在考察药物生物利用度时也需要考虑这些问题。

对于不同晶型的药物,一旦申请人证明与对照品在体内生物等效,随后就需要进行体外溶出度试验,这种实验将用于评估药品的批间质量。药品的溶出度试验可为控制药品的 BA/BE 所要求的药品质量提供一种合适的方法;尤其是可以检测到转晶,从而影响药品的生物利用度[13,16]。

3. 多晶型对药品可制造性的影响 多晶型可能表现不同的物理和机械特性,包括湿度、颗粒形状、密度、流动性和压缩性,反过来它们可能影响药品的可加工性和可制造性。多晶型药物的质量控制也依赖于剂型和制造过程。对于直接压片制造的固体药物,其固态特性对药品的可制造性很关键,尤其是药片的大多数由固体构成。另一方面,在湿法制粒过程中,固体药物的原始特性在很大程度上被改变,因此其固态特性不太可能影响药品的可制造性[29,30]。因此,在药品加工过程中,保证药品按照管理规范在 cGMP 认证条件下可重复性生产才是最重要的[31]。

在干燥、研磨、微粉、湿法制粒、喷雾干燥、压缩等生产过程中可能发生转晶[32];另外,环境因素如相对湿度和温度也会引起转晶。转晶的程度依赖于晶型的相对稳定性、状态转变的动力学屏障和应力。尽管如此,倘若经常发生转晶,而药品的 BA/BE 已证实无明显影响,药品加工过程中的关键性变量也已得到很好的掌握和控制后,就不必过度关注转晶的问题[13]。

总之,ANDA 申请人必须证明提交的药品能够可重复性生产,所以应严格注意与药物加工有关的多晶型和晶癖相关的信息[16]。

4. 多晶型对稳定性的影响 多晶型可能具有不同的理化特性。基于转变为其他晶型的最小势能和较大的化学稳定性,研发过程中通常选择最稳定的原料药晶型,以保证药物制剂的稳定性。但由于药物需要有较好的生物利用度,所以有时也选择通过转晶的方法获得有较高生物利用度的晶型[13]。具有较高生物利用度的晶型可以产生更好的疗效,就需要在维持药物的稳定性方面进行研究,在保证药物生物利用度的条件下获得稳定的药物制剂。

因此,申请不同晶型的药物制剂,申请者必须证明提交的药品具有足够的化学稳定性,FDA 建议应重点关注多晶型对药品稳定性的影响。尽管如此,因为还有许多其他因素,如剂型、制造过程和包装材料等因素可以影响药品稳定性,所以衡量药物质量的是药品的稳定性,而不是原料药的稳定性[13]。

(三)ANDA 关于固体药物晶型研究的指导意见

程序 1 至程序 3 给 ANDA 申请人提供了一个建议性程序,用以评估建立固体口服药物和口服混悬剂多晶型规范的重要性和方法。虽然该程序采用的概念性框架主要是基于多晶型对药品 BA/BE 的可能影响,但 FDA 仍建议 ANDA 申请人适当控制以确保药品可重复性生产,并具有足够的稳定性[13]。

1. 原料药和药品多晶型的监控 监控药物的质量,必须充分掌握关于原料药多晶型的知识,以便更好地控制药品的研发、制剂和制造过程,实现预期的药品性能和质量特征。某些情况下,若申请人不能证明多晶型对药品性能产生的可能影响(例如,药品难溶、已知多晶型),将有必要进行多晶型筛选[16]。

(1) 建立多晶型研究的规范:程序1(图18-1)提出了关于何时适合建立原料药以及药品多晶型规范的建议[13]。其中集中于原料药或药品制造、贮存过程中形成的多晶型,例如一种溶剂化物,包含一种制造过程中不用的溶剂,不会认为是“相关的”多晶型。当所有晶型具有相同的溶解度或都高度可溶时,多晶型一般不会显著影响BA/BE[13]。对这类药物的研究一般根据程序1进行决策,确定是否进行必要的晶型研究[16]。

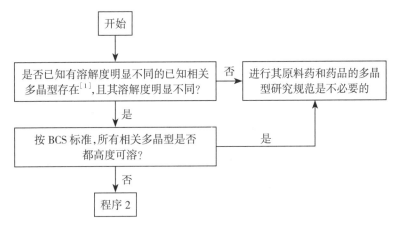

图18-1 程序1关于是否建立固体口服制剂和混悬剂多晶型规范的研究[12]

(2) 建立原料药多晶型规范:程序2(图18-2)基于生物药剂学分类系统(biological classification system,BCS)进行分类,对于有多晶型的药物,如果已知至少有一种晶型溶解度较低时,就必须按照程序2建立原料药多晶型的规范。如果《美国药典》中已有详细说明原料药某些关键特性的专论,其中包括ANDA中与多晶型相关和控制的规范,则申请人就应采用USP的测试和验收标准。否则,申请人就应采用相关的多晶型规范[13,16]。

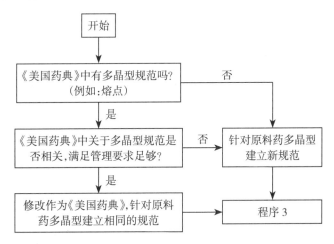

图18-2 程序2建立固体口服制剂和混悬剂的原料药多晶型规范[12]

（3）建立药品多晶型规范重要性的研究：程序 3 提供了一种关于何时考虑建立药品多晶型规范的参考建议[13]。一般情况下，尤其所用晶型是最稳定的或是以前上市产品的晶型形式，而且药品的性能测试（例如溶出度试验）通常能对可能影响 BA/BE 的难溶性药物的多晶型比例变化提供足够的控制，此时不必建立药品的多晶型规范。极少数情况下，不得不利用药品的固态特征，但这仅作为测试和验收标准的最后方法[13,16]。

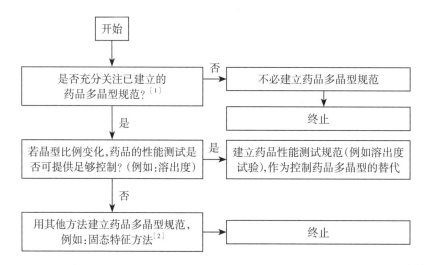

图 18-3　程序 3 关于是否建立固体口服制剂和混悬剂的药品多晶型规范的研究[12]

图 18-1 至图 18-3 向我们展示了建立原料药和药品多晶型规范的原则和具体程序，为规范化管理晶型药物的质量问题提供了可供借鉴的依据。

2. 基于 cGMP 方面的考虑　申请 ANDA 类药物必须有适当的方法和设备来控制药品的制造、加工和包装过程，以确保提交药品的特性、强度、质量和纯度。对于原料药的多晶型问题，cGMP 中有两点特别重要：①在放行制药之前，所有进厂批次原材料的测试应符合适合的书面规范，包括任何多晶型的规范（如果适用）；②证明有可重复的制造过程，可以很好地认识和控制关键性的差异，且符合生产过程和稳定性规范。这些规范都需经由 FDA 药品审评和研究中心（Center for Drug Evaluation and Research，CDER）审查部门商议和批准。

对原料药来说，如有必要建立多晶型规范，则在投入生产制剂之前，所有进厂批次的原料都必须符合规范要求。将"不合格"批次的样品投入生产或与其他合格批次混合使用，都是 cGMP 所不允许的[16]。若 CDER 审查部门认为不必建立原料药多晶型规范，则申请人可以选择不采用多晶型规范，而质量控制机构也不必出具书面的测试和验收标准。因此，在 cGMP 生产条件下，质量控制机构判断进厂批次的一致性与多晶型变化无关，但仍要求 ANDA 申请人必须提供制造过程认证的证据，证明药品可重复性制造，同时符合中间、放行和稳定性规范[11,24]。在这种情况下，确认过程"可控"是基于可重复的生产能力，同时符合所有必需的规范，而不是依赖于任何可能与原料药多晶型有关的变化[16]。

基于对原料药多晶型的分析，FDA 对 cGMP 生产过程中的药物晶型问题采取灵活的管理方式，在严格保证药品生产质量的基础上，减少了质量控制机构很多不必要的工作量，简化了程序。

（四）关于固体药物共晶研究的管理分类

随着共晶技术的发展，共晶研究受到国内外研究人员和制药企业的广泛关注。在不改变药物活性组分化学性质的基础上,药物共晶可以有效地提高药物的溶解度、溶解速率,增加药物的稳定性,提高药物的生物利用度。此外,药物共晶的开发可以开发具有自主知识产权的产品。因此,共晶研究在药物研发中具有很大的潜在应用价值,已成为药物研发的新途径。

美国 FDA 针对药物共晶的研发趋势,于 2013 年 4 月发布了《针对医药生产企业的指南:药物共晶监管分类》(Guidance for Industry:Regulatory Classification of Pharmaceutical Cocrystals)[14],2016 年 8 月再次发布修订指南草案[15],提供了关于共晶固态形式的监管分类信息,应提交的用以支持分类的数据以及分类的监管意义。

1. FDA 关于药物共晶的定义　FDA 在 2016 年指南[15]中指出"共晶是由两种或更多不同分子,通常是药物和共晶形成物,在相同的晶格中组成的结晶物料"。共晶不同于盐和多晶型,而更类似于溶剂化物,这两者在一个晶格中均含有一个以上的组分。从物理化学角度看,共晶可以被看作溶剂化物和水合物的特殊情况,其中第二组分——共晶形成物是非易失性的。因此,共晶被分类为溶剂化物的一种特殊情况,其第二组分是非易失性的。

药物共晶体开辟了原料药(Active Pharmaceutical Ingredient,API)超越传统固态形式(例如盐和多晶型)的工程设计固态形式的机会。共晶可以根据需要用于增强药品生物利用度和稳定性,以及在药品制造过程中提高 API 的可加工性能。共晶的另一优点是,可产生缺乏电离官能团的多样化的 API 固态形式,这是成盐的先决条件。

2. FDA 关于药物共晶管理的逐步完善　2013 年指南[14]指出:药物共晶与固体晶型不同,是在单一晶格中由两个或两个以上分子结合,一为主成分,另一可为赋形剂或另一个主成分。共晶中各分子维持在中性的状态,以非离子之交互作用连接。共晶型态属于可分离的"主成分 - 赋形剂"分子复合物。主成分与赋形剂的组合用来确保药品的安全性、生物利用度、患者的接受度与其他品质的特性。当药物与某种辅料形成共晶后,可以将药物共晶作为"制剂中间体"来管理和控制。因此,共晶无需单独作为药品进行注册,但根据 FDA 的药品注册分类,可药用盐可作为原料药(二类药品管理档案)进行管理和控制。

2016 年新的指南草案[15]修订了 2013 年指南中对于药物共晶的分类,之前将共晶分类为药品中间体(或作为中间物料)是不合理的,FDA 表示"该分类导致了关于指南解释的不确定性,因为在商业环境中,共晶通常在原料药设施中制造,而当作为药品中间体分类时,需要适用额外的 cGMP 要求"。因此,指南不利于药物共晶的研发。为回应该问题和其他来自利益攸关方的反馈,FDA 重新考虑了共晶的合适分类。

3. 对于含有或声称含有共晶的 NDA 和 ANDA,申请人应提交适当的数据支持以下内容

(1)如果药物和共晶形成体具有可电离的官能团,结论是药物组分和共晶形成体以中性状态存在于共晶中,且是非离子化相互作用。考虑以下内容来指导决策:①一般来说,如果 API 和其共晶形成体具有 $\Delta pKa(pKa(碱)-pKa(酸))\geq 1$,将有大量的质子转移造成电离和相对于共晶潜在的成盐可能性。另一方面,如果 API 和其共晶形成体具有 $\Delta pKa(pKa(碱)-pKa(酸))<1$,将有少量质子转移。如果满足该标准,API- 共晶形成体应归为共晶。②如果企业认为药物固体作为盐或共晶分类不取决于这些相对 pKa 值,使用分光工具和其他正交方法以提供相反的证据。

(2)确保在到达药理活性位点之前 API 从其共晶形式中大幅解离。鉴于 API 与其共晶形成体的相互作用数量级相似于在溶剂化物中 API 与溶剂的反应,通常认为基于溶出度和 /

或溶解性的体外评估在证明到达药理活性位点之前活性 API 与其共晶形成体解离方面是充分的。

FDA 补充指出,从监管分类的角度来看,设计包含新共晶的药物被认为是类似于 API 的新晶型。FDA 表示"由两个或多个 API(有或无额外的非活性共晶形成体)组成的共晶将被视为复方制剂而非新 API。如果企业正在使用 FDA 之前认为是共晶的物料,可以继续照常使用"。作为常规的技术资料,新的申请应该提供证据证明之前在 3.2.S.1 部分中(原料药成分)指定的共晶。测试共晶表征和释放的类型和程度应足以保证 API 的特性、效价、质量和纯度[15]。

四、小结

综上所述,欧美对药物晶型的认识较早,研究和管理也相对规范,为药物多晶型研究奠定了良好的基础,也为世界其他国家的晶型药物管理提供了可借鉴的范例。

审评 FDA 对晶型药物的管理,不难发现,提交审评的药品必须是在已上市药品的基础上进行新晶型研究或优势药用晶型的研究,无论这种晶型与已上市药品是否相同,均按照简化新药申请的程序进行管理。如果已上市药品没有进行晶型控制,与之完全相同晶型的药物也可以作为简化新药申请,获得新的生产批准。这样既可以缩减药物研发机构花费在动物实验、临床试验中的大量经费投入,又达到了制备高质量药物新品种的目的,是对优质高科技含量药物研发的鼓励和支持。

那么晶型药物按照 ANDA 管理是否合理?本章前部分已详细阐述了科学理论依据和实践先例。进一步分析 FDA 对新药的分类就可看出,由于新晶型药物的物质本质是相同的,因此不需进行大量重复的临床前研究,采用简化新药申请进行管理是符合科学要求的。而对于医疗实践和医药工业而言,新晶型药物可以获得更好的临床疗效,更高的药物质量,而且通过晶型的研究,可以获得专利的保护,可以产生良好的经济效益和社会效益。因此,对晶型药物的研究是非常重要的,简化的审批程序可以提高研发人员的积极性。

总之,借鉴欧美成熟规范的管理经验,进一步完善我国晶型药物的管理规范,全面提高我国的制药水平和药物质量,是我们面临的重要任务。

第三节　我国晶型药物研究和管理现状

一、我国晶型药物的研究现状

对于药物晶型的研究,国内研究人员给予了极大关注并做了大量有意义的工作。药品研发人员和生产企业逐渐认识到药物的晶型研究关系到药品的安全性、有效性及临床用药的一致性,加之 2015 年版《中国药典》中"药品晶型研究及晶型质量控制指导原则"的制定,使我国药物晶型研究受到了高度的重视。

我国专利法实施以后,药物晶型可以得到专利保护,对药物晶型研究产生了促进作用。对药物新晶型的专利保护就意味着新药市场保护时间的延长,因此,药物晶型的专利申请受到了极大关注,晶型药物研究也取得了显著成效。前些年,我国的药物晶型专利几乎全部是由国际制药公司申请。近年来,我国制药企业申请药物晶型专利的数量在逐渐增加,在整个药品专利中所占比例呈现上升趋势,甚至在与国际大型制药公司的专利纠纷中成为赢家。

由此可见,加强我国药物新晶型的研究和管理,保护新晶型产生的知识产权,对于推进我国新药研发具有重要的意义。

二、我国晶型药物的管理概况

随着晶型药物研究的日益深入,我国也在逐步完善药品审评过程中对药物晶型的管理。但是,相对于欧美国家对晶型药物管理的规范化而言,我国的管理步伐还有待加快。因此,急需加紧制定和规范固体药物晶型研究的有效方法、定量检测分析技术以及新药技术审评规定[5]。

(一)晶型药物注册的分类管理

纵观目前我国实施的《药品管理法》和《药品注册管理办法》,还没有针对晶型药物进行分类管理的具体规定。分析其中原因,一方面,我国对晶型药物的研究不够深入,因此申请此类药物的数量较少;另一方面,虽然药品管理部门对药物晶型研究非常重视,但相关技术要求还没有上升到指导原则层面,有待于进一步丰富和完善[33]。

1. 旧版《药品注册管理办法》指导下的晶型药物管理　《药品注册管理办法》中规定药品注册申请包括新药申请、仿制药申请、进口药品申请及其补充申请和再注册申请[34]。在2016 年新版《药品注册管理办法》发布之前,在药品审评过程中,针对申请注册的晶型药物,有如下不成文的审评技术要点。宁黎丽和吴蔚等人[7,8]均认为针对不同的晶型药物进行分类管理:①对于新化合物的晶型,对晶型的研究应参照新药申请的要求;②对于管理办法中所谓"仿制药"的晶型,如为上市晶型以外的晶型,对晶型的研究与①相同,参照新药申请的要求;③对于仿制药的晶型,与上市晶型相同的晶型(前提是上市晶型专利到期),对晶型的研究应参照仿制药申请的要求。显然,对于已上市药品新晶型药物的研究,SFDA 有更严格的要求,除进行生物利用度试验外,尚需增加临床前动物实验和临床试验。例如:阿德福韦酯 E 晶型就参照新药申请的要求。这种规定实际上是对晶型药物科学本质缺乏理解的结果,没有根据科学的原则制订相应的管理办法。与其他发达国家的管理办法相比较,在科学的认识差距就更大,管理的非科学性就更为突出。这种缺乏科学认识的管理虽然可以保证药物的有效性和药物的质量,事实上是一种多余的内容,虽然不会导致药物疗效和安全性的问题,却直接影响我国自主知识产权药物的研发,干扰我国药物的创新和药品质量的提高。

2. 2016 新版《药品注册管理办法》指导下的晶型药物管理　2016 新版《药品注册管理办法》[35]改变了药物分类,将新药分为"创新药"和"改良型新药","改良型新药"的定义是基于明显的临床优势为前提的。相比于 2016《药品注册管理办法》征求意见稿,正式版在创新药 2.1 类中去掉了"晶型"作为改良型新药的依据,这是更为科学的,以"晶型"为依据容易造成形式上创新;同时若将改变晶型归类为"改良型新药",临床投入成本将大大增加,失败的风险也相应增加;另一方面则意味着仿制药必须与原研药保持晶型一致,对于仿制药要求过高,这是极为不科学的。因为通常晶型专利一般晚于化合物专利 5 年,如果仿制药强制要求晶型一致,无疑等于延长了原研药品的 5 年保护期,对仿制药的研发生产极为不利[35,36]。

虽然 2016 版《药品注册管理办法》未就晶型药物的注册进行具体的规定,但综合分析征求意见稿与正式版的调整,我们理解为改变晶型将按照仿制药的要求进行注册,这与美国 FDA 对晶型药物管理按照简化新药申请相一致,不需进行大量重复的临床前研究和临床研究,仅进行人体生物等效性试验证实与原创药生物学等效和治疗学等效,这符合科学的要求,体现了我国药品管理的极大进步,同时也大大提高了我国研发人员的积极性。

3. 2016《国务院办公厅关于开展仿制药质量和疗效一致性评价的意见》指导下的晶型药物管理　为全面提升我国仿制药的药品质量,2016 年国务院办公厅发布《国务院办公厅关于开展仿制药质量和疗效一致性评价的意见》[37],建议制药企业选择有把握的品种,进行一致性评价研究。其中关于晶型研究方面,在意见中指出"在开展一致性评价的过程中,药品生产企业须以参比制剂为对照,全面深入地开展比对研究。包括处方、质量标准、晶型、粒度和杂质等主要药学指标的比较研究,以及固体制剂溶出曲线的比较研究,以提高体内生物等效性试验的成功率,并为将药品特征溶出曲线列入相应的质量标准提供依据"。

一致性评价是要求仿制药品与原研药品质量和疗效一致。药物晶型问题直接关系到药物的质量和药物疗效,因此在一致性评价中重视"晶型"等药学问题将为保证我国仿制药质量和稳定性提供依据。

(二) 原料药和制剂研究中的晶型管理

虽然《药品管理法》和《药品注册管理办法》中未提及药物晶型的问题,但随着认识的逐步深入,SFDA 在 2007 年制定的《化学药物原料药制备和结构确证研究的技术指导原则》和《化学药物制剂研究基本技术指导原则》中就对化学药物原料药和制剂研究中涉及的晶型问题进行了相关规定,但并不全面,实际审评过程中遇到的晶型问题往往超出指导原则的范畴,审评专家在审评此类药物时及时总结经验,形成不成文的审评技术要点,为晶型药物的研究和管理提供了宝贵的实践指导。

1. 原料药研究中的晶型管理　综合《化学药物原料药制备和结构确证研究的技术指导原则》和审评专家的审评技术要点进行总结和归纳,对多晶型药物的原料药晶型研究可按如下分类管理。

(1) 新化学实体药物的晶型管理:应进行药物在不同结晶条件下(溶剂、温度、结晶速度等)是否存在多种晶型的研究。通过不同晶型对药物活性和毒性等影响的研究,可为其临床应用晶型的选择提供依据[38]。宁黎丽等人[7]建议,在目标晶型确定后,应采用该化合物的目标晶型进行后续的药理毒理及临床试验,如结果显示所选晶型生物利用度不好,达不到有效治疗浓度,还需进行进一步的晶型研究。

(2) 已上市药物再开发研究的晶型管理:对于已有国家标准的药品或国外已上市的药品,可先查阅与药物晶型有关的文献,了解其是否有晶型选择性,是否存在专利保护问题[8]。

1) 已有文献报道存在多晶型的药物,应明确药物晶型的类型和纯度。对于混晶药物,应测试其晶型组成(种类、比例),并与文献数据比较。对于因晶型影响药物的溶解性、稳定性、生物利用度和活性的药物,在无相应药理毒理等研究证明该晶型的安全性和有效性时,应确证自制品与国外上市药品晶型的一致性[38]。

2) 对于仅有多晶型报道而无晶型选择性的药物,在与已上市药品制备工艺文献等比较的基础上,只要能保证晶型的一致性,可不进行晶型方面的研究和控制[7,8]。

3) 对于仿制尚不明确上市晶型及晶型选择性的药物,若研究的产品临床研究结果显示治疗不等效或生物不等效,在排除其他因素后应考虑是否为晶型的影响,可根据选择的晶型的生物利用度特点和规律,产生治疗效果的量效关系,以保证研制的新晶型药物的疗效,而不应追求简单的疗效等效或生物等效[7]。

4) 对于无任何晶型报道和晶型选择性的药物,一般可不考虑晶型问题[8]。

最后应进行连续多批样品晶型一致性的研究,这是判断药物制备工艺是否稳定的依据之一[38]。

2. 制剂研究中的晶型管理　综合《化学药物制剂研究基本技术指导原则》和近年来有关研究的认识,对制剂过程中涉及晶型问题的药物应注意以下方面的研究。

(1) 制剂的处方研究:处方研究中应充分考虑原料药晶型可能对制剂质量及生产造成的影响。在原料药晶型对保证制剂质量非常重要时,需要对原料药质控标准进行完善,其限度的制订尚需依据临床研究的结果[39]。对于晶型药物的制剂处方的选择,首先要考虑能够保证药物晶型的稳定性,保证药物形成制剂以后,处于优势药物晶型的状态,保证药物生物利用度的稳定和药物质量的稳定。

(2) 制剂的工艺设计:可根据剂型的特点,结合已掌握的药物理化性质和生物学性质,设计几种基本合理的制剂工艺。如晶型对药物稳定性和/或生物利用度有较大影响,可通过粉末 X 衍射、红外吸收光谱(infrared spectrophotometry,IR)等方法研究粉碎、制粒等过程对药物晶型的影响,避免药物晶型在工艺过程中发生变化。例如对湿度不稳定的原料药,在注意对生产环境湿度控制的同时,制备工艺宜尽量避免水分环境,可采用干法制粒、粉末直接压片工艺等[39]。宁黎丽等人[7]也指出制药企业在制剂工艺过程中对晶型问题研究较少,主要是由于制剂中添加了大量的辅料,给识别药物中原料药的晶型带来了一定困难。另外如发现制剂过程中有转晶现象,应考虑采用其他适宜的方法制剂,以免影响药物在体内的溶出和吸收。

3. 原料药和制剂质量研究和稳定性研究中的晶型管理　SFDA 制定的《化学药物质量标准建立的规范化过程技术指导原则》和《化学药物稳定性技术指导原则》对晶型问题的要求很少,也没有具体的实施指导和规定。审评专家和药品检验人员针对工作中遇到的晶型问题进行总结,提出建议,在此一并归纳,便于对晶型药物进行更好的质量控制。

(1) 原料药和制剂质量研究中的晶型管理:对难溶性药物,其晶型如果有可能影响药物的有效性、安全性及稳定性时,则必须进行晶型研究。对具有多晶型现象,且为晶型选择性的药物,应确定其有效晶型,并对无效晶型进行控制[40]。除水溶性较大的药物外,必须每批都做 X 射线衍射图以确定所报新药的晶型归属[41]。

如果多晶型药物的不同晶型产品,其生物活性不同,则需要考虑在质量标准中对晶型进行控制[40]。在原料药的质量标准中增加晶型鉴别或纯度检查项目,如熔点、IR、XRPD、偏振光显微镜观察、电镜观察等;在制剂的质量研究中,在保证"晶型"在制剂过程中不会发生改变的前提下,应要求其制剂的溶出性质与被仿制制剂完全一致;其稳定性应等于或优于被仿制剂[7]。

(2) 原料药和制剂稳定性研究中的晶型管理:在原料药的稳定性研究中如发现样品的晶型超出了标准规定,则应改变条件再进行试验[42]。在对晶型的稳定性考察中,采用质量研究中拟定的晶型纯度检测方法,对样品在高温、高湿及光照下的晶型变化进行测定,确定晶型的影响因素;并通过加速及长期留样试验确定样品晶型的稳定性,以选择适宜的包装及贮存条件。若晶型稳定性较差,则应在制剂的工艺条件筛选及稳定性试验中继续对晶型的稳定性进行考察。这时可借鉴原料药的稳定性研究结果,有针对性地设计工艺条件和选择研究方法,从而为工艺条件及包装、贮存条件的选择提供科学依据[8]。

三、我国晶型药物研究发展方向

鉴于我国对晶型药物研究和管理的现状,从科学的角度出发,结合我国国情,为晶型药物朝着规范化管理的方向发展提供参考和建议，将是历史赋予我们的重任。

（一）重视新药和非专利药的晶型研究

新药的晶型研究是药物研究的必需内容，是严格控制药物质量的重要因素。而对于非专利药，因为失去专利保护，盈利空间变小，因此进行非专利药的晶型研究就具有重要价值。新晶型可以作为一个附加专利，延长原有药物的专利寿命，为制药企业带来无比丰厚的利润。如英国葛兰素公司的抗溃疡药雷尼替丁，晶 I 型专利到期后又发现了目前作为药物使用的晶 II 型，通过申请新的专利将其保护延长[8]。与新药研发的难度和巨额成本相比，筛选多晶型药物虽然需要良好的理论基础、技术训练和经验积累，但其成本小得多，一般晶型筛选需要经费约 10 万美元。而对于延长专利药的市场独占期，晶型专利毫不逊色。

另外，无论是新药，或非专利药，非预期的晶型出现和消失可能导致严重的后果，产品研发迟滞，商业生产中断。如利托那韦在生产过程中出现的转晶就给 Abbott 公司带来了极大的市场困扰[10]。因此，在药物研发、制剂和生产过程中应时刻注意保持晶型的稳定性，并重点关注可能发生的晶型转化问题，从而更好地控制固体药物的质量。

（二）重视晶型的专利保护

药品专利法的实施，极大促进了新药开发的积极性，也避免了低水平重复。美国专利自申请日起保护 17 年，其专利保护范围包括 8 个方面，其中就有药物晶型[43]。2003 年为加速非专利药上市，布什总统对 FDA 的橙皮书进行改革，对注册能被列入橙皮书的专利类型做了限制，但多晶型则可以列入[44]。有欧洲专利局审查员称药物晶型专利申请数量显著上升。在药审政策、经济、法律诸方面因素促进下，新晶型专利已成为药品物质专利中的重要方面。

正如前述，非专利药新晶型研究可延长专利保护期和药品的市场寿命。因此，在药物研发过程中，我们应针对有晶型选择性的药物重点进行晶型方面的研究，及时发现新的有效的药物晶型，在以基本药物申请基本专利核心点的基础上，围绕该基本药物"晶型、异构体、盐类"等内容申请多个外围专利，形成纵横交错的"专利网"。另外，国际上许多固体药物的专利诉讼都涉及到晶型问题，因此在研发过程中应全面检索、及时申报专利，对知识产权进行保护，减少专利纠纷。

（三）对晶型药物进行科学管理是当务之急

完善和规范的药品管理法规为药品研发保驾护航。目前，我国还没有针对晶型药物，包括药物共晶的专门的审批办法和规定，科学地制订审批和管理办法是具有重要意义的紧迫任务。

针对我国对申请注册上市晶型以外晶型的药物，参照新药申请的要求[2,3]这项不成文的规定，与 FDA 对晶型药物管理的规范[13]进行比较和分析后发现，与已上市药品具有同一种活性成分的药物，在具有生物等效性和治疗学等效性的情况下，简化申请程序是合理的；如果作为全新物质的药物开发，进行全面的临床前研究和临床研究则是有违科学的基本原理的。

在这里，不得不提到晶型药物的等效性问题，这是晶型药物研究中非常关键并且需要深入认识的问题。所谓等效，应该是指可以达到相同效果，即直接关系到药效评价标准的血药浓度的等效。对于吸收效果更好的晶型，只要控制合适的剂量，就可以达到等效。这对于药物来讲，无论从疗效还是药物经济学考虑，都是具有价值的，可以称为药物的优势晶型，是药物晶型研究所追求的目标。

那么，参考 FDA 对晶型药物进行科学管理的成熟经验，加之对等效性问题的深刻理解，笔者认为目前我国对晶型药物的分类管理还有待改进,在充分尊重科学的基础上,实现规范的管理模式。将晶型药物可以分为两类进行管理:一是全新物质的新药的晶型研究;二是已在临床应用药物的新晶型的研究,在管理和审批中应该采取不同的办法和要求。对于全新的药物研发来讲,晶型研究是作为固体药物研究的必需内容,以便达到严格控制药物质量的目的;而对于临床应用药物的新晶型的研究,是对药物质量的提高和药效的提升,有利于质量控制和保证疗效,应该鼓励并支持。它作为"非专利药"的一种新型专利研究,而非笼统的"仿制药"研究,作为新药进行保护是十分必要的。因此,对已在临床应用药物的新晶型药物的研究应参照《药品注册管理办法》中"仿制药申请"的要求,而非"新药申请"的要求。这样既体现了科学的管理,又节约了重复进行临床前动物实验和临床试验的研究经费和时间,简化了申请程序,缩短了注册时间,极大刺激了研发人员的积极性。

在对晶型药物进行科学分类管理的基础上,鉴于药物晶型会直接影响原料药加工、制剂生产以及质量控制,因此,在药物研发、生产和审评过程中都应严格注意药物晶型的问题。我国在控制药物晶型质量方面还没有相应的法规,现有的规定还很不全面,例如针对 GMP 生产中的晶型问题,就未进行过深入探讨和规定。作为国家药品管理机构,应逐步将审评专家在实际审评过程中形成的不成文技术要点规范化、制度化,并不断完善和更新,便于日后的晶型药物研究有据可依;其次有必要针对药品生产企业制定关于晶型药物研究和生产的一整套管理规定或指南,以保证采用最佳的药用优势晶型以及保持晶型的稳定性,更好地保证药品的质量和疗效。

最后,虽然《中国药典》中已增加了关于药物晶型的检测标准,但仍应逐渐增加规范化管理的晶型药物品种,形成完整的技术体系,跟上国际晶型药物发展的步伐。这样,我国生产的国产药品就可做到质量可控,疗效确切,毫不逊色于进口药品,从而壮大我国的民族产业。

四、小结

提高晶型药物研究和管理工作的水平,使之步入合理化和规范化的轨道,不是一朝一夕所能完成的,需要研究人员和药品管理机构的工作人员坚持不懈地共同努力,本着科学、创新、务实的精神,制定出适合我国国情、合理规范的管理规定,以推动晶型药物研究的快速发展,全面提高我国的制药水平和药物质量。

(强桂芬　吕扬　杜冠华)

参考文献

1. Spiegel-adolf M. X-ray diffraction studies in biology and medicine. New York:Gruneand Stration,1947.
2. 张丽,吕扬. X 射线衍射分析在多晶型固体化学药物研究中的应用. 第九届全国 X- 射线衍射学术大会暨国际衍射数据中心(ICDD)研讨会,2006.10.14.
3. 中华人民共和国卫生部药政局. 新药(西药)- 临床前研究指导原则汇编. 1993.
4. a 国家药典委员会. 中华人民共和国药典[M]. 北京:化学工业出版社,2005 年版,二部附录:64.
5. 冒莉,郑启泰,吕扬. 固体药物多晶型的研究进展. 天然产物研究与开发,2005,17(3):371-375.
6. 9015 药品晶型研究及晶型质量控制指导原则. 中国药典,2015 年版,四部.
7. 宁黎丽. 对药物研究中晶型问题的几点思考. 药品评价,2007,4(4):304-306.
8. 吴蔚,朱荣. 重视对药物晶型的研究. 科技视野,2004,13(11):18-20.

9. Nicholas B, Roger D. Polymorphs take shape. Chem Br, 1999, 35 (3): 44-47.

10. Chemburkar SR, Bauer J, Deming K, et al. Dealing with the impact of ritonavir polymorphs on the late stages of bulk drug process development. J Org Process Res Dev, 2000, 4 (5): 413-417.

11. Fooddrug Administration H. International Conference on Harmonisation, guidance on Q6A specifications: test procedures and acceptance criteria for new drug substances and new drug products: chemical substances. Notice [J]. Federal Register, 2000, 65 (251): 83041.

12. Note for guidance specifications: test procedures and acceptance criteria for new drug substances and new drug products: chemical substance (CPMP /ICH/ 367/ 96), EMEA, May 2000.

13. Guidance for Industry ANDAs: Pharmaceutical Solid Polymorphism (Chemistry, Manufacturing, and Controls Information). FDA, CDER, July 2007.

14. Guidance for Industry: Regulatory Classification of Pharmaceutical Cocrystals. FDA, CDER, April 2013.

15. Guidance for Industry: Regulatory Classification of Pharmaceutical Cocrystals. FDA, CDER, August 2016.

16. Raw AS, Furness MS, Gill DS, et al. Regulatory considerations of pharmaceutical solid polymorphism in Abbreviated New Drug Applications (ANDA). Adv Drug Del Rev, 2004, 56 (3): 397-414.

17. Approved Drug Products with Therapeutic Equivalence Evaluations (Orange Book), 23rd ed., 2003, pp. v- xxii.

18. Center for Drug Evaluation and Research Guidance: Submitting Supporting Documentation in Drug Applications for the Manufacture of Drug Substances, February 1987.

19. Center for Drug Evaluation and Research Guidance: Submitting Documentation for the Manufacture of and Controls for Drug Products, February 1987.

20. 57 Federal Register, 1992, 17958.

21. Grant DJW, Brittain HG (Ed). Theory and origin of polymorphism. Chapter 1 in Polymorphism in Pharmaceutical Solids, 1999, pp. 1.

22. Bauer J, Spanton S, Henry R, et al. Ritonavir: an extraordinary example of conformational polymorphism. Pharm Res, 2001, 18 (6): 859-866.

23. Byrn S, Pfeiffer R, Ganey M, et al. Pharmaceutical solids: a strategic approach to regulatory considerations. Pharm Res, 1995, 12 (7): 945-954.

24. Yu LX, Furness MS, Raw A, et al. Scientific considerations of pharmaceutical solid polymorphism in abbreviated new drug applications. Pharm Res, 2003, 20 (4): 531-536.

25. Giron D. Monitoring of polymorphism—from detection to qualification. Eng Life Sci, 2003, 3 (3): 103-112.

26. Brittain HG, Grant DJW. Effects of polymorphism and solid- state solvation on solubility and dissolution rate, in: Chapter 7 Polymorphism in Pharmaceutical Solids, 1999, pp. 279.

27. Aguiar AJ, Krc J, Kinkel AW, et al. Effect of polymorphism on the absorption of chloramphenicol from chloramphenicol palmitate. J Pharm Sci, 1967, 56 (7): 847-853.

28. Kobayashi Y, Ito S, Itai S, et al. Physicochemical properties and bioavailability of carbamazepine polymorphs and dihydrate, Int J Pharm, 2000, 193 (2): 137-146.

29. Wadke DA, Serajuddin ATM, Jacobson H, et al. Preformulation testing, in: Pharmaceutical Dosage Forms: Tablets, vol. 1, Marcel Dekker, New York, 1989, pp. 1.

30. Shangraw RF, Lieberman HA, Lachman L, et al. Compressed tablets by direct compression, in: Pharmaceutical Dosage Forms: Tablets, vol. 1, Marcel Dekker, New York, 1989, pp. 195.

31. Center for Drug Evaluation and Research: Guideline on General Principles of Process Validation, May 1987.

32. Vippagunta SR, Brittain HG, Grant DJ. Crystalline solids. Adv Drug Deliv Rev, 2001, 48 (1): 3-26.

33. 白毅. 药物晶型研究法规建设待提速. 中国医药报, 2015. 4. 22.

34. 国家食品药品监督管理局. 药品注册管理办法. 2007 年 10 月.

35. 国家食品药品监督管理局. 药品注册管理办法. 2016 年 8 月征求意见稿.

36. 国家食品药品监督管理局.化学药品注册分类改革工作方案,2016 年 3 月.

37. 国务院办公厅关于开展仿制药质量和疗效一致性评价的意见一致性评价.2016 年 5 月.

38. 国家食品药品监督管理局.化学药物原料药制备和结构确证研究的技术指导原则.2005 年 3 月.

39. 国家食品药品监督管理局.化学药物制剂研究基本技术指导原则.2005 年 3 月.

40. 国家食品药品监督管理局.化学药物质量标准建立的规范化过程技术指导原则.2005 年 3 月.

41. 廖斌,陈钟华.化学药品类新药质量标准的研究与制订.中国新药杂志,2003,12(3):164-168.

42. 国家食品药品监督管理局.化学药物稳定性技术指导原则.2005 年 3 月.

43. 蒋光祖.药品专利与新药开发.中国新药杂志,1992,1(4):1-4.

44. 许关煜,李敏华.欧美疏通非专利药上市渠道.上海医药,2004,125(8):372-374.

后　记

　　《晶型药物》第2版的修订工作开始于2016年,经过2年多的努力,完成了预期修订工作,在此书稿即将付梓之际,阅读全书,深感当今科技发展迅速,晶型药物研究的技术方法和成果也是日新月异,书稿内容不能完全反映快速发展的科技成果,只希望能够将已经获得的研究成果和经验总结,供同行参考。

　　《晶型药物》第2版的修订过程恰逢我国医药领域面临重大的事项,一是国家科技重大专项"重大新药创制"进入最后数年关键时期,总结创新药物研发的成就和进展,具有重要的意义。二是国家要求开展仿制药一致性评价,而经过数年的探索,也进入了攻关的阶段。而这两项任务,都涉及药品质量,也就与药物的晶型研究有密切关系。我们期望《晶型药物》第2版能够在我国药物研发中发挥积极作用。

　　仿制药物质量一致性评价的核心是保证药物的疗效一致,因为疗效是药品质量的核心内容,但是,如果药物的质量标准不能有效控制药物的疗效,这样的质量标准就失去了其存在的意义,仿制药物的一致性评价将勉励"一过性"或"一次性"的一致性评价,这才是令人担忧的事情。而有效控制药物的药品质量,重视晶型相关研究是非常重要的。

　　技术的应用,尤其是核心技术的应用,往往是艰难的,却又是极其简单的,关键在于认识到核心技术的关键所在。例如在仿制药物一致性评价中,多数人认为,一致性评价不存在技术问题,因为所有被评价的药物产品都是已经上市的产品,其生产技术全是已知技术。这种认识并不完全正确,因为已知的技术不代表已认识的技术,更不代表已经掌握的技术。晶型技术就是这样的技术,由于有些人认为技术是不重要的,因而在应用中没有给予足够的重视,使很多工作不能顺利进行。为了促进晶型药物的研发和药物晶型的研究,我们修订了《晶型药物》这本书,希望能够为从事药物研究的人员提供晶型相关的知识和技术,为我国医药产业发展贡献绵薄之力。

　　《晶型药物》第1版出版以后,我们收到大量药学领域同仁的反馈意见和建议,借此机会向各位药学大家和同仁的热情鼓励和关注表示由衷的感谢,并请不吝指正。

吕　扬　杜冠华

06